P. Lehrke, T. Quak, J. Wurster

# Adjuvante Homöopathie in der Onkologie

Philipp Lehrke, Thomas Quak, Jens Wurster

# Adjuvante Homöopathie in der Onkologie

**Mit Supervisionskommentaren von** Dario Spinedi

ELSEVIER

ELSEVIER
Hackerbrücke 6, 80335 München, Deutschland
Wir freuen uns über Ihr Feedback und Ihre Anregungen an books.cs.muc@elsevier.com

ISBN 978-3-437-55161-1
eISBN 978-3-437-17285-4


1. Auflage 2018


**Wichtiger Hinweis für den Benutzer**
Ärzte/Praktiker und Forscher müssen sich bei der Bewertung und Anwendung aller hier beschriebenen Informationen, Methoden, Wirkstoffe oder Experimente stets auf ihre eigenen Erfahrungen und Kenntnisse verlassen. Bedingt durch den schnellen Wissenszuwachs insbesondere in den medizinischen Wissenschaften sollte eine unabhängige Überprüfung von Diagnosen und Arzneimitteldosierungen erfolgen. Im größtmöglichen Umfang des Gesetzes wird von Elsevier, den Autoren, Redakteuren oder Beitragenden keinerlei Haftung in Bezug auf jegliche Verletzung und/oder Schäden an Personen oder Eigentum, im Rahmen von Produkthaftung, Fahrlässigkeit oder anderweitig, übernommen. Dies gilt gleichermaßen für jegliche Anwendung oder Bedienung der in diesem Werk aufgeführten Methoden, Produkte, Anweisungen oder Konzepte.
Obwohl alle Werbemittel mit ethischen (medizinischen) Standards übereinstimmen, stellt die Erwähnung in dieser Publikation keine Garantie oder Anerkennung der Qualität oder des Wertes dieses Produkts oder der Aussagen der Herstellerfirmen dar.

**Für die Vollständigkeit und Auswahl der aufgeführten Medikamente übernimmt der Verlag keine Gewähr.**
Geschützte Warennamen (Warenzeichen) werden in der Regel besonders kenntlich gemacht (®). Aus dem Fehlen eines solchen Hinweises kann jedoch nicht automatisch geschlossen werden, dass es sich um einen freien Warennamen handelt.

**Bibliografische Information der Deutschen Nationalbibliothek**
Die Deutsche Nationalbibliothek verzeichnet diese Publikation in der Deutschen Nationalbibliografie; detaillierte bibliografische Daten sind im Internet über http://www.d-nb.de/ abrufbar.

18 19 20 21 22 5 4 3 2 1



Planung: Sonja Frankl, München
Projektmanagement: Annekathrin Sichling, München
Redaktion: Christel Hämmerle, München
Satz: abavo GmbH, Buchloe
Druck und Bindung: Drukarnia Dimograf Sp. z o. o., Bielsko-Biała/Polen
Umschlaggestaltung: SpieszDesign, Neu-Ulm
Titelfotografie: © AdobeStock/fotoliaxrender
Aktuelle Informationen finden Sie im Internet unter **www.elsevier.de**.

# Geleitwort

Mit großer Freude und Dankbarkeit schreibe ich das Vorwort zum vorliegenden Werk: Es ist schön zu sehen, wie aus kräftigen und tiefen Wurzeln ein Baum wächst, der viele Früchte trägt. Die Autoren des Buches Dr. Philipp Lehrke, Dr. Thomas Quak und Dr. Jens Wurster sind die Nachfolger einer klaren und sicheren Tradition, die auf den homöopathischen Meistern Hahnemann, Kent, Pierre Schmidt, Barthel und Künzli gründet.

Dr. Philipp Lehrke traf ich zum ersten Mal bei den Freiburger Studententreffen im Jahr 1995, seither war er bei vielen meiner Seminare anwesend und arbeitete von 2007–2010 in der Clinica Santa Croce in Orselina, wo er sein homöopathisches Wissen unter meiner und der Supervision von Dr. Wurster vertiefte, mit speziellem Schwerpunkt in der Onkologie. Ich hatte die Möglichkeit, zwei seiner im Buch publizierten Kasuistiken einer genauen Analyse zu unterziehen und sie in Armenien im Rahmen eines Kongresses vorzustellen. Dabei konnte ich feststellen, mit welcher Sorgfalt Dr. Philipp Lehrke die Anamnese aufnimmt und seine Patienten behandelt.

Als ich in Kontakt mit den Dres. Pareeks kam und zu Ihnen nach Agra/Indien ging, zögerte Dr. Philipp Lehrke nicht, auch dorthin zu gehen, und er ist mit an den gemeinsamen Internetkonferenzen mit Fallvorstellungen beteiligt, die wir regelmäßig mit den Dres. Pareeks führen. Dieses Buch ist nun auch um die „indische Erfahrung“ bereichert.

Dr. Philipp Lehrke und Dr. Jens Wurster gehören zu einer neuen Generation von homöopathischen „Onkologen“, deren Erfahrungswissen auf der Basis der alten Meister steht und in die Zukunft weist. Die Lektüre dieses Buches ist daher ein Muss für jeden Arzt und jede Ärztin, die sich auf einem soliden Wissen in diese Richtung weiterbilden wollen.

Orselina, im März 2018
Dr. Dario Spinedi

# Geleitwort

Einen allgemeinen Behandlungsansatz für die verschiedenen Krebsarten zu finden, ist zwecklos, da die Bezeichnung Krebs nur ein Begriff ist für äußerst heterogene pathologische Zustände bei gleicher Pathogenese. Und der erfahrene homöopathische Arzt wird anführen, dass es trotz eines Krankheitsbegriffs unterschiedliche Ansätze in der Homöopathie gibt, Krebserkrankungen zu behandeln.

Die Antwort zum oben Genannten besteht aus den zwei Enden des Spektrums. Es gibt keine neue und spezielle Homöopathie für Krebserkrankungen: Die Prinzipien von Hahnemann zur Behandlung chronischer Erkrankungen sind auf Krebserkrankungen genauso anwendbar wie auf jede andere chronische Erkrankung. Hier macht es auch keinen Unterschied, ob es sich um eine palliativ zu behandelnde Krebserkrankung in einem fortgeschrittenen und irreversiblen Stadium handelt, bei dem große organische Veränderungen vorliegen und der Patient eine sehr niedrige Vitalität zeigt oder sich die Erkrankung in einem frühen Stadium befindet. Es sind Bücher wie das vorliegende, durch die wir unser Verständnis von der Anwendung dieser Prinzipien erweitern.

Deshalb ist die Erfahrung, die wir von der Arbeit der Clinica Santa Croce erhalten, von unschätzbarem Wert. Unter der Leitung von Dr. Dario Spinedi verbindet sich hier eine sehr ernsthafte Arbeit, die getragen ist durch das weitergegebene Wissen und den Erfahrungsschatz von Größen wie Jost Künzli sowie durch eine große Wahrhaftigkeit in der Zusammenarbeit miteinander. Die Autoren, die ich persönlich kenne und deren Arbeit ich seit über einer Dekade verfolge, sind Menschen, die danach streben, sich zu vervollkommnen, um mehr Wissen zusammenzutragen und die Materia medica zu erweitern. Sie sind offen für Ideen aus allen Richtungen und doch sehr auf ihre Grundlagen bedacht.

Während der Seminare am Pareek-Krankenhaus in Agra, Indien, erinnere ich mich daran, dass sich Dr. Philipp Lehrke immer sehr aktiv während der Live-Kasuistiken einbrachte, auch mit seinen Falldarstellungen, als er uns in Agra besuchte. Dr. Jens Wursters weitreichende Materia-medica-Kenntnisse werden sich ausweiten durch die klinische Erfahrung von Dr. Philipp Lehrke, die Materia medica wird sich durch klinisch verifizierte Quellen erweitern und umfassender werden.

Ich freue mich sehr und bin äußerst gespannt auf diese Arbeit, die nicht nur ein Zugewinn für die homöopathische Gemeinschaft über den Globus hinweg ist, sondern auch für die medizinische Welt im Ganzen.

Agra, im März 2018
Dr. Alok Pareek

# Vorwort

Wir sind schon während unseres Medizinstudiums mit der Homöopathie in Kontakt gekommen und sahen schon früh, wie die Homöopathie nicht nur „sanft und dauerhaft" heilt, sondern erlebten auch ihre Wirksamkeit in der Kombination mit der „Schulmedizin".

Im Jahr 1992 gab es in der ärztlichen Supervisionsgruppe von Dario Spinedi die Diskussion, ob Medizinstudierende an den Supervisionen teilnehmen dürfen. Dario Spinedi war von Anfang dafür: „Wer Homöopathie lernen möchte, soll kommen!" Wir gehörten dieser Gruppe an und wurden frühzeitig in die Supervisionsgruppe aufgenommen. Wir hatten so Anfang der 1990er-Jahre Dario Spinedi in Homöopathie-Seminaren und seinen ärztlichen Supervisionen kennengelernt und waren sehr schnell von seiner Art, die Homöopathie zu lehren und anzuwenden, überzeugt.

Die homöopathische Krebsbehandlung war von Anfang an ein Schwerpunkt der Supervisionen von Spinedi, 1997 führte dies zur Gründung der homöopathischen Abteilung der Clinica Santa Croce, in der unter der Leitung von Dario Spinedi Philipp Lehrke von 2007 bis 2010 arbeitete und Jens Wurster seit 1998. Die Behandlungsmethode basiert auf den Grundlagen der klassischen Homöopathie und sie wird – wie in dem Buch aufgezeigt wird – als homöopathische Intensivtherapie in der Onkologie in die ambulante homöopathische Praxis weitergetragen.

Neben der Darstellung der historischen Aspekte, der theoretischen Grundlagen zur Durchführung der Homöopathie sowie zur Studienlage möchten wir den Schwerpunkt auf die ausführlichen Falldarstellungen der adjuvanten homöopathischen Behandlung von Krebspatienten legen. Auf diese Weise werden die Anamnesen und Repertorisationen lebendig nachvollziehbar, die mehrjährige Behandlung wird genauestens dokumentiert und jeder Behandlungsschritt und jede Verschreibung erklärt. Sie schauen uns als Leser über die Schulter, während wir die homöopathische Behandlung nicht nur darstellen, sondern auch fallbezogen kommentieren. Dadurch lassen wir als ärztliche Homöopathen die Synergien der Homöopathie mit der konventionellen Medizin deutlich werden. Die 20-jährige klinische Erfahrung und die begleitende Erforschung und Entwicklung der homöopathischen Methodik bei schweren und komplexen Pathologien zeigt uns die erstaunlichen Möglichkeiten und manchmal auch die Grenzen des „Similia similibus" von Hahnemann: Dabei sehen wir als homöopathische Ärzte, wie beide Verfahren, Homöopathie und konventionelle Medizin, gemeinsam zum Wohle des Patienten wirken.

*„Der Arzt und die Ärztin der Zukunft sollen zwei Sprachen sprechen, die der Schulmedizin und die der Naturheilkunde und Homöopathie. Sie sollen im Einzelfall entscheiden können, welche Methode die besten Heilungschancen für den Patienten bietet."*

(Veronica Carstens)

*Freiburg, Fürstenfeldbruck und Orselina im März 2018*

Dr. Philipp Lehrke, Dr. Thomas Quak, Dr. Jens Wurster

# Abbildungsnachweis

Der Verweis auf die jeweilige Abbildungsquelle befindet sich bei allen Abbildungen im Werk am Ende des Legendentextes in eckigen Klammern. Alle nicht besonders gekennzeichneten Grafiken und Abbildungen © Elsevier GmbH, München.

| | |
|---|---|
| **P327** | Dr. med. Jens Wurster, Orselina (CH). |
| **P328** | Dr. med. Philipp Lehrke, Freiburg. |
| **T921** | Prof. Dr. S. N. Reske, Trier. |
| **T922** | Dr. med. Erika Kim, St.-Marien-Hospital, Düren. |
| **T923** | Prof. Dr. Mathias Langer, Universitätsklinikum Freiburg, Klinik für Radiologie. |
| **T924** | Prof. Dr. med. Christian J. Kellenberger, Universitäts-Kinderspital Zürich. |
| **X400** | Privat |

# Adressen

Dr. med. Philipp Lehrke
Mozartstr. 30
79104 Freiburg

Dr. med. Thomas Quak
Hauptstr. 18
82256 Fürstenfeldbruck

Dr. med. Jens Wurster
Clinica Santa Croce
Via al Parco 27
Schweiz

# Inhaltsverzeichnis

KAPITEL

# 1 Stand der homöopathischen Krebsbehandlung

Philipp Lehrke, Jens Wurster

## 1.1 Geschichte der homöopathischen Krebsbehandlung und Behandlungskonzepte

Jens Wurster

Eine spezielle homöopathische Krebsbehandlung war bis zur Zeit Kents nicht bekannt. Patienten mit gut- und bösartigen Tumoren wurden nach den Regeln der homöopathischen Kunst homöopathisch behandelt. Durch die Zunahme der schulmedizinischen Interventionen musste sich auch die Homöopathie mit der Frage befassen, welche Therapieform bei Krebspatienten die angemessene ist. Zwischen 1880 und 1930 beschäftigten sich insbesondere Clarke, Burnett, Cooper, Jones, Grimmer und Schlegel mit der homöopathischen Krebsbehandlung und brachten ihre Erfahrungen ein.

Eine erneute intensive Beschäftigung begann in den 1990er-Jahren. Die umfangreichsten Erfahrungen in der homöopathischen Krebsbehandlung wurden in Indien gemacht und über Veröffentlichungen und Seminare nach Nordamerika und Europa getragen. Aber auch in Mitteleuropa und England erlebte die homöopathische Krebsbehandlung eine Renaissance, die ihren vorläufigen Höhepunkt in der Neugründung von homöopathischen Kliniken fand, in denen Krebspatienten homöopathisch behandelt wurden.

In der heutigen Zeit wird insbesondere die begleitende homöopathische Krebsbehandlung durchgeführt, um vor allem die Nebenwirkungen der konventionellen Therapien, wie Chemotherapien und Bestrahlung, zu behandeln. Danach gilt es, das Immunsystem des Patienten mit homöopathischen Arzneimitteln zu unterstützen. Nur bei sogenannten austherapierten Patienten oder bei Patienten, die sich in bestimmten palliativen Situationen befinden, kann eine alleinige homöopathische Behandlung sinnvoll sein. Ansonsten wird versucht, eine optimale Kombination aus konventioneller Medizin und Homöopathie zum Wohle für den Patienten einzusetzen.

Bei der homöopathischen Krebsbehandlung lassen sich die folgenden Vorgehensweisen unterscheiden.

- Konstitutionelle Verordnung
- Tumororientiertes, organotropes Vorgehen
- Miasmatisches Vorgehen
- Mehrschichtiges Vorgehen

Diese Vorgehensweisen kamen bei den verschiedenen Homöopathen in den Zeitepochen in unterschiedlicher Ausprägung zur Anwendung.

### 1.1.1 Samuel Hahnemann

Samuel Hahnemann (1755–1843), der Begründer der Homöopathie, ging davon aus, dass chronische Krankheiten die Grundlage der Krebsentstehung sein könnten. Obwohl Krebs seiner Meinung nach zwar ein lokales Geschehen (Lokalübel) darstellt, ist dieses Lokalübel immer Ausdruck einer inneren Verstimmung der Lebenskraft. Nach Hahnemann schafft die Lebenskraft zur Überwindung einer chronischen Krankheit oft ein sogenanntes Lokalübel (Krebsgeschwulst) an einem äußeren Körperteil, damit das innere Leiden nicht voranschreitet (§ 201).

Dieser chronisch kranke Organismus muss behandelt werden. Der ganze Mensch soll genesen, damit das „äußere Übel", der Tumor, geheilt wird. Als Vorgehen gibt Hahnemann an, dass neben der genauen Beschaffenheit des „Lokalleidens" auch alle übrigen Beschwerden und Symptome in Betracht gezogen werden müssen, um ein Heilmittel für die Gesamtheit der auffallenden Symptome zu finden. Dieses Heilmittel wird auch den Tumor heilen.

Des Weiteren weist Hahnemann darauf hin, dass die homöopathische Behandlung schwieriger wird, wenn das „Lokalübel" durch Arzneien oder chirurgische Interventionen entfernt wird, bevor der Gesamtorganismus geheilt worden ist.

Hahnemann beobachtete bei der Behandlung einzelner Patienten, dass trotz umfassender Anamnese nur wenige, unzureichende Krankheitssymptome beschrieben werden konnten. Krankheitsbilder für die diese Besonderheit zutraf, bezeichnete er als **einseitige Krankheiten** (Organon §§ 172–182) – so auch die Krebserkrankung. Einseitige Krankheiten lassen sich in jedem Tumorstadium finden, z. B. bei Krebspatienten, die unter der schulmedizinischen Chemotherapie massive, aber einseitige Symptome, z. B. Erbrechen ohne weitere Modalitäten, aufweisen. Durch die Verordnung des Arzneimittels, das bei einer einseitigen Krankheit den wenigen Symptomen am ähnlichsten ist, werden weitere Symptome hervorgerufen, die zu einer erneuten und besseren Mittelwahl führen.

Bei der Krebsbehandlung kann es eben nicht nur die Heilung mit dem sogenannten Konstitutionsmittel geben, es gibt vielmehr mehrere Ebenen, die nacheinander behandelt werden müssen – jeweils mit dem entsprechenden Arzneimittel (§ 171).

Hahnemann war seiner Zeit weit voraus, denn er wusste, dass Ansteckungen durch Infektionserreger, die er damals den sogenannten **Miasmen** zuordnete, in der Lage sind, den Organismus und die Immunitätslage so zu verändern, dass Tumoren entstehen können. Er befürworte, auch zuerst das vorherrschende Miasma zu behandeln, und es sollte genauestens hinterfragt werden, ob eine venerische Ansteckung stattgefunden hat (§ 206).

Eine weitere Schwierigkeit in der Behandlung sah Hahnemann durch die **unterdrückenden Maßnahmen der allopathischen Behandlung,** die den Kranken oft unheilbar machten. Es muss versucht werden, die Symptome danach zu unterscheiden, ob diese eine Folge der unterdrückenden Maßnahmen sind oder durch die chronische Krankheit verursacht werden. Wir sehen das heutzutage ganz deutlich, wenn ein Patient eine Chemotherapie oder Bestrahlung erhält und viele therapiebezogene Symptome entwickelt, die nicht seinen chronischen Symptomen entsprechen. Oftmals muss zuerst für den aktuellen Zustand, also für die Nebenwirkungen der Chemo- oder Radiotherapie, verschrieben werden. Erst später wird das chronische Mittel eingesetzt.

### 1.1.2 Clemens von Bönninghausen

Clemens von Bönninghausen (1785–1864) war nicht nur Zeitgenosse, Freund und Kollege von Hahnemann, sondern sicher auch einer der erfolgreichsten Praktiker der damaligen Zeit. Als Jurist und Botaniker in exaktem Beobachten und Differenzieren geschult, bemängelte Bönninghausen an den damaligen Repertorien, dass diese nicht Ergebnisse der Gesamtheit von Prüfung und Heilung enthielten. Er ersann ein System, das die Wirkungen der Arzneimittelprüfungen gleichzeitig mit den Heilungsergebnissen darstellte. Er versuchte in seiner Monografie alle Prüfungsergebnisse zu sammeln und in einer neuen Systematik darzustellen, die unter anderem darauf Rücksicht nimmt, ob es sich beim betreffenden Symptom um ein sicheres oder unsicheres, häufiges oder seltenes, in Verbindung mit anderen oder allein stehendes Symptom handelt.

Die Unvollständigkeit eines Symptoms entsteht nach Bönninghausen durch das Fehlen von einer genauen Angabe des Körperteils, der Empfindung und der Modalität. Erst diese drei zusammen ergeben ein sogenanntes vollständiges Symptom, wobei das Charakteristische sowohl der Arznei wie auch der Krankheit sich nie in einem einzelnen vollständigen Symptom ausspricht.

Das „vollständige Symptom" nach Bönninghausen ist charakterisiert durch Angaben zu Lokalisation, Empfindung oder Befinden, Modalitäten und Begleitsymptomen. In der Fallanalyse wird die Totalität der gegenwärtigen Symptomatik in fünf Schritten unterteilt in Causa, Hauptsymptom, Nebensymptome und vorherrschenden Gemütszustand. Das Arzneimittel wird mit dem *Therapeutischen Taschenbuch* Bönninghausens ermittelt.

Man findet in Bönninghausens Schriften u. a. Angaben über Arzneimittel, die sich bei Brusttumoren bei ihm bewährt haben, z. B.:

- Bei nicht aufgebrochenem Brustkrebs: Apis, Belladonna, Bryonia, Carbo animalis, Chamomilla, Clematis, Conium, Graphites, Pulsatilla, Rhus toxicodendron, Sabina, Silicea, Sulphur
- Bei aufgebrochenem Brustkrebs: Apis, Arsenicum album, Belladonna, Clematis, Hepar sulfuris, Kreosotum, Lachesis, Phosphorus, Phosphorus acidum, Rhus toxicodendron, Silicea, Sulphur, Thuja

### 1.1.3 Christoph Hartung

Die ersten dokumentierten Krebserkrankungen, die durch eine homöopathische Behandlung (in der Literatur dargestellt) geheilt wurden, gab es schon im 19. Jahrhundert. Als Paradebeispiel gilt die homöopathische Behandlung des Feldmarschalls Graf von Radetzky, der an einem bösartigen Tumor der rechten Augenhöhle erkrankt war. Die Professoren der damaligen Zeit erklärten den Fall als unheilbar, weil der Tumor die gesamte Augenhöhle ausfüllte und Blut aus dem erblindeten Auge tropfte. Graf von Radetzky wandte sich an Hartung (1779–1853), der die Behandlung übernahm und den Tumor wie folgt beschrieb: *„Eine harte, graubläuliche Geschwulst fungöser Natur innerhalb der ganzen Augenhöhle, die das Auge nach außen drückt (Exophthalmus). Der Augapfel ist zum äußeren Canthus hin verschoben und unbeweglich. Im Augapfel stechende, reißende, brennende Schmerzen und Juckreiz. Erblindung auf der betroffenen Seite. Augenlider geschwollen, schwarz, blau und unbeweglich. Konjunktiva und Caruncula lacrimalis sind schmutzigrot und bedeckt von einem Gewebe variköser Gefäße.“* Nach sechs Wochen homöopathischer Behandlung hauptsächlich mit Carbo animalis C30 und Thuja C30 war der Tumor verschwunden und zum Erstaunen aller kehrte die Sehfähigkeit wieder zurück. Von Radetzky wurde daraufhin kontinuierlich homöopathisch weiterbehandelt und auch 16 Jahre danach war kein Rezidiv aufgetreten. Er starb mit 91 Jahren.

Die ausschließlich durch Homöopatie induzierte Heilung Radetzkys erregte großes Aufsehen. Als sich Radetzky öffentlich mittels eines Zeitungsartikels für seine erfolgreiche homöopathische Behandlung bedanken wollte, wurde ihm dies von der „Wiener Zeitung“ verwehrt. Aus „Rücksichtnahme auf die medizinische Fakultät der Universität“, wie es damals hieß.

Wie an diesem Fall ersichtlich wird, sind das Individuelle des Tumors, seine Farbe, das Aussehen, die Lokalisation, die Empfindungen und die Schmerzmodalitäten wertvolle Symptome. Diese tumorbezogenen Symptome entsprechen nach Kent nicht einfachen Lokalsymptomen, sie können vielmehr als charakteristische §-153-Symptome des Organons gewertet werden.

**LITERATUR**

Hartung E. Dr. med. Christoph Hartung (1779–1853). Documenta Homeopathica 1986;7: 23–33.

Stefanovic A. Das kann die Homöopathie. Herbolzheim: Similimum-Verlag 2014.

### 1.1.4 R. T. Cooper

R. T. Cooper (1844–1903), ein englischer Homöopath und Zeitgenosse Burnetts – beide gehörten neben Clarke dem Cooper-Club an, bei dem sie sich über das homöopathische Vorgehen bei komplizierten Fällen austauschten –, entwickelte ein System zur besseren Überprüfung von medizinischen Substanzen, insbesondere von Pflanzenheilmitteln, die er Arborivitalmedizin nannte (lat. arbor = Baum, vita = Leben). Er ging davon aus, dass jede Pflanze über eine ihr innewohnende Heilkraft verfügt, die nicht homöopathisch aufbereitet werden muss, um wirksam zu sein.

#### Konzept

Cooper stellte die These auf, dass ein Tumor durch einen Keim entsteht, der im Körper auf günstige Bedingungen für seine Entwicklung trifft. Das Wachstum des Tumors wird durch eine spezielle Wachstumskraft hervorgerufen. In der Pflanzenwelt beobachtete er eine ähnliche Wachstumskraft. Als Beispiel führt er den Samen einer Steckrübe *(Brassica rapa)* an. Der Samen vervielfacht sein Volumen um das 17 millionenfache, bis die Rübe entstanden ist. Die Wirkung entspricht nicht der ursprünglichen Größe des Samens, sondern der Beziehung zwischen dem Samen und dem Erdboden, in den er eingepflanzt wurde. Cooper suchte Mittel mit einer pflanzlichen Wachstumskraft aus, die eine homöopathische Ähnlichkeit zur Wachstumskraft des Tumors hatten. Diese Ähnlichkeit hat er aus den folgenden Kriterien gewonnen,

- aus der organotropen Wirkung,
- aus der Toxikologie der Pflanze,
- aus den Symptomen der Krankheitsentwicklung sowie der früheren und gegenwärtigen Symptome.

Cooper unterstreicht die Bedeutung einer Homöopathizität der „Krebsarzneien“ zur Pathologie dieser

Erkrankung: *„Es handelt sich (…) um eine Beziehung von Ähnlichkeiten. Das Leben einer Ansammlung von Krebszellen unterliegt denselben Gesetzen des Lebens wie irgendein anderer lebender Organismus. Sie entstand durch einen Keimungsvorgang und muss durch eine Kraft zerstört werden, die einen ähnlichen, jedoch entgegenwirkenden Prozess in Gang setzt. Die Schwierigkeit der Heilung liegt in der Schwierigkeit, die ähnliche Kraft zu finden."* (Cooper 2012) Er verordnete vorzugsweise Urtinkturen, da seiner Meinung nach häufige Arzneigaben bei großer Krebsmasse dazu führen würden, dass das „Krebsgift" zu schnell ausgeschüttet und das Leben des Patienten gefährdet werde.

### Aus der Praxis

Bei einer schulmedizinisch austherapierten Patientin mit einem metastasierten Ovarialkarzinom im Endstadium, die weder auf Schmerzmittel noch Morphine ansprach, verabreichte ich nach den Vorgaben von R. T. Cooper die Urtinktur von Ornithogallum umbelatum, weil die Symptome der Patientin exakt dem Symptomenbild entsprachen – die Schmerzen sistierten und die nächste Dosis musste erst nach fünf Wochen wiederholt werden. Die Patientin bekam zudem Lobelia erinus D3 und Aloe-vera-Saft, um lokal auf die Tumoren einzuwirken, und wurde dann weiter mit Phosphor in Q-Potenzen behandelt. Sie erholte sich wieder und verstarb nach zwei Jahren schmerzfrei und friedlich.

#### LITERATUR

Cooper RT. Krebs und Krebssymptome. München: Müller und Steinecke, 1996.

Cooper RT. Arborvital Medicine and the Doctrine of Signatures. Homeopathic World 1898; 4: 265–271.

Clarke JF. The Life of Robert Thomas Cooper. London: Homeopathic Publishing, 1906.

## 1.1.5 James G. Gilchrist

Gilchrist (1842–1906) war eigentlich Chirurg, wurde allerdings durch einen Patienten, der einen inoperablen Tumor hatte und den er mithilfe der Homöopathie heilen konnte, darin bestärkt, vermehrt die Homöopathie bei seinen Krebspatienten einzusetzen.

### Konzept

In seinem 1876 veröffentlichten Buch *Tumoren, ihre Ätiologie und Heilbarkeit* beschreibt er die Zusammenhänge der Tumorentstehung und liefert ausführliche Beschreibungen anatomischer Details bei der Entwicklung vom Anfangsstadium bis zum Endstadium einzelner Tumoren. Er gibt zudem Hinweise, bei welchen pathologischen Zuständen bestimmte homöopathische Arzneimittel eingesetzt werden können.

Gilchrist lieferte eine Kasuistiken-Sammlung, die auch Krebsbehandlungen von anderen Autoren dieser Zeit dokumentierten. Eindrucksvoll sind insbesondere die Fallberichte, in denen erfolgreich Hydrastis verabreicht wurde – ein Arzneimittel, das sich auch heute in der homöopathischen Krebsbehandlung bewährt hat: Es dient oftmals dazu, auch die Vitalität des Patienten zu erhöhen, insbesondere bei Geschehen, die auf den Gastrointestinaltrakt lokalisiert sind. Gilchrist wäre weitestgehend in Vergessenheit geraten, hätten nicht Homöopathen wie Burnett und Schlegel auf seinem Fundament aufgebaut.

### Aus der Praxis

Durch das Wissen von Gilchrist beeinflusst, behandelten wir einen Patienten mit einem inoperablen Pankreaskarzinom. Nachdem die Beschwerden unter dem anfangs gewählten Mittel nicht besser wurden, zeigten sich deutliche Hydrastis-Symptome (z. B. Landkartenzunge, Riss im rechten Mundwinkel, retronasaler Schleim). Nach der zweiwöchigen Gabe von Hydrastis Q3 besserten sich die Magenbeschwerden, danach wurde der Patient mit Lycopodium, seinem Grundmittel, weiterbehandelt. Das Pankreaskarzinom konnte mit alleiniger homöopathischer Behandlung ausgeheilt werden und der Patient ist seit neun Jahren tumorfrei.

#### LITERATUR

Gilchrist JG. Tumoren ihre Ätiologie und Heilbarkeit. Leer: Grundlagen und Praxis; 2008.

Wurster J. Pankreaskarzinom. HZ 2015; 2: 10–23.

### 1.1.6 James Compton Burnett

James Compton Burnett (1840–1901) war ein leidenschaftlicher Homöopath, der sich über die Herangehensweise von Kent hinausgehend an der Organopathie orientierte. Die Kenntnisse über die Organopathie bezog er von Rademacher und Paracelsus.

#### Konzept

Burnett verwendete als Grundlage für seine Arbeit das Wissen und die Werke von James G. Gilchrist, die ihm als wichtige Grundpfeiler für seine Bücher *Tumoren der Brust* (1888) und *Die Heilbarkeit von Tumoren durch Arzneimittel* (1893) dienten. Er zeigt auf, wie sich die Krankheiten aus mehreren Totalitäten zusammensetzen, die sich wiederum in einzelne Komplexe und/oder Anteile untergliedern lassen, und beschreibt, wie sie therapiert werden können. Burnett ging bei schweren Pathologien wie folgt vor:

- Eruieren der möglichen Causa, z. B. Schlag auf die Brust im Vorfeld der Brustkrebserkrankung
- Behandlung der möglichen miasmatischen Blockade, z. B. Vakzinose, Tuberkulinie, Sykose, syphilitisches Miasma, Impfmiasma
- Auswählen eines Arzneimittels mit Bezug zur Pathogenese des Tumors, das sogenannte pathologische Simile – ein Mittel, das in der Lage ist, die pathologischen Veränderungen hervorzurufen, wie man es aus der Toxikologie oder der klinischen Erfahrung beobachten kann
- Auswählen eines Arzneimittels mit Bezug zum erkrankten Organ (organotropes Arzneimittel)

Burnett war im Gegensatz zu Kent nicht der Meinung, dass man bei der Arzneimittelfindung vor allem die Gemütssymptomatik in den Vordergrund stellen sollte. Er suchte nach einem Mittel, das in der Lage war, Tumoren zu erzeugen, oder diese bereits geheilt hatte. Er glaubte, dass durch die ausschließliche Auswahl der homöopathischen Arzneimittel nach den Symptomen des Patienten oft nur eine palliative, aber keine heilende Wirkung erzielt wird. In vielen Fällen hat die individuelle Symptomatik des Kranken keinen oder nur wenig Bezug zu den pathologischen Veränderungen. Dazu schreibt Burnett: *„Der Behauptung, daß die Krankheit sich ganz in den Symptomen ausdrückt, kann ich nicht zustimmen, weil es nicht wahr ist: das kann so sein, oder es kann nicht so sein. Es ist nicht genug, die Totalität der Symptome abzudecken; denn, wenn dies getan worden ist, haben wir erst die Hälfte hinter uns und müssen danach folgende Frage stellen: was ist die wahre Natur, die natürliche Vorgeschichte, die Pathologie der Krankheit, über die wir nachdenken? Was hat sie verursacht? Ist die Ursache noch vorhanden oder schon verschwunden? Ist das ausgewählte Mittel tauglich, eine ähnliche Krankheit zu produzieren wie die, die wir vor uns haben? Ist es tatsächlich wirklich homöopathisch zu dem krankhaften Prozeß – übereinstimmend entsprechend – und erreicht es ihn von Anfang bis Ende? Wenn nicht, dann sind wir auf der falschen Fährte, wenn es darum geht, wirklich zu heilen und nicht nur zu lindern.“* (Burnett 2012)

Burnett ging mit seiner **Organpathologie** davon aus, dass ein Organ über ein hohes Maß an Autonomie im Körper verfügt, das verwendete Heilmittel sollte zum einen die Tumorsymptome abdecken und zum anderen einen Bezug zum erkrankten Organ haben. Des Weiteren sollte das Arzneimittel eine enge Beziehung zur Pathogenese des Tumors aufweisen.

Burnett ging bei der Behandlung eines Krebsfalles ähnlich vor, wie es Hahnemann in § 171 des Organons beschreibt: Zur Heilung braucht es oft mehrere nacheinander anzuwendende antipsorische Heilmittel. Burnett wurde oft kritisiert, dass er viele unterschiedliche Mittel verschrieb. Burnett beschreibt die Arzneimittelabfolge wie eine Leiter, bei der jede Stufe dazu beiträgt, dass man oben ankommt bzw. das Ziel oder die Heilung schrittweise erreicht. Ein Vorgehen, das sich auch in den Falldarstellungen im vorliegenden Buch wiederfindet.

Burnett prägte auch den Ausdruck der **Synorganopathie,** der die Beziehungen und Wechselwirkungen von Organsystemen untereinander beschreibt, so z. B. die Verbindung zwischen dem Unterleib der Frau und den Brüsten. Burnett sagte, dass bei einer Pathologie der Brüste oft die Grundursache in einer gestörten Funktion des Unterleibes zu suchen ist. Für ihn war dadurch erklärbar, warum bei manchen Brusttumoren der eigentliche „Sitz der Krankheit“ gleichsam im Unterleib „verborgen“ war. So heilte er Brusttumoren, indem er zuerst das ursprünglich erkrankte Organsystem „Uterus“ behandelte, woraufhin sich der Brustbefund besserte.

Burnett verstand sich auch wie kaum ein anderer darauf, auf die **miasmatischen Einflüsse** der Krank-

1

heit Rücksicht zu nehmen. Die Behandlung der „**Vakzinose**", der Impfkrankheit, war ein ganz wichtiger Grundpfeiler seiner Therapie. Viele erfolgreiche Krebsbehandlungen wurden erst durch Zwischengaben von Thuja möglich, um diese erworbenen Krankheitszustände wieder aus dem Organismus zu entfernen. Die Vakzinose oder ein anderes aktives Miasma verstand er als sogenannte miasmatische Blockaden, die zuerst beseitig werden müssen.

Burnett verwendete sehr oft Thuja, um die Folgen der Impfkrankheit zu beseitigen und insbesondere um Unterleibstumoren zu behandeln: Bekannt ist der Zusammenhang zwischen Papillomaviren und der Entstehung von Krebs. Unterleibstumoren sind oft mit HPV-Infektionen verknüpft. Antimiasmatische Mittel wie Thuja sind in der Lage, solche Pathologien positiv zu beeinflussen.

### Aus der Praxis

In der Clinica Santa Croce wird das Arzneimittel bevorzugt nach der Totalität der Symptome ausgewählt. Besteht allerdings eine deutliche Causa (wie z. B. ein Schlag auf die Brust bei Brustkrebs) oder eine miasmatische Blockade, muss diese zuerst behandelt werden. Die Arbeitsweise von Burnett – sein Wechsel von Nosoden, organotropen Mitteln in Tiefpotenzen mit Polychresten – stellt ein optionales Therapieschema für die schwierigen und schweren Erkrankungen unserer Zeit dar. So konnten z. B. in einem Fall durch die Gabe von Cholesterinum D3 täglich, bei einer Patientin, die an einer fortgeschrittenen Leberfibrose litt, die Leberwerte deutlich gebessert werden. Die Patientin litt auch an Schlafstörungen – Burnett beschrieb Cholesterinum als wichtiges Mittel bei Schlafstörungen bei Leberpathologien.

#### LITERATUR

Gilchrist JG. Tumoren ihre Ätiologie und Heilbarkeit. Leer: Grundlagen und Praxis, 2008.

Burnett JC. Die Heilbarkeit von Tumoren durch Arzneimittel. München: Müller und Steinecke, 2012.

Burnett JC. Die Lebererkrankungen. München: Müller und Steinecke, 2013.

Burnett JC. Tumoren der Brust. München: Müller und Steinecke, 2013.

Burnett JC. Vakzinose und Ihre Heilung mit Thuja. Müller und Steinecke, 2011.

## 1.1.7 John Henry Clarke

Wie James Compton Burnett, Thomas Skinner, Robert Ellis Dudgeon und Robert Cooper gehörte John Henry Clarke (1853–1931) zu den Homöopathen, die sogenannte Hochpotenzen verschrieben, was ihm Kritik von vielen anderen Homöopathen der damaligen Zeit einbrachte, die oftmals mit niedrigen Potenzen arbeiteten. Mit den genannten Kollegen traf er sich regelmäßig, nach dem Tod von Robert Cooper wurde dieser Kreis als „Cooper-Club" bekannt. Dort notierte er sich bei den Gesprächen und Diskussionen wichtige Mitteilungen, u. a. zur homöopathischen Krebsbehandlung und veröffentlichte diese in seiner „praktischen Materia medica" und auch in seinem Buch *The Therapeutics of Cancer.*

Clarkes Ansatz zur Tumorbehandlung kann als konsequente Weiterentwicklung der Arbeiten Burnetts verstanden werden. Wie bei Burnett, mit dem Clarke intensiv zusammenarbeitete, stehen auch hier die Nosoden, und zwar vor allem Carcinosinum und andere Krebsnosoden, im Zentrum des Behandlungskonzepts.

In seinem Buch *Die Heilung von Tumoren durch Arzneimittel* beschreibt Clarke die Vorgehensweise seiner homöopathischen Krebsbehandlung. Er begann meist mit tumorspezifischen Mitteln, die oft mehrmals pro Woche zur Anwendung kamen. Beim Auftreten neuer Symptome oder wenn das Mittel nicht genügend wirkte, wurde ein Mittelwechsel vorgenommen oder eine Zwischengabe als Nosode verabreicht. Das chronische Arzneimittel wurde nach Beruhigung des Fallverlaufs ein- bis zweimal pro Monat verabreicht. Die Vorgehensweise ist in Teilen ähnlich, wie es heutzutage in Indien von den Dres. Pareeks angewendet wird.

Clarke sagte deutlich: „*Die Suche nach einem spezifischen Heilmittel, das alle Krebserkrankungen heilen könnte, ist einfach sinnlos. Die Individualisierung der Krebserkrankung, wie die Individualisierung jeglicher Krankheit, ist absolut notwendig.*" (Krecker 2012).

#### LITERATUR

Clarke J. H. Conference proceedings from a 1927 International Homeopathic Congress, with discussions and cases from Clarke and contemporaries. New Dehli: B. Jain, 2011.

Clarke J. H. Die Heilung von Tumoren durch Arzneimittel. Schriftenreihe der Clemens von Bönninghausen-Akademie Band 1. München: Müller und Steinecke, 1997.

Krecker L. Die Heilbarkeit von Tumoren mit homöopathischen Mitteln. Mülheim: Rhein-Ruhr-Akademie für Homöopathik und Miasmatik, 2012.

### 1.1.8 Eli G. Jones

Eli G. Jones (1850–1933) wird als eklektischer Arzt und Homöopath bezeichnet, der demzufolge alle Dinge prüfte und das Gute behielt. Er übernahm nichts ungeprüft, was andere über Arzneimittel gesagt hatten, vertraute aber der Homöopathie, denn er bezog einige ungeprüfte Arzneien aus der homöopathischen Materia medica. Jones hat seine Vorgehensweise in seinen Büchern *Krebs: seine Ursache und Behandlung* und *Definite medication* dargelegt. Er behandelte die krankhafte Konstitution und verordnete Arzneimittel, die eine spezifische Wirkung auf das Krebsgeschehen haben und somit die Kraft haben, den Tumor zum Verschwinden zu bringen.

#### Konzept

Jones setzte innerlich Tiefpotenzen (in Ausnahmefällen bis zur C30) ein, meist aber Urtinkturen und Arzneimischungen, zudem wurden Salben äußerlich angewendet: Die erste Paste bestand u. a. aus einer Chrom- und Zink-Chlorid-Lösung und aus Zubereitungen aus Sanguinaria, die zweite Paste, u. a. bestehend aus Pulver von Leinsamen, Ulme, Lobelia und Bayberryrinde, wurde als Umschlagpulver alle zwei Stunden appliziert und soll, so wird berichtet, dazu beigetragen haben, dass sich die Wucherung auflöste. Zudem sollte mit der dritten Salbe die Wundheilung unterstützt werden. Jones wurde zwar bekannt durch die Behandlung mit seinen Salben, dennoch sagte er: *„Krebs ist keine Lokalerkrankung. Die Wucherung ist nur die lokale Manifestation einer konstitutionellen Erkrankung."* Er setzte deswegen auch immer innere Arzneimittel ein.

#### Aus der Praxis

Bei äußeren Anwendungen, wie Jones sie vorschlägt, ließen sich die Ergebnisse in der Clinica Santa Croce nicht reproduzieren. Die sehr zeitintensiven lokalen Behandlungen ließen schnell erkennen, dass ohne eine konstitutionelle Behandlung mit Q-Potenzen die Tumoren auf Dauer nicht behandelt werden können. Solange die unterhaltende Ursache des Krebsgeschehens im Organismus nicht beseitigt ist, wird man den Krebs nicht vollständig behandeln können.

**LITERATUR**

Jones E. G. Krebs, seine Ursachen, Symptome und Behandlung. Lorsch: A. Gärtner, 2012.

### 1.1.9 James Tyler Kent

James Tyler Kent (1849–1916) gilt heute noch als einer der bedeutendsten Nachfolger Samuel Hahnemanns. Kent war zunächst Professor für Anatomie am „American College" in St. Louis und begann sich der Homöopathie zuzuwenden, als seine schwer erkrankte Frau, der die Ärzte nicht helfen konnten, durch eine homöopathische Behandlung genas.

Ein großer Verdienst Kents für die Homöopathie war die Erstellung des Repertoriums, das eine enorme Hilfe für das Auffinden des Arzneimittels darstellt. Obwohl zu diesem Zeitpunkt schon etliche andere Symptomenregister und Repertorien erschienen waren, setzte Kent mit seinem Werk einen Meilenstein, indem er sein Repertorium nach dem Kopf-zu-Fuß-Schema gliederte und jedes Kapitel nach einheitlichen Gesichtspunkten unterteilte. Mit diesem Werk konnte sich das „Repertorisieren" endgültig durchsetzen, da sich durch die Kombination verschiedener Rubriken die Schnittmenge der Arzneimittel feststellen lässt und die Differenzialdiagnose auf wenige Arzneien reduziert werden kann. Die Grundstruktur des „Kent" hat sich bis heute gehalten und bildet auch den Grundstock der modernen Repertorien.

Bei der Fallanalyse und der Hierarchisierung der Symptome setzte Kent, bedingt durch sein Verwurzeltsein in der Swedenborg-Philosophie, die Geistes- und Gemütssymptome gleich an die zweite Stelle und maß anfangs den Lokalsymptomen nur wenig Bedeutung bei. Er unterteilte in:

- Ungewöhnliche, seltene, besondere Symptome
- Geistes und Gemütssymptome
- Allgemeinsymptome
- Lokalsymptome

1

### Konzept

Kent hatte sich in Bezug auf die homöopathische Krebsbehandlung zuerst zurückhaltend geäußert und vertrat zunächst die Meinung, dass ein Mensch, der Krebs entwickelt hat, bereits zu krank sei, um wieder zu genesen. 1912, also vier Jahre vor seinem Tod, änderte Kent seine Ansichten zu den sogenannten pathognomonischen Symptomen, die man seiner früheren Meinung nach nicht zur Mittelfindung heranziehen sollte. Er sagte vorher: „… *Verschreiben für pathologisch – anatomische Endresultate … führt nur zu einer ungünstigen Beschleunigung ihrer Weiterentwicklung.*“ Und an anderer Stelle: „*Die wertvollen klinischen Symptome sind ebenso wichtig wie die Symptome aus den Prüfungsberichten. Das genau verschriebene Mittel muss auf beide Zustände passen, muss tief genug wirken, um die Gewebsveränderung zu beeinflussen … um die Kraft des Arzneimittels über die Gewebsveränderungen zu demonstrieren.*“

Nach dieser Erkenntnis verwendete er auch die pathognomonischen und manche Lokalsymptome, die das klinische Bild der Krebserkrankung und des Krebstumors widerspiegelten, als wahlanzeigende Symptome. Kent behandelte einige Krebskranke mit Hochpotenzen und hatte damit Erfolge. Er suchte meist nach dem Similimum für den Patienten und nützte die Totalität der Symptome.

### Aus der Praxis

Die Methode von Kent/Künzli/Spinedi richtet ihr Hauptaugenmerk auf die Totalität der Symptome. Dieses Vorgehen hat sich in der klinischen Anwendung bei Krebskranken gut bewährt. In unkomplizierten Fällen kann das konstitutionelle Mittel, wenn es nach der Totalität der Symptome ausgewählt wurde, so starke Veränderungen in der Immunitätslage des Patienten auslösen, dass Tumoren zurückgehen können. So wird z. B. ein Patient mit einem metastasierten Melanom seit 19 Jahren ausschließlich mit seinem konstitutionellen Mittel Sulfur behandelt. Die Melanommetastasen haben sich vollständig zurückgebildet, zudem sistieren alle über Jahre bestehenden chronischen Beschwerden.

In vielen Fällen präsentiert sich allerdings kein solch eindeutiges Bild, vielmehr zeigt sich eine Überlagerung oder Vermischung von Symptomen. Bei Patienten, die Chemotherapie und Bestrahlung erhalten haben, müssen meist die Nebenwirkungen zuerst behandelt werden, bevor sich Symptome zeigen, die auf das konstitutionelle Mittel hinweisen.

**LITERATUR**

Kent JT. Remedies related to pathological tissue changes. The Homeopathician. Journal for pure Homeopathy 1912; 2. http://homeoint.org/cazalet/kent/kenttissu.htm; Stand: 12.1.2016.

Wurster J. Der Einfluss von J. T. Kent auf die Krebsbehandlung in der Clinica St. Croce. AHZ 2016; 261 (2): 1–7.

Wurster J. Die homöopathische Behandlung und Heilung von Krebs und metastasierten Tumoren. Norderstedt: BOD, 2015.

## 1.1.10 Arthur Hill Grimmer

Grimmer (1874–1967) war ein Schüler Kents, später lehrte er für ihn und übernahm nach Kents Tod dessen Praxis. Zudem war er Präsident der Internationalen Hahnemann-Vereinigung sowie des amerikanischen Instituts für Homöopathie und veröffentlichte Artikel und Aufsätze über Themen der Materia medica, Therapieberichte und Berichte über Krebsfälle. Er dokumentierte die Fälle sehr genau, die in den Schriften von AN. Currim in dem Buch *The Collected Works of Arthur Hill Grimmer* dargestellt sind.

### Konzept

Grimmer sagte: „*Je mehr ich über den Krebs erfahre, desto überzeugter bin ich, dass der grösste Nutzen in der Prävention liegen muss. Wir müssen das prä-kanzeröse Stadium behandeln und wir müssen sehr sorgfältig sein in der homöopathischen Verschreibung, speziell bei Kindern und Jugendlichen.*“ Abweichend von Kents Vorgehen verabreichte Grimmer die hohen und höchsten Potenzen bei Krebskranken wesentlich häufiger und schneller, als es von Kent für richtig erachtet worden war. Außerdem schaltete auch er bereits Nosoden in die chronische Behandlung der Krebspatienten ein, um den Tumorheilungsprozess zu fördern.

Grimmer hielt Cadmium und Cadmium-Salze für die wichtigsten und nahezu unverzichtbaren

Mittel bei der Krebsbehandlung. Wenn der Krebspathologie die verbreitete Aluminium-Intoxikation zugrunde liegt, sei Cadmiumoxid das Mittel der Wahl.

## Aus der Praxis

Grimmer erkannte, welche Einflüsse Umwelttoxine auf den Organismus haben, und verwendete, wie bereits aufgezeigt, sehr häufig die Cadmium-Salze. Im letzten Jahrhundert hat die Cadmium-Belastung kontinuierlich zugenommen und inzwischen gibt es eine Vielzahl wissenschaftlicher Untersuchungen, welche die negativen Auswirkungen auf das Immunsystem und die Förderung von Tumoren durch Cadmium belegen. Wir verwenden die Cadmium-Salze in der Clinica Santa Croce noch zu wenig. Inzwischen setzen wir vermehrt Cadmium sulfuricum zur Behandlung der Nebenwirkungen der Chemotherapie ein.

Bei einer Patientin mit fortgeschrittenem Pankreaskarzinom – die Patientin hatte mehrere Durchfälle am Tag und ihr war ständig übel – besserte sich der Zustand nicht – trotz gut gewählter Mittel (u. a. Arsenicum album, Phosphor). Eine erneute Anamnese ergab, dass ihr übel wurde, sobald sie ihren Mann küsste. Sie liebt ihren Mann, aber ihr wird übel, wenn er ihre Lippen berührt. Cadmium sulfuricum weist das Symptom auf: Übelkeit beim Berühren der Lippen. Das Mittel hat eine ähnliche Symptomatik wie Arsenicum album, wobei Cadmium sulfuricum nicht so ängstlich und unruhig ist wie Arsenicum album, zudem verschlechtert Bewegung. Nach Cadmium sulfuricum C200 als Einzelgabe verschwanden innerhalb von zwei Tagen die seit Wochen bestehenden Durchfälle und das Allgemeinbefinden und der Appetit besserten sich.

**LITERATUR**

Currim AN. Arthur Hill Grimmer. Das Leben eines der bedeutendsten Homöopathen. Kandern: Narayana, 2016.

Grimmer AH. Homeopathic Treatment of Cancer. 1st ed. Arthur Hill Grimmer, compiled in Encyclopedia 6st ed. Homeopathica.

Currim AN. Repertory Rubrics for Kent's Repertory from Grimmer. Norwalk: Hahnemann International Institut for Homeeopathic Documentation, 1996.

Wurster J. Pankreaskarzinom. HZ 2015; 2: 10–23.

### 1.1.11 Emil Schlegel

Seine mehr als 40-jährige praktische Erfahrung in der Behandlung von Krebspatienten hat Emil Schlegel (1852–1934) in seinem Buch *Die Krebskrankheit, ihre Natur und Heilmittel* niedergelegt.

## Konzept

Schlegel kannte die Schriften von Burnett, Clarke und Eli Jones, dementsprechend ähnlich war seine Vorgehensweise. Er verwendete hohe, aber auch tiefe Potenzen, Rademachers Organmittel, Nosoden sowie erfahrungsheilkundliche Arzneimittel von Eli Jones.

Schlegel setzte meist niedere Potenzen von der D6 bis zur C30 ein. Er zog die aktuellen Tumorsymptome oder aktuelle Beschwerden zur Mittelwahl heran und verabreichte erst später das konstitutionelle Mittel. So begann er z. B. die Behandlung bei Patientinnen mit Brustkrebs mit Belladonna C30 oder Bryonia C30 standardmäßig, um eventuell die akute Entzündung abzumildern, und gab erst danach die weiterführende Arznei, die nach den individuellen Symptomen des Patienten ausgewählt wurde.

## Aus der Praxis

Bei Brustkrebspatientinnen mit starken Schmerzen oder Entzündungen in der Brust lässt sich beobachten, dass Belladonna und Bryonia oftmals gute Anfangsmittel sind, um den Zustand zu verbessern. Grundsätzlich sind wir bei kurativer Intention darauf bedacht, die Patientinnen darüber aufzuklären, wie wichtig eine Operation bei Brustkrebs ist.

Die homöopathische Behandlung dient auch der Rezidivprophylaxe. Es kommt auch vor, dass sich nicht homöopathisch behandelte Patientinnen mit Mammakarzinom zwei bis drei Jahre nach einer OP mit anschließender Chemo- und Strahlentherapie mit einem Rezidivtumor vorstellen. Es ist wichtig, die Ursache der Tumorentstehung, meist ein ungenügend arbeitendes Immunsystem, durch die homöopathische Behandlung zu unterstützen und damit eine gute Rezidivprophylaxe zu betreiben.

**LITERATUR**

Schlegel. E. Die Krebskrankheit – ihre Natur und ihre Heilmittel. Haarlem (NL): Emryss, 2008.

### 1.1.12 Horst Barthel

Horst Barthel (1922–2008) arbeitete mit Jost Künzli und Pierre Schmidt zusammen, der ihm Kents eigenhändige Erweiterungen seines Repertoriums zur Verfügung stellte. Er hat über 20 Jahre gewissenhaft alle Nachträge zusammengestellt und hat 1973 sein *Synthetisches Repertorium* herausgegeben.

Barthel gab Hochpotenzen und wartete lange, bis sich der Zustand änderte, um mit einem neu angepassten Mittel die Heilung voranzubringen. In seinem Buch *Homöopathie, der Erfolg gibt recht* zeigt er deutlich, dass Krebs mit Hochpotenzen behandelbar ist, und schildert klinisch verifizierte Fälle.

Spinedi arbeitete noch vor Anwendung der Q-Potenzen in der Clinica Santa Croce ähnlich wie Barthel und hatte damit Erfolge. Es zeigte sich aber, dass es bei schweren Krebsfällen günstiger ist, mit den Q-Potenzen zu beginnen, um das Mittel eventuell schneller anpassen zu können, die sogenannte Erstverschlimmerung zu vermeiden, zumal begleitend schulmedizinische Medikamente eingesetzt werden, die nicht einfach abgesetzt werden können.

**LITERATUR**

Barthel H. Homöopathie – der Erfolg gibt recht. Berg: Barthel und Barthel, 1996.

### 1.1.13 Dario Spinedi

Dario Spinedi (geb. 1950) besuchte von 1977–1991 die Vorlesungen und Kurse von seinem Lehrer Jost Künzli. Nach dessen Tod leitete er ab 1992 eine Supervisionsgruppe in Locarno, bei der besonders die Behandlung von Krebs im Vordergrund stand.

Jost Künzli und Pierre Schmidt stellten alle wichtigen Krebsarzneien als Q-Potenzen her und hatten den Wunsch, dass eines Tages eine homöopathische Klinik zur Krebsbehandlung entstehen sollte, der sich 1997 mit der Gründung der homöopathischen Abteilung der Clinica Santa Croce im Tessin erfüllte.

Als großer Verdienst von Spinedi wird das akribische Ausarbeiten, Beobachten und Beurteilen der Reaktionen auf die Q-Potenzen gesehen. Erst durch genaue Anwendungsrichtlinien und exakte Beurteilungskriterien konnte eine systematische Krebsbehandlung begonnen werden. Zudem legt Spinedi großen Wert – auch bei Krebserkrankungen – auf die Berücksichtigung der Totalität der Symptome des Patienten. Obwohl in manchen Fällen mit einem tumorspezifischen Arzneimittel oder einem Mittel begonnen werden muss, das die Folgen der Radio- oder Chemotherapie berücksichtigt, begleitet das Arzneimittel, das die Totalität der Symptome berücksichtigt, den Patienten am besten.

Spinedi pflegt eine enge Kooperation mit dem „Pareek Hospital & Research Center" in Agra (Indien), um einen Austausch über klinische Homöopathie zu gewährleisten.

**LITERATUR**

Spinedi D. L'omeopatia in oncologia. Torino: tecniche nuove, 2011.

Spinedi D. Die Krebsbehandlung in der Homöopathie Bd. I-III. Kempten: Cheiron-Verlag, 1997, 2012.

### 1.1.14 A. U. Ramakrishnan

Der indische Homöopath Ramakrishnan (geb. 1942) behandelt in Madras (Indien) Krebspatienten in den verschiedensten Tumorstadien mit der von ihm entwickelten Plussing-Methode. Diese Methode zeichnet sich dadurch aus, dass zwei Arzneimittel abwechselnd gegeben werden und zudem eine spezielle Dosierungsmethode zur Anwendung kommt, die bisher in der klassischen Homöopathie unüblich war.

#### Konzept

Das Ziel besteht darin, mit einem Mittel mit starkem Tumorbezug, das in sehr häufigen Gaben gegeben wird, direkt auf das Tumorgeschehen einzuwirken und dann mit einer Nosode in häufigen Gaben das Tumorwachstum einzudämmen.

Anwendung der Plussing-Methode nach Ramakrishnan:

- Zwei Globuli des homöopathischen Mittels – begonnen wird mit dem tumorspezifischen Arzneimittel – werden in einem Plastikbecher mit elf Teelöffeln Wasser verdünnt. Vor jeder Einnahme wird das Arzneimittelgemisch verrührt oder die

Flasche gegen einen Gegenstand (vorzugsweise Buchrücken) geschlagen, falls das Mittel in der Flasche zubereitet wurde.

- Der Patient nimmt alle 15 Minuten einen Teelöffel davon ein.
- Innerhalb von zweieinhalb Stunden werden zehn Teelöffel eingenommen. Ein Teelöffel verbleibt in der Flasche.
- Am nächsten Tag wird dieser Teelöffel mit weiteren zehn Teelöffeln in einem Plastikbecher verdünnt und die Einnahmen erfolgten wie am Vortag – ein Teelöffel alle 15 Minuten, insgesamt zweieinhalb Stunden.
- Das wird sieben Tage durchgeführt, dann wird eine neue Medizin angesetzt. Verabreicht wird dann die Nosode (Carcinosinum oder Scirrhinum).

### Aus der Praxis

Die Anwendung der Plussing-Methode ergab zwar initiale Verbesserungen, nach zwei bis drei Monaten kam es allerdings zu deutlichen Verschlechterungen. Unserer Erfahrung nach bewährt sich dieses Vorgehen nicht langfristig. Es ist wichtig, den Übergang von einem tumorspezifischen Mittel zum chronischen Mittel rechtzeitig zu finden. Problematisch scheint uns ebenso die häufige Wiederholung von Carcinosinum oder Scirrhinum, letzteres hat in unseren Fällen zu Bluthochdruckkrisen geführt, die erst mit dem Absetzen der Arznei verschwanden.

Allerdings half die Plussing-Methode einer Patientin mit einem inoperablen mestastasierten Ovarialkarzinom – die Tumoren füllten den Unterleib und Bauchraum aus. Die Behandlung mit Sepia in Q-Potenzen half am Anfang, dann verschlechterte sich die klinische Situation. Durch die Plussing-Methode mit Sepia als Mittel für die Patientin und Scirrhinum wegen der harten Tumoren traten deutliche Verbesserungen auf und die Patientin konnte damit weitere zweieinhalb Jahre palliativ behandelt werden.

**!**

Wir raten wegen der häufigen Arzneimittelgabe sowie der häufigen Gaben von Carcinosinum nicht zur Anwendung der Methode.

**LITERATUR**

Ramakrishnan AU. Homöopathie bei Krebs. Ein revolutionärer Ansatz. Kandern: Narayana-Verlag, 2016.

Ramakrishnan AU, Coulter CR. Krebs – ein homöopathischer Behandlungsansatz. Arlington: Ninth Publishing House; 2005.

## 1.1.15 Prasanta Banerji

### Konzept

Der Arzt Prasanta Banerji (geb. 1933) hatte in seiner „Prasanta Banerji Homeopathic Research Foundation (PBHRF)“ aufgrund seines großen Patientenaufkommens die Schwierigkeit, bei so vielen Menschen eine individualisierende Anamnese durchzuführen, wie dies in der Homöopathie üblich ist. Deshalb entwickelte er das sogenannte Banerji-Protokoll (➤ 1.2.5), in dem bestimmten Krankheitszuständen oder Krebsarten ein spezielles Einnahmeschema homöopathischer Arzneien zugeordnet wird. So wird z. B. bei der Behandlung von Gliomen die mehrmals tägliche Einnahme von Ruta C6 und Calcium phoshoricum D3 empfohlen. Bei Nichtansprechen der Arzneimittel kommt ein Zweitlinien-Schema und nachfolgend ein Drittlinien-Schema zur Anwendung.

### Aus der Praxis

In der Clinica Santa Croce wurde das Schema der Banerjis bisher nur in ganz wenigen Fällen angewendet, bessere Erfolge bestehen bei der Anwendung der klassischen Homöopathie nach dem Ähnlichkeitsgesetz. Vorteilhaft hat sich bei bestimmten Hirntumoren die Gabe von Ruta C6 und Calcium phosphoricum D3 täglich nach den Banerji-Protokollen neben der gleichzeitigen Gabe von Q-Potenzen erwiesen.

**LITERATUR**

Banerji et al. Cancer patients treated with the Banerji protocols utilising homoeopathic medicine: a Best Case Series Program of the National Cancer Institute USA. Oncology Reports. 2008; 20 (1): 69–74. http://www.ncbi.nlm.nih.gov/pubmed/18575720.

Frenkel M, Bernerji P et al. Cytotoxic effects of ultra-diluted remedies on breast cancer cells. Int J Oncol. 2010; 36 (2): 395–403.
Pathak et al. Ruta 6 selectively induces cell death in brain cancer cells but proliferation in normal peripheral blood lymphocytes: A novel treatment for human brain cancer. Int J Oncol. 2003; 23 (4): 975–982. http://www.ncbi.nlm.nih.gov/pubmed/12963976.

### 1.1.16 R. S. Pareek und Alok Pareek

Dr. Pareek senior (geb. 1933) ist der Begründer des „Pareek Homoeopathic Centre" in Indien in Agra. Er praktiziert bereits über 60 Jahre und wurde am Royal London Hospital ausgebildet. Er erlernte u. a. von dem berühmten Kent-Schüler Sir John Weir (1879 bis 1971) die Homöopathie. Er leitet mit seinem Sohn Alok Paarek (geb. 1956) und seinem Enkel Aditya eine Klinik, die vornehmlich homöopathisch arbeitet. Pro Tag werden in der Klinik durch das homöopathische Ärzteteam etwa 300 Patienten behandelt. Viele Patienten in Indien sind zu arm, um sich eine ärztliche Versorgung leisten, geschweige denn die Ausgaben für eine teure Operation oder Chemotherapie aufbringen zu können. Deswegen werden sonntags etwa 150 Patienten unentgeltlich homöopathisch behandelt.

Alok Pareek hat über 35 Jahre klinische Erfahrung mit der homöopathischen Krebstherapie und er ist der Präsident der LMHI (Liga Medicorum Homoeopathica Internationalis), einer internationalen Homöopathie-Gesellschaft, die 1925 in Rotterdam von Pierre Schmidt gegründet wurde und homöopathische Ärzte aus mehr als 70 Ländern repräsentiert.

#### Konzept

Das Behandlungskonzept besteht darin, dass zuerst die akute Symptomatik sowie die Symptome, die in direktem Bezug mit dem Krebsgeschehen stehen, behandelt werden. Je geringer die Vitalität des Patienten ist und je mehr die Symptome der Pathologie im Vordergrund stehen, desto mehr werden „kleine" organotrope oder klinische Mittel gegeben, um auf die Pathologie einzuwirken und die Vitalität zu erhöhen. Es werden zudem Urtinkturen und Organmittel verabreicht, wie z. B. Carduus marianus, aber auch Schüssler-Salze. Begonnen wird mit klinischen, teils organotropen Mitteln in niederen Potenzen bis zur C30, um Einfluss auf die Pathologie zu nehmen. Nach Besserung des klinischen Bildes besteht das Behandlungsziel darin, mit konstitutionellen oder miasmatischen Mitteln tief wirkende Veränderungen im Organismus hervorzurufen.

#### Aus der Praxis

Zwischen den indischen Ärzten und Spinedi findet ein enger Wissensaustausch über die homöopathische Krebstherapie statt. Durch die Erfahrungen der Pareeks mit organbezogenen Arzneimitteln werden neue Impulse für die Kent-Künzli-Spinedi-Schule gegeben. Durch die hohen Patientenzahlen der Pareek-Klinik gibt es bei komplexen Pathologien zahlreiche Erfahrungen hinsichtlich der Möglichkeiten und Grenzen einer konstitutionellen homöopathischen Behandlung und auch darüber, in welchen Fällen organbezogene bzw. sogenannte kleine Mittel indiziert sind.

**LITERATUR**

Pareek RS, Pareek A. Krebs – heilbar durch Homöopathie. Groß-Wittensee: Kai Kröger, 2007.

## 1.2 Studien zur homöopathischen Krebsbehandlung

Philipp Lehrke

### 1.2.1 Studien zur Wirksamkeit der Homöopathie

Der aktuelle Stand der Forschung zur Homöopathie ist im Bereich der Versorgungsforschung, in randomisierten kontrollierten klinischen Studien, Metaanalysen und der Grundlagenforschung positiv. Unter Praxisbedingungen zeigen sich Verbesserungen von Symptomen und Lebensqualität, die vergleichbar sind mit konventionellen Therapien und mit weniger Nebenwirkungen einhergehen. Randomisierte klinische Studien verweisen auf einen spezifischen Effekt von Hochpotenzen und eine Überlegenheit der klassischen Homöopathie im Vergleich zu Placebo. Metaanalysen zeigen signifikante Ergebnisse gegenüber Placebo und eine spezifische Wirksamkeit potenzierter Arzneien. Die Grundlagenforschungen ergeben spezifische Wirkungen für Hochpotenzen, sodass insgesamt ein therapeutischer Nutzen der homöopathischen Behandlung belegt ist (WissHom 2016).

### 1.2.2 Studien zur homöopathischen Krebsbehandlung

Im onkologischen Bereich liegen mittlerweile mehrere Studien vor, die eine positive Wirkung der Homöopathie aufzeigen. Da die Studienlage zum Thema Homöopathie in der komplementären Onkologie ein neueres Forschungsfeld ist, gibt es neben einigen wenigen großen, umfangreichen Studien mehrere Pilotstudien oder Studien mit kleinen Patientenzahlen.

#### Cochrane-Übersichtsarbeiten/systematische Reviews

Eine **Cochrane-Übersicht** zur Rolle der Homöopathie in der Krebsbehandlung mit Untersuchung von 8 Studien bei insgesamt 644 Teilnehmern kommt zu dem Schluss, dass die homöopathische Behandlung **keine Nebenwirkungen** zeigt und nicht mit der **konventionellen Behandlung interagiert:** Die konventionelle Krebsbehandlung wird durch die homöopathische Behandlung nicht verändert, modifiziert oder gestoppt. Eine positive homöopathische Wirkung wird allerdings nur eingeschränkt gesehen (Kassab et al. 2009). Es muss jedoch berücksichtigt werden, dass auch Studien einbezogen sind, die naturheilkundliche (und keine homöopathischen) Therapiemaßnahmen bewerten, wie z. B. die Anwendung von Calendula-Tinktur bei Radiotherapie bei Brustkrebs, die Verabreichung von Traumeel® bei chemotherapieinduzierter Stomatitis. Die Studie zur Homöopathie bezog sich auf die Verbesserungen von menopausalen Symptomen bei Brustkrebspatientinnen (➤ 1.2.5). Es lässt sich durchaus feststellen, dass sich bei der Homöopathie im Vergleich zu den naturheilkundlichen Behandlungen eine Wirksamkeit zeigt.

Ein **systematischer Review** zur Anwendung der Homöopathie in experimentellen Modellen (Tumorzelllinien bei Leberzellen, Enzymregulierungen, die eine Rolle bei hepatozellulärem Krebs spielen, Brustkrebszelllinien) sowie klinische Studien bei Radiotherapie und Behandlung von menopausalen Symptomen bei Brustkrebspatientinnen zeigen eine **positive Wirkung** der **Homöopathie** zur Palliation sowie als adjuvante Therapie (Jyothis et al. 2011).

### Homöopathie in Kombination mit Schulmedizin

#### Homöopathika nach dem Ähnlichkeitsgesetz

Individuell verschriebene Homöopathika führen zu einer **Verbesserung der Lebensqualität,** ebenso war das physische und emotionale Befinden bei den krebserkrankten Studienteilnehmern verbessert (prospektive Stichprobe, 15 Patienten, Studiendauer: drei Monate; Poole 2014).

**!**

In den Studien werden individuell verschriebene Homöopathika abgegrenzt von Homöopathika, die nach bewährten Indikationen verordnet werden. In diesem Buch ist die klassische Homöopathie gemeint, die nach dem Ähnlichkeitsgesetz homöopathische Arzneimittel verordnet.

#### Pankreaskarzinom

Aufgrund der detaillierten Darstellung und des Bezugs zur hiesigen Falldarstellung (➤ 10) wird die vergleichende klinische Studie genauer aufgeführt: Sie vergleicht die konventionelle Therapie mit der homöopathischen Behandlung bei Patienten mit einem histologisch bestätigten Pankreaskarzinom.

21 Patienten wurden mit Maßnahmen der konventionellen Medizin und homöopathisch behandelt.

- Alle 21 Patienten der komplementär homöopathischen Gruppe wurden eine bis vier Wochen vor der homöopathischen Behandlung operiert. Nur bei drei Patienten konnte eine partielle Pankreatektomie bei schlechter Prognose durchgeführt werden.

- 18 Patienten waren inoperabel: Bei sechs Patienten wurde keine weitere chirurgische Maßnahme vorgenommen, zwölf Patienten hatten einen Stent.
- Acht Patienten hatten eine Radiotherapie erhalten, vier Patienten eine Chemotherapie und neun Patienten hatten beide Therapien durchlaufen. Bis auf einen hatten alle Patienten Schmerzen und erhielten Schmerzmittel.
- Nach der ausführlichen Anamnese und Repertorisation erfolgte die Wahl des homöopathischen Arzneimittels: Argentum nitricum, Aurum metallicum, Lycopodium, Medorrhinum, Natrium muriaticum, Nitricum aidum, Nux vomica, Phosphoricum acidum, Tuberculinum, Zincum metallicum. Folgekonsultationen fanden einmal monatlich statt, Verschreibungen erfolgten nach dem Simileprinzip.

21 Patienten wurden ausschließlich mit Maßnahmen der konventionellen Medizin behandelt.

- 18 Tumoren waren inoperabel, bei drei Patienten war eine partielle Pankreatektomie erfolgt, wobei bei allen drei Patienten Metastasen auftraten. Es kam zu elf Stent-Einlagen.
- Sechs Patienten erhielten eine Radiotherapie, fünf Patienten unterzogen sich einer Chemotherapie und bei zehn Patienten wurden beide Maßnahmen durchgeführt. Alle Patienten mussten Schmerzmittel einnehmen.

Ergebnisse:

- **Überlebenszeit:**
  - In der **komplementär homöopathischen Gruppe** überlebten bis auf einen Patienten alle Patienten das erste Jahr. 16 Patienten überlebten die ersten 18 Monate, zehn Patienten überlebten zwei Jahre vom Zeitpunkt der Diagnose.
  - In der **konventionell behandelten Gruppe** lebten fünf Patienten nicht länger als fünf Monate, am Ende des ersten Behandlungsjahres lebten nur noch drei Patienten, ein Patient überlebte 18 Monate.

**!**

Die Unterschiede hinsichtlich der komplementär homöopathischen Behandlung im Vergleich zur ausschließlichen schulmedizinischen Behandlung waren **statistisch signifikant** ($p < 0{,}01$). Hervorzugeben ist, dass die psychische Verfassung der homöopathischen Gruppe insgesamt deutlich besser war, die Patienten waren sogar in sehr gutem Zustand bis wenige Tage vor dem Tod.

- **Schmerzen:**
  - In der homöopathischen Gruppe lag eine **bessere Schmerzkontrolle** vor, es wurden weniger Analgetika benötigt.
  - Die schulmedizinische Gruppe hatte keine Änderungen in der Analgetikamedikation vornehmen können.
- **Weiteres:** In der homöopathischen Gruppe kam es zu einer **Gewichtszunahme** und von 14 ikterischen Patienten bei Erstdiagnose nahm der Ikterus innerhalb von zwei bis vier Monaten ab und sistierte bis einige Wochen vor dem Tod.

Die Studie hat eine kleine Fallzahl. Anzumerken ist, dass die Verbesserung in der komplementär homöopathischen Gruppe trotz Chemo-/Radiotherapie vorhanden war. Die Schlussfolgerung der Studie ist, dass eine zur Schulmedizin parallel durchgeführte homöopathische Behandlung funktioniert (Polychronopoulou 1990).

## Mammakarzinom

Eine vergleichende klinische Studie im Zeitraum von 1981–1987 beobachtete 84 Frauen mit Brustkrebs nach Mastektomie, die Homöopathie neben der Chemotherapie anwendeten. In der homöopathischen Gruppe zeigten sich eine **signifikante Verbesserung** der **5-Jahres-Überlebensrate** sowie der **Lebensqualität.** Die homöopathischen Arzneien wurden nach dem Similegesetz verschrieben (Kivelou 1990).

## Brustkrebs und klimakterische Beschwerden

Eine Studie untersuchte die homöopathische Behandlung von klimakterischen Beschwerden bei Brustkrebspatientinnen im Rahmen einer (vorläufigen) randomisierten kontrollierten Studie (83 Studienteilnehmerinnen, Studiendauer: ein Jahr). Eingeschlossen waren Frauen mit Brustkrebs, die eine Operation, Chemotherapie und Bestrahlung erhielten und mindestens drei Hitzewallungen pro Tag erlitten. Angewendet wurden **individuell verschriebene Homöopathika, homöopathische Komplexmittel** oder Placebo (Jacobs et al. 2005).

- In der Gruppe der individuell verschriebenen Homöopathika wurde ein positiver Trend in den ersten drei Monaten gesehen.

- In der homöopathischen Gruppe konnte eine Verbesserung des allgemeinen Gesundheitszustandsbeobachtet werden, der statistisch signifikant war, speziell auch in der Subgruppe der Frauen, die kein Tamoxifen einnahmen (Jacobs et al 2005).

Im „Glasgow Homeopathic Hospital" in Schottland wurden verschiedene Studien durchgeführt, da mit einer Studie (prospektive Beobachtungsstudie, 107 Studienteilnehmer, Studiendauer 6 Monate; Thompson 1999) bereits früh Hinweise für eine positive Wirkung der Homöopathie bei Krebspatienten vorlagen. Eine weitere an dieser Klinik durchgeführte Studie (prospektive Beobachtungsstudie, 45 Studienteilnehmer, Studiendauer: drei Jahre) zeigt auch, dass die individuell homöopathische Behandlung bei Brustkrebspatientinnen Symptome eines Östrogenentzugs, auch unter Tamoxifen, positiv beeinflusst. Gebessert haben sich ebenfalls die folgenden Symptome: Fatigue, Stimmungsschwankungen, Angst, Depression und die Lebensqualität (Thompson et al. 2003).

Eine weitere, ebenfalls prospektive Studie (Beobachtungsstudie) bei Krebspatientinnen (100 Studienteilnehmerinnen, Studiendauer: drei Jahre und fünf Monate), wobei bei 39 % bereits Metastasen vorlagen, zeigte eine signifikante Besserung der Lebensqualität sowie der Schmerzen, des Fatigue und der Hitzewallungen. Die teilnehmenden Patientinnen zeigten eine große Zufriedenheit mit dem homöopathischen Ansatz (Thompson et al. 2002).

Eine Studie von individueller Homöopathie bei Symptomen von Östrogenentzug bei Frauen mit Brustkrebs (randomisiert, doppelblind, placebokontrolliert, 53 Studienteilnehmer, Studiendauer: sieben Monate) zeigte positive Effekte für die Homöopathie, jedoch keine signifikanten Unterschiede (Thompson et al. 2005).

#### Gutartige Mammatumoren

Phytolacca C15 wurde zur Behandlung von Fibroadenomen bei prämenopausalen Patientinnen untersucht (Moiloa 2006). Das Adenom war bestätigt durch klinische Untersuchung, Ultraschall und Feinnadelpunktion. Bei der Studie handelte es sich um eine randomisierte, doppelblinde, placebokontrollierte Studie mit 36 Studienteilnehmern und einer Studiendauer von 60 Tagen. Es wurden nur Patientinnen gewählt, die auch Phytolacca-Symptome aufwiesen.

- In der homöopathischen Gruppe wurde unter Phytolacca der Tumor signifikant kleiner, bei der Placebo-Gruppe kam es zum Wachstum der Tumoren. Unter Phytolacca trat kein weiteres Fibroadenom auf, während dies in der Placebogruppe der Fall war.
- Weitere Symptome wie eine hormonelle Dysbalance wurden ebenfalls unter Phytolacca gebessert.

### 1.2.3 Studien in Kliniken: Fatigue bei Chemotherapie von Kindern

Eine Pilotstudie/Machbarkeitsstudie (45 potenzielle Studienteilnehmer, acht Studienteilnehmer schlossen die Studie ab) beschäftigt sich mit der 14 Tage dauernden individualisierten homöopathischen Behandlung von Fatigue bei zwei- bis 18-jährigen Kindern, die Chemotherapie erhalten hatten (Brulé et al. 2015). Beobachtet wurde eine signifikante Verbesserung der Fatigue, zudem traten weniger Nebenwirkungen unter der Chemotherapie auf. Die Pilotstudie konnte allerdings wegen der Klinikvorgaben – die Patienten mussten zur Studienteilnahme erst entlassen sein, dem homöopathischen Arzt war es nicht gestattet, das Kind schon in der Klinik aufzusuchen – und weiterer Widerstände nicht umfassend durchgeführt werden (Brulé et al. 2015).

### 1.2.4 Studien an homöopathischen Kliniken

In einer Abteilung für integrative Onkologie zeigte sich einer italienischen prospektiven Beobachtungsstudie (Studiendauer insgesamt 17 Monate) zufolge an 173 Patienten mit **verschiedenen Krebsarten,** die Chemotherapie/Radiotherapie erhalten hatten, eine **signifikante Wirkung** der **Homöopathie** auf Übelkeit, Müdigkeit, Depression, Angst, Schwäche und Hitzewallungen (Rossi et al. 2016). Es muss angemerkt werden, dass das Studienergebnis nur eingeschränkt verwertbar ist, da auch die Akupunktur zur Anwendung kam und die beiden Verfahren nicht gesondert ausgewiesen sind.

Im Berner Inselspital, Schweiz, wurde untersucht, ob und wie bei **Kindern,** die an einer Krebserkrankung litten, Therapiemaßnahmen der komplementären und alternativen Medizin (CAM) zur Anwendung kamen: Es wurden alle zwischen 2002 und 2011 aufgenommenen Kinder mit einer Krebsdiagnose – die Kinder litten v. a. an Leukämie, ZNS-Tumoren, Lymphomen – rückblickend zur Anwendung von CAM befragt. Von den 133 Patienten wurde bei 53 % vor allem klassische Homöopathie angewandt, insgesamt berichteten 87 % der Befragten über einen **subjektiv wahrgenommenen positiven Effekt** (Magi et al. 2015).

## Clinica Santa Croce

Eine retrospektive Datenanalyse der homöopathischen Behandlung von Krebspatienten der Clinica Santa Croce, die im Rahmen einer Promotion der Universität Freiburg durchgeführt wurde, kommt zu dem Ergebnis, dass die **Lebensqualität** unter homöopathischer Behandlung **verbessert** ist und die **Begleiterscheinungen** der Tumorerkrankung und Nebenwirkungen der konventionellen Therapie **positiv beeinflusst** werden. Es handelt sich um eine retrospektive Datenanalyse von 123 homöopathisch behandelten Krebspatienten, die Bewertung wurde getrennt von einem homöopathischen Arzt, von einem unabhängigen Arzt sowie vom jeweiligen Patienten vorgenommen; es erfolgte die Aufteilung in Best-Case- und Randomized-Case-Patienten, letztere durch Zufallsauswahl. Bei erstaunlichen Verläufen unter homöopathischer Behandlung ließ sich aufgrund der retrospektiven Datenanalyse keine Aussage zur statistischen Überlebenszeitverlängerung machen. Die Autorin sagt: *„Fast alle Patienten hatten ein starkes Vertrauen zu ihrem jeweiligen behandelnden homöopathischen Arzt, konnten aktiv bei ihrer Behandlung mitbestimmen und wurden bei Problemen des täglichen Lebens unterstützt. … In einer optimalen Arzt-Patienten-Beziehung gibt es keine Angst, sondern Vertrauen. Ein Patient, der seinem Arzt vertraut, zeigt eine größere Compliance und das ist Voraussetzung für eine gute und heilsame Therapie.“* Eine weitere Patientin mit einem metastasierten Tumor wird zitiert: *„Ich denke, dass ich ohne die homöopathische Behandlung die Chemotherapie sicher nicht in dieser Intensität durchgehalten hätte und diese sicher nicht so gut wirken konnte. Nach der Diagnose habe ich ja nicht viel Überlebenschancen gehabt und durch die nachfolgende Weiterbehandlung … konnte mein Gesundheitszustand bis heute erhalten werden.“* (Hinrichs 2004).

Der retrospektiven Datenanalyse folgte eine größere Studie: Die in der **Clinica Santa Croce** umfassende Folgestudie (prospektive Beobachtungsstudie von zwei unabhängigen Kohorten) vergleicht 259 Patienten, die eine onkologische und zusätzliche homöopathische Therapie erhalten hatten, mit 380 Patienten, bei denen ausschließlich Maßnahmen der konventionellen Therapie durchgeführt wurden. **Statistisch signifikant** zeigte sich in der homöopathisch (individuell verschriebene Homöopathika wie in diesem Buch dargestellt) behandelten Gruppe eine **bessere Lebensqualität** nach drei und zwölf Monaten, **obwohl diese Patientengruppe in Bezug auf die (metastasierte) Krebserkrankung schwerer erkrankt waren** (Rostock et al. 2011).

## Überlebenszeitverlängerung unter Homöopathika

- Bei 410 Patienten wurde im Rahmen einer pragmatischen randomisierten kontrollierten Studie an der Universität Wien der Vergleich zwischen einer regulären onkologischen Therapie und zusätzlichen homöopathische Behandlung und einer onkologischen Standardtherapie durchgeführt – von den 410 Studienteilnehmern erfüllten 373 die Einschlusskriterien. Der **allgemeine Gesundheitszustand** sowie das **subjektive Wohlbefinden** besserten sich in der homöopathischen Gruppe signifikant. Es wurden individuell ausgewählte homöopathische Arzneien verschrieben, vorwiegend Q- sowie C-Potenzen (Frass et al. 2015).
- Aufgrund der **positiven Effekte** führten Gärtner, Frass et al. weitere Studien durch: Krebspatienten mit einem prognostisch sehr schlecht zu behandelnden Tumor (Glioblastom, metastasiertes Nierenzellkarzinom, Lungenkrebs, Pankreaskarzinom, cholangiozelluläres Karzinom) wurden zusätzlich zur konventionellen Behandlung homöo-

pathisch nach der in der Clinica Santa Croce entwickelten Methode (individuell verschriebene Q-Potenzen, in Akutfällen C-Potenzen) behandelt. Von 538 Fällen erfüllten 54 die Einschlusskriterien. Die tatsächliche Überlebenszeit wurde mit der zu erwartenden Überlebenszeit verglichen und zeigte einen statistisch gesicherten **Überlebensvorteil** der homöopathisch behandelten Patienten innerhalb der jeweiligen Krebsart (Gärtner et al. 2015).
Auch wenn die Zahl der Patienten der Studie sehr klein ist und Inkonsistenzen in der von den Patienten erhaltenen konventionellen Krebstherapie vorhanden sind, wird deutlich, welche Relevanz die komplementäre homöopathische Behandlung haben kann.

- Es gibt eine **kritische Diskussion** über die angenommene statistisch fehlerhafte Einschätzung der Überlebenszeit der homöopathisch behandelten Patienten, den sogenannten **„immortal time bias"**: Hier wird argumentiert, dass Patienten, die kurz nach der Krebsdiagnose versterben, keine homöopathische Behandlung aufsuchen können, sodass Patienten, die im Fall der Studie eine homöopathische Behandlung aufsuchen, per se länger leben müssen und somit statistisch gesehen den Krebs bereits länger überleben (Aust 2016). Zur Frage des „immortal time bias" bzw. „delayed entry" nehmen die Ausführungen von Bernasconi (2016) detailliert Stellung. Diese Argumentation **konnte in einer Re-Analyse widerlegt werden:** Bei den homöopathisch behandelten Krebspatienten mit fortgeschrittenem Krebs ist demzufolge eine **statistisch relevante Überlebenszeitverlängerung weiter vorhanden** (Gleiss et al. 2016; Walach 2016). Anzumerken ist, dass diese Art der hochmalignen Tumoren einer konventionellen Behandlung so gut wie nicht zugänglich ist und selbst durch eine optimale onkologische Therapie die Überlebenszeiten kaum verlängert werden können.

#### Kolonkarzinom

Eine vergleichende klinische Studie bei Dickdarmkrebs (28 Studienteilnehmer, Studiendauer 6 Jahre) zwischen der kombinierten homöopathischen und konventionellen Behandlung und ausschließlichen konventionellen Behandlung kommt zu folgenden Ergebnissen: Die zweigleisige Behandlung (Homöopathie und konventionelle Therapie) zeigte eine **Verbesserung der Lebensqualität** sowie der bereits vor der Erkrankung bestehenden Diagnosen und Symptome (wie z. B. Kopfschmerz, Neuralgien, Arthritis). In einer Subgruppe war durch die homöopathische Behandlung das Überleben verlängert (Hadjikostas et al.).

#### Palliation bei Krebserkrankten

Auch eine neuere prospektive, einfachblinde, placebokontrollierte Studie in Italien (16 Studienteilnehmer, Studiendauer: vier Monate) widmet sich der Wirkung von individuell verschriebenen Homöopathika bei Krebspatienten, die an einer fortgeschrittenen Krebserkrankung leiden und bereits eine konventionelle palliative Behandlung erhalten haben. Nur in der Gruppe der homöopathisch behandelten Patienten kam es im Vergleich zu Placebo zu einer signifikanten Besserung der Lebensqualität (Talarico et al. 2016).

### 1.2.5 Nicht individualisierte Homöopathika und Komplexmittel

#### Studien aus Indien/Best-Case-Studien

2008 wurde eine Best-Case-Studie des National Cancer Institute der USA auf der Grundlage der Banerji-Protokolle aus Indien durchgeführt (Banerji 2008). Die Fälle von 14 Patienten (Klinik in Kalkutta) wurden als Best Cases eingereicht. Davon erfüllten vier Fälle folgende Kriterien: Die Diagnose war durch unabhängige Ärzte bestätigt worden und die Patienten sprachen auf die homöopathische Behandlung an, alle vier Fälle wurden bioptisch bestätigt, kein Patient erhielt eine konventionelle Behandlung. Zwei Patienten hatten ein Bronchialkarzinom, zwei Patienten ein Ösophaguskarzinom. In allen vier Fällen kam es zu einer kompletten Remission unter **ausschließlicher homöopathischer Behandlung** (Kalium carbonicum als Hochpotenz und Ferrum phosphoricum als Tiefpotenz beim

Lungenkarzinom, Condurango als Hochpotenz beim Ösophaguskarzinom)[1].

Anmerkung: Die Banerji-Protokolle (➤ 1.1.16) sehen feste Verordnungen von Homöopathika vor, ohne eine zusätzliche individuelle Verschreibung vorzunehmen, ausschlaggebend ist die klinische Diagnose. Aufgrund der Vielzahl der Patienten in indischen Kliniken ist dieses standardisierte Vorgehen nachvollziehbar. Erfahrungen an einzelnen Patienten (fortgeschrittene und schwer zu behandelnde metastasierte Tumoren in rein palliativen Therapiesituationen mit Besprechung und Aufklärung des Patienten über das homöopathische Vorgehen) nach den Banerji-Protokollen mit vorgegebenen Homöopathika ließen die Ergebnisse nicht reproduzieren. In der Best-Case-Studie der Banerji wird bei 1260 Patienten von einer kompletten Remission in 21 % der Fälle gesprochen, was m. E. nicht realistisch erscheint. Die in den Banerji-Protokollen zu findenden Hinweise auf organotrope Arzneimittel bei verschiedenen Tumoren geben allerdings wichtige Hinweise auf die infrage kommenden Mittel.

Eine weitere prospektive klinische indische Studie (Studiendauer: acht Jahre, Beobachtung der Überlebenszeit über mindestens fünf Jahre) untersucht die Wirkung von Psorinum, das täglich als **Tiefpotenz** über zwei Jahre eingenommen wurde, bei der Behandlung von 158 Patienten mit **Magen-, Gallenblasen, Pankreas- und Leberkarzinomen:** Alle Tumoren sind nur eingeschränkt zu behandeln, da sich die meisten Studienteilnehmer im palliativen Stadium IV befanden. Supportive Maßnahmen der konventionellen Medizin betrafen die Behandlung von Infektionen, Schmerzen, die Kontrolle von Blutungen, Bluttransfusionen, Stents im Gallengangs-/Pankreasbereich. Es wurden weitere Homöopathika nach verschiedenen Indikationen verordnet (Carduus marianus, Baryta carbonica, Conium, Carbo animalis, Bryonia, Medorrhinum, Thuja, Cholesterinum, Lycopodium, Berberis, Gelsemium, Cantharis, Sulfur, Arsenicum album, Causticum in Hochpotenzen. In Urtinkturen: Calendula, Hamamelis, Symphytum, Syzygium jambolantum). 158 Studienteilnehmer konnten in die finale Analyse der Studie einbezogen werden. In 17,72 % der Fälle kam es zu einer kompletten Remission, bei 35,44 % der Fälle zu einer partiellen Tumorremission (Chatterjee 2011). Alle Krebsfälle waren bioptisch bestätigt. Psorinum wurde keine klinische Wirkung zugemessen, auch der Zusammenhang bei einer Vielzahl von beeindruckenden partiellen und kompletten Remissionen bei sonst schwer zu behandelnden Tumorarten zur supportiven homöopathischen und konventionellen Behandlung wird als nicht gesichert angesehen.

Obwohl hier scheinbar sehr gute Effekte nachzuweisen sind, ist die Größenordnung der Remissionen aus der klinischen homöopathischen Erfahrung heraus nicht nachvollziehbar. Zudem sind die Unterschiede in den Ansprechraten der beiden genannten indischen Studien im Vergleich zum europäischen Raum nicht wirklich zu erklären, auch wenn es Hinweise auf eine Wirkung der homöopathischen Behandlung gibt.

## Mammakarzinom

Eine randomisierte, doppelblinde, placebokontrollierte Studie mit Arnica bei 29 Brustkrebspatientinnen zeigt eine **Verminderung** der **Venenschädigung** unter der Chemotherapie (Bourgeois 1984).

[1] Darstellung der Krebsfälle mit kompletter Remission: Lungen-Ca: T2 NxM0, Stadium III, 47 Jahre alter Patient: Er erhielt Kalium carbonicum C200 (2 Tr. 3-mal/Woche) und Ferrum phosphoricum D3 (2 Tbl./d) über knapp zwei Jahre. Vom Beginn der Behandlung 1994 bis 1995 kam es zu einem Tumorrückgang, 1999 zu einer kompletten Remission, Follow-up bei anhaltender Remission bis 2006. Er erhielt keine konventionelle Therapie.
Lungen-Ca: T2NxM0, Stadium II, 77 Jahre alte Patientin: 1994 Erstdiagnose, sie erhielt Kalium carbonicum C200 (2 Tr. 3-mal/Woche) und Ferrum phosphoricum D3 (2 Tbl/d) über neun Monate. Nach zwei Monaten zeigte sie keine Symptome ihrer Erkrankung, begleitet von einem Rückgang des Tumors in der Bildgebung. 1998 bis 2003 anhaltende Remission.
Ösophagus-Ca, T (>10 cm) N0 M0, Stadium IV, 75-jähriger Patient, 1996 Erstdiagnose, er erhielt Condurango (C30 2 Tr./d) von 1996 bis 1998. Schon Ende 1996 und 1997 kam es zu einem Rückgang des Tumors, keine Dysphagiesymptome seit 1997, letzte Kontrolle 1998.
Ösophagus-Ca, T2 Nx M1 Stadium IIIb oder IV mit kompletten Ösophagusverschluss, Erstdiagnose 1995. Die 75-jährige Patientin erhielt Condurango C30 (2 Tr./d) von 9/1995–5/1996. Im Oktober 1995 ist ein Rückgang der Tumormasse zu verzeichnen. Seit 11/1995 Verbesserung der Dysphagie, im Verlauf asymptomatisch. Kein weiterer Rückfall, letzte Kontrolle 1999.

Eine randomisierte, doppelblinde, placebokontrollierte Studie (Studiendauer: zwei Jahre und vier Monate, 431 Studienteilnehmer) zeigt bei Brustkrebspatientinnen **keine Verbesserung** des durch **Chemotherapie induzierten Erbrechens** durch die Gabe von Cocculine® (Cocculus, Tabacum, Petroleum, Nux vomica, die jeweils als C4 verabreicht wurden; Pérol et al. 2012, Ray-Coquard et al. 2009).

### Komplexmittel

Traumeel® S, ein homöopathisches Komplexmittel, zeigte bei verschiedenen Studien unterschiedliche Ergebnisse:

- Eine randomisierte, doppelblinde, placebokontrollierte Studie (195 Studienteilnehmer, Studiendauer: 22 Tage) zeigte keine Wirksamkeit bei der Behandlung einer **Mukositis bei Kindern,** die eine Stammzelltransplantation erhielten (Sencer 2009).
- Die Vorstudie dazu (randomisierte, placebokontrollierte, doppelblinde Studie, 32 Studienteilnehmer, Studiendauer: 14 Tage oder bis mindestens zwei Tage nach Sistieren der Stomatitis-Symptome) zeigte hingegen positive Ergebnisse (Oberbaum 2001).

Eine weitere Studie mit sehr geringer Fallzahl sah bei neun Patientinnen mit Brustkrebs eine **Schmerzverbesserung** durch Traumeel® („individuelle Fallbeobachtungsstudie“, neun Studienteilnehmer, Studiendauer: acht Monate; Alvarellos et al. 2010). Auch in einer vorläufigen Beobachtungsstudie bei 20 Studienteilnehmern (Studiendauer: zwölf Monate) – untersucht wurde die adjuvante Behandlung einer Mukositis bei einer Radiotherapie/Radiochemotherapie – ließ sich die positive Wirkung von Traumeel® bestätigen (Steinmann 2012). In zwei der genannten Studien waren Autoren beratend für die Firma Heel tätig.

### Antiemetika

Die Untersuchung von homöopathischen Antiemetika bei Chemotherapie wurde in zwei Studien untersucht. In der ersten Studie wurde ein homöopathisches Komplexmittel, in der zweiten ein homöopathisches Einzelmittel verabreicht.

- In einer prospektiven placebokontrollierten, randomisierten Studie (65 Studienteilnehmer, Studiendauer: zwei Jahre) erhielten Frauen mit einem Mammakarzinom erstmalig eine Chemotherapie nach dem CMF-Schema. Es wurden homöopathische **Komplexmittel** (Vomitusheel S® und Gastricumeel®) verabreicht. Ein signifikanter Unterschied war nicht nachweisbar, die alleinige Gabe der homöopathischen Antiemetika als supportive Therapie des **chemotherapiebedingten Erbrechens** war **nicht ausreichend** (Daub 2005). Anmerkung: Wie auch in der Traumeel®-Studie (s. o.) zeigen die Komplexmittel im onkologischen Bereich keine Wirkung, allerdings ist ein kompletter Verzicht auf konventionelle Antiemetika bei einer Chemotherapie auch nicht realistisch.
- Ipecacuanha C6 und C30 zeigten positive **antiemetische Effekte** bei Krebspatienten mit Chemotherapie (Vorstudie, 14 Studienteilnehmer, Beobachtungsdauer nach Applikation des homöopathischen Mittels 36 Stunden, eine Studiendauer ist nicht angegeben): Die Dauer der Übelkeit, Dauer des Erbrechens und die Anzahl des Erbrechens wurden signifikant reduziert (Oberbaum et al. 1988).

## 1.2.6 Homöopathische Behandlung bei Bestrahlungen

Belladonna C7 und X-Ray C15 wurden randomisiert, placebokontrolliert, doppelblind bei Bestrahlungen der Brust gegen Hautreaktionen angewendet (66 Studienteilnehmer, Studiendauer: zehn Wochen). Es zeigte sich zum einen, dass die homöopathischen Arzneimittel im Vergleich zu Placebo wirksam sind und dass ein statistisch signifikanter Vorteil der Homöopathika gegenüber Placebo im Hinblick auf die **Hautreaktionen** (Hautfarbe, Wärme, Schwellung, Pigmentation) besteht (Balzarini 2000). Interessanterweise ließ sich nachweisen, dass Belladonna das Ödem nicht beeinflusste, was nicht verwundert, da es kein Ödemmittel ist; es wirkte allerdings auf die anderen Parameter – entsprechend dem Arzneimittelbild von Belladonna.

Die homöopathische Anwendung von Causticum und Cobaltum gegenüber Placebo zeigte positive Re-

1

aktionen hinsichtlich der **Verträglichkeit der Bestrahlung** (prospektive, randomisierte, doppelblinde Studie, 82 Studienteilnehmer). Dadurch konnte die Bestrahlung besser durchgeführt und abgeschlossen werden, was sich wiederum positiv auf den Tumorrückgang auswirkte (Kulkarni et al. 1988).

## 1.2.7 Humorale Antikörper, antineoplastische Effekte

### Immunprophylaxe

Die präoperative Immunprophylaxe mit Gripp-Heel® und Engystol N® wirkte positiv auf humorale Antikörpertiter bei hospitalisierten Patienten, entweder durch die Einnahme von Gripp-Heel® oder durch eine subklinische Infektion während des Krankenhausaufenthaltes verursacht (Denys et al. 1999; 61 Studienteilnehmer, Studiendauer: drei Wochen). Ebenso liegt eine Erhöhung der Granulozyten und Immunfunktion der Neutrophilen vor (Siewierska et al. 1999).

### Antineoplastische Effekte von Homöopathika

In einer systematischen Übersichtsarbeit (Auswertung der Literatur von 1966–2007) konnte gezeigt werden, dass an zahlreichen Tumorzelllinien für verschiedene Rhus-toxicodendron-Arten ein antineoplastischer Effekt vorliegt: Sowohl bei Lebertumorzelllinien als auch in Tierexperimenten zeigte sich eine statistisch signifikante antigenotoxische Wirkung und in vitro eine Hemmung der Tumormetalloproteinasen (Heine 2008).

In einer Patientenbeobachtung an 15 meist metastasiert krebserkrankten Patienten wurde Rhus toxicodendron in einer Tiefpotenz gegeben, bei einem Teil der Patienten verringerten sich die Schmerzen und es besserte sich das Allgemeinbefinden bzw. der Gemütszustand (Pless 2008).

**!**

Rhus toxicodendron wird in der Kent-Künzli-Schule als direktes Tumormittel selten eingesetzt, es sei denn z. B. bei Knochen- oder Gelenktumoren. Es kommt bevorzugt als Akutmittel bei verschiedenen Infekten und akuten Erkrankungen zur Anwendung. Bei Krebspatienten gilt es, sich beider Anwendungsgebiete bewusst zu sein, um die Verabreichung von Rhus toxicodendron in beiden Bereichen bewerten zu können – dem akuten, entzündlichen Prozess und der Pathologie der Tumorerkrankung.
Bei jeglichem akuten Geschehen ist bei einem an Krebs erkrankten Patienten zu berücksichtigen, dass das für die akute Situation verordnete Mittel auch den Bezug zur Krebserkrankung, wenn möglich, haben sollte. Beispiel: Eine Patientin erleidet mit einem Synovialsarkom unter supportiver homöopathischer Behandlung mit Phosphor eine Lumbago, die sich nachts verschlechtert und durch Wärme und Bewegung gebessert wird. Rhus toxicodendron C200 hilft innerhalb von einem Tag. Rhus toxicodendron hat hier ebenso einen klinischen Bezug zum Synovialsarkom, da das Sarkom in zeitlicher Folge einer jahrelangen massiven körperlichen Überbeanspruchung entstanden ist.

Die Verwendung von Ruta C9 wurde in einer offenen, unkontrollierten Pilotstudie geprüft (31 Studienteilnehmer, Studiendauer: 52 Wochen): Bei einigen Patienten mit fortgeschrittenem und extensiv vorbehandeltem Krebs konnte eine vorübergehende signifikante Verbesserung der Lebensqualität erzielt werden, die jedoch zum Ende des Studienverlaufs knapp das Signifikanzniveau verfehlte (Freyer et al. 2014).

Eine In-vitro-Studie ergab zytotoxische Effekte von ultraverdünnten homöopathischen Mitteln (Carcinosinum C30, Conium C3, Phytolacca C200, Thuja C30) auf Brustkrebszelllinien hinsichtlich der Zellteilung und der Apoptose (Frenkel et al. 2010).

## 1.2.8 Homöopathische Genomforschung

Die Effekte homöopathischer Arzneien auf das menschliche Genom werden schon länger untersucht (Kay et al. 2016a). 1997 wurde die erste Arbeit zum Modell der Beeinflussung des Genoms durch homöopathische Mittel (englisch: „homeogenomics“) (Khuda-Bukhsh 1997) veröffentlicht. Molekularbiologische Untersuchungen zeigen eine Wechselwirkung von homöopathischen Präparaten auf das menschliche Genom (Kay et al. 2016b), insbesondere im Bereich der Onkologie gibt es verschiedene Untersuchungen (Homeogenomics 2017).

- Gelsemium sempervirens wirkte auf die Genregulation verschiedener Gene, dabei auch auf Gene, die menschliche Neuroblastom-Zellen regulieren.
- Für Hydrastis canadensis und Condurango sind ebenfalls solche Wirkungen untersucht worden.
- Phytolacca decandra, Condurango, Thuja, Carcinosinum, Calcium carbonicum, Apis mellifica und Lycopodium clavatum (in Potenzen von der Urtinktur bis zu C200) zeigten Effekte auf das Tumorsuppressorgen TP53, das eine entscheidende Rolle in der körpereigenen Krebsbekämpfung spielt. Im epigenetischen Bereich wurden Veränderungen der Genexpression untersucht, die DNA-Methylierung spielt dabei eine Rolle im Bereich der Promoterregion TP53: Condurango zeigte eine Wirkung auf die Demethylierung bei einer epigenetischen Modifikation an Krebszellen, für Hydrastis canadensis wurden ähnliche Effekt beschrieben.

### 1.2.9 Zukünftige Studien

Insgesamt ist die Datenlage zur supportiven homöopathischen Krebsbehandlung mit einer Vielzahl von Studien als positiv für die Homöopathie zu sehen, obwohl viele Studien im Hinblick auf die Methode und Fallzahl Mängel zeigen. Die positiven Ergebnisse gelten insbesondere für Studien zur klassischen Homöopathie, die Anwendung von homöopathischen Komplexmitteln zeigt hingegen nicht immer deutliche Wirkungen.

Die klassische Homöopathie mit ihrem individualisierenden Vorgehen der Arzneimittelverordnung zeigte signifikante Effekte bei Krebspatienten im Hinblick auf die Lebensqualität, das emotionale und psychische Wohlbefinden, die Reduktion des (tumorbedingten) Schmerzes und eine Besserung früherer Beschwerden/Diagnosen. Dadurch kann die Verträglichkeit der konventionellen onkologischen Therapie verbessert werden. In einigen wenigen neueren Studien ergaben sich Hinweise auf eine Verlängerung der Überlebenszeit, obwohl die Studien nur sehr geringe Fallzahlen aufweisen.

Interessant sind auch die Ansätze der sogenannten Homeogenom-Forschung, die z. B. die Wirkungen der homöopathischen „Krebsarzneien" wie z. B. Hydrastis, Condurango, Thuja und Lycopodium im Genombereich und auf das Tumorsuppressorgen TP53 untersuchen, auch diese Studien sind nur als Hinweise für mögliche klinische Effekte zu verstehen.

Die Studienergebnisse decken sich mit den Darstellungen und mitunter der Arzneimittelwahl der Fallverläufe in diesem Buch. Wir regen weitere Studien zur supportiven homöopathischen Krebsbehandlung an, ebenso Veröffentlichungen von Fallverläufen von homöopathisch behandelten Krebspatienten. Es sollten Studien zur homöopathischen Krebsbehandlung und zu den Auswirkungen auf die konventionelle Behandlung durchgeführt werden. Die Cochrane-Übersicht ergab (Kassab et al. 2009), dass die konventionelle Krebsbehandlung durch die homöopathische Behandlung nicht verändert, modifiziert oder gestoppt wird. Ebenso sollte erforscht werden, inwiefern z. B. Krebspatienten, die eine konventionelle Behandlung ablehnen und stattdessen eine homöopathische Behandlung wählen, durch die supportive homöopathische Behandlung und Interaktion mit dem Arzt motiviert werden können, einen kurativen konventionellen Behandlungsansatz zu wählen (wie wir Autoren es immer wieder beobachten).

#### LITERATUR


Alvarellos GO, Vinaspre Alvear PR, Kaszkin-Bettag M. A series of case reports, Clinical evaluation of a complex homeopathic injection therapy in the management of pain in patients after breast cancer treatment. Altern Ther Health Med 2010; 16 (1): 54–59.

Aust N. Prolonged lifetime by adjunct homeopathy in cancer patients – A case of immortal time bias. Complementary Therapies in Medicine 2016; 24: 80.

Balzarini A, Felisi E, Martini A et al. Efficacy of homeopathic treatment of skin reactions during radiotherapy for breast cancer. A randomised, double-blind clinical trial. Brit Hom J 2000; 89 (1): 8–12.

Banerji P, Campbell DR. Banerji, P.: Cancer patients treated with the Banerji protocols utilising homoeopathic medicine, A Best Case Series Program of the National Cancer Institute USA, Oncol Rep 2008; 20(1): 69–74.

Bernasconi D, Rebora P, Iacobelli S et al. Survival probabilities with time-dependent treatment indicator: Quantities and non-parametric estimators. Statist Med 2016; 35: 1032–1048.

Bourgeois JC. Protection du capital veineux chez les perfusées au long cours dans le cancer du sein. Essai clinique en double aveugle – Arnica contre placebo. Paris: Université Paris Nord XIII, Faculté de Médecine, 1984.

Brulé D, Gillmeister B, Lee M et al. A feasibility pilot trial of individualized homeopathic treatment of fatigue in children receiving chemotherapy. Integr Cancer Ther 2015; 15 (4): 495–501.

Chatterjee A, Biswas J, Bhattacharya S et al. Psorinum therapy in treating stomach, gall bladder, pancreatic, and liver cancers. A prospective clinical study. Evid Based Complement Alternat Med 2011: 724–743.

Daub EA. Homöopathische Antiemetika bei Chemotherapie, eine prospektive, randomisierte Studie. Heidelberg: Medizinische Fakultät der Ruprecht-Karls-Universität, 2005.

Denys A, Siewierska K. Efficacy of preoperative immunoprophylaxis in patients with neoplastic diseases, II. Estimation of antihaemagglutinin and antineuraminidase antibody titre or influenza viruses A and B. Int Rev Allergol Clin Immunol 1999; 5 (1): 46–50.

Frass M, Friehs H, Thallinger C et al. Influence of adjunctive classical homeopathy on global health status and subjective wellbeing in cancer patients – A pragmatic randomized controlled trial. Complement Ther Med 2015; 23 (3): 309–317.

Frenkel M, Mishra BM, Sen S et al. Cytotoxic effects of ultra-diluted remedies on breast cancer cells. Int J Oncol 2010; 36 (2): 395–403.

Freyer G, You B, Villet S, Open-label uncontrolled pilot study to evaluate complementary therapy with Ruta graveolens 9c in patients with advanced cancer. Homeopathy 2014; 103 (4): 232–238.

Gaertner K, Müllner M, Friehs H et al. Additive homeopathy in cancer patients: Retrospective survival data from a homeopathic outpatient unit at the Medical University of Vienna, Complement Ther Med 2014; 22 (2): 320–332.

Gleiss A, Frass M, Gaertner K. Re-analysis of survival data of cancer patients utilizing additive homeopathy, Complement Ther Med 2016; 27: 65–67.

Hadjikostas C, Diamantidis S. Comparative clinical study of parallel allopathic and homoeopathic treatment in cancer of the large intestine. o.J.o.O. Manuskript.

Heine H. Ist Rhus toxicodendron L. (Toxicodendron quercifolium Greene) in homöopathischer Aufbereitung zur adjuvanten Tumorbehandlung geeignet? Ein systematischer Review. Ganzheitsmed 2008; 20 (1): 35–40.

Hinrichs IM. Homöopathische Behandlung von Krebspatienten – eine retrospektive Datenanalyse. Freiburg: Albert-Ludwigs-Universität Freiburg im Breisgau, Medizinische Fakultät, 2004.

Homeogenomics: Veränderung der Genexpression durch Homöopathie. http://www.informationen-zur-homoeopathie.de/?p=971. Letzter Zugriff am 2.2.2017.

Jacobs J, Herman P, Heron K et al. Homeopathy for menopausal symptoms in breast cancer survivors: a preliminary randomized controlled trial. J Altern Complement Med 2005; 11 (1): 21–27.

Jyothis ABR, Singh AP. Prospects of Homeopathy in Cancer – A Systematic Review based on Scientific Database. Asian J Hom 2011; 5 (4); 26–29.

Kassab S, Cummings M, Berkovitz S et al. Homeopathic medicines for adverse effects of cancer treatments, Cochrane Library 2(CD004845) 2009; S. 1–45.

Kay PH, Khuda-Bukhsh AR. An introduction to homeogenomic considerations in innovation of high dilution technology. Homeopathy in practice 2016; 3: 46–52. (a)

Kay PH, Khuda-Bukhsh AR. The contribution of homeogenomic and homeogenetic studies in the support of the practice of Homoeopathy. Indian J Res Homoeopathy 2016b; 10: 101–107. (b)

Khuda-Bukhsh AR. Potentized homoeopathic drugs act through regulation of gene-expression: a hypothesis to explain their mechanism and pathways of action in vitro. Complement Ther Med 1997 (5): 43–46.

Kivelou P, Diamantidis S. Comparative clinical study of parallel homeopathic and allopathic treatment to allopathic treatment in breast cancer. o. O.: Eigenverlag, 1990.

Kulkarni A, Nagarkar BM, Burde GS. Radiation protection by use of homoeopathic medicines. Hahnemann Hom Sand 1988; 12 (1)20–23.

Magi T, Kuehni CE, Torchetti L et al. Use of Complementary and Alternative Medicine in Children with Cancer: A Study at a Swiss University Hospital. PLoS ONE 2015; 10 (12): e0145787. doi:10.1371/journal.pone.0145787

Moiloa MR, Brodie KJ, Roohanie J. The efficacy of Phytolacca decandra in the treatment of fibroadenoma of the breast. Am J Homeopath Med 2006; 99 (2): 116–119.

Oberbaum M, Robinson B, Bentwich Z. Anti-emetic effect of ipecacuanha in cancer patients treated with cytotoxic therapy, Preliminary study. GIRI (ed.): 2eme Symposium du Groupe International de Recherche sur l'Infinitesimalité, 23–24 Novembre 1988. Monte Carlo: Eigenverlag, 1988.

Oberbaum M, Yaniv I, Ben-Gal Y. A randomized, controlled clinical trial of the homeopathic medication TRAUMEEL S in the treatment of chemotherapy-induced stomatitis in children undergoing stem cell transplantation. Cancer 2001; 92 (3): 684–690.

Pérol D, Provençal J, Hardy-Bessard AC et al. Can treatment with Cocculine improve the control of chemotherapy-induced emesis in early breast cancer patients? A randomized, multi-centered, double-blind, placebo-controlled phase III trial. BMC Cancer 2012; 12 (1): 603.

Pless H. Heilversuche mit Rhus toxicodendron L. (Rhus tox) zur adjuvanten Behandlung bei Tumorerkrankungen. Alte Erkenntnisse in neuem Licht. Co'Med 2008; 14 (7): 20–21.

Polychronopoulou Z, Diamantidis S. A comparative clinical study of parallel homoeopathic and allopathic treatment to allopathic treatment in the cancer of the pancreas. 2nd International Symposium on Cancer and AIDS. o. O.: Eigenverlag, 1990.

Poole J. Individualised homeopathy after cancer treatment. Nurs Times 2014; 11 (41), 2014: 17–19.

Ray-Coquard IL, Provencal J, Hardy-Bessard AC et al. Can adjuvant homeopathy improve the control of post-chemotherapy emesis in breast cancer patients? Results of a randomized placebo-controlled trial. J Clin Oncol 2009; 27 (15 Suppl.): e20566.

Rossi E, Picchi M, Fonte C et al. Integrative approach to the cancer patients with complementary medicine and diet in the Hospital of Lucca (Italy). Homeopathy 2016; 105 (1): 38–39.

Rostock M, Naumann J, Guethlin C et al. Classical homeopathy in the treatment of cancer patients – a prospective observational study of two independent cohorts. BMC Cancer 2011; 11 (1): 1–8.

Sencer SF, Zhou T, Oberbaum M et al. The efficacy of the homeopathic agent Traumeel S in the prevention and treatment of mucositis in children undergoing stem cell transplantation. Pediatr Blood Cancer 2009; 52 (6), 2009: 700.

Siewierska K, Denys A. Efficacy of preoperative immunoprophylaxis in patients with neoplastic diseases, I. Phagocyte activity and bactericidal properties of peripheral blood granulocytes. Int Rev Allergol Clin Immunol 1999; 5 (1), 1999: 39–45.

Steinmann D. Effect of Traumeel S on pain and discomfort in radiation-induced oral mucositis. A preliminary observational study, Altern Ther Health Med 2012; 18 (4): 12–18.

Talarico F, Pullano CM, Di Salvo S et al. Single-blind study assessing the individualized homeopathic treatment of cancer patients versus placebo, Homeopathy 2016; 105 (1): 23.

Thompson EA. Using homeopathy to offer supportive cancer care, in a national health service outpatient setting. Complement Ther Nurs Midwif 1999; 5 (2): 37–41.

Thompson EA. Montgomery A, Douglas D et al. A pilot, randomized, double-blinded, placebo-controlled trial of individualized homeopathy for symptoms of estrogen withdrawal in breast-cancer survivors. J Altern Complement Med 2005; 11 (1): 13–20.

Thompson EA, Reillly D. The homeopathic approach to symptom control in the cancer patient: a prospective observational study. Palliative Med 16(3), 2002, S. 227–233.

Thompson EA, Reilly D. The homeopathic approach to the treatment of symptoms of oestrogen withdrawal in breast cancer patients: a prospective observational study. Homeopathy 2003; 92 (3): 131–134.

Walach H. Krebs: die modernen Mythen von der Macht unserer Medizin. http://harald-walach.de/2016/11/14/krebs-die-modernen-mythen-von-der-macht-unserer-medizin. Letzter Zugriff am 26.11.2016.

WissHom. Der aktuelle Stand der Forschung zu Homöopathie. Mai 2016. http://www.homoeopathie-online.info/wp-content/uploads/Der-aktuelle-Stand-der-Forschung-zur-Hom%C3%B6opathie-2016-WissHom.pdf. Letzter Zugriff am 21.11.2016.

1

KAPITEL

# 2

Philipp Lehrke, Thomas Quak, Jens Wurster

# Anamnese und Behandlung

## 2.1 Anamnese bei Krebspatienten

Philipp Lehrke, Jens Wurster

### 2.1.1 Anamnese bei Erwachsenen

Philipp Lehrke

Die Anamnese ist bei Krebspatienten von entscheidender Bedeutung, sie bahnt den Weg für das Behandlungskonzept und die weitere Behandlung (Hahnemann zur Anamnese §§ 82–104, § 140, §§ 169–170, § 176, §§ 255–256). Bei der Anamnese sollen das gesamte Leben des Patienten und die Tumorgenese im Vordergrund stehen. Erfasst werden die Totalität der Symptome sowie die Beschwerden mit den psychischen Besonderheiten.

!

Totalität versus organbezogen: Nach der Kent-Künzli-Schule ist die Totalität der Symptome richtungsweisend für das homöopathische Mittel. Wenn die Totalität der Symptome dem Konstitutionsmittel entspricht und dieses auch das Tumormittel ist, so ist dies ein prognostisch gutes Zeichen, da sowohl die Regulation des Patienten optimal angeregt als auch eine Wirkung auf das lokale Tumorgeschehen erzielt wird.

Ein spezielles Krebsmittel ist bei folgenden Gegebenheiten (Wurster 2012) auszuwählen:

- Die Symptome des Tumors sind richtungsweisend und auffallend.
- Im Behandlungsverlauf hat sich gezeigt, dass das konstitutionelle Mittel bzw. das aufgrund der Totalität der Symptome ausgewählte Mittel, keine Veränderungen oder Verbesserungen hervorruft.
- Schmerzen sind im Tumorbereich vorherrschend, die auf bisherige Mittel nicht ansprechen.

#### Wertung der Symptome

Nach der Anamnese werden die Symptome gewertet oder hierarchisiert. Dabei sind die §-153-Symptome von besonderer Bedeutung, d.h. die auffallenden, sonderlichen, ungewöhnlichen und eigenheitlichen (charakteristischen) Zeichen und Symptome des Krankheitsfalls. Die Lokalsymptome sind mit bestimmten Ausnahmen (s.u.) von geringer Bedeutung.

Bei der **Hierarchisierung** werden die Symptome in dieser Reihenfolge gewichtet:

1. Auffallende und sonderliche Symptome (§ 153)
2. Geistes- und Gemütssymptome
3. Allgemeinsymptome: z. B. Schlaf, Essensverlangen/-abneigung, Menstruation, Temperaturempfinden
4. Causa: mögliche Ursachen für die Erkrankung
5. Lokalsymptome: Bei Krebspathologien können lokale Tumorsymptome wiederum auffallend sein – ein Lokalsymptom kann sich in diesen Fällen hochwertig für die Arzneimittelwahl erweisen.

#### Ebenen der Mittelerfassung und Ausarbeitung

Nach der Repertorisation werden die infrage kommenden homöopathischen Arzneimittel nach ihrer Klassifikation bewertet: Handelt es sich z. B. eher um ein Konstitutionsmittel, um ein miasmatisches Mittel oder um ein organbezogenes Tumormittel. Die Klassifikation der Arzneimittel sieht folgende Kategorien vor:

- Konstitutionsmittel
- Tumormittel
- Lokal bzw. organbezogene Tumormittel
- Mittel zur Behandlung der aktuellen (Tumor-) Symptome

- Mittel zur Behandlung der iatrogenen Schädigungen/Nebenwirkungen (durch Operationen, Chemotherapie, Bestrahlungen)
- Miasmatische Mittel
- Mittel bei Unterdrückungen



### Tumoranamnese

Bei der Tumoranamnese werden die auffälligen, lokalen sowie dem Tumor entsprechenden **Lokalsymptome** als Charakteristikum des Tumors für die Mittelwahl einbezogen und auch isoliert betrachtet. Diese Symptome geben Auskunft über folgende Gegebenheiten:
- Art des Tumors und Lokalisation: z. B. Farbe, Härte
- Absonderungen des Tumors: z. B. Blutungen

Bei **Schmerzen** sind folgende Symptome zu erheben:
- Art des Schmerzes und Lokalisation
- Uhrzeit des Auftretens des Schmerzes
- Umstände der Schmerzverbesserungen oder -verschlimmerungen
- Welche Symptome auf der körperlichen und seelischen/psychischen Ebene werden durch den Schmerz ausgelöst?

LITERATUR ➤ 2.1.2

## 2.1.2 Anamnese – Vorgehen

### Spontanbericht

Begonnen wird bei der Erstanamnese mit dem Spontanbericht des Patienten: Was führt den Patienten in die Praxis? Wir lassen den Patienten offen und ohne Unterbrechung berichten. Danach wird der Spontanbericht des Patienten in folgende Ordnung gebracht.
- **Aktuelle Tumorbeschwerden:** Der Patient berichtet über aktuelle Beschwerden hinsichtlich der Tumorerkrankung. Auf diesen Bericht folgt die Tumoranamnese.
- **Tumoranamnese:**
  - Wann hat sich der Tumor entwickelt, unter welchen Umständen?
  - Wie ging es dem Patienten zu dieser Zeit?
  - Welche Beschwerden bemerkte der Patient zuerst und was wurde unternommen?
- **Behandlung des Tumors – konventionelle Medizin:**
  - Welche schulmedizinischen Therapien wurden durchgeführt und wie hat der Patient diese vertragen?
  - Wie sprach der Tumor darauf an?
  - Sind Nebenwirkungen unter der medikamentösen Therapie, Operation, Chemotherapie, Bestrahlung aufgetreten?
  - Welche konventionelle Behandlung führte zum Erfolg und wie lange hielt dieser an? Dieser Punkt ist wichtig, um bei einem eventuellen Therapieversagen auf eine mögliche wirksame Therapie zurückgreifen zu können.
- **Behandlung des Tumors – Komplementärmedizin:** Ergänzt werden die Angaben von komplementärmedizinischen Maßnahmen, die der Patient veranlasst hat, selbst in einer homöopathischen Anamnese wird dies nicht immer spontan erwähnt. Wie ging es dem Patienten damit? Wie war die homöopathische Vorbehandlung und welche Mittel waren gut bzw. nicht gut wirksam? Gab es weiter komplementärmedizinische Maßnahmen, wie war der Erfolg, welche Nebenwirkungen sind aufgetreten?

### Weitere Beschwerden

Unabhängig von der Tumorerkrankung: Gibt es weitere Beschwerden, worunter der Patient leidet oder die er nennen möchte?

### Aktuelle Medikation

- Welche Medikamente erhält der Patient derzeit und wie werden diese vertragen?
- Für den behandelnden Arzt: Machen die Medikamente aus Sicht der konventionellen Medizin Sinn? Ist der Patient „übertherapiert"? Gibt es Nebenwirkungen, die eine Dosisreduzierung oder Absetzen eines Medikaments notwendig machen? Bestehen Kontraindikationen/Unverträglichkeiten für die Medikamente?

Hilfsmittel können Arzneidatenbanken bzw. Programme zur Überprüfung der Medikation sein (Ifap – InfoArznei Check).

### Vorerkrankungen

- Welche Vorerkrankungen bestehen, welche Operationen wurden vorgenommen?
- Welche Allergien hat der Patient? Wie sind die Symptome, wie kam es dazu, wie wurden diese behandelt?

### Vegetative Anamnese

Zu erfragen sind folgende Körperfunktionen des Patienten:

- Gewicht, Größe
- Appetit und Gewichtsverlauf im Hinblick auf die Tumorerkrankung
- Urin/Urinieren, Harnwegssymptome: z. B. normal farbiger Urin, schäumender Urin, u. a. zweigeteilter/gedrehter Harnstrahl (wichtig bei sykotischen Vorbelastungen, was als Symptom selten spontan berichtet wird und deswegen aktiv erfragt werden sollte), Schmerzen, Häufigkeit des Urinierens
- Stuhl und Stuhlgang: Häufigkeit, Farbe und Konsistenz des Stuhls? Gibt es Unverdautes im Stuhl (z. B. Maiskörner, Salatblätter, Paprika, Körner, Tomatenschalen)? Dieses Symptom kann unter einer Chemotherapie vermehrt vorkommen, es kann aber auch ein konstitutionell wichtiges Symptom sein.

### Soziale Anamnese

- Familienstand, verheiratet, ledig, geschieden?
- Seit wann besteht die Ehe, ist es die erste Ehe?
- Wie ist die derzeitige Partnerschaft, wie alt ist der Partner?
- Gibt es Schwierigkeiten in der Ehe bzw. Partnerschaft, ist sie stützend, wird sie als positiv empfunden? Warum ging eine vorherige Ehe/längere Partnerschaft auseinander? Gibt es Kinder?
- Wie ist die Beziehung innerhalb der Familie, mit den Kindern, zwischen den Geschwistern und Eltern (z. B. anhaltende Demütigungen in der Ehe oder Kindheit, soziale Entwicklung und Prägung)?

## Familienanamnese

- Kinder: Alter und Zahl der Kinder, Erkrankungen der Kinder?
- Geschwister: Alter und Zahl der Geschwister, Erkrankungen der Geschwister?
- Mutter: Alter, Erkrankungen, falls verstorben, woran? In gleicher Weise wird vorgegangen bei der Mutter der Mutter (MdM) sowie beim Vater der Mutter (VdM).
- Vater: Alter, Erkrankungen, falls verstorben, woran? Ebenso Daten erheben zu MdV und VdV.
- Wenn Patienten fragen, ob sie sich auf die Anamnese vorbereiten können: Die Familienanamnese sollte vorab von den Patienten erfasst werden, da in der Anamnese spontan nicht immer alle Erkrankungen genannt werden können.
- Gab es in der Familie weitere Erkrankungen, insbesondere Krebs, Rheuma, Diabetes mellitus, Bluthochdruck, Nerven- und Geisteskrankheiten, Suizid, schwere Erkrankungen wie Tuberkulose, Rheumatismus?

Der Zeitraum der Erhebung beträgt bis zu diesem Punkt etwa eine Stunde, wenn komplexe Tumorerkrankungen/Vorerkrankungen oder psychische Belastungsfaktoren vorliegen, oftmals länger. Die emotionalen und psychischen Symptome sollten umfassend erhoben werden, da sie für die Mittelwahl mitentscheidend sein können.

## Gelenkte Befragung

Es folgt die ausführliche „gelenkte Befragung", sie ist bei jedem Patienten bei der Erstanamnese Punkt für Punkt durchzuführen, um ein Arzneimittel hinsichtlich der Totalität der Symptome und der miasmatischen Symptome zu erfassen (mit eigenen Ergänzungen, nach Künzli 1985).

### Einfluss von Tageszeiten und Wetter

- Fragen nach Tages- und Nachtabhängigkeiten, insofern nicht schon erhoben.
- Fragen zur Jahreszeit und dazu, wie sich der Patient damit fühlt.
- Wie empfinden Sie kaltes Wetter, heißes Wetter, trockenes Wetter, feuchtes Wetter?

- Wie vertragen Sie Nebel?
- Wie wird Sonne vertragen? Wenn Sonne nicht gut vertragen wird, seit wann und wie wirkt die Sonne auf den Patienten?
- Welchen Einfluss hat Wetterwechsel?
- Es gibt Menschen, die immer frieren und es kalt haben, und andere, denen es immer warm oder zu heiß ist, für andere wiederum ist die Temperatur nicht so entscheidend. Zu welchen gehören Sie?
- Was verspüren Sie vor, bei oder nach Sturmwetter?
- Wie reagieren Sie auf Nordwind, auf Südwind oder auf Wind ganz allgemein? Wie wird Zugluft vertragen?
- Wie geht es Ihnen bei Wärme? Wie werden Extremtemperaturen vertragen (sehr heiß, sehr kalt)?
- Wie oft kommen im Winter Erkältungen vor, wie häufig in den anderen Jahreszeiten? Wie verlaufen die grippalen Infekte, gibt es ein wiederkehrendes Muster? Hat sich darin etwas verändert?

Beispiel: Bei einem Phosphor-Patienten können bereits zwei bis drei Jahre vor der Tumorerkrankung Infekte mit Heiserkeit beim Sprechen im Rahmen von wiederkehrenden Laryngitiden aufgetreten sein. Demnach wäre Phosphor bereits damals als Mittel angezeigt gewesen – und zum jetzigen Zeitpunkt ist Phosphor umso deutlicher indiziert.

## Fieber

- Wann kam zuletzt Fieber vor?
- Wie ist der Fieberverlauf?
- Welche Begleitsymptome liegen vor?

Anmerkung: Die meisten bzw. fast ausnahmslos alle Krebspatienten berichten darüber, dass sie schon sehr lange kein Fieber mehr hatten, selbst in der Kindheit nicht, was auf eine eingeschränkte Immunabwehr in frühen Jahren hinweist. Ausnahmen können fieberhafte Infekte unter Chemotherapie sein.

**!**

Es ist wichtig, die Fiebersymptome zu erfassen, um für ein eventuelles Auftreten von Fieber vorbereitet zu sein. Der Patient ist darauf hinzuweisen, dass sich Fieber im Rahmen eines Infektes oder während der laufenden konventionellen Behandlung entwickeln kann: In diesem Fall muss sich der Patient melden, um die Akutsymptome erfassen zu können und diese hinsichtlich der Tumorerkrankung zu validieren (➤ 3.2).

## Allgemeinsymptome und Modalitäten

- Wie ertragen Sie einen ganzen Tag ohne frische Luft?
- Welche Körperstellung ist Ihnen unangenehm, welche angenehm? Sitzen? Stehen? Liegen? Und warum?
- Wie steht es bei Ihnen mit Reisekrankheit? Seekrankheit?
- Wie ertragen Sie längeres Stehen, z. B. beim Warten auf einen Zug, beim Telefonieren, bei der Kleideranprobe, während des Einkaufens?
- Ist der Patient Raucher, Nichtraucher? Gibt es Beschwerden beim Rauchen?
- Welche Impfungen haben Sie erhalten, wie wurden sie vertragen? Wann war die letzte Impfung, ist der Impfstatus regelrecht? Gibt es Impfungen, die anstehen oder geplant sind?
- Gab es Kinderkrankheiten? Wenn ja, welche? Wie liefen diese ab, gab es Komplikationen?
- Wie vertragen Sie ein heißes Bad, ein kaltes Bad, Baden im Meer?
- Wie fühlen Sie sich am Meer, im Gebirge?
- Wie werden enge Kragen, Gürtel oder eng anliegende Kleider vertragen? Wie ist es mit Wolle?
- Wie heilen Verletzungen, wie lange bluten sie? Gibt es schnell blaue Flecken, auch ohne Anlass oder in erheblicherem Maße? Wie ist es mit Nasenbluten?

## Durst, Appetit und Nahrungsmittelverlangen

- Wie steht es mit dem Durst? Welche Mengen werden getrunken und was vorzugsweise? Wie soll die Temperatur der Getränke sein?
- Wie steht es mit Ihrem Appetit? Und wann jeweils tritt Hunger auf?
- Welche Speisen und Getränke bekommen Ihnen nicht? Und warum nicht? Welche Speisen und Getränke verursachen Beschwerden?
- Gegen welche Speisen und Getränke besteht eine ausgesprochene Abneigung?
- Für welche Nahrungsmittel und Getränke besteht eine ausgesprochene Vorliebe? Daraufhin wird konkret erfragt:
  - Wie ist es mit Süßigkeiten, süßem Gebäck, gezuckerten Speisen?

- Wie ist es mit sauren Nahrungsmitteln, gewürzten Speisen?
- Wie ist es mit schweren und fetten Speisen, mit Butter, mit Brot?
- Wie werden Obst, Fisch, Fleisch, Kaffee, Milch, Wein, Bier, Salz vertragen und wie steht es mit dem Salzkonsum, wird häufig nachgesalzen?
- Wie sieht es mit bitteren Speisen, mit blähenden Speisen aus? Mit Zwiebeln oder Knoblauch. Bei „Knoblauchunverträglichkeit" nachfragen, ob dies wegen des Geruchs genannt wird oder ob Knoblauch wirklich zu Beschwerden führt, wie z. B. zu Aufstoßen, Übelkeit, Unwohlsein? Dies sind oftmals wichtige Symptome zur Differenzierung von Phosphor und Lycopodium, die unter der homöopathischen Behandlung auch wieder vergehen können.
- Wie ist es mit Eis? Essig? Eiern?
- Wird Alkohol getrunken? Wie wird er vertragen? Anmerkung: Kommt es z. B. zu einer schnellen Intoxikation als Hinweis auf eine Conium-Indikation (nicht zu verwechseln mit einem schnellen „Beschwipstsein", weil der Patient seit Langem keinen Alkohol trinkt und deswegen schnell darauf reagiert).

## Schlaf und Träume

- Wie ist der Schlaf allgemein? Fühlt sich der Patient ausgeruht, zerschlagen?
- Welche Schlafposition wird bevorzugt? Wie liegen die Arme, Beine, Kopf? (Viele liegen lieber tief, andere lieber etwas erhöht).
- Wie ist es mit Auffälligkeiten im Schlaf:
  - Es können folgende Symptome bestehen: Reden, Schreien, Weinen, Lachen im Schlaf, Aufschrecken, Unruhe, Angst im Schlaf, Knirschen im Schlaf mit den Zähnen, Schlafen mit offenen Augen, offenem Mund.
  - Wie ist es mit Hunger nachts? Erwacht der Patient nachts wegen Hunger oder isst er spät, weil er spät ins Bett geht und dies irrtümlicherweise als nächtlichen Hunger bezeichnet?
  - Wie ist es mit Speichelfluss im Schlaf?
  - Neigt der Patient zum Schlafwandeln?
- Wie soll die Unterlage vom Bett sein: hart, mittel, weich? Gibt es Probleme beim Liegen auf einer dieser Unterlagen? Gegebenenfalls nachfragen: Gibt es Rückenschmerzen beim Liegen auf einem weichen Bett?
- Ist der Schlaf unterbrochen, wenn ja, wodurch, und wann sind Aufwachzeiten?
- Gibt es eine Schläfrigkeit am Tag? Wie ist Mittagsschlaf in der Gesamtwirkung? Ist er erholsam?
- Gibt es Träume? Wie sind die Trauminhalte und wie ist das Gefühl im Traum?

## Männliche Geschlechtsorgane und Sexualität

- Wie ist die Sexualität? Bei Männern: Gibt es Störungen der Erektion/Ejakulation?
- Gab es Auffälligkeiten im Genitalbereich? Phimose, Hodenhochstand, Entzündungen, Pilzinfektionen?

## Weibliche Geschlechtsorgane und Sexualität

- Menstruation:
  - In welchem Alter begann die Periode? Welcher Zyklus besteht aktuell? Wie stark ist die Blutung? Wie regelmäßig? Wie ist die Dauer, Farbe? Wie sieht das Blut aus? Wie ist die Tages- oder Nachtstunde, zu der sie am stärksten fließt? Wie fühlen Sie sich vor, während und nach der Periode körperlich und gemütsmäßig?
  - Wird der Eisprung bemerkt? Wenn ja, wie stark, wie beeinträchtigend ist er (ein schwacher Eisprungschmerz würde nicht als Symptom gewertet werden)?
- Wie ist die Sexualität? Gibt es Störungen, Schmerzen?
- Gynäkologische Besonderheiten:
  - Gibt oder gab es Jucken, Ausschlag, Ausfluss, Trockenheit im Unterleib?
  - Wie ist es mit Myomen, Polypen, Metrorrhagie, Erkrankungen/Knoten der Brust?
- Schwangerschaft und Stillzeit: Anzahl der Schwangerschaften, Niederkünfte, Aborte (Gravida, Para, Abortus). Bei Aborten: In welcher Woche und warum kamen sie vor? Wie ging es danach körperlich, psychisch? Wurden die Kinder gestillt? Gab es Schwierigkeiten, Fieber, Mastitis

(eine Brustentzündung ist nicht zu verwechseln mit einem Milchstau, der als Symptom nicht gewertet wird)?
- Wie wird/wurde verhütet? Wurde die Pille oder eine andere hormonelle Verhütung eingenommen, wenn ja, wie lange?



## Sexualität allgemein

- Gab es negative sexuelle Erfahrungen/Missbrauch, gab es eine subjektiv erlebte sexuelle Unterdrückung (z. B. bei einem Priester, der unter dem Zölibat leidet, aber auch Konstellationen in einer Ehe sind denkbar, indem ein Partner keine Sexualität leben kann oder möchte und der andere Partner darunter leidet, weil er seine Sexualität nicht leben kann), hat der Patient darunter gelitten?
- Wichtig ist es, konkret nach sykotischen Belastungen zu fragen: Gab es Entzündungen im Genitalbereich, Geschlechtskrankheiten, Chlamydien, Ausfluss?

## Haut

Zu erfragen sind die folgenden Themenbereiche. Angaben ergänzt nach Retzek (2007).

- Haut – latente Psora: Wie ist es mit Schwitzen, wenn ja, wo und wie ist der Schweiß?
- Gab es Herpes/Gürtelrose? Wie ist es mit Warzen, wenn früher welche auftraten, wie wurden diese behandelt? Wie ist es mit Spider-Nävi, Café-au-lait-Flecken (größere oder kleiner braune Flecken an der Haut – jedoch keine Altersflecken im eigentlichen Sinn), Hämangiome, Nävi? Wie ist es mit Hühneraugen, Alterswarzen?
- Anschauen der Zunge und der Hände als erste körperliche Untersuchung: Zahneindrücke, Landkartenzunge, Zungenverfärbungen, Beläge? Risse?
- Wie ist die Wundheilung hinsichtlich Narben/Keloid, Dermografie, Frostbeulen? Gibt es Lipome?
- Wie ist es mit Jucken, Bläschen, Neurodermitis, Schuppen, Sommersprossen, Pilz, Nägel, eingewachsenen Nägeln (die sich entzünden), Nagelumlauf?
- Wie sind die Haare: fettige Haare, früh ergraut, Ausfallen der Haare, kreisrunder Haarausfall?
- Wie ist es mit Milchschorf, Läusen, Würmer, Krätzmilben, Abszessen, Pusteln, Furunkeln, Lymphknoten-Schwellungen, Fisteln, Fissuren (auch am After)?
- Wie ist es mit Rissen in der Fußsohle, Zehen, Fingern, Mundwinkeln, Ohren, offenen Fingern, Besonderheiten hinsichtlich des Ohrschmalzes und des Gehörgangs? Gibt es eine Bauchnabelabsonderung?

## Kopfschmerzen

Wie ist es mit Kopfschmerzen/Migräne? Wann und wie treten diese auf? Besteht vor/bei den Kopfschmerzen eine Aura?

## Augen

- Wie ist es mit den Augen, wie ist das Sehen? Gab es bereits Lichterscheinungen, sind Funken, Blitze, Zacken, Sehausfälle aufgetreten?
- Gibt es Sehstörungen, die auch im Zusammenhang mit anderen Beschwerden auftreten, z. B. mit Kopfschmerzen? Wann treten diese auf, vor oder während der Kopfschmerzen (als Differenzierungsrubrik zwischen Natrium muriaticum/Sepia und Phosphor).

## Mund

- Leidet der Patient an trockenem Mund nachts, an einer chronisch verstopften Nase, treten Niesanfälle, Nasenbluten auf?
- Gibt es Besonderheiten an Zähnen/Zahnfleisch, Zungenkörper/Zungenspitze, Lippen?

## Extremitäten

- Gibt es Krämpfe, Wadenkrämpfe?
- Wie ist es mit Muskelhüpfen, Einschlafen von Fingern/Händen/Armen? Tritt dieses spontan, beim Einschlafen oder Erwachen, beim Draufliegen auf?

## Wachstumsbeschwerden

Gab es Probleme beim Wachstum? War es ein schnelles Wachstum? Sind Wachstumsschmerzen aufgetreten? Manche Patienten äußern, dass sie

Wachstumsschmerzen hatten, weil sie als Jugendlicher z. B. ein Ziehen im Knie hatten und die Eltern sagten, es seien Wachstumsschmerzen; dies ist jedoch nicht unbedingt als Symptom zu werten. Wachstumsschmerzen sind stärkere Gelenk- oder Knochenschmerzen während des Wachstums mit eventuell auftretenden Begleitsymptomen wie gestörtem Schlaf, Weinen aufgrund der Schmerzen.

## Infekte

Gab es rezidivierende Anginen, Otitiden, Harnwegsinfekte?

## Schwindel

- Wie ist es mit Schwindel: Handelt es sich um einen Dreh- oder Schwankschwindel? Tritt er auf unebenem Boden auf? Was/wer dreht sich, was bessert, verschlechtert? Bleiben die Augen geöffnet oder geschlossen beim Schwindel?
- Gibt es Höhenangst/Schwindel, welche Höhenmeter müssen hierfür vorliegen?

## Reaktionen auf Umweltbelastungen

- Gab es Schadstoffexpositionen?
- Besteht eine Empfindlichkeit auf elektrische Strahlung, E-Smog? Wie ist die Reaktion? Seit wann besteht dies?

## Psychoanamnese

Auf der Grundlage der Psychoanamnese von Spinedi wurden eigene Ergänzungen vorgenommen. (Spinedi 2000)

- Wie ist der Charakter, wie beschreiben andere den Charakter?
- Besteht der Wunsch, etwas am eigenen Charakter zu ändern?
- Wie werden Alleinsein und Gesellschaft vertragen?
- Wie ist es mit Weinen? Ist Weinen möglich, erleichtert es? Wie geht es mit Trost? Tut Trost von anderen gut? Wird Trost abgelehnt? Wenn ja, aus welchen Gründen (z. B. eine Ablehnung von Trost, um anderen nicht zur Last zu fallen, wäre keine wirkliche Trostablehnung im Sinne eines Symptoms, jedoch ggf. ein Hinweis für ausgeprägtes Mitgefühl).
- Tritt Eifersucht auf, wie stark ist diese und unter welchen Umständen zeigt sich diese?
- Wie ist es in der Beziehung mit einem Partner/in? Ist Treue wichtig? Wie wird diese gehandhabt?
- Wie steht es mit Ängsten?
  - Besteht eine Angst vor Wasser bzw. ist der Patient wasserscheu?
  - Besteht eine Angst vor Tieren, Angst (oder Freude) vor und bei Gewitter, vor Einbrechern, Furcht zu fallen, vor dem Alleinsein, Angst, den Verstand zu verlieren? Angst in der Nacht/Dunkelheit, vor Krankheit?
  - Ist eine Furcht bekannt, dass man geliebten Menschen oder anderen etwas antun könnte? Gibt es eine Angst vor scharfen Gegenständen?
  - Wie ist das Gefühl, die Angst in einer Menschenmenge?
- Unter welchen Umständen tritt Zorn auf, wie wirkt er sich aus?
- Wie wird Warten ertragen?
- Gab es bereits Gedanken an den Tod oder Selbstmordgedanken? Wurde schon einmal ein Suizidversuch unternommen?
- Was war das schmerzhafteste, das traurigste, das freudigste Ereignis im Leben?
- Wie ist das Mitgefühl? Gibt es dazu Beispiele? Ist es eher Mitgefühl oder Sorge? Wie werten Mitmenschen das Mitgefühl?
- Wie ist es mit Hellsichtigkeit und hellsichtigen Träume? Wie oft kommt dies vor? Ist es eine wirkliche Hellsichtigkeit, d. h., trat das Ereignis genau so ein oder handelt es sich eher um ein Gefühl, dass etwas passieren könnte?
- Wie ist es mit Heimweh, Trennungsschmerz?
- Welche drei Wünsche hätten Sie, wenn Ihnen ein Zauberstab zur Verfügung stehen würde?
- Wie wird Widerspruch ertragen? Ist eine Neigung zum Widerspruch vorhanden?
- Wie ist es mit Hass- und Rachegefühlen? Ist es möglich schnell zu verzeihen, tragen Sie nach, versöhnen Sie sich, wer macht als erster Frieden bei einem Konflikt?
- Wie ist das religiöse Empfinden? Gibt es dadurch Konflikte? Wie ist die religiöse Praxis?
- Wie ist das Harmoniebedürfnis? Wie ist die Beziehung zum Partner, zur Familie, zu den Nach-

2

barn, auf der Arbeit mit den Mitarbeitern? Zu den Mitmenschen allgemein? Wie ist die Beziehung zu Mutter und Vater? Wie ist das Verhältnis zu Tieren?

- Wie ist Ihr Ordnungssinn und wie würden Sie Ihr Bedürfnis bewerten, sich zu waschen?
- Wie ist das Verhältnis zum Geld?
- Wie ist das Verhältnis zum eigenen Beruf, wie ist es mit Ehrgeiz? Wie ist der Verantwortungssinn? Gibt es Situationen, in denen Konkurrenz zu spüren ist?
- Gibt es Gefühle der Unsicherheit oder einen Mangel an Selbstvertrauen? In welchen Situationen?
- Wie ist Ihr Tempo beim Gehen, beim Arbeiten, beim Essen?
- Wie ist die Beziehung zu Musik und Tanz? Für welche Musik besteht eine spezielle Empfänglichkeit? Welche Emotionen kann Musik auslösen?
- Wurde schon einmal eine Psychotherapie gemacht? Wann und wie lange, welche Themen wurden bearbeitet? War sie hilfreich?
- Welche Hobbys bestehen?
- Was sind die Gedanken dazu, warum der Tumor und die Erkrankungen gekommen sind?
- Was kam nicht zur Sprache, was ist noch wichtig zu erwähnen?
- Was sind die Erwartungen an die Homöopathie und an den Behandler?

**LITERATUR**

ifap Service Institut für Ärzte und Apotheker (Hrsg.). Ifap – Info Arznei Check als App, Herausgeber: München: ifap Service, 2016

Künzli v. Fimmelsberg, J. Kleines Interrogatorium nach Kent. KH 1973; 6: 291–292.

Retzek H. Fragebogen Retzek. Erweitert nach P. Schmidt/E. Bauer/H. Retzek (Version 2007). http://www.homeopathy.at/frageboegen-alle-auf-einen-blickFragebogen Retzek. Letzter Aufruf am 3.12.2016.

Spinedi D. Die Psychoanamnese. Locarno: Septemberseminar, 2000.

Wurster J. Die homöopathische Behandlung und Heilung von Krebs und metastasierter Tumore. Buchendorf: Peter Irl, 2012.

### 2.1.3 Anamnese bei Kindern

Jens Wurster

Untersuchungen bei Tumorpatienten zeigen, dass das Immunsystem die Fähigkeit verloren hat, auf krank machende Einflüsse, wie z. B. Tumorantigene, Viren, Noxen, adäquat zu reagieren. Durch die veränderte Ordnungsstruktur des Organismus kommt es zum Ausfall jener Faktoren, die eine Tumorentstehung bzw. Tumorausbreitung verhindern und/oder es werden Defekte in den Tumorsupressorgenen gefunden. Der homöopathische Arzt versucht die veränderte Ordnungsstruktur, die sich durch Zeichen und Symptome beim Patienten zeigen, durch die Verabreichung der entsprechenden homöopathischen Arzneimittel positiv zu beeinflussen. Mithilfe der homöopathischen Behandlung soll zudem das Immunsystem wieder aufgebaut werden. Da sich außerdem nach den Chemotherapien und Bestrahlungen Jahre später Zweittumoren entwickeln können, ist es zur Rezidivprophylaxe unabdingbar, das Immunsystem in die optimale Verfassung zu bringen.

Begleitend zur konventionellen Therapie sind auch gute Resultate bei der Behandlung der Nebenwirkungen von Radiatio- und Chemotherapie sowie bei der Schmerzbehandlung zu erzielen.

Das Vorgehen bei der homöopathischen Behandlung bestimmen die individuellen Symptome des Patienten und die Gesamtanalyse des Falls. Es ist wichtig, ein gutes interdisziplinäres Konzept zu entwickeln, damit das Kind in jeder Krankheitssituation die optimale Kombination aus Therapiemaßnahmen der konventionellen Medizin und Homöopathie erhalten kann.

#### Homöopathische Anamnese bei Kindern

Die homöopathische Anamnese von Kindern wird häufig erst durch die ausführliche Beschreibung des Kindes durch die Eltern möglich, da meist nur diese die Beschwerden ihres Kindes differenziert beschreiben können. Dies betrifft sowohl die beobachtbaren körperlichen Symptome als auch die Modalitäten, Eigenarten, Vorlieben und Abneigungen und das Verhalten während der Krankheit. Beobachtungen aus dem Umfeld, die von den Eltern berichtet werden (Freunde, Familienmitglieder, Kindergärtnerinnen, Lehrer, Sportsverein etc.), können wertvoll zur Mittelfindung sein.

Die umfassende Anamnese bei Kindern soll folgende Gegebenheiten abbilden:

- **Konstitutionsanamnese:** gründliche Erstanamnese zur Erfassung der Gesamtheit der Zeichen und Symptome des Menschen und der Erkrankung
- **Miasmatische Anamnese:** Erkennen des aktiven Miasmas und der miasmatischen Hintergründe; Erkrankungen der Familie über mehrere Generationen, Warzen, Infektionen, Impffolgen
- **Unterdrückungen:** z. B. unterdrückte Hautausschläge (z. B. nach Kortisonbehandlungen), Warzen, die herausgeschnitten wurden, Impfungen und Impfreaktionen
- **Belastungen:** Noxen, Viren, Ernährungsfehler
- **Vorausgegangene Therapien** und deren Folgen: Bestrahlungen, Chemotherapien, Operationen

### Verhalten des Kindes während der Anamnese

Wie verhält sich das Kind in der Praxis? Ist es z. B. ängstlich, offen, beginnt es zu spielen oder will es nur bei der Mutter sitzen, hält es immer deren Hand, traut es sich nicht zu antworten, macht es Scherze? Diese wichtigen Beobachtungen können bereits Hinweise auf das Arzneimittel geben. So zeigt z. B. ein Kind, das verängstigt ist, immer nur die Mutter ansieht und von dem die Mutter berichtet, dass es bevorzugt alleine spielt und durch nichts zu stören ist, Hinweise auf Calcium carbonicum, die sich bei der Untersuchung bestätigen lassen, wenn es feuchte Hände hat und nach sauren Schweißen riecht.

Beim Beschreiben der Eigenheiten des Kindes ist es wichtig, bestimmte von den Eltern angegebene Verhaltensweisen, zu hinterfragen. So wird z. B. ein Kind, das zu Hause in Konfliktsituationen sehr wütend werden kann, diese Wutanfälle vermutlich nicht während der Anamnese zeigen oder es wird diese selbst schwer beschreiben können. Die genaue Beschreibung der Wutanfälle, ob es währenddessen z. B. schreit und mit Sachen um sich wirft, kann bereits auf Belladonna verweisen.

Das spontan geäußerte Gefühl des Kindes und wie es dieses Gefühl ausdrückt, sind wesentlich für die Mittelwahl. Fühlt es sich z. B. zurückgesetzt oder ungerecht behandelt oder kann es nicht ertragen, wenn andere ungerecht behandelt werden. Diese Charaktereigenschaften oder Eigenheiten des Kindes sind sehr wertvoll für die Mittelfindung. So wird z. B. das Lycopodium-Kind im Kindergarten ganz brav sein und zu Hause die Eltern herumkommandieren. Ein Pulsatilla-Mädchen kann ganz verträumt in der Praxis sitzen und nur von Prinzessin Lillifee erzählen.

Bei Kindern mit Tumorerkrankungen ist häufig Phosphor als homöopathisches Mittel angezeigt. Phosphor-Kinder sind oftmals unglaublich starke Persönlichkeiten. Sie haben alle Chemotherapien und Bestrahlungen mit Gleichmut ertragen und spielen den „Clown" auf der Krebsstation. Gleichzeitig spüren sie die Ängste und Sorgen der Eltern und versuchen die Eltern zu trösten.

### Aussehen und allgemeine Wahrnehmung des Kindes

Die Körperstatur und physiognomische Zeichen können erste Hinweise auf ein Mittel geben, die allerdings durch die weitere Befragung bestätigt werden müssen.

- Körperstatur und physiognomische Zeichen: Ist das Kind z. B. dick, dünn, schlaff, groß-klein, zartgliedrig? Oft finden wir dickliche Calcium-Kinder und zartgliedrige Silicea-Kinder, allerdings sollten solche physiognomischen Zeichen nur mit äußerster Vorsicht bewertet werden. Dies gilt auch für weitere Zeichen, wie z. B. Haar und Hautfarbe, Sommersprossen (rote Haare und Sommersprossen: Sulfur, Phosphor, Sepia) oder beispielsweise die Art des Händedrucks (schlaffer, schwitziger Händedruck: Calcium carbonicum; starker Händedruck: Lycopodium oder Nux vomica).
- Körpergeruch, Geruch des Schweißes
- Empfindlichkeit auf Kälte und Wärme

Beispiel: Wenn z. B. ein sehr dünner, rothaariger und sommersprossiger aufgeweckter Junge mit roten Lippen voller Stolz von seinen neuesten Erfindungen und Abenteuern erzählt und dabei innerhalb kürzester Zeit den Praxisraum verwüstet, können die auffälligen Symptome sehr wahrscheinlich auf Sulfur hinweisen.

### Befragung des Kindes

Kindern mit Tumorerkrankungen fällt es meist nicht leicht, offen über ihre Gefühle zu sprechen, da sie ihre Eltern schützen wollen. Sie zeigen sich angepasst und stark und erdulden z. B. die Beschwerden einer Chemotherapie langmütiger als mancher Erwachsener. Bei der Frage nach Ängsten und Beschwerden hat es sich bewährt, danach zu fragen, welche Ängste und Sorgen und Beschwerden die Kinder im Krankenhaus denn hatten. Wenn das Kind dann beginnt, über die anderen zu reden, lässt sich gut nachfragen, ob es solche Beschwerden bei sich selbst beobachtet hat. Ebenso lässt sich danach fragen, ob das Kind Ängste hatte, als es noch kleiner war.

Ferner sollte danach gefragt werden – auch diese Fragen sind wichtig –, welche Fantasien das Kind hat, welche Zauberstabwünsche, ob es eine Lieblingsgeschichte gibt (und welchen Bezug es dazu hat). Dadurch bekommen wir einen schnellen Einblick in den Charakter des Kindes. Wenn ein Kind z. B. sagt, dass es sein größter Wunsch ist, wenn sich Mama und Papa wieder vertragen und es keinen Streit mehr gibt, kann dies als Hinweis auf Natrium muriaticum und Phosphor gewertet werden: Diese Kinder leiden sehr stark darunter, wenn die Eltern streiten. Dies kann sogar so weit gehen, dass sie Symptomträger und „richtig krank" werden, damit sich die Eltern wieder verstehen.

Rückfragen bei den Eltern sind wichtig, um die Stimmigkeit der Aussagen zu überprüfen. Alle Informationen, welche die innere Welt des Kindes beschreiben, sind besonders wichtig für die homöopathische Anamnese. Viele Eltern können sich sehr gut in ihr Kind einfühlen und haben sehr viele Bilder, um die innere Welt des Kindes zu beschreiben.

## Familienanamnese

Die Familienanamnese ist essenziell, um Erkrankungen der Eltern und Großeltern in Erfahrung zu bringen und dadurch Hinweise auf eine Erbbelastung und in manchen Fällen Hinweise auf das ererbte Miasma zu bekommen. In vielen Fällen kommt es zu einer Vermischung der Miasmen und es lassen sich nicht immer eindeutige Zuordnungen vornehmen.

In Ergänzung zur Erstanamnese bei Erwachsenen (➤ 3.1.3) liegt bei Kindern wie auch bei Erwachsenen der Fokus auf folgenden Erkrankungen:

- Krebs
- Tbc
- Geschlechtskrankheiten
- Hautkrankheiten, Ekzem, Schuppenflechte, Neurodermitis
- Geistes- und Gemütskrankheiten
- Selbstmord, Suchtkrankheiten
- Herzkrankheiten, Gefäßkrankheiten, Bluthochdruck
- Schlaganfall, Asthma, Diabetes mellitus, Rheumatismus, Gicht
- Nierensteine, Gallensteine, Leberkrankheiten, Epilepsie, multiple Sklerose (MS), Parkinson
- Infektionskrankheiten

Gleichzeitig sollte erfragt werden, ob das Kind gewisse Ähnlichkeiten zu bestimmten Familienmitgliedern hat im Hinblick auf das Aussehen, den Charakter und bestimmte Krankheitssymptome. Nach wem kommt das Kind am meisten von beiden Elternteilen?

## Schwangerschaft, Geburt und Neugeborenenperiode

Der Zustand der Mutter während der Schwangerschaft kann deutliche Einflüsse auf das Kind haben. So kann sich z. B. ein Schockerlebnis der Mutter während der Schwangerschaft dahin gehend auswirken, dass beim Kind Ängste auftreten. Genauso weiß man heutzutage, dass die emotionale Lage der Mutter in der Schwangerschaft auch die Entwicklung des Immunsystems des Kindes beeinflussen kann.

- Wie ist die Geburt verlaufen? Gab es Komplikationen, z. B. Zangengeburt, Hämatome beim Kind, Sauerstoffmangel?
- Ist ein Ikterus aufgetreten?
- Hat sich Milchschorf entwickelt?

## Geistige und körperliche Entwicklung des Kindes

- Wann begann das Kind zu krabbeln, zu sprechen, zu gehen?
- Wann war der Fontanellenschluss?
- Wann kamen die ersten Zähne und gab es Auffälligkeiten bei der Zahnung?
- Wirkt das Kind altersgemäß, wie lange wurde eingenässt?

- Neigung zu:
  - Mittelohrentzündungen, Mandelentzündung
  - Stirn- oder Nebenhöhlenentzündungen, Bronchitiden, Lungenentzündungen, Erkältungskrankheiten
  - Fieberkrämpfe
  - Krampfneigung, Epilepsie
- Welche Kinderkrankheiten wurden durchgemacht und wie waren die Reaktionen und wie wurde behandelt. Reaktionen auf Impfungen, Komplikationen?
- Knochenbau und Motorik: diese Beobachtungen können Hinweise auf eine ererbte Krankheitsdisposition geben:
  - Trichter- oder Hühnerbrust, Skoliose, Lordose, Hüftgelenksdysplasien, Gelenkfehlstellungen
  - Gibt es Knochenveränderungen, Exostosen?
  - Störungen des Längenwachstums (zu schnell, zu langsam)
  - Wichtig sind auch die Wachstumsschmerzen (wann, wo, wie?), waren es „echte" Wachstumsschmerzen, worunter das Kind anhaltend litt, oder waren es z. B. geringe und unspezifische Gelenkschmerzen, die als Wachstumsschmerz irrtümlicherweise benannt wurden?
  - Stolperneigung, häufiges Umknicken der Füße, oder sonstige motorische Unsicherheit geben immer wieder gute Hinweise auf die Arzneimittelwahl
- Schlafverhalten: z. B. Schwitzen im Schlaf, wo schwitzt das Kind, offene Augen im Schlaf, bevorzugte Schlafposition (z. B. Knie-Ellenbogen-Lage, nur Linksseitenlage), Pavor nocturnus, eventuell wiederkehrende Träume
- Essen und Nahrungsmittel: Vorlieben bei Essen und Trinken

Wie auch bei der Anamnese der Erwachsenen werden bei der Kinderanamnese alle Geistes- und Gemütssymptome, Allgemeinsymptome und lokale Symptome genauestens erfragt. Es ist auch unerlässlich, eine mögliche Causa der Tumorerkrankung zu ergründen.

### Spezielle Tumoranamnese

Der Tumor muss im Rahmen der körperlichen Untersuchung und der apparativen Diagnostik genau untersucht werden, alle auffälligen Merkmale sind zu notieren. Dazu gehören auch die Begleitumstände, wie z. B. Schmerzen oder Veränderungen der Gemütslage.

- **Beschaffenheit des Tumors:** z. B. hart, weich, zystisch, schwammig
- **Farbe:** z. B. bläuliche Brustknoten
- **Auffällige Zeichen am Tumor:** z. B. Hitze mit Rötung, streifenförmige Ausstrahlung, Venennetze, Absonderungen, Geruch
- **Lokale Symptome am Tumor selbst:** z. B. Jucken, Brennen, Stechen, Verfärbungen
- **Systemische Veränderungen:** z. B. Angstzustände, innere Unruhe, Schwindel, Visusveränderungen
- **Tumorschmerzen (wie, wo und wann?):**
  - **Erstreckung des Schmerzes:** z. B. ziehen in Richtung Achselhöhle oder Leberschmerz, erstreckt sich zur Schulter etc.
  - **Art des Schmerzes:** z. B. brennend, stechend, drückend, reißend, pulsierend, hämmernd
  - **Ort des Schmerzes:** z. B. stechender Schmerz hinter dem Auge, stechender Schmerz der Brustwarze erstreckt sich zur Schulter
  - **Zeitpunkt der Schmerzen:** z. B. nach Mitternacht, vor Sturm, bei Wetterwechsel
  - **Modalitäten:** Was bessert oder verschlimmert die Schmerzen? Zum Beispiel warme oder kalte Auflagen, Handauflegen, Massage, Druck, Reibung, leichteste Berührung, Bewegung und Ruhe, spezielle Tages- oder Nachtzeiten, Erregung, Ängste, Denken an die Beschwerden
  - **Verhalten** des Kindes während der Schmerzen: z. B. Ruhelosigkeit, Ängstlichkeit, Weinen, Zittern, Frieren, Stöhnen
  - Veränderungen im **Appetit** oder **Durst:** z. B. großer Durst auf eiskaltes Wasser während der Schmerzen
  - **Begleitumstände:** z. B. Narbenschmerz bei Wetterwechsel
- **Gemüt:** spezielle Veränderungen seit Beginn der Tumorerkrankung (z. B. spezielle Ängste, Sorgen, Träume, Wut, Reizbarkeit etc.)

Anmerkung: Auch wenn verschiedene Beispiele genannt wurden, die in Zügen den Charakteristika einzelner Mittel entsprechen, ist immer die Gesamtheit der Symptome aufzunehmen und genauestens zu studieren und infrage kommende Mittel zu differenzieren.

**LITERATUR**

Foubister, DM. Homöopathische Anamneseerhebung bei Kindern. ZKH 1962; 6: 64–67.

Geissler J, Quak T. Leitfaden Homöopathie. 3. A. München: Elsevier, 2016.

Genneper T, Wegener A (Hrsg.). Lehrbuch der Homöopathie. 4. A. Haug: Stuttgart, 2017.

Kaplan B. Fallaufnahme: Methodologie und Flexibilität. ZKH Sonderheft 2005; 49: S5–S16.

Keller von G. Über die Aufzeichnung des Krankheitsbildes. ZKH 1989; 33: 27–36.

Künzli von Fimmelsberg J. Kleiner Fragebogen nach Kent. Deutsches Journal für Homöopathie 1985; 4: 118–119.

Nash EB. Wie man einen Fall aufnehmen soll. ZKH 1972; 16:277–284, 1973(17):72–77.



### 2.1.4 Umgang mit Emotionen im Dialog mit schwer erkrankten Patienten

Thomas Quak

#### Einleitung

Seit einigen Jahren hat sich die unterstützende Begleitung der Patienten durch die Psychoonkologie massiv verbessert. Sie beschäftigt sich nicht nur mit den durch die Krebserkrankung ausgelösten seelischen Belastungen und Krisen, sondern auch mit dem großen Bereich der emotionalen Begleitung hinsichtlich der Auswirkungen auf Beruf und Familie. Mit der Unterstützung von speziell ausgebildeten Psychologen, Sozialarbeitern und sogar Rechtsberatern umfasst die Psychoonkologie darüber hinaus den Bereich der sozialrechtlichen Beratung, z. B. bei der Beantragung von Sozialleistungen, wenn der Patient durch die Erkrankung in wirtschaftliche Schwierigkeiten gerät. Im emotionalen Bereich bietet die Psychoonkologie den Patienten überwiegend Entspannungstechniken, imaginative und stabilisierende Verfahren an mit dem Ziel, die Lebensqualität des Patienten mit der Erkrankung zu verbessern oder zu erhalten (Dorfmüller 2014). Die Kooperation und enge Rücksprache mit Psychoonkologen im klinischen und im niedergelassenen Bereich entlasten den ärztlichen Therapeuten, der sich mit diesen Themen sonst allein konfrontiert sieht.

Dennoch bleibt der behandelnde Arzt in den allermeisten Fällen nicht nur der erste, sondern auch der beständigste Dialogpartner für den Patienten und erlebt dabei, dass er nicht nur Ansprechpartner für fachliche und organisatorische Fragen ist, sondern auch immer wieder in Situation starker emotionaler Aufladung gerät, mit denen er umgehen muss. Eine Auslagerung emotionaler Problematiken an die Psychoonkologie ist deswegen nur z. T. möglich und kann nicht vollständig an diese abgegeben werden. Doch die medizinische, wissenschaftliche Ausbildung fokussiert sich sehr stark auf die technischen Voraussetzungen, mit Krankheiten oder Verletzungen umzugehen, und bereitet nicht auf diesen komplexen und von Emotionen geprägten Dialog vor, der uns immer wieder mit starken Bildern in Kontakt bringt: dem Leid und dem Schmerz von Menschen, dem Drama ihrer Geschichten, den Grenzen unseres Könnens, dem Sterben und dem Tod in seinen vielfältigen Ausprägungen. Das kann verunsichern, ins Zweifeln bringen, erschüttern, resignieren lassen, ängstlich, wütend oder traurig machen oder sogar so überfordern, dass wir diesbezügliche Gefühle gar nicht mehr wahrnehmen und abspalten. Geschieht dies ohne therapeutische Reflexion und fehlen die Möglichkeiten der emotionalen Integration, belastet dies nicht nur den Dialog mit dem Patienten, sondern beschädigt mittelfristig auch den Therapeuten selbst: Reizbarkeit, Überforderungsgefühle, Unzufriedenheit und schließlich Burn-out können die Folge sein. Gerade in der homöopathischen Praxis ist diese Gefahr besonders groß, weil z. B. der Anspruch an die eigene Methodik und die wissenschaftliche Akzeptanz derselben auseinanderklaffen, wodurch innere Rechtfertigungsnotwendigkeiten entstehen können, die oft über Projektion aus dem eigenen Fühlen abgespalten werden.

Die leitlinienbasierte Schulmedizin entlastet den einzelnen Arzt von diesem inneren Konflikt über evidenzbasierte Verhaltensnormen, deren Einhaltung die moralische Verantwortung ins Kollektiv verlagert. Diese Möglichkeit gibt es in der Homöopathie als Außenseitermethode in dieser Form nicht. Homöopathen sind daher, wie alle Anwender alternativer Verfahren, noch mehr gefährdet, zu viel ungeteilte Verantwortung zu übernehmen, als dies bei Helferberufen ohnehin schon geschieht. Sicherlich hilft eine gute emotionale Erfahrungsbasis in der eigenen Entwicklungsgeschichte dabei, konstruktiver mit starken, eigenen inneren Bewegungen umzugehen, ohne in den Mustern und Strategien der Kindheit und damit in den dysfunktionalen Anstrengungen der Vergangenheit verhaftet zu bleiben. Doch das ist oft nicht genug. Die Fähigkeit, die eigenen frühen Muster zu erkennen und in guter Weise zu integrieren und damit als adaptive und wirksame Erwachsene agieren zu können, hängt wesentlich vom Wissen und von der Fähigkeit zur Reflexion über emotionale Beziehungskontexte im Patienten, aber auch in uns selbst ab. Diese sind erlernbar und können geübt werden. Der folgende Text versucht deswegen Aspekte emotionaler innerer Konstrukte zu beschreiben und dem fühlenden Verständnis zugänglich zu machen. Die Verbesserung unserer Beziehungsfähigkeit zum Patienten schützt am allermeisten uns selbst vor Erschöpfung und Frustration.

## Homöopathische Anamnese

Der homöopathische Arzt wird von schwerkranken Menschen oft als zusätzlicher Hoffnungsträger einer bereits laufenden konventionellen Therapie aufgesucht oder als „letzte Hoffnung", wenn andere therapeutische Methoden bereits ausgeschöpft sind. Beide Situationen sind mit speziellen, wechselseitigen Übertragungen aufgeladen.

Durch die ausführliche Anamnese (ein bis drei Stunden) bekommt der Patient oft erstmals in seiner Erfahrungsgeschichte die Gelegenheit, alle seine körperlichen und seelischen Symptome ausführlich darzulegen, und findet im Homöopathen einen aufmerksamen und interessierten Zuhörer. Dabei erfährt er möglicherweise neuartige Interpretationen der Bedeutung von Krankheitszeichen durch den Homöopathen und beginnt sich infolgedessen selbst genauer zu betrachten.

All dies lädt den Patienten affektiv auf und aktiviert innere Bilder und Gefühle. Überdies ist der Patient oft schon allein durch die Krankheit in Sorge oder Angst, fühlt sich bedroht oder im Stich gelassen, fragt sich vielleicht nach dem „Sinn des Krankseins" oder kämpft einfach nur mit allen Mitteln um sein Leben. Durch seine neugierige Zugewandtheit, die ausführliche Beschäftigung mit den vielen Einzelsymptomen und das in der Homöopathie liegende Heilungsversprechen wird auch der homöopathische Arzt mit den verschiedensten Aspekten von Erwartung, Idealisierung, Mystifizierung, Verklärung, aber auch Misstrauen, Unsicherheit und Vorurteilen aufgeladen.

**!**

Der Dialog zwischen Arzt und Patient beinhaltet also nicht nur den konkreten Auftrag zur Behandlung der Erkrankung, sondern ist immer tiefer gehender, hintergründiger und beidseitiger, als es auf den ersten Blick erscheint.

Der Arzt, der diese Zusammenhänge erkennt, selbstreflektiert und bewusst in den Behandlungskontext mit aufnimmt, wird immer wieder feststellen, wie viel besser ein gemeinsames Behandlungskonzept auf Augenhöhe entwickelt und miteinander von Arzt und Patient getragen werden kann trotz unterschiedlicher fachlicher ärztlicher Kompetenz.

## Arzt und Patient im Beziehungsraum

Die allgemeine gesellschaftliche Zuweisung und das Selbstverständnis des Arztes als Helfer und Heiler beauftragt ihn von innen und von außen zum mitfühlenden und respektvollen Handeln.

Was Ärzte am Patienten tun oder nicht tun, geschieht niemals außerhalb der Beziehung zum Gegenüber und braucht Aufmerksamkeit und Bewusstsein für ebendiesen Zwischenraum. Es ist wichtig zu erkennen, dass eine Betrachtung des Patienten unter dem Prinzip der wissenschaftlichen Objektivierung, also unter Nichtbeachtung des Subjektes und des Geschehens dazwischen (lateinisch des: „inter esse"), nicht nur kontraproduktiv und einseitig sein muss, sondern damit einhergeht, dass der Patient zum „Ding" (zum Objekt) erklärt wird.

**!**

Nach Schrenker (2015) ist alles, was sich in der Therapie ereignet, ... in Wirklichkeit gleichzeitig sowohl konkretes Handeln als auch Beziehungsarbeit.

Es ist eine kommunikative Herausforderung, trotz des Beziehungsgefälles (Hilfesuchender und Helfer), der komplexen Zweiersituation (Dyade) und des Eindrucks von Bedrohung durch Krankheit (Aktivierung alter Schutzmuster), einen Vertrauensraum herzustellen, in dem sich Arzt und Patient nicht ständig gegenseitig kontrollieren müssen, Gefühle und Empfindungen zugelassen und Missstimmungen gefahrlos angesprochen werden können.

In der Arzt-Patient-Beziehung wird diese Problematik dadurch kompliziert, dass (anders als im psychotherapeutischen Setting) zum einen beim Patienten meist gar kein Problembewusstsein oder ein konkret benannter Behandlungsauftrag für „Emotionales" besteht und zum anderen beim Arzt der Fokus auf der Behandlung der Erkrankung und nicht auf der Beziehung liegt. Für die möglicherweise im Behandlungskontext der schweren Erkrankung auftretenden dysfunktionalen inneren Strategien beider Seiten existiert somit meist keine bewusste Aufmerksamkeit. Der Kommunikationsraum zwischen Patient und Arzt ist also unbewusst mit vielfältigen Attributen aufgeladen. Der Begriff „Aufladung" meint in diesem Fall die wechselseitigen Projektionen in der dyadischen Kommunikation zwischen ungleichen Teilnehmern, die nicht nur aus der jeweiligen Rolle geprägt sind, sondern auch durch die Vorerfahrungen mit den Beziehungsmustern der gesamten eigenen emotionalen Prägungsgeschichte. Die zusätzliche Bedrohung durch eine möglicherweise tödliche Krankheit als krisenhaftes Lebensereignis verstärkt sowohl beim Arzt als auch beim Patienten die nicht adaptiven (situativ nicht zielführenden) Bewältigungsstrategien aus der eigenen Kindheit.

Aufkommende Gefühle wie Scham, Angst, Wut, Ohnmacht oder Verzweiflung finden in solchen Situationen schnell dysfunktionale Ausdrucksformen (dysfunktionales Coping) über Projektion, Abspaltung, Idealisierung oder Omnipotenz. Die langfristigen Folgen sind häufig wechselseitiges Misstrauen, Ablehnung, Rückzug, Entwertung und Vorwürfe oder der Versuch über „machtvolle" Interventionen, das Gegenüber zur gewünschten Handlung zu drängen: *„Die Bühne der therapeutischen Beziehungsebene wird gelegentlich zur zentralen Arena, auf der sich die funktionalen wie auch dysfunktionalen Erlebnisse sowohl des Klienten als auch des Therapeuten und deren interne und externe Verhaltensmuster widerspiegeln."* (Schrenker 2015)

Um negative Aufladungen und Projektionen zu vermeiden und einen **konstruktiven Dialog** zwischen Patient und Arzt zu gestalten, bedarf es vertiefter Kenntnisse und Fähigkeiten über Entstehung und Ablauf emotionaler innerer und äußerer Strategien in uns selbst und den anderen. Die Beziehungsgestaltung obliegt hierbei im Wesentlichen dem Arzt. Es ist daher eine bedeutsame Aufgabe, sich neben der fachlichen medizinischen Expertise auch mit dem Beziehungsgeschehen professionell auseinanderzusetzen, um Beziehungseskalationen oder -abbrüchen rechtzeitig vorbeugen oder zumindest deren Entstehen kognitiv besser verstehen und integrieren zu können, damit Reinszenierungsschleifen und negativ fixiertes Verhalten keine erneute Projektionsbühne bekommen: *„Die eigentliche Kunst besteht darin, das Beziehungsgeschehen zum Klienten so weit wie möglich frei zu halten von Aufladungen durch den Therapeuten … es geht um die strategisch optimale Planung auch der emotionalen Zusammenarbeit zwischen Therapeut und Klient"* (Schrenker 2015) *und „… um die Förderung einer kontinuierlichen Passung zwischen beiden"* (Lohmer 2010).

Die Nutzung emotionaler Ressourcen durch die Wahrnehmung eigener Aufladungen, deren konstruktive Integration und die Vermeidung von Gegenübertragungen auf den Patienten führt in aller Regel nicht nur zu einer besseren Compliance, sondern eröffnet Lösungswege selbst in Konflikten und Stresssituationen, die vorher unmöglich schienen, weil sie das lösungsorientierte Potenzial des Gegenübers und dessen Wunsch nach Verbundenheit in guter Weise mit einbeziehen, anstatt es aufgrund alter dysfunktionaler Erfahrungsmuster von vorneherein auszuschließen.

## Beziehungs- und Kommunikationsfähigkeiten

Im Folgenden werden zunächst die Grundbedingungen für funktionierende Beziehungs- und Kommunikationsfähigkeiten als Entwicklungsprozess zwischen Kindern und Eltern dargestellt, da diese – und davon gehe ich aus – die **Voraussetzung für die Dialogfähigkeit des Erwachsenen** sind. Im Anschluss werden einige kompensatorische Verhaltensmuster und Strategien beschrieben, die aus Störungen dieses Entwicklungsprozesses resultieren und als maßgebliche Störfaktoren im ärztlichen Gespräch auftreten können. Diese **dysfunktionalen Strategien** neigen speziell in Situationen großer Betroffenheit dazu, den Beziehungsraum zu dominieren. Ich nehme dabei starken Bezug auf das Entwicklungsmodell von Albert Pesso, da dieses viele Elemente der Tiefenpsychologie und der körperorientierten therapeutischen Verfahren mit modernen Erkenntnissen der Neuropsychologie verbindet und handlungsorientierte Lösungen im Beziehungsdialog ermöglicht. Ausschließlich aufdeckende (Konfrontationstherapie), analytische (Tiefenpsychologie), verhaltenszentrierte (Verhaltenstherapie) oder empathische Verfahren (klientenzentrierte Psychotherapie) bieten in der Situation mit Schwerkranken aus meiner Sicht nicht immer das nötige Instrumentarium, um mit der Komplexität der Situation, ohne Überforderung des Patienten (z. B. durch Konfrontation mit Todesängsten) oder des Arztes (z. B. durch die Idee von uneingeschränkter Empathie), umgehen zu können.

Im Zentrum meiner Überlegungen steht, im Gegensatz zum Ansatz der Psychoonkologie, nicht der **Patient** als zu betreuendes und zu versorgendes Gegenüber (Objektbeziehung), sondern der **Therapeut** als eine Person mit zu erwerbenden Fähigkeiten, den eigenen emotionalen Prozess im Dialog mit dem Patienten verfolgen zu können und dieses Verständnis im Prozess konstruktiv einzubringen (Kontextbeziehung).

**!**

Der Arzt wird so gewissermaßen zum professionellen „Mediator für die eigenen und im Patienten auftretenden Emotionen".

## Bedürfnisse

Bedürfnisse („needs") drücken sich nach Ansicht von Albert Pesso von der Zeugung an im Organismus an dessen Oberfläche aus und bilden eine somatische **Ausdrucksform.** Der mütterliche Organismus ist in der Lage, diese (z. B. biochemische oder vegetative) Ausdrucksform zu interpretieren und passend zu beantworten **(Passform).** Dadurch werden die ausgedrückten Bedürfnisse des kindlichen Organismus unmittelbar befriedigt. Über die Bereitstellung der Ausdrucksform hinaus ist vom kindlichen Organismus kein Energieaufwand (kein innerer Stressaufbau) nötig, um mit den erforderlichen Ressourcen versorgt zu sein. Aus der Perspektive des Kindes bewegen seine inneren Bedürfnisse den mütterlichen Organismus zur stimmigen Antwort **(Steuerung),** da es sich seiner Ausdruckform nicht bewusst ist. Die gesunde Mutter stellt dieses Form-Passform-Prinzip über den gesamten Verlauf der Schwangerschaft in optimaler Weise zur Verfügung. Die zuverlässige „Steuerung" über innere Empfindungen, die sich auf der Körperoberfläche ausdrücken und von einem Gegenüber verstanden und passformgenau beantwortet werden, ist auch nach der Geburt wesentliche Voraussetzung für das Kind, um Zufriedenheit, Vertrauen und Entspanntheit mit den eigenen Eltern empfinden zu können.

Haben Menschen aufgrund verständiger elterlicher Bezugspersonen dieses Steuerungsprinzip im Beziehungsgeschehen immer wieder aktiv erlebt, entsteht schrittweise eine sichere innere emotionale Basis, in der sich das Erwachsenselbst später zuverlässig aufgehoben fühlt. Der erwachsene Mensch vertraut dann seinen Empfindungen und Bedürfnissen, ist fähig, diese zu artikulieren, einzufordern, und hat als Erwachsener auch die Ressourcen, die eigenen Bedürfnisse in Raum und Zeit zu modifizieren: Er vertraut grundsätzlich in die Bereitschaft anderer Menschen, auf seine Bedürfnisse konstruktiv zu reagieren, und ist bereit, sich auf die Bedürfnisse anderer einzulassen, ohne sich überfordert oder gezwungen zu fühlen.

**!**

Albert Pesso meint, diese Grundbedürfnisse suchen in den folgenden 5 Prinzipien ihre konkrete und symbolische Entfaltung:

- Platz (geborgen sein)
- Nahrung (versorgt sein)
- Schutz (sicher sein)
- Unterstützung (wert sein) und
- Grenzen (endlich sein)

Die Versorgung von Bedürfnissen und deren emotionale Integration im Organismus verläuft schrittweise – von der zellulären **(somatisch)** über die vegetative **(emotional)** Ebene bis hin zur neuronalen Integration im Gehirn **(kognitiv).** Zunächst über die materielle, konkrete Versorgung durch ein passformbildendes Gegenüber, später auch in Form symbolhafter Versorgung (und der Integration dieser Symbole im Großhirn), durch die bedeutungsgebende Sprache der Eltern **(symbolisch):** „Ich verstehe (fühlendes Erkennen), wie hungrig (sprachliches Symbol der Form) du bist, und gebe dir zu essen (konkrete und symbolische Versorgung = Passform)."

Dies ist einer der wesentlichen Gründe, warum über Sprache und Symbole, je nach Prägung und Vorerfahrung, mannigfaltige emotionale Reaktionen hervorgerufen werden können. Sprachliche Symbole (z. B. das Wort „Hilfe") rufen Erinnerungsbilder ab, an die die Emotionen der Erfahrungsgeschichte gebunden sind. Sprache und Symbole sind daher wichtige Instrumente im ärztlichen Dialog mit dem Patienten und helfen (bzw. stören) maßgeblich beim Prozess des gegenseitigen Verständnisses.

## Aggression und Sexualität (Integration von Polaritäten)

- Nach Pesso dient **Aggression** dem eigenen Überleben und dem Fortbestand des Selbst, wenn es bedroht wird. Sie dient dem Schutz der eigenen Individualität vor destruktiven Kräften im Außen.
- **Sexualität** dient dem Überleben (dem Fortbestand) der eigenen Art und damit einem überindividuellen Prinzip, außerhalb des Selbst. Sie dient dem Kollektiv.

Beide Grundkräfte dienen so auf ihre jeweilige und spezifische Art dem **Prinzip Leben** und sind dadurch auf „merkwürdige Weise" miteinander verknüpft. Beide Kräfte sind nach außen gerichtet, eruptiv und werden im Organismus als Ladungen (Spannungen) „bevorratet". Sie können sich in extremen Situationen wechselseitig verstärken, nähren, befeuern und in den „Ausdruck" bringen.

Weil Eltern sich weder als Sexualpartner noch als Opfer von Aggression ihrer Kinder zur Verfügung stellen können und dürfen, lassen sich die beiden fundamentalen Überlebensenergien Aggression und Sexualität nicht wie Bedürfnisse über Versorgung im kindlichen Organismus stillen. Dadurch würde der familiäre Verbund in destruktiver Weise beschädigt und sein eigener Fortbestand gefährdet, da Wut und Lust dann grenzenlos werden würden.

**!**

> Aggression und Sexualität brauchen im Eltern-Kind-System gute Grenzen, d. h. die Anerkennung als positive und gut und leicht durch Vater und Mutter begrenzbare Lebenskräfte, und einen guten Platz in der Paarbeziehung der Eltern.

Um als Kind zu lernen, damit umgehen zu können, braucht es die **Anerkennung** und das Gutheißen von Wut und Lust als polare Lebenskräfte im Kind, gleichzeitig jedoch auch die klare, achtsame und **respektvolle Begrenzung** dieser Energien im Beziehungsgeschehen des Kindes zu Vater und Mutter. Kinder erleben sich in einer solchen Umgebung als kraftvoll und wirksam, da ihre archaischen Energien durch körperliche und später auch sprachliche gute Grenzen eine fassbare und empfindbare Form im eigenen Selbst bekommen. Gelingt dies von der Säuglingszeit bis hinein in die Adoleszenz, können Lust und Wut als positive Energien erfahren und integriert werden, ohne Sexualität und Aggression abspalten oder dämonisieren zu müssen **(integrierte Polaritäten).** Wachsen Kinder in einem solchen Setting auf, lernen sie schrittweise, ihre Lebenskräfte als gute Energien wahrzunehmen, mit denen die Welt und schließlich auch sie selbst umgehen können, ohne schädigende oder destruktive Folgen. Weder die eigene Aggression oder die eigene Sexualität noch die der anderen Menschen werden dann als Bedrohung empfunden. Sie werden als kraftvolle Energien erlebt, mit denen man selbst und die anderen umgehen können. Sie bleiben in guten Grenzen und dienen dem eigenen und dem Leben der anderen.

## Dysfunktionale Strategien

Fehlen die Rahmenbedingungen für die Versorgung von Bedürfnissen und die gute Begrenzung von Aggression und Sexualität, entwickeln wir schon als Kinder „innere Strategien" und „Überzeugungen", um mit den ungestillten Bedürfnissen oder fehlenden Begrenzungen umzugehen. Diese früh erlernten Strategien ändern die Situation des Kindes in seiner Lebenswirklichkeit nicht (die Eltern und die Umgebung werden nicht „besser"), aber sie verändern die bewusste Rezeption und die Bedeutung dadurch ausgelöster „emotionaler Überflutungen". Durch emotionale Entlastungsreaktionen, wie **Aufladung, Projektion, Abspaltung, Idealisierung oder Omnipotenz** entwickeln sich so dysfunktionale Strategien, die dann unser Beziehungsverhalten bis ins Erwachsenalter mitbestimmen:

## Aufladung

Der Patient erlebt das ärztliche Gegenüber als bedeutenden Interaktionspartner, der mit der Krankheit und der Betroffenheit über diese Krankheit in guter Art und Weise umgehen, sie achtsam versorgen und stabilen Halt geben soll. Der Arzt (die Ärztin) wird dabei immer wieder **aufgeladen** mit den Eigenschaften der Eltern und anderer Bezugspersonen der realen Erfahrungsgeschichte und den damit verbundenen Befürchtungen, Ängsten und Hoffnungen. Im psychoanalytischen Verständnis wurde für dieses Phänomen der Begriff der **Übertragung** geprägt. Aufladungen finden im Beziehungsgeschehen immer statt, sind jedoch häufig noch ausgeprägter, wenn das Gegenüber ohnehin schon Zuweisungen aus der Rolle heraus zugeschrieben bekommt.

Die ärztliche Rolle beinhaltet aufgrund ihrer versorgenden und unterstützenden Funktion heraus viele mütterliche Zuweisungen. Vom Arzt oder von der Ärztin wird also häufig erwartet, dass er bzw. sie sich „mütterlich" verhält. Je nach innerer Besetzung der Mutter der Erfahrungsgeschichte reagiert der Patient nun mit den Interaktionsmustern, die er als hilfreich im Beziehungsgeschehen mit seiner Mutter erlebt hat, wenn er ihre Unterstützung oder Versorgung als Kind benötigte.

**!**

> Aufladungen bedingen also Verhaltensmuster, die nicht aus dem aktuellen Beziehungsgeschehen heraus verständlich werden, sondern sich aus alten Erfahrungsmustern konstruieren.

Dies ist eine häufige Ursache von Missverständnissen zwischen Arzt und Patient.

War es z. B. im Beziehungsgeschehen mit der eigenen Mutter bedeutsam, brav zu sein und keine Bedürfnisse zu zeigen, wird der Patient oft seine möglicherweise berechtigte Unzufriedenheit mit einer bestimmten Behandlung nicht direkt äußern **(Strategie der Bedürfnislosigkeit)** oder Beschwerden, die durch die Behandlung hervorgerufen wurden, still ertragen **(Strategie der Hinnahme).** Damit ist es für den Arzt dann schwierig, andere Optionen anzubieten, weil er von der Zufriedenheit des Patienten ausgeht.

War andererseits die Mutter des Patienten nur dann bereit, etwas für ihn zu tun, wenn er jammerte und klagte, und er dieses Verhaltensmuster nun auch im Krankheitsfall fortsetzt **(Strategie der Unzufriedenheit),** führt dies beim Arzt wahrscheinlich zu einer ständigen Zunahme an therapeutischen Interventionen, weil die ständigen Klagen für den Arzt bedeuten, dass er noch keine ausreichenden Maßnahmen eingeleitet hat **(Helferstrategie).** Es kommt zur unbewussten Therapieeskalation.

Auch der **Arzt** neigt dazu, den **Patienten aufzuladen.** Ärzte haben häufig Erfahrungsgeschichten mit Bedürftigkeiten im eigenen Herkunftsgeschehen, für deren Lösung keine stabilen Erwachsenen zur Verfügung standen. Hatte der Arzt z. B. einen depressiven Vater, wird er einen Patienten in einer emotionalen Betroffenheit möglicherweise ignorieren **(Strategie der Abspaltung des Mitgefühls),** weil er in seiner Erfahrungsgeschichte als Junge immer wieder die frustrane Wirkungslosigkeit **(Strategie der Ohnmacht)** seiner Bemühungen, den Vater aufzumuntern, erleben musste.

War die Mutter des Arztes ohne männlichen Beziehungspartner mit der Erziehung auf sich alleine gestellt und benötigte ihren Sohn als männlichen Unterstützer, kann es vorkommen, dass der Arzt als Erwachsener Frauen für Bedürftigkeit verachtet und deswegen genervt oder gereizt reagiert **(Strategie der Entwertung),** wenn eine Patientin leidet.

## Projektion

Vor allem in Spannungs- und Drucksituationen neigen Menschen dazu, im eigenen Selbst abgewehrte Anteile in das Gegenüber zu projizieren.

**!**

> In der Regel sind Projektionen entwertend und vorwurfsvoll, da sie zur Stabilisierung des „bedrohten" Selbst benutzt werden.

Nicht integrierte „negative" Eigenschaften werden der Außenwelt vorgeworfen. Sanktionen, Strafen oder Konsequenzen treffen dadurch nicht mehr den in einem selbst liegenden emotionalen Aspekt, sondern den der Person im Außen. Die Strategie der Projektion lenkt von der erworbenen Unfähigkeit ab, in die eigenen Steuerungsfähigkeiten und die Wirksamkeit eigener Intervention zu vertrauen und dadurch unangenehme Empfindungen durch konstruktives Handeln im Beziehungsgeschehen zu verändern.

Besondere Beachtung verdienen dabei im ärztlichen Kommunikationsraum die Themen **gute Begrenzung** und die Fähigkeit der **Umsetzung eigener Bedürfnisse,** die in unserem Kulturraum selten erzieherisch in optimaler Weise gefördert werden. Immer noch werden in der Kindererziehung Bedürfnisse überwiegend beschränkt (anstatt sie im Kind zu versorgen) und Sexualität und Aggression beschwichtigt, tabuisiert oder mit Gegenaggression erwidert (anstatt sie mit guten Grenzen zu versehen). Diese desorientierenden Lerngeschichten äußern sich dann im Erwachsenen meist als innere moralische Instanzen oder Werte, deren Hinterfragung tabuisiert ist und sich daher meist nur durch Projektion ausdrücken dürfen.

## Abspaltung

Traumatische Erlebnisse, die überflutende, bedrohliche Emotionen auslösen, werden oft vom bewussten Selbst abgespalten. Sie werden aus der aktiven Erinnerung herausgelöst, da jede Erinnerung wieder zur emotionalen Überflutung führen würde (Odgen 2010). Schwerwiegende, meist vollständig abgespaltene Traumatisierungen finden sich in fast allen Jahrgängen der Kriegskindergeneration von 1939–1945 (Traumatisierung durch Tod und Gewalt von und gegen Bezugspersonen, Schmerzen, Trennungserfahrungen, schreckliche Bilder, Vergewaltigung, Hunger, Zerstörung, Vertreibung etc.) und der unmittelbaren Nachkriegsgeneration bis zum Ende der 1950er-Jahre (ein Großteil der heutigen Schwerkranken wird durch genau diese Altersgruppe dominiert!). Übertragene Traumamuster fallen auch noch häufig in der Kriegsenkelgeneration auf. Aktuell betreffen schwere Traumata besonders Fluchtopfer aus Krisengebieten, Soldaten nach Kriegseinsätzen und Opfer von Naturkatastrophen. Sie können aber ebenso auch durch Verlust von nahen Angehörigen, Unfälle, eigene bedrohliche Krankheit, schockartige Erlebnisse o. Ä. verursacht werden.

Je jünger und ungeschützter Kinder sind, umso schneller findet Traumatisierung (Abspaltung) schon durch scheinbar „kleine" Ereignisse statt (z. B. Verlassenheit, Bedrohung, Hunger, Kälte, Angst, schlimme Bilder). Abspaltung führt u. a. zu einer **eingeschränkten Selbst- und Fremdwahrnehmung** (Störungen der Empfindsamkeit) und zu Problemen mit dem sprachlichen Ausdruck von Emotion (Alexithymie). Gleichzeitig führen frühere Traumatisierungen zu einer **erhöhten Sensibilität** gegenüber scheinbar bedrohlichen, angstauslösenden Situationen (z. B. Arztbesuchen), ohne dass die ursprüngliche Angst bewusst wird. Es kommt zu unbewussten Rationalisierungen, Selbstbeschwichtigungen oder Vermeidungsverhalten. Es spielt dabei meist keine Rolle, wie lange das Trauma zurückliegt.

!

Traumatisierung und die daraus resultierende Abspaltung von Emotionen ist ein in seiner Häufigkeit unterschätztes Phänomen sowohl bei Ärzten selbst als auch bei deren Patienten. Die Bedrohung durch schwere Krankheit aktiviert alte Traumamuster sowohl im Betroffenen als auch im Helfer massiv.

Viele „Gelassenheiten", „Zuversichten", „Optimismen" oder „Tapferkeiten" beruhen mehr auf traumatischer Abspaltung als auf einer guten Integration starker Empfindungen. Auf der anderen Seite sieht man aber auch, dass die erneute Bedrohung durch schwere Krankheit alte Muster von Aggression, Übersexualisierung und Appeasementreaktionen reaktiviert. Diese zeigen sich besonders bei ärztlichen Handlungen, die ebenfalls Aspekte von Bedrohung in sich tragen, wie z. B. körperlich invasive Maßnahmen oder vom Patienten als gefährlich angesehene Therapien (z. B. Chemotherapie).

## Idealisierung

Der Wunsch nach einer Lösung der frühen Defizite in der Erfahrungsgeschichte mit den eigenen Eltern sucht machtvoll nach einem Gegenüber, das endlich in der Lage sein soll, all das zu leisten, was immer gefehlt hat. Patienten in schweren Krankheitskrisen drücken dies oft mit dem Satz aus: „Sie sind meine letzte Hoffnung!", „Ich bin mir sicher, dass Sie der/die Richtige für mich sind!" oder „Ich weiß, dass Sie mir helfen können".

Idealisierung ist somit der Spezialfall einer Aufladung des Gegenübers mit all den Hoffnungen, Wünschen und Sehnsüchten nach einer optimalen Lösung in einer einzigen Person. „Ideale" Eltern, die

die Bedürfnisse von Kindern anerkennen, können diesen Wunsch nach vollständiger Versorgung noch konkret leisten, denn die tatsächlichen Bedürfnisse des Kindes sind klein (der große Hunger des Säuglings ist z. B. mit 200 ml Milch vollständig gestillt, das heftige Frieren mit etwas Körperwärme schnell vorbei, die große Angst durch die körperliche Nähe des Vaters oder der Mutter bald beruhigt usw.) und die Ressourcen der Eltern im Verhältnis dazu riesig. Aus Sicht des Kindes sogar unerschöpflich. Erwachsene mit gut entwickelten inneren Ressourcen vertrauen auf die Versorgung durch die „Welt", also in die Fähigkeiten und Unterstützungsbereitschaft der Menschen, mit denen sie verbunden sind.

Idealisierungsprozesse entstehen im Erwachsenenalter als innere Strategie, wenn z. B. aufgrund unzureichender Versorgung in der Kindheit **kein grundsätzliches** Vertrauen in die Menschen besteht, sondern nur **in die Hoffnung,** dass es „irgendwo" **eine bestimmte Person** geben könnte, die dieses Vertrauen wert wäre. Da die Bedürfnisse eines Erwachsenen, insbesondere in Krankheit und Not, keinesfalls von einer einzigen Person vollständig versorgt werden können (dazu wäre eine ständige, „gottgleiche" Omnipräsenz nötig), erzwingt die Idealisierung notwendigerweise früher oder später die Enttäuschung: „Wenn Sie nicht alles für mich tun, können Sie kein Teil meiner Hoffnung sein." Der Patient sucht sich dann den nächsten Hoffnungsträger bis zur nächsten Enttäuschung.

### Omnipotenz

Eine der häufigsten und mächtigsten inneren Strategien ist die Idee, niemanden mehr zu brauchen, der sich um die eigenen Bedürfnisse kümmert, und gleichzeitig der oder die Einzige zu sein, der/die die Bedürfnisse der anderen versteht und versorgt. Dieses Muster findet man aber nicht nur beim Patienten: Gerade Menschen in Helferberufen neigen mehr oder weniger zu einer solchen „omnipotenten" inneren Haltung: „Bei mir sind Sie richtig", „Das Beste, was Sie tun können, ist …", „Ich bin jederzeit für Sie da". Als (frühkindliche) Überlebensstrategie entwickeln sie einen übermäßigen Anspruch nach Autonomie bei extrem überhöhten Leistungsansprüchen an sich und andere; Fehler und Bedürftigkeit werden massiv entwertet und sie zeichnen sich durch ein tiefes Misstrauen gegenüber emotionalen Beziehungsangeboten aus. Gleichzeitig tendieren sie dazu, Menschen, die ihren Leistungserwartungen gerecht werden und in ihr überhöhtes Anspruchsniveau passen, stark zu idealisieren. In der Pessotherapie bezeichnen wir das Konglomerat dieser Muster als „Grundüberzeugung von Omnipotenz" (Schrenker 2015).

Das Zusammentreffen von Idealisierung auf der Seite des Patienten und einer omnipotenten Grundüberzeugung beim Arzt auf der anderen Seite verstrickt beide in eine problematische wechselseitige Aufladung, bei der der geringste Zündfunke von Enttäuschung oder Kränkung zu massiver emotionaler Entladung führen kann. Dies führt dann zu Rückzug, Entwertung oder Abbruch der Kooperationsbereitschaft in wechselnder Besetzung.

## Voraussetzungen für den konstruktiven Umgang mit dysfunktionalen Strategien

### Möglichkeitssphäre

Eine nicht **bewertende Grundhaltung, Authentizität und Achtsamkeit** im ärztlichen Gespräch (im Gegensatz zu der viel schwerer fassbaren fachlichen Kompetenz) sind vom Patienten unmittelbar fühlbar. Sie sind wesentliche Elemente eines vertrauensvollen Beziehungsgeschehens. Möchte der Arzt therapeutisch handeln, sollte daher auch jede therapeutische Intervention geprägt sein von **Offenheit, Achtung und Behutsamkeit.**

Es braucht also einen aktiv gestalteten Beziehungsrahmen, in dem sich der Patient vorurteilsfrei wahrgenommen und gesehen fühlen kann, wofür Albert Pesso in der Psychologie den Begriff „possibility sphere" (Pesso 1991) geprägt hat.

**!** Diese Möglichkeitssphäre stellt der Therapeut durch ein erhöhtes Aufmerksamkeitsfeld her, das er mit seiner Wachheit, Intelligenz und Empfindungsfähigkeit füllt, ohne dabei seine eigenen Sorgen, Bedürfnisse oder Erwartungen einzubringen, obwohl er sich derer bewusst ist.

Dies kann gelingen, wenn der Therapeut, neben der Beobachtung des Klienten, seine eigenen emotionalen Reaktionen registriert, diese also dem eigenen Bewusstsein zugänglich macht, und sie konstruktiv integriert. Schrenker schlägt dazu vor, die eigenen Aufladungen und emotionalen Muster im Kontakt mit dem Patienten zunächst „in Form von Bildern und Fantasien wahrzunehmen, diese in einer Art **inneren Datenbank** der Aufladungen zu deponieren und erst im weiteren Verlauf des Gesprächs darauf zuzugreifen, wenn dies hilfreich erscheint". Hierfür ist ein aktives Selbstbeobachtungsbewusstsein notwendig, das den meisten erwachsenen Menschen mit etwas Training als Leistung des Frontalhirns zugänglich ist. Diese „selfawareness" während des Kontakts mit einem Patienten ist die Voraussetzung für die Aufrechterhaltung der Möglichkeitssphäre, in der der Patient mit seiner „Verletzung" (Krankheit) auch emotional sicher aufgehoben ist.

## Wahrnehmen von Mikroemotionen (Microtracking) und Steuerungsaktivierung

Gefühle drücken sich auch unter Umgehung des Bewusstseins unmittelbar im Körper aus. Nicht nur aktuell wahrgenommene Ereignisse, sondern auch Erinnerungsbilder aktivieren die dazugehörigen Emotionen. So genügt es z. B., an ein freudiges Ereignis zu denken, und schon „hellen" sich die Gesichtszüge auf. Dieses unmittelbare Sichtbarwerden von Emotionen im Ausdruck bezeichnet man als Mikromimik oder Mikrogesten (Haggard und Isaacs). Diese sind in aller Regel vorbewusst, d. h., sie werden von uns selbst kaum wahrgenommen, lassen sich aber von einem aufmerksamen Gegenüber deutlich erkennen und mit etwas Übung auch richtig interpretieren. Wichtige erkennbare Emotionen sind z. B. Verunsicherung, Angst, Empörung, Verzweiflung oder Trotz. Die aktive Wahrnehmung, die aufmerksame Beobachtung und das Benennen dieser Emotionen nennt man Microtracking.

In vielen aufgeladenen Situationen wirkt es klärend und entspannend auf den Patienten, wenn diese „Hintergrundemotionen" wohlwollend und achtsam angesprochen werden und der Arzt dem Patienten das Wahrnehmen und Ausdrücken dieser Gefühle ermöglicht. Dadurch öffnet sich für den Patienten die **Option zur emotionalen Steuerung** des Geschehens. Runzelt der Patient z. B. sorgenvoll die Stirn, wäre ein möglicher Satz: „Ich kann verstehen, wenn Sie besorgt sind. Wenn ich etwas sage oder tue, was dies verursacht, können Sie mich gerne darauf hinweisen, dann suchen wir nach einer Lösung." Diese Steuerung hat in der Arzt-Patient-Beziehung aufgrund der besonderen Abhängigkeiten eine herausragende Bedeutung als Instrument der aktiven Beziehungsgestaltung für den Patienten, insbesondere wenn der Arzt in sich die Bereitschaft und Fähigkeit trägt, eine sprachlich-symbolische Passform für die ausgedrückten Bedürfnisse des Patienten zu bilden.

Trotz dieser zunehmend in der Psychologie und Pädagogik wachsenden Erkenntnisse stellen Ärzte manchmal ihr Erfahrungswissen über die Bedürfnisse der Patienten und rechtfertigen autonomieverletzende oder unterlassende Handlungen allein über ihre „Helferkompetenz", anstatt sich über das emotionale Beziehungsgeschehen bewegen zu lassen und auf die Bedürfnisse des Patienten einzugehen. Sie verkennen damit die tragende Bedeutung der emotionalen Beziehungsebene für die Stabilität der Arzt-Patienten-Interaktion. Dabei werden in scheinbar guter Absicht Autonomie, Selbstbestimmung oder Selbstwert des Patienten leicht „beschädigt".

**!**

> Das Kranksein des Patienten und das im Arzt vorhandene Wissen über Krankheiten und deren Behandlung erzeugt ein Beziehungsgefälle, das schnell mit den Beziehungsmustern von Kind zu Eltern aufgeladen wird.

Der Arzt „soll etwas tun", das „gut" für den Patienten ist, ohne dass dieser die „Richtigkeit" der Handlung überprüfen und in ganzer Konsequenz überschauen kann (wie ein Kind die Handlungen der Eltern). Lässt es der Arzt bewusst zu, dass er über die Emotionen des Patienten „gesteuert" wird, kann der Patient darüber das Vertrauen entwickeln, dass auch im Handlungsgeschehen des „Ausgeliefertseins" (z. B. während eines operativen Eingriffs) mit ihm achtsam und respektvoll umgegangen, auf seine Gefühle reagiert und auf seine Bedürfnisse eingegangen wird.

Dabei spielt die konkrete Handlung des Arztes und deren Ausmaß oder auch deren sachliche Begründung erstaunlicherweise eine viel geringere Rolle als die Gewissheit im Patienten, in das Geschehen jederzeit über seine ausgedrückten Emotionen steuernd eingreifen zu können. Das sichere Gefühl des Patienten, ein Beteiligter zu sein, hängt maßgeblich von der Fähigkeit des Arztes ab, den emotionalen Zustand des Patienten, z. B. über Techniken wie das Microtracking, zu erfassen, rückzumelden und eine sprachlich-symbolische Passform für Bedürfnisse als Antwort in sich zu tragen. Dadurch öffnet sich oft eine Tür für einen Weg gemeinsam getragener Verantwortung im Dialog gegenseitigen Vertrauens.

### Emotionale Anerkennung von Wut und Angst

Fehlendes Bewusstsein für das *inter esse* lässt Bedürfnisse unbefriedigt oder missachtet Wut und Empörung. Für ihr „Recht auf Versorgung" oder „Anerkennung" beginnen die Beteiligten in aller Regel genauso zu „kämpfen" wie bei der Abwehr von Grenzüberschreitungen: Die Kernkräfte Aggression und Sexualität werden aktiv und es kommt zu Konflikten.

Bewusste und unbewusste, auch „wohlgemeinte" Grenzüberschreitungen durch den Helfer führen im Gegenüber zu Angst, Abwehr, Empörung oder Wut, da das Annehmen von Unterstützung und Hilfe immer eine intrinsische Öffnung voraussetzt. Andererseits kann das Ignorieren subjektiver Nöte ebenfalls Empörung und Wut im Patienten hervorrufen als Folge der Angst, nicht wahrgenommen zu werden und unversorgt zu bleiben.

In durch unbewusste Grenzüberschreitungen oder unbewusstes Nichtbeachten von Bedürfnissen aufgeladenen Situationen ist einer der ersten notwendigen Schritte, den Blick wieder auf das gemeinsame Interesse (auf die Empfindungen) zu lenken. Dies geschieht in der Zweierbeziehung Arzt/Patient „überraschenderweise" am einfachsten über die Anerkennung der „Wut" des Gegenübers und die innere Bereitschaft, ihr Berechtigung und Veränderungswirkung zuzugestehen: „Ich sehe wie wütend Sie sind, und kann diese Empfindung verstehen. Wenn ich etwas gesagt oder getan habe, was Sie wütend macht, so tut es mir leid und ich bin bereit, das zu ändern." Dies ist außerhalb eigener Aufladungen (die man bewusst innerlich notiert, aber nicht in das Geschehen einbringt) in aller Regel einfach und leicht vom Arzt leistbar.

Die **sprachlich-symbolische Anerkennung von Wut,** bei gleichzeitiger, guter Grenzsetzung, fällt allerdings schwer, wenn diese Emotion eruptiv und in heftiger Form auf uns selbst gerichtet ist und damit direkt das eigene Aggressionspotenzial und dessen archaische Handlungsmuster (Kampf, Flucht oder sexuelles Appeasement) und die erlernten, kompensatorischen Bewältigungsstrategien aktiviert. Ein einfacher Satz wie „Ich kann gut verstehen, wie empört Sie sind und wie wütend es Sie macht …" ist in diesem Augenblick aufgrund der eigenen aktivierten Muster oft schwer auszusprechen, da die eigene aktivierte Aggression, die eigene Angst oder die eigene Appeasementreaktion die Wahrnehmung blockiert und die Welt „schwarz-weiß" erscheinen lässt. Unser Gehirn reagiert mit einer Art „Notfallprogramm" des „Reptiliengehirns": Es gibt kein „dazwischen" mehr, es gibt nur noch entweder–oder, Sieg oder Niederlage und wir neigen dann dazu, die Zwischentöne im Kommunikationsraum zu ignorieren.

Ein weiteres Problem ist oft die eigene anerzogene **moralische Instanz,** mit der wir Situationen von Wut und Aggression interpretieren: Die eigene Anerkennung der Emotion „Wut" im Gegenüber wird vom „inneren Kind" oftmals gleichgesetzt mit bzw. missverstanden als ein „Schuldeingeständnis", das eine Bestrafung zur Folge hat. „Fehler" sind in diesem Verständnis „gefährlich" und werden nicht als Chance gesehen, etwas Fehlendes zu ergänzen oder Achtsamkeit für Grenzen bereitzustellen. Genau dieser Anpassung (Adaptation) bedarf aber der subjektiv unversorgte oder verletzte Patient. Der Umgang mit starken eigenen Emotionen und Aufladungen erfordert in aller Regel ein gut trainiertes Integrationssystem (in der Pessotherapie nennt sich dieses „der Pilot"), dessen Entwicklung professioneller Schulung bedarf.

### Externalisierung von Aufladungen mithilfe von „Stimmen" oder Platzhaltern

Eine komplexere, durch Training zu erlernende Methode, mit emotionalen Mustern im Gespräch umzugehen, ist die Bewusstmachung durch Externalisierung. Durch Emotionen im Hier und Jetzt ausgelöste dysfunktionale affektive Handlungsmuster und innere Überzeugungen aufgrund von Erfahrungsbildern der Vergangenheit bezeichnet man in der Pessotherapie als „Stimmen" (voices).

Typische „Stimmen" sind z. B.: „Du bist es nicht wert, für dich einzutreten", „Schäm dich, so etwas darf man nicht verlangen", „Zeige deine Gefühle nicht, du wirst nur wieder verletzt", „Verlass dich auf dich selbst, das ist das einzig Zuverlässige", „Fühl da nicht hin, das tut nur weh und bringt gar nichts", „Sei misstrauisch, die Welt will dir nur schaden", „Lass dich nicht ein, du wirst nur ausgenutzt", „Lauf weg, das ist die einzige Chance".

Damit solche inneren Grundüberzeugungen dem Patienten bewusst werden und nicht ungeklärt den Beziehungsraum beherrschen, kann der Therapeut dem inneren Handlungsmuster eine solche **„Stimme" geben,** die wie eine im Raum befindliche Person zum Patienten spricht. Durch die sprachliche Benennung (symbolische Form) entsteht eine Möglichkeit, die gerade vorherrschende Strategie zu externalisieren (im Außen als „Figur" wie auf einer Bühne sichtbar zu machen), indem man sie benennt und ihr einen Platz im Raum zuweist. So kann sie vom Patienten und auch vom Arzt in die Betrachtung genommen werden. Diese „Bewusstmachung" von inneren Strategien kann hilfreich sein, um im Patienten eine Öffnung herzustellen, die es ihm ermöglicht, im aktuellen Gegenüber (dem Arzt) eine andere (alternative, bessere) Option zu erkennen als die in der eigenen Erfahrungsgeschichte. Es geht *„also primär darum, diese Übertragungsreaktionen explizit zu machen, um die Klienten dafür zu sensibilisieren … und das fühlende, wahrnehmende und steuernde Bewusstsein der Klienten zu aktivieren für die dysfunktionalen Prägungsmuster ihrer Geschichte und deren Auswirkungen auf ihr aktuelles Sein. Von besonderer Bedeutung sind dabei Beziehungsmuster und deren Aufladung mit alten dysfunktionalen Erfahrungsprinzipien, die verhindern, dass es zu befriedigenden und stimmigen Interaktionen kommt."* (Schrenker 2015)

In diesem Sinne kann es auch von Nutzen sein, alte, negative aufgeladene Bezugspersonen über Platzhalter zu symbolisieren. Damit wird die Beziehung zum Therapeuten von der negativen Aufladung aus den früheren Erlebnissen entlastet und der Patient fühlt sich gleichzeitig gesehen und wahrgenommen.

## Häufig gestellte Fragen

### Wie begegnet der Arzt einem Patienten, der ihm Fragen zum Sterben stellt?

Patienten stellen in der Regel selten Fragen zum Sterbevorgang an sich – Wie vollzieht sich der Sterbevorgang? Welche Maßnahmen kann man beim Sterben treffen, um Leiden zu vermeiden? Welche physiologischen Prozesse laufen beim Sterben ab? Solche Sachfragen kann man sachlich beantworten, ohne jedoch damit den Hintergrund der Fragestellung in die Betrachtung genommen zu haben. Der kranke Mensch, der mit dem Thema des eigenen, nahen Todes konfrontiert wird, ist oft verzweifelt und versucht seine aufkommende Panik zu „rationalisieren", indem er z. B. wissen will, wie lange er noch leben darf. Diese Frage lässt sich aber für den Einzelfall nicht beantworten: weder das „wie lange" noch das „dürfen". Selbst wenn es eine Antwort gäbe, wäre sie keine Lösung für das dadurch aufkommende innere „Bedrohungsszenario".

Die schwere Erkrankung und die Unausweichlichkeit lösen bei den Betroffenen starke Emotionen aus (z. B. Empörung, Wut, Aggression, Resignation, Fluchtimpulse). Damit muss der Therapeut umgehen und Lösungsangebote in sich tragen. Das eigentliche Fragen bezieht sich oft auf die Angst vor dem Sterben. Die Antwort hier ist es nicht, die Angst zu nehmen, zu beschwichtigen oder zu ignorieren, sondern Verständnis für die Angst zu haben, und das Angebot, den Patienten mit der Angst nicht allein zu lassen.

### Wie begegnet der Arzt den Hoffnungen und Heilserwartungen des Patienten?

Hoffnungen und Handlungsperspektiven sind grundsätzlich wichtige Elemente für die emotionale Stabilisierung. Der Arzt kann dies auch formulieren: Ich verstehe, wie wichtig es für sie ist, Hoffnung zu haben. Ich kann Sie gerne darin unterstützen, Chancen wahrzunehmen, und Sie dabei begleiten.

Heilserwartungen, die zu Idealisierungen des Therapeuten führen, sollten bewusst gemacht und achtsam benannt werden. Wird die „Hoffnung" als Strategie benutzt, sich nicht um die Regelung wichtiger organisatorischer Fragen zu kümmern (Ablehnung, sich um eventuell nötige Pflege und Unterstützung zu kümmern; Verweigerung, den Nachlass zu regeln, palliative Versorgung vorzubereiten), sollte diese Strategie respektvoll bewusst gemacht werden.

### Kann/muss sich der Therapeut abgrenzen?

Das Thema „Grenzen" ist äußerst facettenreich und zeigt sich z. B., wenn unser Mitgefühl für andere mit den eigenen Bedürfnissen in Konflikt gerät. Darf sich ein Helfer von einem Bedürftigen abgrenzen? Wie viel von mir soll ich abgeben, wenn ein anderer es dringend braucht? Ist zu viel Unterstützung nicht vielleicht auch schädlich für die Eigenverantwortung des Patienten? Was tue ich, wenn der Patient meinen „guten" Anweisungen nicht folgt? Wie gehe ich damit um, wenn ein Patient ein selbstschädigendes Verhalten nicht unterlässt? Wie gehe ich mit Patienten um, die meine Grenzen nicht achten und ständige Präsenz einfordern oder mich im privaten Bereich aufsuchen und Hilfe einfordern?

Helferpersönlichkeiten stellen häufig fest, dass ihnen die äußere Abgrenzung deswegen nicht gelingt, weil sie keine Grenze um ihre eigene, innere Hilfsbereitschaft ziehen können und die Bedürftigkeit anderer wie eine Art „Sog der moralischen Verpflichtung" empfinden. Viele dieser Fragen lassen sich deshalb nur über einen unmittelbaren Zugang zu den eigenen inneren Ressourcen klären. Dazu ist es aber auch notwendig, diese unmittelbar empfinden zu können. Sie müssen emotional zugänglich sein. Dazu braucht es im Therapeuten die Klärung von Bedürfnissen im eigenen Herkunftssystem, eine Selbstreflexion auf die Themen der eigenen Omnipotenz und Idealisierung und die Fähigkeit zum Selbstrespekt. Achtsames Ziehen von äußeren Grenzen fällt leichter, wenn man zu einer achtsamen und respektvollen Anerkennung eigener Bedürftigkeiten fähig ist.

### Wie macht der Therapeut deutlich, dass Homöopathie keine Wunder vollbringt, aber trotzdem sinnvoll ist?

Ohne Idealisierung oder Omnipotenz lässt sich keine Vorstellung von Wundern aufrechterhalten. Weder beim Patienten noch beim Arzt. Dazu muss aber auch der Therapeut dieses Konzept klar verinnerlicht haben, um dem in guter Art und Weise begegnen zu können. Es ist genauso wenig richtig, aus ärztlicher Omnipotenz Todeszeitpunkte vorherzusagen, wie aus der Idee heraus, es wäre gut für die Heilungsentwicklung, den guten Ausgang zu versprechen. Ob eine therapeutische Option sinnvoll ist, liegt in der Entscheidung des Patienten. Der Patient braucht also Beratung und keinesfalls jemanden, der ihn „überzeugt". Auch wenn der Arzt meint, dass sein Therapieangebot das richtige ist, hat er zu respektieren, wenn der Patient andere Wege geht. Helfer missachten häufig die Autonomiegrenzen des Patienten, wenn sie ihr „Richtig" über das „Richtig" des Patienten stellen.

### Was erwartet sich der Homöopath vom Patienten und umgekehrt?

Was der Patient vom Arzt erwartet oder umgekehrt, hängt maßgeblich von der frühkindlichen Prägungsgeschichte und nur zum geringen Teil von der Krankheit selbst oder von der Methodik des Therapeuten (z. B. der Homöopathie) ab. Erwartungen sind in der Regel bestimmt durch Projektionen und Aufladungen, die sich aus den Erfahrungen mit den „Erwartungen" von Eltern an das Kind konstruieren und als unbewusste Strategien einen ebenbürtigen Dialog zwischen Arzt und Patient erschweren. Was der Patient vom Arzt und auch vom Homöopathen erwarten können sollte, sind Achtsamkeit, Respekt, Sorgfalt und Unterstützung. Was der Patient nicht erwarten kann und der Arzt auch nicht geben sollte, sind Heilsversprechen oder Unheilsvorhersagen.

## Abschließende Bemerkung

Die Frage, inwieweit partielle psychodynamische Interventionen durch den Arzt anwendbar und ohne entsprechendes Training möglich sind, hängt viel vom persönlichen Erfahrungshintergrund ab. Auf jeden Fall ist es sinnvoll, sich über die ablaufenden inneren Prozesse bei sich selbst und beim Gegenüber klarer zu werden. Je mehr man lernt, diese auch zu benennen und in den Dialog einzubringen, umso häufiger wird man damit auch positive Erfahrungen machen. Eine Supervision durch erfahrene Kollegen oder Psychotherapeuten wäre wünschenswert. Eine reine Delegation von Beziehungsarbeit an die Psychotherapie wird dem ärztlichen Anspruch sicher nicht gerecht.

2

Auch Samuel Hahnemann, der Begründer der Homöopathie, war sich der Bedeutung des ärztlichen Verhaltens auf die emotionale Situation des Patienten schon bewusst: *„So wie der gute Arzt sich's schon zum Vergnügen macht ..., daß das Gemüt des Kranken möglichst erheitert und Langeweile von ihm abgehalten werde,* **so wird er auch ... umso mehr die Verpflichtung in sich fühlen, alles anzuwenden, was in dem Bereich seines Einflusses auf den Kranken und seine Angehörigen und Umgebungen liegt, um Gram und Ärgernis von seinem Kranken zu entfernen** (Hervorhebungen vom Autor). *Dies wird, dies muss ein Hauptgegenstand seiner Sorgfalt und Menschenliebe sein."*

LITERATUR

Damasio A. Ich fühle, also bin ich. Berlin: Ullstein, 2002.

Dorfmüller M. Psychoonkologie. München: Elsevier, 2014.

Lohmer M. Wie ich psychodynamische Psychotherapie mache: Übertragung – Gegenübertragung. Vortrag im Rahmen der 60. Lindauer Psychotherapiewochen 2010 (www.lptw.de).

Odgen P. Trauma und Körper. Paderborn: Junfermann, 2010.

Pesso A. Ego Development in the Possibility Sphere. In: Pesso A, Crandell J (eds.). Moving Psychotherapy. Northampton: Brookline Books, 1991.

Schrenker L. Die Bedeutung der therapeutischen Beziehungsebene in der Pesso-Therapie (PBSP). Psychotherapie 2015; 20. 20–2, © CIP-Medien, München.

## 2.2 Q-Potenzen

Jens Wurster

### 2.2.1 Entwicklung der Q-Potenzen

Da Hahnemann bei der Behandlung der chronischen Krankheiten mit den C-Potenzen unzufrieden war, begann er zu experimentieren und gab die Arzneimittel in der **C30** alle sieben bis 14 Tage. Er kannte noch nicht die hohen Potenzen, wie die C200, C1000 oder C10000, wie sie Kent später herstellte, die tiefgreifender wirken und erst nach 35 Tagen wiederholt werden müssen (Schmidt 1954).

Hahnemanns Forschungsschwerpunkte können wie folgt unterteilt werden.

- **1790–1832:** Hahnemann wollte während dieser Zeit mit seinen Forschungen die homöopathische Erstverschlimmerung vermeiden.
- **1832–1840:** Das Hauptziel der Forschung war, ein Mehr an arzneilicher Wirkung zu erzielen. Hahnemann unternahm Versuche mit 20, 30, 50 und 100 Schüttelschlägen, doch die Wirkung war zu stark. Letztlich war er mit zwei Schüttelschlägen bei der C-Potenz (1:100) angelangt.
- **1840** bis zu seinem Tod: Entwicklung der Q-Potenzen. Dies legte er in der 6. Auflage des Organons von 1842 nieder.

Die 6. Auflage des Organons blieb lange unveröffentlicht und erschien erst 1921 durch die Veröffentlichung von Haehl. J. T. Kent (1869–1916) hingegen entdeckte die Gesetzmäßigkeiten der C-Potenzen und beschrieb sie in seinem Buch *Zur Theorie der Homöopathie:* Seine Beobachtungen der Reaktionen auf die Mittelgaben beziehen sich nur auf die C-Potenzen, da er nur die 5. Auflage des Organons kannte.

Rudolf Flury – er war einer der ersten, dem die Änderungen der 6. Auflage des Organons auffielen – stellte ab 1942 Q-Potenzen her, die er als LM-Potenzen (Gypser 1994; Braun 1979) bezeichnete. Flury teilte diesen Fund Charles Pahud (1890–1959) mit, der die Q-Potenzen im französischen Sprachraum einführte. Er regte auch Adolf Voegeli (1898–1993) zur Verwendung der Q-Potenzen an.

1947 übersetzte Pierre Schmidt, die 6. Auflage des Organons aus dem Französischen und „entdeckte" die Q-Potenzen (Schmidt 1954). Pierre Schmidt (1894–1987) und sein Schüler Jost Künzli (1915–1987) stellten ab 1949 alle wichtigen Antipsorika und alle wichtigen Krebsheilmittel als Q-Potenzen her. Jost Künzli übergab Dario Spinedi diese Q-Potenzen mit dem Wunsch, dass diese zur Behandlung der Krebspatienten eingesetzt werden sollen. Unter der Leitung von Dario Spinedi wurden dort die Q-Potenzen von ihm und seinem Ärzteteam in der Clinica Santa Croce seit 1997 genauestens geprüft und um klinisch verifizierte Anwendungsregeln und Beurteilungskriterien erweitert.

### Erhöhung der Arzneikraft

Hahnemann experimentierte lange und suchte nach einem Weg, die Mittel für den Patienten verträglicher und gleichzeitig wirkungsvoller zu machen, insbesondere im Hinblick für Patienten, deren **Lebenskraft** aufgrund einer fortgeschrittenen Krankheit so geschwächt ist, dass die C-Potenzen einen zu starken arzneilichen Reiz darstellten. Im Organon in einer Anmerkung zu dem **§ 246** äußert sich Hahnemann zu den Q-Potenzen wie folgt. *„Was ich, um diese widrigen Reactionen der Lebenskraft zu verhüten, in der fünften Ausgabe des Organons zu diesem Paragraph in einer langen Anmerkung sagte, war alles, was meine damalige Erfahrung mir gestattete; seit den letzten 4, 5 Jahren aber, durch mein, seitdem abgeändertes, neues, vervollkommtes Verfahren (Anm.: damit sind die Q-Potenzen gemeint) sind alle diese Schwierigkeiten völlig gehoben. Dieselbe wohlgewählte Arznei kann nun täglich, und zwar Monate lang, wo nöthig, fortgebraucht werden; und zwar so, daß wenn der niedre Potenz-Grad binnen einer oder zweier Wochen verbraucht ist, (denn bei der, nachstellend gelehrten, neuen Dynamisations-Weise [Anm.: die Q-Potenzen], fängt der Gebrauch mit den untersten Graden an) man bei Behandlung chronischer Krankheiten, in gleicher Art zu den höheren Graden übergeht.“*

Wie konnte Hahnemann die jeweilige Arzneisubstanz so aufbereiten und verdünnen, dass sie sanfter wirkt? Hahnemann arbeitet bislang mit C-Potenzen (➤ 3.2.4), bei denen ein Teil der Arzneisubstanz zu 100 Teilen mit einem Hilfsstoff verarbeitet und danach zehnmal geschüttelt wird. In diesem Verdünnungsverhältnis ist die Menge an Lösungsmittel zu klein, um viele Schüttelschläge aufzunehmen. Würde man die C-Potenz 100-mal schütteln, so würde das Medikament zu heftig in seiner Wirkung. Aus diesem Grund erhöhte Hahnemann die Verdünnung um den Faktor 500. Nun kann das Medikament viele Schüttelschläge aufnehmen und bleibt sanft in seiner Wirkung.

### Herstellung der Q-Potenzen

Die genaue Herstellung erklärt Hahnemann im § 270 und in der Anmerkung der 6. Auflage des Organons. Von allen Ausgangssubstanzen (Frischpflanzen, trockenen, festen und flüssigen Ausgangssubstanzen) wird immer zuerst eine C3-Verreibung hergestellt. Das Verhältnis 1 : 50.000 kommt dadurch zustande, dass 1 Tropfen der Lösung 500 Globuli befeuchtet, d. h., 1 Globulus ist der 500. Teil eines Tropfens, und 1 Globulus wird in 100 Tropfen Weingeist verschüttelt.

- 1 Gran (0,06 g) dieser C3-Verreibung wird in 500 Tropfen Branntwein-Wasser-Gemisch (Verhältnis 1: 4) aufgelöst, 1 Tropfen dieser Lösung (= Q0) wird in einem Arzneiglas geeigneter Größe mit 100 Tropfen Ethanol 100-mal kräftig verschüttelt.
- Mit dieser Lösung werden mohnsamenkorngroße Globuli (100 Globuli wiegen 1 Gran, ca. 1600 wiegen entsprechend 1 g) befeuchtet und anschließend getrocknet. Die Menge der Dilution und die Anzahl der Globuli sind so zu wählen, dass alle Globuli hinreichend benetzt werden. Diese Globuli werden mit Q1 bezeichnet.
- 1 Globulus der Q 1 wird in 1 Tropfen Wasser gelöst und mit 100 Tropfen Weingeist 100-mal kräftig, wie oben beschrieben, geschüttelt. Mit dieser Lösung werden Globuli befeuchtet und als Q 2 bezeichnet.

## 2.2.2 Unterschiede zwischen LM- und Q-Potenzen

Oft wird von vielen Homöopathen angenommen, LM-Potenzen und Q-Potenzen seien das Gleiche, es würde sich nur um eine andere Schreibweise handeln. Doch zwischen den LM- und Q-Potenzen gibt es große Unterschiede:

- Die Herstellung einer LM-Potenz (gemäß HAB [Homöopathisches Arzneibuch] 2006 HV 1) kennt keine Verreibung frischer Pflanzen, sondern verwendet den alkoholischen Auszug in Form der Urtinktur, was den wesentlichsten Unterschied darstellt. Hahnemann forderte die Verreibung der Pflanzen. Flüssige Ausgangsstoffe werden nicht, wie es Hahnemann für die Herstellung der C3 fordert, verrieben, sondern lediglich gemischt und getrocknet.
- Das HAB 2006 gibt bei LM-Potenzen die Globulusgröße 1 an (470–520 Stück/g), was in der Fol-

ge ein Verdünnungsverhältnis von nur 1:22.000 ergibt.
- Bei Q-Potenzen werden Mikroglobuli (1600 Stück pro Gramm) verwendet – Hahnemann sprach von mohnsamengroßen Zuckerkügelchen – und die Methode der C3-Frischpflanzenverreibung. Man kann sich vorstellen, dass durchaus Wirkunterschiede bestehen, wenn man eine LM-Potenz verwendet, die aus der Urtinktur bereitet wurde, gegenüber einer Q-Potenz, die lege artis aus einer C3-Verreibung (mehrstündige Frischpflanzenverreibung) hergestellt wurde.

In der Anfangszeit der Clinica Santa Croce wurden die Q-Potenzen, die Pierre Schmidt und Jost Künzli hergestellt und Spinedi überlassen hatten, verwendet. Diese Q- Potenzen wirkten sehr gut. Als Q-Potenzen einer anderen Firma verwendet wurden, traten starke Verschlimmerungen auf, ein Grund war die Globulusgröße, die zu groß gewählt worden war. Nachdem die Arzneigabe nach Spinedi über drei Gläser verdünnt worden war, blieben Verschlimmerungen aus. Inzwischen gibt es aber mehrere Hersteller in Europa, die gute Q-Potenzen korrekt herstellen.

### 2.2.3 Q-Potenzen in der Tumorbehandlung

Es hat sich aus folgenden Gründen bewährt, bei Tumorpatienten die Behandlung mit **Q-Potenzen** zu beginnen:
- In kurzer Zeit treten **Reaktionen auf die Mittelgabe** auf. Diese sind Grundlage für die Beurteilung, ob das Mittel richtig gewählt ist.
- Durch die Beurteilung der Reaktionen auf die Mittelgabe kann der Fallverlauf bewertet werden und gleichzeitig können Hinweise auf Folgemittel entstehen (➤ Abb. 2.1).
- Q-Potenzen können **wegen ihrer kürzeren Wirkungszeit schneller gewechselt** werden.
- Bei sehr geschwächten Personen können C-Potenzen **zu starke Erstreaktionen** auslösen, was mit Q-Potenzen vermieden wird.
- Wenn **Organsysteme** wie Herz, Leber, Gehirn, Lunge, Nieren betroffen sind, sollte zu Beginn keine zu hohe Potenz gegeben werden (nicht über C200), weil sonst der Organismus überfordert werden kann. Daher ist es sicherer, mit einer Q-Potenz zu beginnen.
- Ein weiterer Vorteil ist die bessere Wirkung der Q-Potenzen gegenüber C-Potenzen, wenn gleichzeitig eine Behandlung mit **allopathischen Medikamenten** erfolgt.
- Bei allergischen Personen, Hyperthyreotikern, und psychisch labilen Personen haben sich Q-Potenzen sehr bewährt.

Q-Potenzen haben normalerweise eine Wirkungsdauer von 24 Std. und werden bevorzugt bei Tumorpatienten jeden Abend gegeben. Meist gibt man sie zuerst täglich, um das Mittel genau zu prüfen, in einigen chronischen Fällen wird es nur jeden 2. oder 3. Tag verabreicht.

### 2.2.4 C-Potenzen in der Tumorbehandlung

Nach einigen Wochen bis Monaten, mitunter auch nach Jahren der Behandlung mit Q-Potenzen kann man zu C-Potenzen wechseln. Diese haben eine Wirkungsdauer von **35–40 Tagen.**
- C-Potenzen werden normalerweise gegeben, wenn sich der **Fall stabilisiert hat.** Wenn die Vitalität gut ist und die Symptomatik nicht ständig wechselt, lassen sich Tumorfälle gut mit C-Potenzen führen. Es gibt aber auch viele Fälle von Tumorpatienten, wo sich die jahrelange Gabe von Q-Potenzen bei anhaltender Stabilität oder Remission bewährt hat.
- Es gibt einige **Fälle, in denen C-Potenzen besser wirken** als Q-Potenzen, deshalb ist es wichtig, verschiedene Potenzgrade (Q- und C-Potenzen) anzuwenden: Bei nicht eindeutiger Reaktion und sehr deutlichen Hinweisen, dass es sich um das richtige Arzneimittel handelt, können C-Potenzen versuchsweise eingesetzt werden.

So lässt sich in der Praxis oft beobachten, dass ein Wechsel der Potenzen den Heilungsverlauf positiv beeinflusst. Bei einer Patientin beispielsweise mit inoperablem Mammakarzinom (das nach einer Verletzung entstanden war) die zudem an einem coniumspezifischen hartnäckigen Schwindel litt, besserte sich zwar der Schwindel während der Q-Potenz-Behandlung, die Tumorsymptome blieben jedoch davon unbeeinflusst. Erst der Wechsel auf die C-Potenz (C30) besserte die Schmerzen in der Brust und der Tumor wurde weicher. Oder ein anderer Fall: Ein Patient mit Blasenkarzinom, brennenden Schmerzen, großer Angst und Unruhe – er zeigte ein typisches Arsen-Bild, doch nach Gabe des Arzneimittels in Q-Potenzen kam es zu keiner Veränderung der Beschwerden. Da das Arsen-Bild so deutlich war, wurde Arsen als C 200 verabreicht, und die Schmerzen verschwanden.

Es kommt auch vor, dass eine bestimmte Potenzstufe besonders gut wirkt. Diese kann so lange wiederholt werden, solange sie wirkt, und erst dann auf eine höhere Potenzstufe gewechselt werden. Die Pareeks (Paarek 2007) setzen bei Krebspatienten zunächst das tumorspezifische Arzneimittel ein, das oft als C30 verabreicht wird, dieses wird für eine Woche täglich gegeben. Danach wird dieses Mittel oder, je nach Veränderung der Symptomatik, ein anderes Arzneimittel in einer C200 verabreicht.

Es hat sich gezeigt, dass bei manchen Tumorfällen das angezeigte Mittel keine 35 Tage wirkt, sondern vom Organismus schneller verbraucht wird und eine frühere Wiederholung notwendig ist.

Bei Einzelgaben von C-Potenzen werden folgende Richtlinien nach der Kent-Künzli-Schule angewandt. J. T. Kent hat die nach ihm benannte **Kent-Skala** entwickelt, um die Mindestwirkungsdauer der Arzneien aufzuzeigen, die sich bei ihm in den chronischen Fällen bestätigt haben.

- C30 35 Tage
- C200 35 Tage
- C 1000 35 Tage
- XM 35 Tage
- CM 90 Tage

## 2.2.5 Dosierung in der Schmerztherapie

### Q-Potenzen

- Bei Besserung nicht wiederholen, bis die Schmerzen wieder auftreten. Es kann sein, dass in akuten Zuständen die durch das Mittel hervorgerufene Besserung nur eine Stunde anhält: Dann kann das Arzneimittel wiederholt werden – allerdings sollte vor der Einnahme die Flasche erneut 5-mal gegen einen Buchrücken geschlagen werden.
- Nach jeder Einnahme sollte mindestens 12 Std. abgewartet werden, ob eine Besserung eintritt. Optimal ist es, wenn die Q-Potenz nur einmal in 24 Std. gegeben werden muss.
- Wenn nach häufigerer Gabe der Q-Potenz die Zeitabstände des Wiederauftretens der Schmerzen kürzer werden, muss die Einnahme gestoppt werden, damit keine Prüfungssymptome hervorgerufen werden. Aufgrund der aktuellen Symptome muss ein neues Mittel gewählt werden.
- In chronischen Fällen, wie auch bei der Tumorbehandlung, wird das Arzneimittel meist täglich oder jeden zweiten Tag verabreicht. Bei akuten Schmerzzuständen kann die Q-Potenz öfter gegeben werden, meist erfolgt dann der Wechsel auf eine C-Potenz in Wasser.

### C-Potenzen

- Es hat sich bewährt, die C30 oder die C200 in Wasser aufzulösen, wenn wirklich starke Schmerzzustände vorhanden sind, und das Mittel teelöffelweise ca. alle 15 Min. zu geben, bis eine Schmerzlinderung eintritt.
- Dann unbedingt die Einnahme stoppen und so lange wie möglich warten, bis sich wieder Symptome zeigen.
- Aufgrund der neuen Symptomenkonstellation wird dann wieder ein neues Mittel angepasst.

## 2.2.6 Verlaufsbeurteilung bei Q-Potenz-Gaben

Bei der Behandlung chronisch Kranker wird üblicherweise die Beschwerde, unter welcher der Patient am meisten leidet, als wichtigstes Merkmal zur Verlaufsbeurteilung angesehen. Bei der Behandlung von Tumorpatienten hat sich gezeigt, dass die Parameter für die Verlaufsbeurteilung vielschichtiger und genauer sein müssen, da die **Tumorentstehung** aus homöopathischer Sicht meist das Ergebnis einer **Verbindung mehrerer Miasmen** ist.

Bei der Verlaufsbeurteilung ist unbedingt auf Hinweise zu achten, die anzeigen, auf welcher miasmatischen Ebene man sich bewegt. Zum Beispiel kann eine juckende Warze den Hinweis geben, dass sich das Krankheitsgeschehen auf sykotischer Ebene bewegt und infolgedessen ein sykotisches Zwischenmittel wie z. B. Thuja angezeigt ist. Das Mittel sollte in der Lage sein, tief greifende Veränderungen im Organismus auszulösen und **miasmatische Symptome** zum Verschwinden zu bringen. Es sollte ebenso das Tumorgeschehen wie auch das **aktive Miasma** positiv beeinflussen. Das aktive Miasma erkennt man an den vorherrschenden belastenden Symptomen, die sich den verschiedenen Miasmen zuordnen lassen.

Es ist keinesfalls ausreichend, wenn das Arzneimittel den Patienten im Allgemeinen unterstützt und es z. B. auf der mentalen Ebene besser geht, jedoch keine Veränderungen im Tumorgeschehen erzielt oder keine **objektiv messbaren Zeichen** (Blutdruck, Tumormarker, Tumorgröße, pathologischer Laborwert) gebessert werden.

- **Liste mit Verlaufsparametern** zu den aktuellen Beschwerden des Patienten (z. B. Schmerzen im Tumor, Schlafstörungen, Ängste, Atemnot, Herzklopfen, trockener Mund nachts etc.).
- **Liste miasmatischer Symptome** des Patienten, damit im Laufe der Behandlung beurteilt werden kann, welche miasmatischen Symptome verschwinden oder welche erscheinen, um dann gezielte Zwischengaben von antimiasmatischen Mitteln oder Nosoden einzusetzen (z. B. Thuja, Medorrhinum, Syphilinum, Tuberculinum).

## Kriterien für die Verlaufsbeurteilung

**Tägliche genaue Beobachtung und häufige Rückmeldung!** Zur Therapieeinleitung ist es günstig, wenn der Patient stationär behandelt wird (➤ 3.1).

- Wie fühlt sich der Patient?
- Wie verändern sich die Verlaufsparameter? Wichtig sind die **objektiv messbaren Parameter** (Blutdruck, Gewicht, Tumormarker, Tumorgröße, Absonderungen).
- Das passende Arzneimittel sollte nach zwei bis drei Tagen die **Schmerzen reduzieren** (Q-Potenzen oder häufigere Wiederholung der C-Potenz). Bei C-Potenzen kann es zu Erstreaktionen kommen (Erstverschlimmerung), deshalb empfiehlt es sich, mit Q-Potenzen zu beginnen.
- Verändert sich das **Aussehen des Patienten?** Wie ist seine **Hautbeschaffenheit?**
- Die **Augen** sollten klarer, weniger gerötet sein, Verfärbungen des Augenweißes sollten zurückgehen.
- Die **Zunge** kann als Hinweisorgan auf Störungen der Organfunktion (z. B. rote erhabene Ränder bei Leberbelastung, Zahneindrücke, rote Zungenspitze als Zeichen einer Herzbelastung, Landkartenzunge), als Verlaufsparameter, herangezogen werden. Die Zunge sollte im Lauf der Behandlung „schöner" werden.
- Der **Blutdruck** sollte regelmäßig gemessen werden; wenn unter einer Q-Potenz der Blutdruck stark ansteigt oder abfällt, ist das Mittel wahrscheinlich falsch.
- Auf das Verschwinden oder Auftreten **miasmatischer Symptome** wie z. B. juckende Warzen, Leukorrhö achten.
- Verbessert sich der **Allgemeinzustand,** macht man mit dem Mittel weiter.
- Ständige **Kontrollen** (Ultraschall, MRT, Blutwerte, Tumormarker etc.) sind wichtig.

## Symptomenbewertung

Nach der Gabe des Arzneimittels treten unterschiedliche Reaktionen auf, die bewertet werden müssen, um das weitere Vorgehen zu bestimmen: Wurde das richtige Arzneimittel, die richtige Dosierung gewählt? Muss ein neues Arzneimittel verabreicht werden? Um diese Fragen beantworten zu können, müssen die im Folgenden dargestellten Reaktionstypen überprüft werden (➤ Abb. 2.1).

### Fortlaufende Besserung der Krankheitssymptome

Bei einer Besserung der Symptome muss das Mittel weitergegeben werden. (vgl. Organon § 246).

### Verschlimmerung der Krankheitssymptome

Zu unterscheiden sind aufgrund des zeitlichen Auftretens die Erstverschlimmerung und die Spätverschlimmerung.

- **Frühverschlimmerung:** Die Beschwerden (weswegen der Patient gekommen ist) verschlimmern

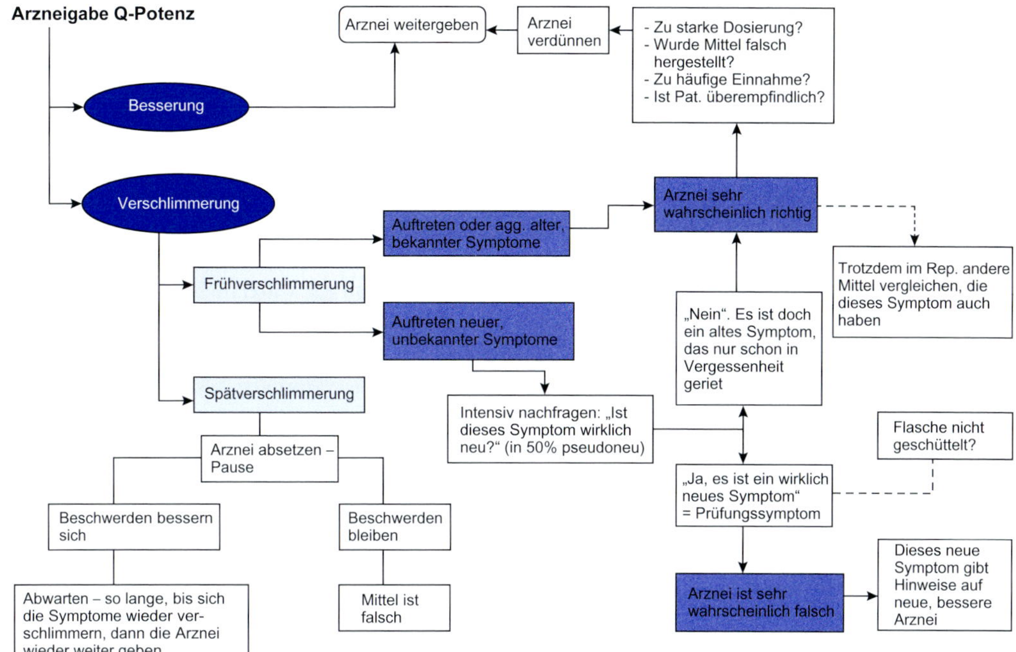


**Abb. 2.1** Beurteilung der möglichen Reaktionen auf die Q-Potenzen [P327]

sich nach wenigen Gaben der Q-Potenz, d. h. nach 1–2 Tagen. Mögliche Ursachen können sein:
  - Zu starke Dosierung (zu häufige Wiederholung des Mittels).
  - Das Arzneimittel ist nicht korrekt hergestellt.
  - Der Patient reagiert überempfindlich auf Q-Potenzen (oft bei Asthmatikern, Neurodermitikern, Hyperthyreotikern, bei überempfindlichen Patienten) im Sinne einer gesteigerten Nervosität (vgl. Organon § 248 [Anmerkung] und § 281 [Schlussteil]).
- **Spätverschlimmerung:** Wiederauftreten der Krankheitssymptome, die sich anfänglich mit der Q-Potenz gebessert haben. Meist tritt diese Reaktion erst nach vielen Wochen oder Monaten auf, wenn die Q Potenzen kontinuierlich weitergegeben wurden. In diesem Fall wurde das Arzneimittel zu lange gegeben.
  - Das Mittel absetzen und warten.
  - Bessern sich die Symptome in der Mittelpause, bestätigt das eine Spätverschlimmerung (vgl. Organon, §§ 280–281 und § 248, letzter Teil).

### Auftreten neuer bzw. „pseudoneuer" Symptomen

- Ist das Symptom wirklich neu entstanden oder nur ein scheinbar neues Symptom („pseudoneu"), an das sich der Patient nicht mehr erinnert?
- Tritt tatsächlich ein neues Symptom auf, muss geklärt werden, ob es ein **Arzneimittelprüfungssymptom** ist: Um dies zu bewerten, werden im Repertorium die Arzneimittel verglichen, die dieses Symptom hervorbringen können.
  - Ist das gegebene Mittel in der Rubrik enthalten, kann das ein Hinweis für ein **falsch** gegebenes Mittel sein – es hat Prüfungssymptome beim Patienten hervorgebracht und der Patient hat keine Affinität zu dem Arzneimittel.
  - Oder das Symptom gibt Hinweise auf das richtige Arzneimittel, das in dieser Rubrik zu suchen ist.
- Arzneimittelprüfungssymptome können auch auftreten, wenn die Flasche nicht geschüttelt wurde (Arzneimittelprüfung nach Organon, § 247).

2

Anwendungsbeispiel: Bei einer Patientin tritt nach Q-Potenz-Gabe das Symptom auf, dass sie Blitze im Auge sieht, wenn es abends dunkel ist.

- Nachschlagen in der Rubrik: Sehen – Blitze – Dunkelheit, darin: Phosphorus, Stramonium, Valeriana.
- War das verabreichte Mittel z. B. Phosphorus, und hat die Patientin dieses Symptom vorher noch nie gehabt, ist Phosphorus sehr wahrscheinlich das falsche Mittel und die Einnahme muss gestoppt werden, da ein Prüfungssymptom des Mittels aufgetreten ist.
- War das verabreichte Mittel aber z. B. Sepia, so untersuchen wir die dieselbe Rubrik „Sehen – Blitze – Dunkelheit" und stellen fest, dass Sepia nicht darin enthalten ist. Wir erhalten damit aber einen Hinweis, dass unser neues Mittel in dieser Rubrik zu suchen ist, z. B. Phoshor, Stramonium oder Valeriana.

### Neue Symptome im Zusammenhang der Gesamtreaktion

Das Auftreten neuer Symptome kann nicht isoliert betrachtet, sondern muss im Gesamtzusammenhang der Reaktion gesehen werden. Denn es gibt die Möglichkeit, dass es dem Patienten besser geht und dennoch neue Symptome auftreten oder dass es ihm schlechter geht und neue Symptome aufgetreten sind.

- **Fortschreitende Besserung:**
  - Es könnte sich um „pseudoneue" Symptome handeln (in 50 %, z. B. Vergessen der alten Symptome).
  - Es liegt eine Ausscheidungsreaktion in Form von Hautausschlägen, Schweiß, Ausfluss oder Eiterungen vor.
  - In beiden Fällen vorsichtig weiter dosieren und sehen, ob diese Symptome verschwinden und ob es dem Patienten weiterhin gut geht. Die Reaktion vergeht meistens nach ein paar Tagen
- **Verschlechterung des Zustands:** In diesem Fall ist das Mittel falsch im Sinne des „Organons" (§§ 248, 249, 167). Die neu aufgetretenen Symptome verweisen auf das nun angezeigte Arzneimittel.

### Ausscheidungsreaktion

Es kann unter dem richtigen Mittel zu Ausscheidungsreaktionen kommen, die nicht mit einem anderen Mittel unterbrochen werden dürfen. Wenn z. B. bei einer Patientin mit einer deutlichen Verhärtung in der Brust nach der Mittelgabe plötzlich eine Leukorrhö oder vermehrtes Schwitzen auftritt, kann es sich um einen Ausscheidungsprozess handeln. Wählt man nun ein Mittel für die Leukorrhö, macht man den Heilungsprozess wieder rückgängig.

J. H. Allen hat einige dieser Fälle in seinem Buch *Die chronischen Miasmen* beschrieben und warnt eindrücklich vor der Unterdrückung der Ausscheidungsreaktionen durch falsch gewählte homöopathische Arzneimittel (Allen 2000).

## 2.2.7 Anleitung des Patienten

Die Q-Potenzen werden wie von Hahnemann gefordert als Globuli abgegeben. Es ist empfehlenswert, dem Patienten einen Handzettel mit schriftlicher Einnahmeanleitung mitzugeben, die wie folgt, aussehen kann.

### Herstellung des Arzneimittels

- Nehmen Sie eine braune Glasflasche (150 ml) und fügen Sie drei Esslöffel 40-prozentigen Alkohol (Kognak, Schnaps) zur Haltbarmachung hinzu.
- Füllen Sie Wasser bis zur Markierung auf 150 ml (nicht ganz voll) auf.
- Geben Sie zwei bis drei Globuli in die Glasflasche.
- Schließen Sie die Flasche und schlagen Sie die Flasche fünfmal auf eine mittelharte Unterlage, z. B. auf ein Buch. Durch dieses Potenzieren verbessert sich die Wirkung des Arzneimittels.
- **Einnahme aus dem ersten Becher** (➤ Abb. 2.2a):
  - Nehmen Sie mit einem Plastiklöffel einen Esslöffel dieser Stammlösung und geben Sie diese in einen Plastikbecher mit 100 ml Wasser, das vorab eingefüllt wurde.
  - Verrühren Sie die Mischung und nehmen Sie aus diesem Becher – ebenfalls mit einem Plastikteelöffel – einen Teelöffel dieser Lösung ein.

- **Einnahme aus dem dritten Becher** (➤ Abb. 2.2b):
  - Nehmen Sie einen Plastiklöffel (einen Esslöffel) der Stammlösung und geben Sie diesen in einen Plastikbecher mit 100 ml Wasser, das vorher eingefüllt wurde (in alle drei Becher wird vorher 100 ml Wasser eingefüllt).
  - Verrühren Sie diese Mischung und nehmen Sie aus diesem Becher mit einem Plastikteelöffel einen Teelöffel dieser Lösung und verrühren Sie diese in den zweiten Becher.
  - Aus dem zweiten Becher nehmen Sie einen Teelöffel und rühren diese Menge in den dritten Becher ein.
  - Aus dem dritten Becher nehmen Sie einen Teelöffel der Lösung ein.
- Schütten Sie den Inhalt des Bechers weg und spülen Sie den Becher aus. Stellen Sie die Stammlösung in der braunen Glasflasche an einen dunklen Ort.
- Bitte achten Sie ganz genau auf alle Veränderungen, Reaktionen und das Auftreten von neuen oder alten Symptomen.
- Bitte notieren Sie alle Beobachtungen.
- Und denken Sie bitte daran, auch vor der nächsten Einnahme die Einnahmeflasche fünfmal auf eine mittelharte Unterlage, z. B. auf ein Buch, zu schlagen.

## Einnahme des Arzneimittels

- **Einnahmezeit:** Die Q-Potenzen sollten bevorzugt abends vor dem Zubettgehen eingenommen werden. Wenn der Patient durch das Mittel zu sehr aktiviert wird, ist es morgens einzunehmen. Es sollte etwa ein Abstand von etwa 20–30 Minuten zu den Mahlzeiten/Trinken und dem Zähneputzen eingehalten werden.
- **Einnahmehäufigkeit:** Je nach Art der Erkrankung wird das Mittel täglich, *in Einzelfällen* jeden zweiten bis siebten Tag eingenommen.
  - Bei Patienten mit sonstiger Medikation oder bei sehr starken oder schmerzhaften Beschwerden erfolgt die tägliche Einnahme. Die tägliche Einnahme kann aber auch bei anhal-

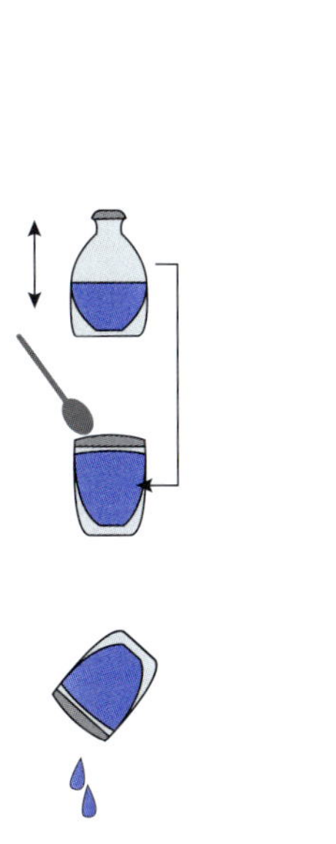

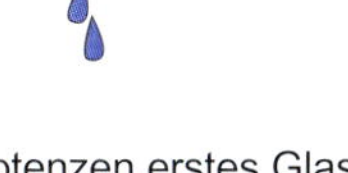

a: Q-Potenzen erstes Glas

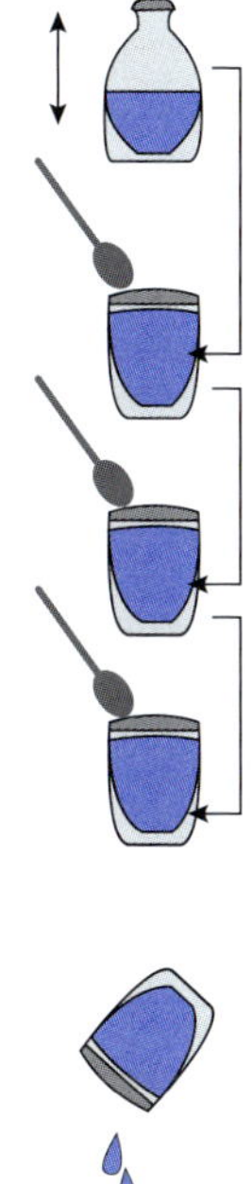

b: Q-Potenzen drittes Glas

**Abb. 2.2** Zubereitung der Q-Potenzen [P327]

2

tender Stabilität oder Remission angezeigt sein. Die Einnahmehäufigkeit ist also immer wieder am individuellen Fall zu prüfen.
  - Bei günstigem Verlauf und bestehender Restsymptomatik kann in manchen Fällen das Arzneimittel jeden zweiten bis siebten Tag eingenommen werden. Durch die nun seltenere Einnahme des Arzneimittels nimmt der Patient die jeweilige Potenz über einen längeren Zeitraum als die 14 Tage ein. Dann kann aber meistens auch auf eine C-Potenz gewechselt werden.
- **Einnahmedauer:** In der Regel 14 Tage bei täglicher Einnahme der Q-Potenz bzw. vier Wochen, wenn das Arzneimittel alle zwei Tage gegeben wird. Erst dann wird auf eine höhere Potenzstufe übergegangen.

## LITERATUR

Allen JH. Die chronischen Krankheiten, die Miasmen. Aachen: Rene von Schlick, 2000.

Allen JH. Die chronischen Miasmen. Berg: Barthel und Barthel, 2000.

Braun A. Beitrag zur Geschichte der 50.000er Potenzen und zur Gabenlehre der Homöopathie aus dem literarischen Nachlass von R. Flury. ZKH 1979, 23 (01): 1–7.

Gypser KH. Q-Potenzen. Referat bei der Schweizerischen Ärztegesellschaft für Homöopathie (SAHP) – bearbeitet von Dr. med. Peter Minder. Sils Maria: SAHP, 1994.

Hahnemann S. Die chronischen Krankheiten. Theoretische Grundlagen (3. A.). Mit allen Änderungen von der 1. Auflage (1828) zur 2. Auflage (1835) auf einen Blick. Bearb. v. Wischner M. Stuttgart: Haug, 2006.

Hahnemann S. Organon der Heilkunst. Neufassung der 6. Auflage mit Systematik und Glossar, hrsg. v. Schmidt JM. 2. A. München: Elsevier, 2006.

Homöopathisches Arzneibuch HAB 2006. Stuttgart: Deutscher Apotheker Verlag, 2006.

Keller G. von Über Q-Potenzen. ZKH 1988(32): 227–238.

Paarek RS, Paarek A. Krebs heilbar durch Homöopathie. Gross Wittensee: Kai Kröger Verlag 2007.

Schmidt P. The hidden treasures of the last Organon. British Homeopathic Journal 1954; 44: 134–156.

Wurster J. Die homöopathische Behandlung und Heilung von Krebs und metastasierten Tumoren. Norderstedt: BOD Verlag, 2015.

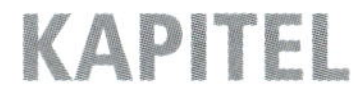

# 3 Homöopathische Intensivtherapie (HIT): Konzept und Durchführung

Philipp Lehrke

## 3.1 Homöopathische Intensivtherapie (HIT) in der Onkologie

Die homöopathische Intensivtherapie (HIT) ist eine ambulante Therapieform zur Behandlung von onkologischen Erkrankungen (Lehrke 2016). Das Behandlungskonzept, das aus dem stationären Behandlungskonzept der Clinica Santa Croce unter Leitung von Dario Spinedi abgeleitet ist, bietet ein methodisches Vorgehen für die ambulante Arztpraxis, um schwer erkrankte Patienten homöopathisch zu betreuen, was im normalen Rahmen einer Arztpraxis sonst nicht ohne Weiteres möglich ist. Der Zeitaufwand der homöopathischen Intensivtherapie erfordert einen großen Zeitrahmen, um den individuellen Gegebenheiten onkologischer Patienten gerecht zu werden.

Das **homöopathische Behandlungskonzept** besteht aus der Erstanamnese und der Ausarbeitung der Anamnese (Hierarchisierung und Repertorisation) mit Verordnung eines homöopathischen Arzneimittels. Das Abwarten einer Mittelwirkung kann bei schwer erkrankten Patienten aus folgenden Gründen nur bedingt umgesetzt werden:

- Bei onkologischen Patienten sind wesentlich häufigere und intensivere Konsultationen erforderlich.
- Die Erstanamnese benötigt einen wesentlich zeitintensiveren Rahmen, in den Folgekonsultationen muss auf die komplexen Symptome sowie auf die sich mitunter schnell verändernden klinischen Gegebenheiten rasch reagiert werden.

Die Anforderungen an die homöopathische Behandlung von Schwersterkrankten/onkologischen Patienten sind im Konzept der „Homöopathischen Intensivtherapie" (HIT) dargestellt.

!

Das Behandlungskonzept der HIT besteht aus folgenden „Bausteinen":
- Erstanamnese
- Intensivbehandlungsphase von eineinhalb bis zwei Wochen Dauer
- Ambulante Weiterbetreuung

### 3.1.1 Erstanamnese

Die Erstanamnese bei akuten und chronischen Erkrankungen benötigt in der Homöopathie unter Einbeziehung sämtlicher konstitutioneller Aspekte in der Regel eineinhalb bis zwei Stunden, bei Kindern dauert sie etwas kürzer. Bei onkologischen Patienten nimmt die Erstanamnese zwei bis drei Stunden in Anspruch, allein die Erhebung der Tumoranamnese mit Berücksichtigung von homöopathisch tumorspezifischen Aspekten und Symptomen braucht etwa eine dreiviertel bis eine Stunde, bevor zur regulären Anamnesestruktur übergegangen werden kann (➤ 2.1).

Eine Anamnese bei Krebserkrankungen besteht aus:

- **Tumoranamnese:**
  - Bisherige schulmedizinische Therapie: aktueller Status, Vorbehandlungen und Reaktionen darauf: z. B. Chemotherapie/Bestrahlungen etc. Schulmedizinische Befunde sowie Symptome aus vorliegenden Arztbriefen lassen sich gut mit in die homöopathische Mittelwahl einbinden, sodass der Patient vor der Anamnese angehalten wird, alle vorliegenden Arztbriefe und Befunde zur Erstanamnese mitzubringen.
  - Tumorspezifische Symptome, auch unter homöopathischen Gesichtspunkten.
  - Ursachen der Tumorentwicklung: z. B. Schadstoffbelastungen, vorausgegangene Operationen, seelische Belastungen, Verletzungen/Unfälle als Causa.

- **Konstitutionelle Anamnese:** Totalität der Symptome mit Spontanbericht, Exploration der einzelnen Beschwerden, Vorerkrankungen.
- **Medikamentenanamnese:** Aktuelle Medikation und homöopathische Vormedikation, Verlaufsbeobachtungen unter den bisherigen homöopathischen Mitteln.
- **Miasmatische Anamnese:** Berücksichtigung der miasmatischen Ebenen der Symptome und der Pathologie, auch in der Familienanamnese.
- **Unterdrückungen:** z. B. Hautausschläge, die äußerlich behandelt wurden, behandelte Warzen, Impfungen und Impffolgen, schulmedizinisch behandelte Vorerkrankungen.

Den Abschluss der Erstanamnese bilden die körperliche Untersuchung und eine Fotodokumentation von objektiven Symptomen bzw. Tumorsymptomen: sichtbare Tumoren, Hautausschläge, Warzen, der Zustand der Zunge.

Anmerkung: Die Anamneseerhebung, Hierarchisierung und Repertorisation sind wesentliche Merkmale der **Kent-Künzli-Schule,** die ein strukturiertes Vorgehen impliziert und dadurch die homöopathische Behandlung hinsichtlich des Erfolges der Arzneimittelwahl überprüfbar macht. Das Erstellen eines Patientendeckblattes und der Verlaufsparameterliste sind wichtige Instrumente zur Objektivierung und Validierung der homöopathischen Behandlung.

## Hierarchisierung der Symptome und Repertorisation

Die Hierarchisierung der Symptome erfolgt in der **Kent-Künzli-Schule** nach einem vorgegebenen Standard: Die Anamnese der Totalität der Symptome – bezogen auf die gesamte Lebensspanne des Patienten – dient dazu, ein tief wirkendes konstitutionelles Arzneimittel zu finden. Davon ausgehend werden Tumorsymptome, auffallende Charakteristika und miasmatische Symptome in folgender Ordnung hierarchisiert:

- Tumorsymptome (➤ 2.1)
- Miasmatische Symptome mit Symptomen der latenten, ausbrechenden und manifesten Psora, sykotische sowie syphilitische Symptome
- Symptome für Komplikationen, Heilungshindernisse und Mittel für vorangegangene Unterdrückungen

## Totalität der Symptome

!

Bildhaft dargestellt ist die **Totalität der Symptome** – die Landkarte mit Ausgangspunkt und Ziel. Wenn die Genesung des Patienten nicht fortschreitet, wird man sich immer an der Totalität orientieren.

- Die **Fallanalyse** ist zu vergleichen mit den Namen der wahrscheinlichen Ortschaften, die unterwegs aufgefunden werden.
- Das **Similegesetz** ist das Navigationssystem, nach dem die Orientierung Schritt für Schritt erfolgt (Spinedi 2016).

Bei unerwarteten Schwierigkeiten im Verlauf soll der Fallverlauf anhand der Erstanamnese neu analysiert werden: Welche Hauptmittel wurden in Erwägung gezogen, welche Differenzialdiagnosen sind vorhanden? Gibt es miasmatische Blockaden, Unterdrückungen?

Die Totalität der Symptome, die als Arzneimittel häufig Polychreste und somit das konstitutionelle Mittel aufweist, ist sehr wichtig, um eine tief gehende „Kur" des Patienten zu ermöglichen und zugleich um vor einer unterdrückenden Behandlung zu schützen, die bei oberflächlich symptomorientiertem Vorgehen auch homöopathisch erfolgen kann. Bei Krebserkrankungen kann allerdings das organotrope Vorgehen – d. h. ein symptomorientiertes Vorgehen an den Tumorsymptomen – wichtig sein, um den Tumor behandeln zu können, wenn das konstitutionelle Vorgehen nicht möglich ist oder nicht greift.

## Complete Repertorium 4.5

Für die Repertorisation wird in der Clinica Santa Croce und in meiner Praxis das **Complete Repertorium** (Complete Repertory/CR) in der Version 4.5 aus folgenden Gründen eingesetzt: Die Struktur des

Repertoriums ist didaktisch gut erschlossen, es finden sich durch die Arbeit von Spinedi und seiner Supervisionsgruppe der 1990er-Jahre zuverlässige Einträge der „alten" Autoren mit zuverlässigen Tumorrubriken und -mitteln. Die Rubriken sind nicht überladen durch weitere Mittel unklarer Relevanz, sodass sich die wichtigsten Mittel besser erschließen, als in neueren Repertorien, in denen versucht wird, eine Vielzahl von Mitteln zu erschließen. Die folgenden Beispiele sollen das Favorisieren des CR 4.5 verdeutlichen.

- Im Fall des metastasierten Melanoms (➤ 11) kommt es im Oktober 2009 zur Entwicklung von Fieber um 12 und 13 Uhr mittags, was zusammen mit der Sinusitis mit gelbem Sekret sowie Fotophobie im CR 4.5 eindeutig zu Arsenicum album führt, Lycopodium wird in der Totalität nicht aufgeführt. Im Complete Repertorium 2015 ist Lycopodium genannt, wodurch sich die Differenzialdiagnose erschwert, auch wenn der Nachtrag von Lycopodium in dem Fall valide ist (Nachtrag von Lycopodium nach T. F. Allens *Handbook*).
- Saurer Stuhl ist ein wichtiges Symptom, um Lycopodium gegen Arsenicum album abzugrenzen. Im CR 4.5 ist Arsenicum album in der Rubrik „saurer Stuhl" nicht enthalten, jedoch im CR 2015, wobei der Nachtrag von Lilienthal als nicht verlässlich zu sehen ist und Arsenicum album in der Rubrik „saurer Stuhl" nicht der klinischen Erfahrung entspricht. Bei der Verwendung des CR 2015 würde also Arsenicum album in die Arzneimittelwahl mit einbezogen werden, obwohl es klinisch nicht valide ist und somit ein nicht passendes Arzneimittel in Erwägung gezogen wird.
- Die Rubrik „Pickel – Kinn" führt im CR 4.5 Sulfur nicht auf. Im CR 2015 ist Sulfur enthalten und wurde von der Oberrubrik „Pickel – Gesicht" in jede einzelne Unterrubrik übertragen, wodurch die Validität von Sulfur bei diesem Symptom geschmälert wird.

Die tägliche Arbeit mit Tumorpatienten benötigt hochverlässliche Rubriken und Mitteleinträge. Das heißt nicht, dass die neueren Repertorien qualitativ schlechter wären: insgesamt finden sich hochwertige Nachträge, andererseits ist die Tendenz zu einer „Überladung" der Repertorien vorhanden, die eine Differenzierung schwierig macht. Dem klinisch weniger erfahrenen Homöopathen erschließen sich die Symptome und Mittelwahl dadurch nicht immer. Im Praxisalltag der Clinica Santa Croce und in meiner ambulanten Praxis mit Durchführung der HIT hat sich die Anwendung des CR 4.5 sehr bewährt. Bei komplexen Fragestellungen werden selbstverständlich neuere oder anderweitige Repertorien mit hinzugezogen. So ist z. B. die Rubrik „Melanom" im CR 4.5 sehr klein (und verlässlich), jedoch unvollständig, sodass sie nicht als Ausschlussrubrik verwendet werden darf.



## Arbeitsmittel: Patientendeckblatt

Für die tägliche homöopathische Arbeit muss ein schneller Zugriff auf die komplexe Krankengeschichte möglich sein: Ein gesondertes Patientendeckblatt mit folgenden Angaben ist essenziell:

- Diagnose(n) inkl. Tumorstaging/Histologie, ggf. Rezeptor-/Antikörperstatus und Verlauf der Tumorerkrankung
- Vorerkrankungen
- Aktuelle Medikation bei Erstkonsultation (konventionell/homöopathisch)
- Objektive körperliche Zeichen
- Verlaufsparameter (objektiv, subjektiv)
- Aktuelles Foto des Patienten

Das Patientendeckblatt dient der schnellen Orientierung im Behandlungsverlauf, falls Schwierigkeiten auftreten und der Verlauf, z. B. anhand der bisherigen (konventionellen) Behandlungen, neu evaluiert werden muss oder/und wenn der Patient eine Beratung hinsichtlich der weiteren Therapieoptionen benötigt.

## Verlaufsparameter

!

Für die zweiwöchige Intensivtherapie und nachfolgende ambulante Betreuungsphase wird eine Liste mit täglichen Verlaufsparametern auf einer Skala von 0 bis 10 (Ausgangswert: 10) erstellt, wobei bei einer Verschlechterung in der Verlaufsbeurteilung über den Wert 10 hinausgegangen werden kann. Die Verlaufsparameter enthalten aktuelle, miasmatische sowie psychische und Schlafsymptome. Die allgemeine Energie und der Schlaf des Patienten werden immer bewertet.

**Tab. 3.1** Beispielhafte Darstellung der Verlaufsparameter

| Verlaufsparameter | 17.2.2011 | 18.2.2011 | 21.2.2011 | 22.2.2011 | 23.2.2011 | 24.2.2011 |
|---|---|---|---|---|---|---|
| Arzneimittel | Staphisagria 200 | Phosphor Q3 | Phosphor Q3 | Conium Q3 | Conium Q3 | Conium Q3 |
| Fußpilz | 10 | 10 | 9 | 9 | 9 | 9 |
| Nävi | 10 | 10 | 10 | 10 | 10 | 11 |
| Akne Stirn/Brust | 10 | 9 | 9 | 10 | 8 | 7 |
| Würmer | 10 | 10 | 10 | 10 | 10 | 10 |
| Schnell blaue Flecken | 10 | - | 10 | 10 | 10 | 9 |
| Schlaf (0 = sehr guter Schlaf) | 10 | 7 | 7 | 6 | 5 | 5 |
| Schuppung Brustwarze | 0 | 0 | 0 | 0 | 0 | 0 |
| Risse Fußsohle | 10 | 10 | 10 | 10 | 10 | 10 |
| Allgemeine Energie (0 = sehr gute Energie) | 10 | 8 | 6 | 6 | 5 | 5 |
| Psyche/Selbstvertrauen (0 = sehr gut) | 10 | 10 | 10 | 10 | 8 | 8 |
| Rötung der Brust* | – | – | – | – | – | 10 |
| Schmerz Brust, besser d. Handdruck* | – | – | – | 10 | 8 | 7 |

*Anmerkung: Am sechsten Behandlungstag tritt eine Rötung der Brust auf, zuvor bestand ein Schmerz der Brust, der sich durch Handdruck besserte, was zum Wechsel von Phosphor Q3 auf Conium Q 3 führte.

Beispiel (➤ Tab. 3.1): Mammakarzinom Kapitel 4, Fall: Mammakarzinom und HIT unter Operation/Chemotherapie/Bestrahlung: Unter der homöopathischen Behandlung mit zunächst Staphisagria C200 als Einzelgabe, gefolgt von Phosphor Q3, dann Conium Q3 verbessert sich die Akne im Stirn-/Brustbereich, der Schlaf und die allgemeine Energie werden besser.

**!**

Anhand der täglichen Verlaufsbeurteilung lassen sich die Angaben des Patienten objektivieren. In manchen Konsultationen scheint das Mittel in den Spontanangaben des Patienten durch verschiedene Akutereignisse nicht sicher zu wirken. Durch das Abfragen der täglichen Symptome lassen sich die Angaben validieren, um eine Erfolgskontrolle besser objektivieren zu können.

## 3.1.2 Zweiwöchige Intensivtherapie

Die eineinhalb- bis zweiwöchige Intensivphase ist aus der Erfahrung der klinischen Arbeit der Clinica Santa Croce entstanden: In den ersten vier bis fünf Behandlungstagen können „Primärindizien“ (➤ 5.5) entstehen bzw. Symptome auftreten, die für den weiteren Behandlungsverlauf enorme Bedeutung haben. Wenn sich das Mittel innerhalb von sieben bis neun Tagen nicht bestätigt, ist ein Mittelwechsel möglich, der eine erneute engmaschige Beobachtung von Tag acht bis 14 nötig macht.

Nach der Erstanamnese wird am Folgetag mit der Intensivtherapie begonnen. Das gewählte homöopathische Arzneimittel wird täglich als Q-Potenz (➤ 2.2) verabreicht.

- **Vorteile der Q-Potenzen:**
  - Bei vorsichtiger Dosierung der Q-Potenzen können homöopathische Verschlimmerungen umgangen werden.
  - Die versuchsweise Gabe des Arzneimittels ist ein großer Vorteil, da recht schnell unter einem Mittel zu sehen ist, ob es greift oder ob eine Änderung vonnöten ist.
  - Es gibt Patienten, die auf C-Potenzen nicht gut reagieren, aber gut auf Q-Potenzen ansprechen.
  - Die Q-Potenzen lassen sich gut parallel zur konventionellen Medikation geben.

- **Nachteile der Q-Potenzen:**
  - Die Dosierung ist zu hoch, ohne dass es bemerkt wird.
  - Die Compliance kann bei älteren Patienten oder bei Patienten mit Verständnisschwierigkeiten fehlerhaft sein.

In der zweiwöchigen Intensivbehandlungsphase werden **tägliche Follow-ups** von 20- bis 30-minütiger Dauer durchgeführt, zuzüglich der Nachbearbeitung und ggf. einer erneuten Repertorisation. Das Ziel ist, das derzeit passende homöopathische Mittel zu bestätigen oder ein besser passendes zu erkennen.

In der täglichen und engmaschigen Betreuung wird die Compliance des Patienten geschult, zudem werden bedeutende und auffallende Symptome erkannt und für die weitere Mittelwahl hierarchisiert und repertorisiert. Diese Symptome sind häufig mitbestimmend für die weitere Therapie und Mittelwahl, gerade in den ersten zwei bis fünf Behandlungstagen entwickeln sich scheinbar unauffällige Symptome im Sinne von Primärindizien (➤ 5.5), die zur Überprüfung des laufenden homöopathischen Mittels genutzt werden müssen. Die ersten Tage der **HIT** können auch zur Beratung hinsichtlich Optionen der konventionellen Medizin genutzt werden.

### 3.1.3 Ambulante Weiterbetreuung

Nach der zweiwöchigen Intensivtherapie wird der Patient in die ambulante Behandlungsphase entlassen. Bei der sich anschließenden intensiven Nachbetreuung sind folgende Behandlungssequenzen angezeigt.

- Patienten vor Ort sind am besten ein- bis zweimal pro Woche einzubestellen.
- Patienten außerhalb des wohnortnahen Praxiseinzugsgebiets sollten ein- bis zweimal pro Woche telefonisch betreut und regelmäßig alle drei Monate, wenn möglich, zur persönlichen Praxiskonsultation einbestellt werden.

Wenn eine klinisch stabile Situation eingetreten ist und die Beschwerden anhaltend gebessert sind, orientiert sich die Behandlungsfrequenz an der Einnahmedauer von Q-Potenzen und beträgt in der Regel zwei bis drei Wochen, bei C-Potenzen alle fünf bis sechs Wochen.

**LITERATUR**

Lehrke P: Ambulante homöopathische Intensivtherapie in der Onkologie. In: Geißler J, Quak T: Leitfaden Homöopathie. 3. A. München: Elsevier, 2016.

## 3.2 Möglichkeiten der Entscheidungsfindung bei einer Krebsbehandlung

### 3.2.1 Standortbestimmung

In der konventionellen Medizin bestimmen evidenzbasierte Leitlinien das Vorgehen bei onkologischen Erkrankungen. In der Homöopathie ist ein phänomenologisches Vorgehen anhand der Symptome unter Berücksichtigung der klinischen Diagnose maßgeblich. Leitlinien zur Behandlung bestimmter Diagnosen gibt es aufgrund des individualisierten Vorgehens nicht.

Die homöopathische Behandlung orientiert sich an den Fallberichten bzw. Erfahrungen in der Onkologie, die unter komplementärer homöopathischer Behandlung gemacht wurden.

### 3.2.2 Vorgehen bei onkologischen Erkrankungen

Bei onkologischen Erkrankungen ist die Situation hochkomplex, da sich dem ambulant tätigen Homöopathen die Erfahrungswerte in der Behandlung schwer kranker Patienten nur durch intensive onkologisch-ärztliche Tätigkeit, jahrelange Erfahrung sowie durch den Austausch mit anderen Arztgruppen und Homöopathen erschließen können. Ein Austausch mit onkologisch arbeitenden Praxen und Kliniken ist unabdingbar zur Validierung der Behandlung. Nur so lässt sich eine Vergleichbarkeit der homöopathischen Behandlung mit Qualitätskontrolle erreichen.

Komplementärmedizinisch arbeitende Ärzte sowie Heilpraktiker, die klassische Naturheilverfahren und andere Therapieverfahren einsetzen, wenden eine Vielzahl von alternativen onkologischen Therapieangeboten an, die hinsichtlich der Langzeiterfolge nicht immer bzw. selten objektivierbaren klinischen Überprüfungen standhalten. Der homöopathische Arzt trägt somit eine hohe Verantwortung im Hinblick auf die Bewertung der onkologischen Diagnostik und Therapie der konventionellen Medizin sowie der Möglichkeiten und Grenzen der Homöopathie und ebenso der Anwendung komplementärer Verfahren.



### 3.2.3 Behandlungsanliegen und pathologischer Prozess

Unter der **HIT** gibt es verschiedene Behandlungsanliegen:

- Ausschließliche homöopathische Behandlung
- Kombination aus Schulmedizin und Homöopathie
- Kombination aus Schulmedizin und Homöopathie mit synergistischen Effekten

Zusätzlich muss unterschieden werden zwischen kurativ zu behandelnden Patienten sowie palliativen Therapiesituationen.

Anhand der Überprüfung der Patientenzahlen der eigenen Praxis sowie der Clinica Santa Croce befinden sich ca. 60–80 % der Krebspatienten in einer palliativen Therapiesituation, in der häufig die schulmedizinischen Möglichkeiten ausgeschöpft sind. Ca. 15–40 % der Patienten sind in einer möglichen kurativen Situation. Der Anteil der onkologischen Patienten, die ausdrücklich eine ausschließliche homöopathische Behandlung wünschen, liegt bei ca. 2–5 %. Hier spielen verschiedene Vorerfahrungen eine Rolle, z. B. negative Erfahrungen im Bereich der Onkologie bei der Behandlung von Familienangehörigen, Abweisung bzw. unzureichende Aufklärung durch vorherige ärztliche Behandler hinsichtlich der Behandlung und Prognose der Tumorerkrankung. Auch fehlerhafte Informationen durch andere (z. T. wenig professionalisierte) Berufsgruppen oder Laien spielen eine Rolle (z. B. „Eine Operation macht Metastasen", „Eine Chemotherapie vergiftet den Körper und bringt Sie um" bis hin zu pauschalisierten Aussagen wie, dass die Schulmedizin keine „echte Heilung" bietet). In der genannten Patientengruppe, bei welcher der Wunsch nach einer ausschließlichen homöopathischen Behandlung vorliegt, kann auch eine grundsätzliche Ablehnung der konventionellen Medizin zugrunde liegen.

Die evidenzbasierten Leitlinien der konventionellen Medizin geben eine Behandlungsstruktur vor, in der homöopathischen Praxis hingegen finden sich mitunter auch komplexe Diagnosekonstellationen, die sich nicht immer nach den vorhandenen Leitlinien behandeln lassen, z. B. bei komplex metastasierten Tumoren oder wenn konventionelle Therapieoptionen nicht mehr zur Verfügung stehen. Es kann auch vorkommen, dass der Patient bereits leitliniengerecht behandelt wurde und aufgrund des Behandlungsverlaufs mit den konventionellen Behandlungsschemata nicht mehr weiter behandelt werden kann.

Unabhängig davon bestehen bei vielen Patienten, die eine homöopathische Praxis aufsuchen, neben dem Wunsch nach einer komplementären Behandlung häufig gravierende Nebenwirkungen der vorangegangenen onkologischen Therapie. Im Folgenden sollen Entscheidungshilfen dazu aufgezeigt und anhand der Falldarstellungen diskutiert werden.

### 3.2.4 Exkurs: Adjuvant! Online

Adjuvant! Online (www.adjuvantonline.com) ist ein webbasiertes Instrument, mit dessen Hilfe Entscheidungen für die adjuvante Therapie von Brustkrebs hinsichtlich der Mortalität und des Rückfallrisikos getroffen werden können. So kann eine Einschätzung gegeben werden, ob und wie eine adjuvante Therapie mit einer Chemotherapie und/oder antihormonellen Therapie erfolgen kann (Adjuvant Online).

Adjuvant! Online ist für Ärzte sowie professionelle Anwender entwickelt worden und sollte nicht von Patienten alleine benutzt werden, weil prognostische und Informationen zum Tumorstadium selbst für erfahrene Ärzte schwierig zu interpretieren sein können, sodass daraus Fehlentscheidungen resultieren können.

Folgende Daten werden erhoben: Alter, Komorbidität, Hormonrezeptorstatus, Tumorgrading, Tumorgröße und Lymphknotenbefall. Es wird ein 10-Jahres-Risiko hinsichtlich der Mortalität sowie des Rückfallrisikos errechnet und angegeben, inwiefern eine Chemotherapie (je nach Auswahl der Art der Chemo) und/oder antihormonelle Therapie die Prognose verbessern können. Es ergeben sich Möglichkeiten und Hilfen zur Beurteilung des Effekts der Chemotherapie und antihormonellen Therapie, um eine fundierte Therapieentscheidung treffen zu können.

Kritiker bemängeln, dass Adjuvant! Online auf einer großen Populationsstudiendatenbank der USA besteht, welche die Gesamtmortalität, Rückfallrate, Todesursache sowie die Art der adjuvanten Behandlung und verschiedene Tumormerkmale und ethnische Gruppen nur eingeschränkt erfasst (Mook et al. 2009; Huober et al. 2009; Huober 2016; Campbell et al. 2009; Ravdinet et al 2001; http://sakk.ch/fileadmin/customer/Open_section).

Neben Adjuvant! Online gibt es mittlerweile webbasierte Vorhersage-Tools, die zusätzlich den Herceptin-Rezeptor- sowie Ki67-Status beinhalten (http://www.predict.nhs.uk).

Falldiskussion: Im Fall der Patientin mit dem Mammakarzinom (➤ 4) kam die Patientin in einer kurativen Behandlungssituation. Sie hatte die Operation bereits durchführen lassen und stand vor der

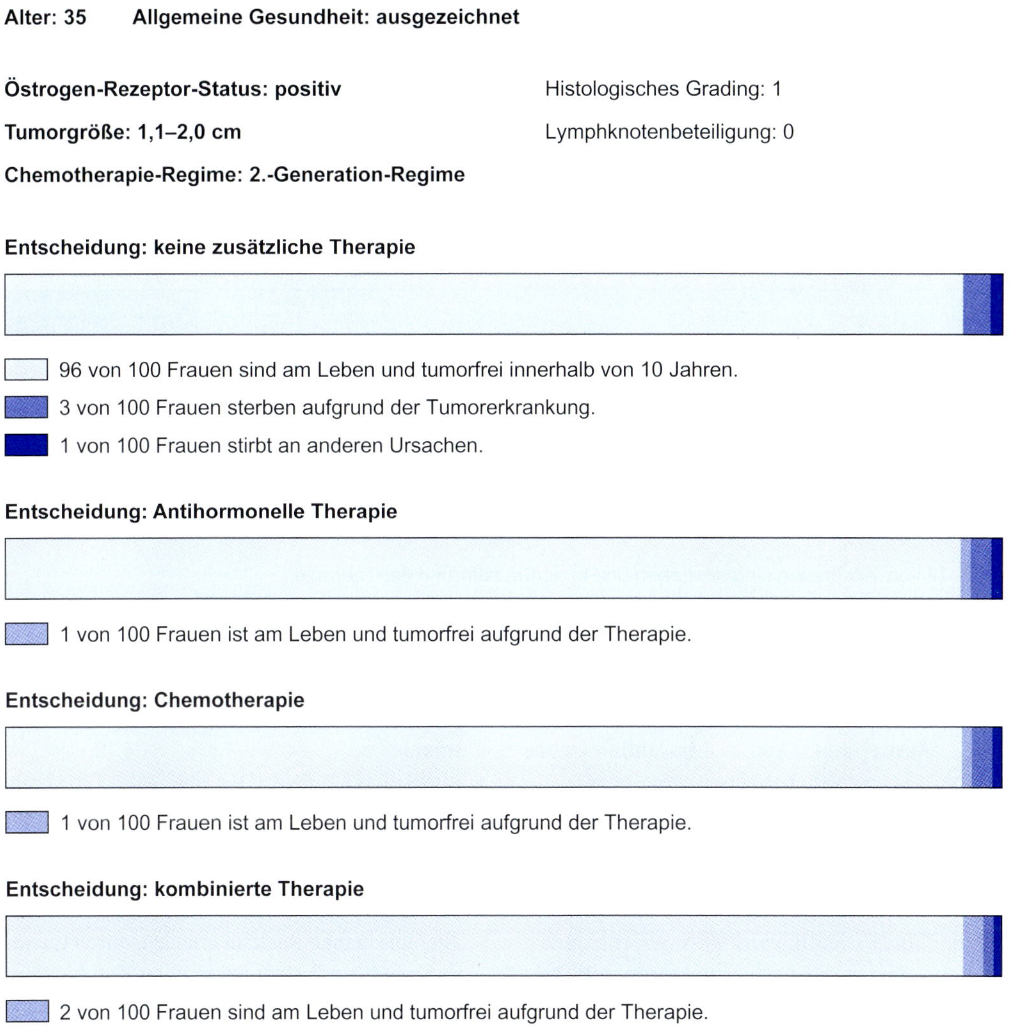

**Alter: 35** **Allgemeine Gesundheit: ausgezeichnet**

**Östrogen-Rezeptor-Status: positiv** Histologisches Grading: 1

**Tumorgröße: 1,1–2,0 cm** Lymphknotenbeteiligung: 0

**Chemotherapie-Regime: 2.-Generation-Regime**

**Entscheidung: keine zusätzliche Therapie**

96 von 100 Frauen sind am Leben und tumorfrei innerhalb von 10 Jahren.

3 von 100 Frauen sterben aufgrund der Tumorerkrankung.

1 von 100 Frauen stirbt an anderen Ursachen.

**Entscheidung: Antihormonelle Therapie**

1 von 100 Frauen ist am Leben und tumorfrei aufgrund der Therapie.

**Entscheidung: Chemotherapie**

1 von 100 Frauen ist am Leben und tumorfrei aufgrund der Therapie.

**Entscheidung: kombinierte Therapie**

2 von 100 Frauen sind am Leben und tumorfrei aufgrund der Therapie.

**Abb. 3.1a** Adujvant! Online: Mortalitätsrate [P328]

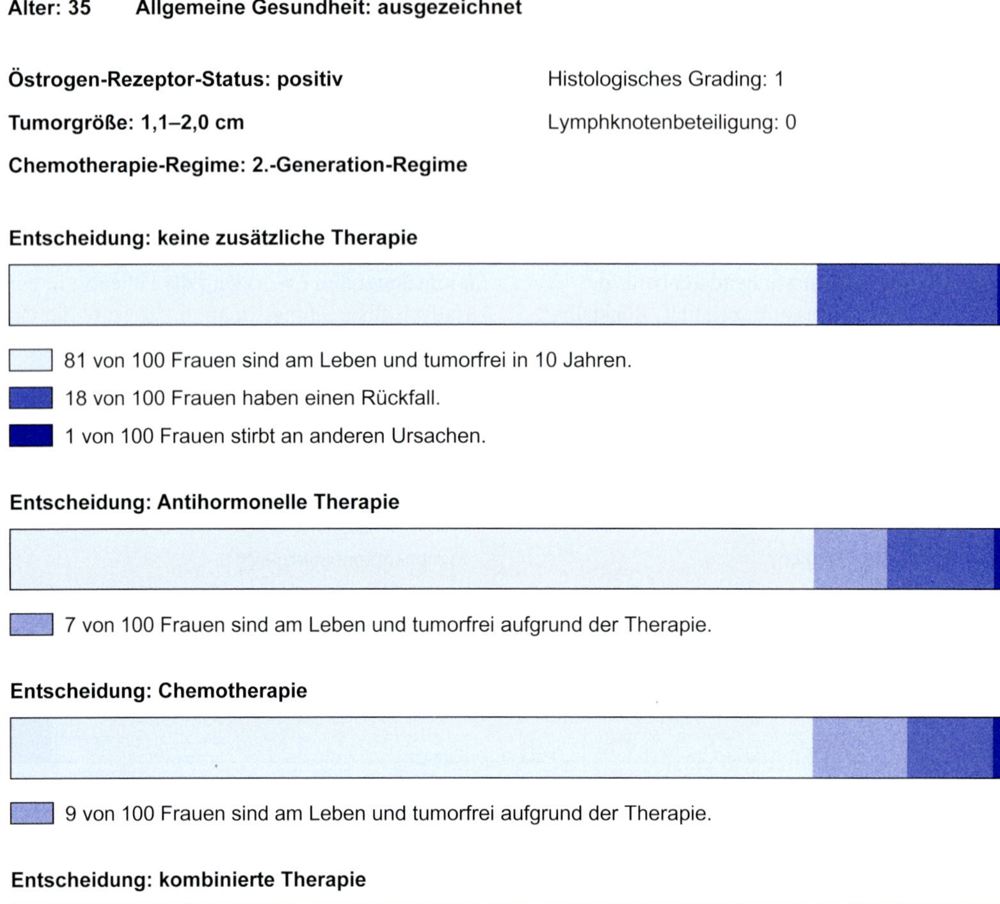


**Abb. 3.1b** Adjuvant! Online: Rezidivrate [P328]

Frage, ob eine Chemotherapie, Radiatio und antihormonelle Therapie vorgenommen werden sollte.

Die Auswertung von Adjuvant! Online (➤ Abb. 3.1a, ➤ Abb. 3.1b) ergibt:

Ergebnisse – Adjuvant! Online:

- Mortalität: HT 1 alive, CT 1 alive, HT + CT 2 alive. Das bedeutet: Die Patientin würde von einer antihormonellen Therapie wie folgt profitieren: Eine Patientin von 100 vergleichbaren Patientinnen würde nach zehn Jahren mithilfe der antihormonellen Therapie am Leben sein, mit Chemotherapie ebenfalls eine Patientin, unter Kombination von antihormoneller Therapie und Chemotherapie wären es zwei Patientinnen.
- Rückfall: HT 7 alive, CT 9 alive, HT + CT 12 alive. Das bedeutet: Die Patientin würde von einer antihormonellen Therapie wie folgt profitieren: Sieben von 100 vergleichbaren Patientinnen würden nach zehn Jahren mithilfe der antihormonellen Therapie keinen Rückfall erleiden, durch Chemotherapie neun Patientinnen, unter Kombination von antihormoneller Therapie und Chemotherapie wären es zwölf Patientinnen.

Für die Patientin ergeben sich somit geringe Effektstärken hinsichtlich der antihormonellen Therapie und der Chemotherapie. Im Hinblick auf die Mortalität heißt das, dass die antihormonelle Therapie und Chemotherapie bei 98 bis 99 von 100 Patientinnen wirkungslos bleiben würde, d. h., sie würden davon nicht profitieren unter Inkaufnahme der Nebenwirkungen.

Die Patientin hat die Ergebnisse bereits zur Erstkonsultation auf eigene Initiative recherchiert, mitgebracht und erneut überprüft. Nicht enthalten ist in der Statistik, dass die Patientin zum Zeitpunkt der Erstdiagnose 35 Jahre alt gewesen ist, nach zehn Jahren also mit 45 in ihrer Lebensmitte steht. Das Lebenszeitrisiko für ein Rezidiv ist durch die frühe Brustkrebserkrankung erhöht, ebenso beinhaltet ein früh auftretender Brustkrebs trotz zunächst guter Prognose eine hohe Risikosituation: Die Patientin entschied sich aus diesem Grund für die Chemotherapie und nachfolgende antihormonelle Therapie.

Die Bestrahlung lässt sie durchführen: Nach brusterhaltenden Operationen senkt die Bestrahlung das Lokalrezidivrisiko, weitere Übersichtsarbeiten legen eine Reduktion der Mortalität nahe (Clarke et al. 2005), ältere Arbeiten dagegen zeigen keinen Einfluss der Bestrahlung auf die Mortalität und lediglich auf das Lokalrezidivrisiko (Early Breast Cancer Trialists' Collaborative Group 1995).

LITERATUR ➤ 3.3

## 3.3 Homöopathie bei speziellen Tumoren

Bei einer kurativen Behandlung sind häufig Gespräche mit dem Patienten notwendig, welche Chancen, aber auch welche Grenzen die homöopathische sowie die konventionelle Behandlung bieten. Patienten mit einem homöopathischen Behandlungsanliegen wünschen häufig eine zusätzliche homöopathische Behandlung und sind bereits von onkologischer Seite umfassend diagnostiziert und vorbehandelt bzw. bereits operiert. Nur wenige möchten ausschließlich homöopathisch weiterbehandelt werden. In palliativen Therapiesituationen ist eine ausschließliche homöopathische Behandlung möglich, Schwierigkeiten stellt eine gewünschte ausschließliche homöopathische Behandlung bei Tumorerkrankungen dar, die sonst schulmedizinisch kurativ behandelt werden könnten. Grundsätzlich sind bei jedem Vorgehen eine enge Kontrolle und die Objektivierung des Behandlungserfolgs notwendig. Homöopathische Behandlungen vor, während und nach konventionell erfolgter Therapie sind in der Regel sehr gut durchführbar.

### 3.3.1 Mammakarzinom

Bei kurativen Behandlungsoptionen werden beim Mammakarzinom gute Heilungsergebnisse in der Kombination aus konventioneller Therapie und Homöotherapie erreicht. Insbesondere bei jungen Brustkrebspatientinnen mit einem (allein aufgrund des jungen Alters) Hochrisikoprofil ist eine leitliniengerechte Behandlung empfehlenswert. In der Regel werden Chemotherapie, Bestrahlung sowie antihormonelle Therapie unter der homöopathischen Behandlung gut vertragen. Anzumerken ist im Fall der jungen Patientin mit Mammakarzinom (➤ 4), wie gering die Wirkungen der Chemotherapie und antihormonellen Therapie sind unter gleichzeitiger Inkaufnahme von kurz- und langfristigen Nebenwirkungen. Nicht nur im Fall der Patientin, die mit 35 Jahren sehr jung ist, ist das Auftreten eines Zweittumors durch die konventionelle Behandlung nicht zu vernachlässigen.

Das Mammakarzinom ist mittlerweile auch aus Sicht der konventionellen Medizin eine systemische Erkrankung, die eine systemische Behandlung (z. B. Chemotherapie, antihormonelle Therapie) je nach Stadium notwendig machen kann. Aus Sicht der Homöopathie ist deswegen die systemische tief wirkende konstitutionelle Behandlung wichtig.

Die **Operation** mit Entfernung des Primärtumors ist auch aus homöopathischer Sicht zu empfehlen. Zur Unterstützung von Tumorpatienten ist eine fachgerechte homöopathische Begleitung bereits vor Beginn der konventionellen Therapie von großem Wert, um die „nativen" Tumorsymptome, d. h. diejenigen Symptome aufnehmen zu können, die den Zustand vor einer Chemotherapie sowie Radiatio bzw. Operation wiedergeben: Dadurch können Ver-

3

änderungen unter der homöopathischen Behandlung beurteilt werden; das schulmedizinische Vorgehen sollte dadurch jedoch nicht verzögert werden.

In der homöopathischen Praxis sieht sich der Arzt mit verschiedenen Fragen konfrontiert, zu denen im Folgenden Stellung genommen werden soll:

- Eine **Biopsie** lässt sich für eine Diagnostik und Operationsplanung nicht wirklich umgehen: Die in Brustkrebs- und Naturheilkundeforen zu findenden Bedenken, dass eine Biopsie eine Metastasierung vorantreibe, ist für Brustkrebs nicht gesichert, auch wenn eine Tumorzellaussaat im Stichkanal möglich ist (Mammakarzinom. Empfehlungen zu Diagnostik, Therapie; AWMF-Leitlinie 2016).[1]
- Die Frage, ob eine **Operation** eines Brusttumors einer **homöopathischen Unterdrückung** entspricht, d. h., dass die Entfernung des Tumors zu einem Voranschreiten weiterer tiefer liegender (miasmatischer) Pathologien führt, ist aus theoretischer Sicht der Homöopathie berechtigt. Die homöopathische komplementäre Behandlung von Patientinnen mit Mammakarzinom zeigt jedoch keine Hinweise auf eine Verschiebung des pathologischen Geschehens bzw. Unterdrückung, wie dies z. B. bei Hauterkrankungen bzw. der äußeren Warzenbehandlung, der lokalen Behandlung von Hautausschlägen der Fall ist. Vielmehr scheint der Körper von einer Tumorentfernung zu profitieren, da die **Tumorlast** des Körpers **reduziert** bzw. entfernt wird.

Eine **homöopathische Behandlung** ist bereits mit Erstdiagnose eines Tumors wünschenswert, um eine optimale Operationsbegleitung zu ermöglichen. Von Patienten, die eine ergänzende homöopathische Behandlung wünschen, wird häufiger die Frage gestellt, ob die Operation eines Mammakarzinoms Fernmetastasen zum Wachstum anregen kann. Diese Frage ist sehr schwierig zu beantworten, ein Review der Harvard School of Public Health, Boston/USA, versucht sich der Antwort zu nähern:

- Einerseits regt jede Brustkrebsoperation Wachstumsfaktoren an, die eine Angiogenese induzieren können, sodass ein Metastasenwachstum hervorgerufen werden kann, dies betrifft 20 % der nodalpositiven Frauen mit Brustkrebs in der prämenopausalen Altersgruppe von 40 bis 49 Jahren.
- Andererseits besteht bei dieser Patientengruppe ein hohes Rezidivrisiko und sie spricht besonders gut auf eine Chemotherapie an. Ähnliche Muster scheinen bei Melanomen und Osteosarkomen vorzukommen.

Die Analyse von Rückfalldaten an unbehandelten Brustkrebspatientinnen zeigen verschiedene Erhöhungen im zeitlichen Verlauf, bei nodal-positiven prämenopausalen Frauen ist die Rückfallrate innerhalb von 10 Monaten nach einem chirurgischen Brustkrebseingriff erhöht (Retsky et al. 2010).

Aus der Beobachtung an eigenen Patienten wirkt sich in manchen Fällen die elektive Operation bei einer anderen Indikation als Brustkrebs negativ aus (z. B. ein größerer operativer Eingriff wie eine Hüft-TEP), indem nach der Operation Brustkrebsmetastasen auftreten. Wenn möglich, sollte eine elektive Operation bei einem Zustand nach Mammakarzinom vermieden bzw. sorgfältig auf die Indikation hin überprüft werden.

Die Homöopathie lässt sich **synergistisch** zur **Chemo- und Strahlentherapie** einsetzen und minimiert die Nebenwirkungen, die Lebensqualität der Patienten wird deutlich gebessert. Folgeschäden durch Chemotherapie (wie z. B. Polyneuropathie, anhaltende Indurationen und Schmerzen der Brust nach Bestrahlung) verbessern sich oftmals mit homöopathischer Behandlung.

Wie der Fall der Patientin mit dem metastasierten Mammakarzinom zeigt, bewährt sich die Kombination von Homöopathie mit **antihormoneller Behandlung** sehr, sowohl im kurativen als auch im palliativen Bereich. So können z. B. Nebenwirkungen einer antihormonellen Therapie deutlich gemindert werden, oftmals ist ein verbessertes Ansprechen vorhanden hinsichtlich einer Tumorremission bzw. -kontrolle. Wenn also die Möglichkeit einer antihormonellen Therapie besteht und keine Kontraindika-

[1] Erwähnt ist die S3-Leitlinie von 2008, weil hier auf die Stichkanalexzision Bezug genommen wird. *„Die Exzision des Stichkanals nach minimalinvasiver Biopsie wird, im Gegensatz zur Stufe-3-Leitlinie 2003 … nicht mehr explizit empfohlen. Hintergrund ist die durchgeführte Evidenzrecherche zur Fragestellung des Nutzens der Exzision des Stichkanals zur Vermeidung von Tumorzellverschleppung … Die in der Literatur beschriebenen Lokalrezidive traten alle bei Patientinnen auf, die nicht adjuvant bestrahlt wurden.“*

tionen bestehen, sollte sie unter homöopathischer Begleitung realisiert werden.

Die **ausschließliche homöopathische Behandlung** eines Mammakarzinoms zeigt keine befriedigenden Ergebnisse, um eine ausschließliche homöopathische Behandlungsempfehlung geben zu können, obwohl es solche Heilungen gibt und über solche berichtet wird (Wurster 2015a).

Grundsätzlich ist bei Fallberichten zu bedenken, dass die diagnostischen Hinweise auf ein Mammakarzinom nicht immer bioptisch gesichert sind und damit der Erfolg der homöopathischen Behandlung nicht immer sicher validiert werden kann. Aus Sicht der Patientin kann die homöopathische Behandlung durchaus erfolgreich verlaufen sein, wenn der „Brusttumor" unter homöopathischen Arzneimittelgaben verschwindet.

### 3.3.2 Sigmakarzinom

Die Operation und die stadienabhängige Chemotherapie zeigen gute Langzeitergebnisse. Bei kurativen Behandlungsoptionen ist eine homöopathische Behandlung in Kombination mit der Operation und Chemotherapie je nach Stadium des Tumors gut möglich. Erreicht werden kann eine Reduktion der Folgen der Operation sowie der eventuellen Chemotherapie/Radiatio. Die Lebensqualität ist in der Regel verbessert. Von einer **ausschließlichen homöopathischen Behandlung** bei kurativen Möglichkeiten ist **abzuraten,** da hierzu von homöopathischer Seite keine Langzeiterfahrungen vorliegen. Die wenigen Patienten, die eine schulmedizinische Intervention ablehnen, müssen später einer schulmedizinischen Behandlung aufgrund von Komplikationen zugeführt werden, kurative Möglichkeiten bestehen dann häufig nicht mehr.

Vor ebendiesem Hintergrund ist eine **Operation** zu empfehlen, da nur damit kurative Ansätze erreicht werden können. Bei einem metastasierten Kolonkarzinom können auch in Kombination mit einer Chemotherapie gute Ergebnisse mit der Homöopathie erzielt werden. Im Fall der Patientin (metastasiertes Sigmakarzinom) (➤ 7), wurden die kurativen Optionen hinsichtlich der chirurgischen Entfernung der Lebermetastase überprüft. In ihrem Fall profitierte sie davon zum einen in Bezug auf die Lebensqualität, zum anderen sistierten die postoperativen Komplikationen trotz intensiver konventioneller Intervention erst bei optimaler homöopathischer Medikation (in dem Fall mit Thuja). Anhand des Patientenverlaufs zeigt sich, dass eine kurative Intention selbst bei komplexen Tumorkonstellationen möglich ist und der homöopathische Arzt mit seinen Empfehlungen ein wichtiger Therapiewegweiser ist.

### 3.3.3 Basaliom

Das Basaliom ist ein Hauttumor, der höchst selten metastasiert. Wie im Fallbericht beschrieben (➤ 8), ist eine homöopathische Behandlung möglich, aber je nach Basaliomtyp lässt sich eine lokale Tumorkontrolle nicht immer effektiv kontrollieren, engmaschige Verlaufskontrollen sind unerlässlich. Infiltrativ wachsende Basaliome können sich einer rein visuellen Kontrolle entziehen. Bei Basaliomen in der Nähe anatomisch schwieriger Regionen (z. B. Augen, Nase) ist die homöopathische Behandlung kritisch zu sehen.

Basaliome sind als Hauttumoren aus homöopathischer Sicht Frühzeichen einer verminderten Immunabwehr. Immer wieder kommt es vor, dass bei Erstdiagnose einer Krebserkrankung im Vorfeld der Erkrankung ein oder mehrere Basaliome vorhanden waren (und entfernt wurden), sodass das Basaliom als Hauttumor ein **Frühzeichen** für eine **gestörte Immunabwehr** ist: Aus homöopathischer Sicht ist die Behandlung solch gefährdeter Patienten mit besonderer Sorgfalt durchzuführen und auf Symptome mit Hinweisen für tief gehende Tumormittel zu achten.

### 3.3.4 Leukämie

Akute Leukämien sind hochakute Erkrankungen, die eine rasche Diagnostik und Therapie erfordern, die auch mit häufig sehr gutem Erfolg durchgeführt werden kann. Die homöopathische Behandlung von Leukämien ist hochkomplex und wird in Deutschland selten durchgeführt, sie erfordert eine engmaschige Patientenanbindung und vonseiten des homöopathischen Arztes ein fundiertes onkologisches Wissen, um Behandlungsverläufe einschätzen und Komplikationen frühzeitig erkennen zu können. Eine fachgerechte onkologische Kontrolle ist bei dieser Patientengruppe, Erwachsene wie Kinder, immer vorhanden und sollte auf jeden Fall extensiv genutzt werden.

Eine **Kombination** aus **konventioneller** und **homöopathischer Therapie** ist gut möglich, die Nebenwirkungen der konventionellen Therapie können vermindert werden, auch z. B. bei GvHD-Reaktionen, „banale" Infekte können häufig ausschließlich homöopathisch behandelt werden, aber auch hier ist aufgrund des geschwächten Immunsystems nach einer Leukämie, evtl. auch durch Transplantation, Vorsicht geboten. Im Zweifel ist eine Infektbehandlung mit konventionellen Maßnahmen einzubeziehen und in Kombination mit der Homöopathie durchzuführen.

### 3.3.5 Pankreaskarzinom

Das Pankreaskarzinom ist eine hochaggressive Erkrankung. Die homöopathische Behandlung ist möglich, aufgrund der Malignität allerdings komplex. Einzelfälle von Heilungen oder lang anhaltender Stabilität unter alleiniger homöopathischer Behandlung sind sehr selten (Wurster 2015b), sodass eine konventionelle Behandlung anzustreben ist, wenn sie kurativ sein kann. Der Fallverlauf (Pankreas-Ca) (➤ 10) zeigt, dass selbst bei palliativen Therapiesituationen die homöopathische Behandlung lohnenswert ist und mit einer verbesserten Lebensqualität einhergeht. Im Fall eines Pankreaskarzinoms ist die Gefahr einer Metastasierung und damit Mortalität durch eine Feinnadelbiopsie nicht erhöht (Ngamruengphong et al. 2015).

### 3.3.6 Malignes Melanom

Das maligne Melanom als hochaggressiver Tumor mit dem hohen Risiko einer Metastasierung wird zur Diagnosestellung nicht biopsiert, sondern wegen der Gefahr der Metastasierung durch eine Biopsie immer in toto exzidiert, bei Bestätigung der Diagnose wird eine Nachexzision durchgeführt. Aus homöopathischer Sicht ist die Behandlung eines Melanoms nach Exzision gut möglich, gerade beim Melanom scheint eine Verbesserung der Immunabwehr durch eine homöopathische Behandlung gut zu funktionieren, auch wenn bei metastasierten Fällen die Behandlung sehr schwierig ist.

Während in den Anfangsjahren der Clinica Santa Croce die **Entfernung** eines **Melanoms** wegen der Gefahr der homöopathischen Unterdrückung kritisch gesehen wurde, ist dieser Punkt mittlerweile differenzierter zu sehen:

- Die operative Entfernung eines Melanoms, auch zur Diagnosestellung, ist wesentlicher Bestandteil der Behandlung und erhöht die Heilungschancen immens.
- Unter homöopathischer Behandlung können selbst bei einem passenden und guten homöopathischen Mittel in Einzelfällen erneute Melanomtumoren im Hautbereich auftreten. Die Exzision erfolgt auch hier: Natürlich muss in so einem Fall das homöopathische Mittel überprüft werden, bei jahrelangen und gut gehenden Verläufen ist es aber auch möglich, dass mit dem gleichen Mittel fortgefahren werden kann, eine erneutes Hautmelanom also nicht unbedingt das Hauptmittel infrage stellt (anders verhält es sich bei einer fortschreitenden Metastasierung einer anderen Tumorentität).

Bei kurativen Optionen sollten auch Melanommetastasen chirurgisch entfernt werden, insofern es möglich ist.

### 3.3.7 Blasenmole

Der dargestellte Fall der Blasenmole ist die erste homöopathische Behandlung innerhalb der Kent-Künzli-Schule. Im Fall der Patientin (➤ 12) passten das konstitutionelle und das Tumormittel sehr gut und wirkten sehr tief. Bei der Patientin waren bereits umfangreiche schulmedizinische Behandlungen durchgeführt worden, die homöopathische Behandlung wurde unter engmaschiger Tumormarkerkontrolle vorgenommen. Eine generelle Empfehlung zur homöopathischen Behandlung lässt sich daraus nicht ableiten, zeigt aber, wie tief und nachhaltig die Homöopathie wirken kann.

### 3.3.8 Neuroblastom

Das Neuroblastom ist bei Kindern eine schwierig zu behandelnde Tumorerkrankung (➤ 13). Zu Beginn der Behandlung wurde die Frage nach einer ausschließlichen homöopathischen Behandlung gestellt. Neben den guten konventionellen Behandlungsmethoden liegen für eine homöopathische Behandlung nur wenige Erfahrungswerte vor, im Neuroblastomfall mit Rezidiv von Spinedi ist ein Langzeitüberleben dokumentiert (Spinedi 2016), die bei einem Metastasenrezidiv doch sehr geringen Heilungschancen einer konventionellen Therapie ließen in dem Fall eine alleinige homöopathische Behandlung zu.

Nach den Erfahrungen der Leukämiebehandlung oder anderer Tumoren mit den Möglichkeiten der Stammzell- oder Knochenmarktransplantation lassen sich wie im dargestellten Neuroblastomfall durch die homöopathische Behandlung eine Verbesserung der Lebensqualität sowie eine Verminderung von Komplikationen erzielen. Der Fallverlauf zeigt, wie spezifisch das homöopathische Mittel verschrieben werden kann und damit auch tief auf das Immunsystem wirkt.

### 3.3.9 Ewing-Sarkom

Das Ewing-Sarkom ist ein gefürchteter Tumor des Kindes- und Jugendalters. Der Fall (➤ 14) zeigt eine komplementäre homöopathische Behandlung bei einem metastasierten Ewing-Sarkom. Hier gilt, dass auch bei kurativen Möglichkeiten gerade bei Kindern/Jugendlichen die Optionen ausgeschöpft werden müssen. Die homöopathische Behandlung kann unterstützen.

**LITERATUR ➤ 3.3**

## 3.4 Richtlinien zur homöopathischen Krebsbehandlung

Die homöopathische Krebsbehandlung ist komplex, individuelle Entscheidungen sind in der Tumorbehandlung nötig. Patienten begeben sich oftmals mit komplexen Diagnosen und Therapiesituationen in die Behandlung. Eine fachgerechte homöopathische Behandlung bietet häufig eine deutliche Lebensqualitätsverbesserung.

- Bei einer **kurativen** Intention der **Tumorbehandlung** ist eine Überprüfung der konventionellen Behandlung hinsichtlich einer Operation und/oder Chemotherapie/Radiatio unerlässlich. Auch bei fortgeschrittenen Tumoren kann in manchen Fällen eine schulmedizinisch kurative Intention mit homöopathischer Begleitung angestrebt werden.
- Die **ausschließliche homöopathische Behandlung** ist in (palliativen) Einzelfällen möglich und abhängig von der Art des Tumors und den Chancen/Risiken – auch bei manchen Tumoren, bei denen aus Sicht der konventionellen Medizin (z. B. niedrigmalignes Lymphom oder niedrigmalignes Prostatakarzinom) zunächst abgewartet werden kann. Die homöopathische Behandlung muss sich letztlich an den objektiven Tumorverlaufsparametern messen, also Tumorgröße, Tumormarker, und darf nicht allein von der Befindlichkeit des Patienten abhängig gemacht werden.

Es gibt einzelne Patienten, die aus verschiedenen Gründen einer konventionellen Therapie ablehnend gegenüberstehen oder diese z. B. aufgrund massiver Komplikationen oder Nebenwirkungen abbrechen. Behandelnde Ärzte, sowohl konventionell als auch homöopathisch arbeitende Ärzte, sehen sich mit dieser Konstellation immer wieder konfrontiert und müssen die autonome Entscheidung des Patienten nach eingehender Aufklärung mitunter akzeptieren. Grundsätzlich ist jedoch einer möglichen kurativen Behandlung durch kombinierte Maßnahmen der konventionellen Medizin immer der Vorzug zu geben.

!

- **Tumorschmerzen** sind wie Schmerzsymptome im Allgemeinen wichtige Hinweise zur Mittelwahl und gelten als hochwertiger Verlaufsparameter zur Beurteilung des Ansprechens einer homöopathischen Behandlung. Sie können homöopathisch schwierig zu behandeln sein – und eine zusätzliche konventionell minimal dosierte Schmerztherapie erforderlich machen. Im weiteren Verlauf können häufig allopathische Schmerzmittel wieder abgesetzt bzw. deutlich reduziert werden.
- Die **Kombination** von **Q-Potenzen** mit einer laufenden **konventionellen Therapie** wie Chemotherapie, Antikörperbehandlung und/oder Bestrahlung ist problemlos möglich, wobei sich häufig positive und ergänzende synergistische Effekte ergeben.

3

#### LITERATUR

Adjuvant! Online. https://adjuvantonline.com. Letzter Zugriff am 4.12.2016.

Arbeitsgemeinschaft der Wissenschaftlichen Medizinischen Fachgesellschaften (AWMF). Stufe-3-Leitlinie Brustkrebs-Früherkennung in Deutschland 2008. http://www.awmf.org/uploads/tx_szleitlinien/077-001_S3_Brustkrebs-Frueherkennung_lang_02-2008_02-2011.pdf. Letzter Zugriff am 18.11.2016.

Campbell HE. et al. An investigation into the performance of the Adjuvant! Online prognostic programme in early breast cancer for a cohort of patients in the United Kingdom. B J Cancer 2009; 101:1074–1084.

Clarke M. et al. Early Breast Cancer Trialists' Collaborative Group (EBCTCG). Effects of radiotherapy and of differences in the extent of surgery for early breast cancer on local recurrence and 15-year survival: an overview of the randomised trials. Lancet. 2005 Dec 17; 366 (9503): 2087–2106.

Eastern Cancer Registry and Information Centre. Predict. An online resource for Patients, Public and Professionals. http://www.predict.nhs.uk. Letzter Zugriff am 16.11.2016.

EBCTCG (Early Breast Cancer Trialists' Collaborative Group): Effects of radiotherapy and surgery in early breast cancer. An overview of randomized trials. N. Engl. J. Med 1995, 333, 1444–1445.

Huober J, Thürlimann B. Adjuvant! When the new world meets the old world. Lancet Oncology 2009; 10: 1028–1029.

Huober J. Basics and limitations of adjuvant online – an internet based decision tool. http://sakk.ch/fileadmin/customer/Open_section/SAKK_provides/For_research/State_of_the_Art/Vort_Bern_AOL_1013.pdf. Letzter Zugriff am 7.2.2016.

Mammakarzinom. Empfehlungen zu Diagnostik, Therapie und Nachsorgeuntersuchungen in Tirol. S. 41. http://www.tako.or.at/files/Mamma_1_0.pdf. Letzter Zugriff 18.11.2016.

Mook S. et al. Calibration and discriminatory accuracy of prognosis calculation for breast cancer with the Online Adjuvant! Program: a hospital based retrospective cohort study. Lancet Oncology 2009; 10: 1070–1076.

Ngamruengphong S, Swanson KM, Schah ND et al. Preoperative endoscopic ultrasound-guided fine needle aspiration does not impair survival of patients with resected pancreatic cancer. Gut 2015 64 (7): 1105–10. doi: 10.1136/gutjnl-2014–307475.

Ravdinet P. et al. Computer program to assist in making decisions about adjuvant therapy for women with early breast cancer. J ClinOncol 2001; 19: 980–991.

Retsky M, Demicheli R, Hrushesky W et al. Surgery triggers outgrowth of latent distant disease in breast cancer: an inconvenient truth? Cancers 2010, 2, 305–337; doi:10.3390/cancers2020305.

Spinedi D. Die homöopathische Behandlung von Tumoren und chronischen Erkrankungen. Seminar. Locarno, 2016.

Wurster J. Die homöopathische Behandlung und Heilung von Krebs und metastasierter Tumoren. Norderstedt: Books on Demand, 2015a.

Wurster J. Heilung auch in aussichtlosen Fällen. Die homöopathische Behandlung des Pankreaskarzinoms. Homöopathie-Zeitschrift 2015b; 2: 10–23.

KAPITEL

# 4 Mammakarzinom (35-jährige Frau)

Philipp Lehrke

## 4.1 Übersicht

**ÜBERSICHT**

Im vorliegenden Fall wird eine begleitende homöopathische Behandlung – sie erfolgte zwischen 2011 und 2016, die Behandlung läuft kontinuierlich weiter – eines Mammakarzinoms bei einer 35-jährigen Patientin dargestellt. Die homöopathische Behandlung wird begleitend zur konventionellen Therapie durchgeführt. Zum Zeitpunkt der Erstanamnese war die brusterhaltende Operation bereits erfolgt, die Patientin wünschte zudem eine Beratung hinsichtlich der anstehenden Chemotherapie, Radiatio und der antihormonellen Therapie. Sie entschied sich zur Durchführung der leitliniengerechten konventionellen Therapie, die sie gut vertrug.

Die bei Erstanamnese bereits vorliegende klinische Remission konnte vor allem mit Phosphor, Conium, aber auch Sepia erhalten werden. Nach Abschluss der konventionellen Therapie konnte die Patientin ihre Arbeit wieder aufnehmen, zu weiteren Komplikationen kam es im Behandlungsverlauf nicht. Die Lebensqualität ist als sehr gut zu bezeichnen, auch die Belastungsfähigkeit der Patientin hat sich wieder deutlich gebessert.

In dieser Falldarstellung wird das homöopathische Vorgehen exemplarisch für die anderen Fälle ausführlicher dargestellt, um die Methodik in der Kent-Künzli-Schule sowie die der HIT zu verdeutlichen.

## 4.2 Schulmedizinische Aspekte – Mammakarzinom

Das Mammakarzinom ist ein bösartiger Tumor der Brustdrüse der Frau (sehr selten des Mannes) und zählt zu den häufigsten Krebserkrankungen bei Frauen. Etwa jede achte bis neunte Frau erkrankt in ihrem Leben an Brustkrebs (Rhiem et al. 2015). Mit rund 70.000 Neuerkrankungen jährlich ist Brustkrebs die mit Abstand häufigste Krebserkrankung bei Frauen in Deutschland. Die relative 5-Jahres-Überlebensrate beträgt bei Frauen derzeit 88 %, die 10-Jahres-Überlebensrate 82 %. Fast 30 % der betroffenen Frauen sind bei Diagnosestellung jünger als 55 Jahre (Robert Koch-Institut 2016). Das Vorgehen nach Leitlinien sieht die Operation vor sowie die nachfolgende stadienadaptierte Chemotherapie, Bestrahlung, ggf. monoklonale Antikörpergaben und antihormonelle Therapie (AWMF-Leitlinien).

**DIAGNOSTIK UND THERAPIE**

Bei der Patientin lagen folgende schulmedizinischen Diagnosen und Therapiemaßnahmen vor:

- Mammakarzinom Erstdiagnose 12/2010, Histologie: hoch differenziertes invasiv duktales Mammakarzinom mit großer Low-Grade-DCIS-Komponente links unten außen, TNM 1/2011: pT1c, pN0 (0/3), Mx, R0, G1, ÖR positiv, PR negativ, Her-2/neu negativ
- Medikation: keine; nach der Operation Staphisagria D12 und Arnica in Tropfenform in einer anthroposophischen Klinik erhalten
- Eigenanamnese: rezidivierende Zystitiden, OP der rechten Inguinalhernie 1985, Ruhr 1996 und Influenza 1997 in Russland, Mastitis 2005; Größe 1,76 m; Gewicht 62 kg

## 4.3 Homöopathische Anamnese

### 4.3.1 Spontanbericht

Die 35-jährige Patientin kommt im Februar 2011 zur begleitenden homöopathischen Behandlung mit der Erstdiagnose eines Mammakarzinoms, das im Dezember 2010 diagnostiziert wurde. Zudem erhofft sie sich Unterstützung bei der Entscheidung hinsichtlich der Bestrahlung und Chemotherapie.

Im Vorfeld der Diagnose litt die Patientin unter einer über mehrere Monate andauernden Belastung:

Sie begann als Lehrerin ihr Referendariat, ihr Mann war zu der Zeit arbeitslos. Die schulische Belastung war sehr hoch. Sie fühlte sich fremdbestimmt und übernahm sehr viel Verantwortung. Während der Examenszeit hatte sie immer Angst, dass sie durchfalle, trotz der Note 1,0. Examina waren für sie immer eine Art Ausnahmesituation, verbunden mit Ängsten, Schlafstörungen und einer großen Schwäche, die sich nach den Prüfungen zeigte.

### 4.3.2 Tumoranamnese



Die Patientin fühlte einen Monat vor der Diagnosestellung (November 2010) in der linken Brust einen Knoten, der zuvor im Sommer bei der Vorsorge noch nicht vorhanden war. Der Knoten war walnussgroß und nicht hart. Die OP erfolgte in einer anthroposophisch ausgerichteten Klinik. Nach der OP trat eine Nachblutung auf, daraufhin erfolgte eine erneute OP. Ihr wurde eine Bestrahlung angeraten, die Datenlage für eine Chemotherapie – die Patientin hatte sich bei Adjuvant! Online (➤ 3.2.4) bereits umfassend informiert – ist jedoch nicht eindeutig. Die Schmerzen nach der Biopsie erinnerten die Patientin an eine frühere schmerzhafte Verletzung der Brust mit einem Besenstiel durch ihren Sohn. Dieser Schmerz hielt damals ein bis zwei Tage an.

!

Im Spontanbericht auch zur Tumorentstehung werden häufig die wichtigsten Informationen für die Behandlung gegeben. Die Patientin nennt eine Verletzung der Brust, die hier als Causa in Betracht kommt und für die Differenzierung der Verletzungsmittel in die Anamnese einbezogen werden muss.

### 4.3.3 Vorgeschichte

Vor 15 Jahren hatte die damals 20-jährige Patientin schlimme **Blasenentzündungen** über einen Zeitraum von vier Jahren. Pulsatilla hat damals sofort geholfen, das Mittel war auch hilfreich bei ihren Angstzuständen wegen des Examens. Im Oktober 2010, einen Monat vor der Diagnosestellung, war die Blase wieder schlechter. Cantharis C6 bzw. D12 halfen nur wenig, ebenso wenig Pulsatilla C6. Der Harnwegsinfekt beginnt immer mit Brennen während und nach dem Wasserlassen.

Bereits im Alter von 10 Jahren hatte die Patientin **Würmer** in Verbindung mit Bauchschmerzen. Diese sind mit der ersten Menstruationsblutung verschwunden und kurz nach der Brustkrebsoperation wieder aufgetreten. Sie ließ dies nie behandeln.

!

Würmer sind in Verbindung mit einer Brustkrebserkrankung nach dem indischen Homöopathen Ramakrishnan ein Hinweis für das homöopathische Mittel Scirrhinum. Dieser Zusammenhang wird in Europa sicherlich nicht allzu häufig vorkommen.

Bei der Patientin war während einer Russlandreise, die sie 1996 als 20-Jährige vornahm, **Ruhr** mit folgenden Symptomen aufgetreten: blutiger Schleim und Fieber bis 41 °C über fünf Tage lang. Sie hat Arsenicum album, später Belladonna C200 (stündlich, über fünf Tage) bekommen, wobei sich nach Belladonna wiederum Belladonna-Symptome entwickelten.

Leistenbruch-OP rechts im neunten Lebensjahr. Während einer Auslandtätigkeit in Russland hat die Patientin mit einem Jungen zusammengearbeitet, der Blut hustete und an Tuberkulose verstorben ist.

**Familienanamnese:** Mutter: 72-jährig (zum Zeitpunkt der Erstanamnese) – Basaliom. Großeltern mütterlicherseits – Herzklappenfehler, Herzinfarkt, Schlaganfall in der Familie. Vater: 70-jährig, in der Anamnese Zustand nach Myokardinfarkt, Großmutter väterlicherseits an Myokardinfarkt verstorben.

### 4.3.4 Soziale Anamnese

Die Patientin war nach der Schule im Rahmen eines Auslandaufenthalts in Russland. Danach hat sie ein Lehramtsstudium absolviert. Sie ist verheiratet und hat zwei Kinder (geboren 2001 und 2005). Beide Kinder sind gesund.

### 4.3.5 Vegetative Anamnese

Urin und Stuhlgang sind ohne Befund. Unverdautes im Stuhl kommt nur selten vor – dann handelt es sich um ein Getreidekorn o. Ä.

### 4.3.6 Gelenkte Befragung

- Die Patientin verträgt kein feucht-kaltes Wetter. Bis zu ihren Geburten hatte die Patientin feucht-kalte Hände. In den Schwangerschaften ging es ihr sehr gut, auch in Bezug auf die Blase.
- Eiskaltes Wasser mag sie nicht, weil sie es im Magen spürt. Sie hat wenig Durst.
- Sie verträgt keine scharfen Speisen und Scharfes, hat ein Verlangen nach Salz, Butter und Fisch.
- Eiscreme mag sie nicht, sie isst aber sehr gerne Zwiebeln und Knoblauch.
- Als Kind bis hin zur Pubertät hatte sie immer wieder Nasenbluten.
- Die Patientin bekommt schnell blaue Flecken.
- Der Schlaf ist gut, sie erwacht mehrmals frühmorgens um 5 Uhr, dann denkt sie über alles Mögliche nach. Ihre bevorzugte Einschlafposition ist die Bauchlage.
- Die Zunge ist regelrecht, in Farbe und Form und zeigt sie keine weiteren Auffälligkeiten.
- Als Jugendliche hatte die Patientin Wachstumsschmerzen in den Beinen und Knien.
- Die Menstruation war unauffällig bis auf die Blähungen vor und während der Mens.
- Die Schwangerschaften sind normal verlaufen, in einer Schwangerschaft litt sie an vaginalem Jucken. Die Patientin hat ihre Kinder über jeweils sieben bis acht Monate gestillt.
- Nach einer traumatischen Beziehung blieb die Regelblutung ein Jahr aus. Beim zweiten Kind hat die Patientin durch das Stillen eine heftige und schmerzhafte Brustentzündung bekommen.
- Die durchgeführten Impfungen hat sie gut vertragen.
- Vor Ausbruch der Krebserkrankung litt die Patientin unter Schwindel, sobald sie sich ins Bett gelegt hat: Dies kam dreimal vor und dauerte jeweils zwei Tage – ihr wurde „schwummrig“.
- In der Schule, in der sie das Referendariat machte, wurde der verbaute Asbest saniert. Sie reagiert auf Schnurlostelefone mit einem roten Ohr und Ohrenschmerzen, sie muss dann das Telefon an das andere Ohr halten.

**!**

Die Patientin wirkt sehr sympathisch und empathisch, sie sagt über sich selbst, dass sie auf andere unnahbar wirkt, dass sie alles ihrem Anspruch unterordnet, gute Noten zu bekommen. Andere nehmen sie als „perfekt" wahr.

#### Haut

Zwischen den Zehen hat die Patientin Fußpilz, ebenso am rechten Fuß Nagelpilz. Es gibt viele Nävi. Nach der Menstruation tritt Akne an der Stirn und am Dekolleté auf, die nach der Operation mit Antibiotikagaben wieder aufgeflammt ist. Während der Erstanamnese fällt auf, dass die Patientin wegen der Anspannung rote Flecken am Hals hat. Zudem bestehen folgende Symptome an der Haut.

- Früherer Soor an der Brust, nachdem die Tochter einen Windelsoor hatte.
- Um die rechte Brustwarze ist die Haut leicht geschuppt.
- Rezidivierender Herpes der Lippen bei Erkältungen.
- Alterswarze der Kniekehle Mitte 2009, die im Oktober 2010 von alleine wieder abfiel.
- Wiederkehrende Risse an der Fußsohle, die teilweise blutig sind und bis zu einem halben Zentimeter aufreißen können.

#### Psyche

- Weinen erleichtert, Trost tut gut. Angst vor der Zukunft.
- Zorn tritt selten auf, nur bei Sorgen um andere.
- Sie wünscht sich bei der „Zauberstabfrage“ (➤ 2.1.2), dass sie wegen der Verunsicherung der Krebserkrankung ihrem Körper wieder vertrauen, das Leben wieder genießen kann und dass ihre Kinder so wenig wie möglich Einschränkungen erfahren durch die genetische „Belastung“.
- Die Patientin beschreibt ihren Charakter als gutmütig und mitfühlend, sie kann aber auch sehr streng und hart sein, wenn sie Dinge ungerecht empfindet. Sie hat wenig Selbstvertrauen und viele Schuldgefühle.
- Sie ist sehr ehrgeizig, um etwas zu erreichen oder um Anerkennung zu erhalten, andererseits berichtet sie von Minderwertigkeitsgefühlen und hörte deswegen ihr Cellospiel auf, da sie „auf keinen grünen Zweig“ gekommen ist.

## Körperliche Untersuchung

In der körperlichen Untersuchung fallen neben einem internistischen und neurologischen Normalbefund sykotische Nävi (tardive Hämangiome) am Körperstamm auf, unterhalb der linken Mamille zeigt sich nach der Operation ein kleines Hämatom bei sonst reizlosen Narbenverhältnissen.

Gesamteindruck: Die Patientin wirkt sehr differenziert in ihren Aussagen, sie ist durch die vorangegangene berufliche Belastung sehr eingespannt gewesen.

# 4.4 Fallanalyse/Hierarchisierung und Repertorisation

Exemplarisch wird die **Fallanalyse** nach der Kent-Künzli-Schule dargestellt. Dabei werden alle Symptome aufgenommen und hierarchisiert, um die **Totalität der Symptome** zu erfassen.

## 4.4.1 Fallanalyse

Die Reihenfolge der Symptome entspricht der Nennung während der Anamnese.

### I. §-153-Symptome

- Eiskalte Getränke im Magen spürbar
- Wachstumsschmerzen
- Schwindel < Liegen vor Ausbruch des Krebses

### II. Geistes- und Gemütssymptome

- Erwartungsspannung, Angst vor Examen
- Schuldgefühle
- Sehr mitfühlend
- Hohes Verantwortungsbewusstsein
- Ehrgeizig

### III. Allgemeinsymptome

- Brustkrebs
- Rote Flecken bei Erregung
- Wiederkehrende Blasenentzündungen
- Würmer
- Akne an Stirn und Dekolleté nach der Menstruation
- Inguinalhernie rechts
- Ruhr 1996 mit blutigem Schleim
- Amenorrhö, die nach einer Trennung über ein Jahr anhielt
- Schwangerschaft: bis zu den Geburten feucht-kalte Hände
- Unverträglichkeit von feucht-kaltem Wetter
- Früherer Kontakt zu Patient mit offener Tuberkulose
- Unverträglichkeit scharfer Speisen
- Salzverlangen
- Butterverlangen
- Fischverlangen
- Gerne Zwiebeln/Knoblauch
- Schnell blaue Flecken
- Nasenbluten als Kind
- Schlafposition bevorzugt Bauchlage
- Flatus vor und während Mens
- Schuppung der rechten Brustwarze
- Fieberbläschen an den Lippen
- Alterswarze in der Kniekehle
- Risse an der Fußsohle
- Sykotische Nävi

### IV. Causa

- Causa: Verletzung der Brust, Brustentzündung beim Stillen

### V. Lokalsymptome

- Lokalsymptom: Fußpilz

**VERLAUFSPARAMETER**

Bei der Patientin konnten folgende Parameter ausgemacht und für die Verlaufskontrolle der homöopathischen Behandlung festgelegt werden.

- Objektive körperliche Zeichen: sykotische Nävi, Alterswarzen
- Verlaufsparameter:
  - Schlaf (0 = sehr guter Schlaf)
  - Allgemeine Energie (0 = sehr gute Energie)
  - Fußpilz
  - Nävi
  - Akne an der Stirn/Brust
  - Würmer
  - Schnell blaue Flecken
  - Schuppung der Brustwarze
  - Risse an der Fußsohle
  - Psyche/Selbstvertrauen (0 = sehr gut)

### 4.4.2 Repertorisation

Die **Repertorisation** (➤ Abb. 4.1) erfolgte mit dem Complete Repertorium[1] in der Version 4.5 (Mac Repertory Version 8.3.4.9). Als Grundmittel erschließt sich deutlich Phosphor. Conium ist neben Phosphor das führende Brustkrebsmittel, das ebenso die hochwertig postpartale Brustentzündung abbildet. Es be-

[1] Anmerkung: Die deutsche Übersetzung des Complete hat im Vergleich zur englischen Version geringe Differenzen in den Mittelangaben in einzelnen, wenigen Rubriken. Zum Beispiel hat die Rubrik im deutschen Complete 4.5 „Blase; ENTZÜNDUNG; rezidivierend" 7 Mittel, die englische Rubrik im Complete 4.5 8 Mittel, beide Rubriken unterscheiden sich aber nicht in den relevanten Mitteln, die in den weiteren Repertorisationen und Fallverläufen des Buchs dargestellt sind.

| | Phos. | Lyc. | Calc. | Sep. | Puls. | Nit-ac. | Sil. | Carb-v. | Sulph. | Ars. | Thuj. | Nux-v. | Merc. | Con. | Graph. | Tub. | Bell. | Ph-ac. | Nat-m. |
|---|---|---|---|---|---|---|---|---|---|---|---|---|---|---|---|---|---|---|---|
| **Total** | 40 | 30 | 24 | 22 | 23 | 24 | 24 | 22 | 21 | 20 | 16 | 20 | 15 | 20 | 17 | 12 | 19 | 18 | 17 |
| **Rubrics** | 23 | 18 | 18 | 16 | 15 | 14 | 14 | 14 | 14 | 13 | 13 | 12 | 12 | 11 | 11 | 11 | 10 | 10 | 10 |
| **Kingdoms** | | | | | | | | | | | | | | | | | | | |
| **Traditional Miasms** | | | | | | | | | | | | | | | | | | | |
| Brust; KARZINOM; Mammae (88) | 2 | 2 | 1 | 2 | 1 | 2 | 3 | 1 | 2 | 2 | 1 | 1 | 3 | 3 | 3 | 1 | 2 | 1 | 1 |
| Brust; KNÖTCHEN; Mammae, in den (65) | 2 | 2 | 1 | 1 | 2 | 2 | 3 | 2 | 2 | | 1 | | | 3 | 2 | 1 | 2 | | |
| Allgemeines; BLUTWALLUNGEN; Emotionen, nach (37) | 2 | 1 | 1 | 2 | 3 | 2 | | | 1 | | 1 | 2 | | 2 | | | 2 | 2 | 1 |
| Allgemeines; BLUTWALLUNGEN; Nervosität, durch (11) | 2 | | 1 | 1 | | 2 | | | | | | | 2 | | | | 2 | 2 | |
| Brust; ENTZÜNDUNG; Mastitis; Entbindung, während oder nach der (13) | 2 | | 1 | | 1 | | 3 | 1 | 1 | | | | 1 | 1 | 1 | | 3 | | |
| Brust; VERLETZUNGEN; Mammae, der (6) | | | | | | | | | | | | | | 1 | | | | | |
| Blase; ENTZÜNDUNG; rezidivierend (7) | | 1 | | 1 | 1 | | | | | | | | | | | 1 | | | |
| VORAHNUNG, BEFÜRCHTUNG, NERVOSITÄT UND ...(47) | 3 | 3 | 3 | | 3 | | 3 | 2 | | 3 | 1 | 1 | 1 | | | 1 | | 2 | 1 |
| Gemüt; FURCHT; Prüfung, Untersuchung, vor einer (19) | 1 | 1 | | | 1 | | 1 | 1 | | 1 | 1 | | | | | 1 | | 1 | |
| Rektum; WÜRMER; Spulwürmer, Oxyuren (74) | 1 | 1 | 2 | 2 | | | 1 | 1 | 2 | 2 | 1 | 1 | 1 | | 1 | | | | 3 |
| Abdomen; HERNIE; Leistenbruch, inguinalis (96) | 1 | 3 | 2 | 1 | 1 | 2 | 2 | 2 | 2 | 1 | 1 | 3 | 1 | 1 | 1 | | 3 | 1 | 1 |
| Gemüt; MITFÜHLEND (44) | 3 | 1 | 1 | 1 | 1 | 2 | | | | | | 2 | | | 1 | | 1 | | 2 |
| Allgemeines; SCHWANGERSCHAFT; amel. (2) | | | | 1 | | | | | | | | | | | | 1 | | | |
| Magen; SCHMERZEN; Allgemein; kalt, Kälte; Getränken, nach (43) | 1 | 2 | 1 | | 1 | 1 | 1 | 1 | | 3 | | 1 | | | 2 | | | | |
| SPEISEN und Getränke; Salz oder salzige Nahrung; Verlangen (59) | 3 | | 2 | | | 3 | 1 | 3 | 1 | | 2 | | 1 | 2 | | 2 | | | 3 |
| SPEISEN und Getränke; Gewürze, Pikantes, gut gewürzte Speisen; ...(9) | 1 | | | 1 | | | | | | | | 3 | | | | | | | |
| Allgemeines; SPEISEN und Getränke; Butter; Verlangen (17) | | | | | 1 | 1 | | | 1 | | | | 1 | | | 1 | | | |
| Allgemeines; SPEISEN und Getränke; Fisch; Verlangen (23) | 1 | 1 | | | | 2 | | | | | | | | | | | | | 2 |
| Haut; VERFÄRBUNG; bläulich; Flecke (67) | 3 | 2 | 1 | 2 | 2 | 1 | 1 | 2 | 2 | 2 | 1 | 2 | 1 | 2 | | | | 3 | |
| Nase; NASENBLUTEN; Kinder (24) | 1 | 1 | 1 | | | | 1 | 1 | 1 | | | | 1 | | | 1 | 1 | | |
| Schlaf; LAGE; Bauchlage (37) | 1 | 2 | 1 | 2 | 2 | | | | 2 | 1 | | | | | | 1 | 2 | | |
| Abdomen; FLATULENZ; Menses; während (20) | 1 | 2 | | | | 1 | | 1 | | | | | | | | | | | |
| Abdomen; FLATULENZ; Menses; vor (4) | | | | 1 | | | | | | | | | | | | | | | |
| Gesicht; HAUTAUSSCHLÄGE; Vesicula; Lippen; Fieberblasen (21) | 1 | | 1 | 1 | | | | | | 1 | 1 | | | | 2 | | | | 2 |
| Extremitäten; WARZEN; Untere Gliedmaßen (2) | | | | | | | | | | | 1 | | | | | | | | |
| Extremitäten; AUFGESPRUNGENE Haut, Risse; Füße; Ferse (10) | | 2 | | | | | | | | 1 | | | | | | | | | |
| ALLGEMEIN; Untere Gliedmaßen; Unterschenkel; ...(22) | 3 | | | | | | | | | | | | | | | | 1 | 3 | |
| Schwindel; LIEGEN; im; agg. (72) | 1 | | 1 | 1 | 2 | 2 | 1 | 2 | 1 | 1 | 2 | 1 | 1 | 3 | 1 | 1 | | 1 | |
| Gemüt; EHRGEIZ, STREBEN, AMBITIONEN; sehr ehrgeizig (37) | 1 | 1 | 1 | | 1 | | 1 | | 1 | 1 | | 2 | | 1 | 1 | | | | 1 |
| Haut; NAEVI (39) | 3 | 2 | 2 | 2 | | 1 | 2 | 2 | 2 | 1 | 2 | 1 | 1 | 1 | 2 | | | 2 | |

**Abb. 4.1** Repertorisation der Erstanamnese der Patientin mit Mammakarzinom [P328]

steht ein sykotisches Miasma (Thuja). Aufgrund der Würmer und des Mammakarzinoms könnte nach den Empfehlungen von Ramakrishnan Scirrhinum im Behandlungsverlauf infrage kommen.

Konzept: Beginn mit Staphisagria, um die Heilung nach der zweimaligen Brustoperation mit Hämatombildung zu unterstützen, dann Conium, im späteren Verlauf Phosphor mit Zwischengabe von Scirrhinum.

### 4.4.3 Auswahl der Rubriken

4

Bei der Totalität der Symptome werden zunächst alle richtungsweisenden Symptome repertorisiert (➤ Abb. 4.1). Die Erläuterung der Rubriken erfolgt in der Reihenfolge der Repertorisation.

- Brust; Karzinom; Mammae (88): Diese Rubrik wird nach Künzli standardmäßig bei Brustkrebs herangezogen, ebenso die Rubrik – Brust; Knötchen; Mammae, in den (65).
- Allgemeines; Blutwallungen; Emotionen, nach (37) und – Allgemeines; Blutwallungen; Nervosität, durch (11): Das Symptom, während des Gesprächs und bei Nervosität rote Flecken, z. B. am Hals zu bekommen, wird durch diese Rubrik abgebildet.
- Brust; Entzündung; Mastitis; Entbindung, während oder nach der (13): Eine Brustentzündung beim Stillen – eine starke, mitunter schmerzhafte Rötung mit Fieber und ggf. Antibiotikagabe – ist ein hochwertiges Symptom und muss gegenüber einer Brustschwellung beim Stillen abgegrenzt werden: Es kann sich auch um eine postpartale Brustschwellung mit Milchstau handeln, die jedoch nicht dem Symptom der eigentlichen postpartalen Brustdrüsenentzündung entspricht.
- Brust; Verletzungen; Mammae, der (6): Die Frage nach Verletzungen der Brust wird bei jeder Brustkrebspathologie erfragt. Oft können sich Patientinnen nicht daran erinnern und schildern das Unfallereignis erst nach einiger Zeit. Wird während einer Behandlung z. B. ein Verletzungsmittel der Brust in Betracht gezogen, ist nach diesem möglichen Ereignis zu fragen. Diese Rubrik ist nach den Erfahrungen der Clinica Santa Croce und meiner Praxis klein und wertvoll. Als alternative Rubrik kann die folgende, größere Rubrik herangezogen werden, wenn mehr Arzneimittel einbezogen werden sollten – Allgemeines; Verletzungen, Stöße, Stürze, Prellungen; Drüsen (20).

!

> Eine Verletzung der Brust ist nicht unbedingt ein banaler Stoß, es kommt darauf an, ob z. B. Nachwirkungen bestehen, z. B. ein Hämatom, anhaltende Schmerzen. Auch eine Mammografie gilt als Verletzung der Brust: Spinedi empfiehlt standardmäßig Conium M oder XM nach einer Mammografie während einer konstitutionellen Behandlung. Während einer laufenden Behandlung unter Q-Potenzen kommt es auf das Mittel an, ob Conium als Zwischengabe indiziert ist, sodass die Gabe von Conium immer zu überprüfen ist.

- Blase; Entzündung; rezidivierend (7): Diese Rubrik ist bei häufig wiederkehrenden Harnwegsinfekten nach eigener Erfahrung sehr verlässlich. Gemeint sind, wie bei der Patientin zu beobachten war, rezidivierende Harnwegsinfekte und Nicht-Harnwegsinfekte, die insgesamt nur ein- bis zweimal aufgetreten sind.
- Gemüt; Vorahnung, Befürchtung, Nervosität und Anspannung in Erwartung eines Ereignisses (47): Die Rubrik bildet die Erwartungsspannung bei Vorträgen oder z. B. beim Sprechen vor Gruppen ab, ebenso die Examensangst: Gemüt; Furcht; Prüfung, Untersuchung, vor einer (19).
- Rektum; Würmer; Spulwürmer, Oxyuren (74): Das ein- bis mehrmalige Auftreten von Würmern im Kindesalter würde im Erwachsenenalter nicht zu dieser Rubrik führen, die Patienten litt außergewöhnlich lange an der Wurmerkrankung, die auch im zeitlichen Zusammenhang mit der Brustkrebserkrankung steht.
- Abdomen; Hernie; Leistenbruch, inguinalis (96): Eine Inguinalhernie ist ein konstitutionell auffallendes Symptom.
- Gemüt; Mitfühlend (44): Die meisten Patienten sind mitfühlend: In der Anamnese geht es darum zu erfragen, ob das Mitgefühl besonders ausgeprägt ist. Hilfreich ist hierzu z. B. die Frage, ob andere das bei dem Patienten auch so wahrnehmen oder Rückmeldung dazu geben, dass man mitfühlend ist (➤ 3.1.1).

- Allgemeines; Schwangerschaft; amel. (2): Wenn eine Schwangerschaft zu einer deutlichen Beschwerdelinderung führt, kann diese kleine Rubrik herangezogen werden, sie enthält neben Tuberculinum nur noch Sepia, letzteres Mittel wurde von Künzli im Repertorium ergänzt.
- Magen; Schmerzen; Allgemein; kalt, Kälte; Getränken, nach (43): Wenn eiskaltes oder sehr kaltes Wasser im Magen nicht vertragen wird, handelt es sich um ein hochwertiges Symptom, das häufiger bei Tumorpatienten oder im Verlauf einer Chemotherapie vorkommt. Zu erfragen ist, ob ein kaltes Getränk auch getrunken wird und auch wirklich zu Beschwerden führt und nicht nur eine bloße Abneigung gegen kalte Getränke besteht, ohne dass Beschwerden auftreten.
- Allgemeines; Speisen und Getränke; Salz oder salzige Nahrung; Verlangen (59) – Allgemeines; Speisen und Getränke; Gewürze, Pikantes, gut gewürzte Speisen; agg. (9) – Allgemeines; Speisen und Getränke; Butter; Verlangen (17) – Allgemeines; Speisen und Getränke; Fisch; Verlangen (23): Ausgeprägte Nahrungsvorlieben sind wichtige Symptome, sollten aber nur bei wirklich ausgeprägten „Gelüsten" genommen werden.
- Haut; Verfärbung; bläulich; Flecke (67): Häufige und vor allem schnell auftretende blaue Flecken sind ein auffallendes Symptom, wenn folgende Bedingungen gegeben sind: Die blauen Flecken sollten entweder sehr häufig, sehr heftig oder sehr schnell auftreten und es sollte deutlich sein, dass das auslösende Ereignis nicht im Verhältnis zu den blauen Flecken steht. Manche Patienten berichten von blauen Flecken, ohne diese einem Stoß zuordnen zu können.
- Nase; Nasenbluten; Kinder (24): Dies ist ein hochwertiges Symptom bei Kindern.
- Schlaf; Lage; Bauchlage (37): Diese Rubrik bildet die Schlafposition ab.
- Abdomen; Flatulenz; Menses; während (20) – Abdomen; Flatulenz; Menses; vor (4): Blähungen vor und nach der Menses sind bewährte und mittelweisende Symptome.
- Gesicht; Hautausschläge; Vesicula; Lippen; Fieberblasen (21): Rezidivierender Herpes ist ein hochwertiges Symptom, die Rubrik darf allerdings nicht dazu verwendet werden, dass hier nicht aufgeführte Mittel ausgeschlossen werden.
- Extremitäten; Warzen; untere Gliedmaßen (2): Die Alterswarze an der Kniekehle der Patientin erschien auffallend. Diese Rubrik ließ vor allem Thuja in die engere Wahl kommen. Diese kleine Rubrik führt dazu, dass Thuja in der Gesamtrepertorisation höherwertig dargestellt wird.
- Extremitäten; Aufgesprungene Haut, Risse; Füße; Ferse (10): Die Rubrik zu Rissen in der Ferse ist nach eigenen Erfahrungen und Erfahrungen von Spinedi nicht vollständig: Die enthaltenen Mittel lassen sich klinisch bestätigen, allerdings darf die Rubrik nicht zum Ausschluss von Mitteln führen, die z. B. in der Totalität des Patienten angezeigt sind. Häufig berichten Patienten auch von Rissen an den Fersen, die nicht besonders tief sind, in diesen Fällen wird die Rubrik nicht herangezogen: „Schrunden" an den Fersen sind keine Risse im Sinne der Rubrik.
- Gliederschmerzen; Allgemein; untere Gliedmaßen; Unterschenkel; Wachstumsschmerzen (22): Wachstumsschmerzen sind ein hochwertiges Symptom, da sie selten vorkommen. Zu differenzieren ist, ob es z. B. temporär im Jugendalter zu Gelenkbeschwerden kam, die von den Eltern oder vom Arzt umgangssprachlich als „Wachstumsschmerzen" bezeichnet wurden, jedoch keine waren. Patienten beschreiben Wachstumsschmerzen oft als anhaltend und wiederkehrend mit teilweise beträchtlichen Beschwerden. Dann ist die Rubrik als hochwertig einzustufen.
- Schwindel; Liegen; im; agg. (72): Schwindel ist immer ein hochwertiges Symptom, insbesondere bei einer Brustkrebserkrankung differenziert das Symptom oftmals wichtige Mittel, hier vor allem Conium und Phosphor.
- Gemüt; Ehrgeiz, Streben, Ambitionen; sehr ehrgeizig (37): Viele Patienten bezeichnen sich als ehrgeizig, die Rubrik wird nur dann berücksichtigt, wenn der Ehrgeiz ausgeprägt ist, sodass z. B. andere Interessen zurückstehen müssen.
- Haut; Naevi (39): diese Rubrik steht für sykotische Nävi (tardive Hämangiome) – kleine stecknadelkopfgroße Pünktchen, wie winzige Hämangiome – sie sind ein sykotisches Symptom und hochwertig.

## 4.5 Behandlungsverlauf während der HIT (2011)

In den ersten zehn bis 14 Tagen der HIT finden die Follow-up-Konsultationen täglich statt, um jede Reaktion des Patienten beurteilen und bewerten zu können. Zudem lernt der Patient in der Interaktion mit dem Arzt die Symptombeobachtung, der Arzt lernt den Patienten genauer kennen und kann davon ausgehend seine Symptombeobachtung besser einschätzen.



!

Insbesondere die ersten Tage unter einer Q-Potenz können entscheidende Hinweise für die weitere Verschreibung geben.

### 4.5.1 Erstverordnung – Traum von Blut

Die Wahl fällt am 17.2.2011 auf Staphisagria C200 als Erstverordnung, um nach der Brustoperation mit Hämatombildung die Heilung optimal zu unterstützen. Nach den Pareeks ist Staphisagria nach einer Brustoperation das Mittel der Wahl. Am ersten Tag nach der Arzneimittelgabe träumt die Patientin davon, dass ihr Blut abgenommen wurde, das Blut war in einer Kassette, nach den Gefühlen im Traum gefragt, antwortet sie, dass sie sich nicht gut fühlte.

!

Träume gelten als wichtiges Symptom während der Behandlung, da sie ein Arzneimittel bestätigen oder ein neues Arzneimittel anzeigen können, insofern der Traum dafür verwendbar ist. Der Patient soll immer nach dem Gefühl im Traum gefragt werden, da dieses sein inneres Empfinden zum Ausdruck bringen kann. Träume werden im Repertorium für manche Traumthemen verlässlich abgebildet, ein Traum von Blut ist ein hochwertiger Hinweis für Phosphor, aber auch Radium bromatum und Rhus toxicodendron.

### 4.5.2 Folgeverordnungen – Wertung neuer Symptome

*Verordnung:* direkt am Folgetag nach Verordnung von Staphisagria – Phosphor Q3, da neben dem Bluttraum die **Totalität der Symptome** durch Phosphor abgebildet ist. Bei der ersten Folgekonsultation erfolgt auch ein ausführliches Gespräch über mögliche Indikationen der Chemotherapie (➤ 3.2.4).

!

Die Patientin ist noch sehr jung, sie wird in zehn Jahren in ihrer Lebensmitte stehen. Das Rückfallrisiko wird in Bezug auf ihre Gesamtlebenszeit als relativ hoch eingestuft.

Drei Tage nach Gabe von Phosphor Q3: Die Patientin klagt über neu aufgetretene **Beschwerden** im oberen Bereich der **operierten Brust,** es besteht ein Gefühl wie von einem blauen Fleck, der sich bessert, wenn dagegen gedrückt wird. Die Durchsicht der Verlaufsparameter ergibt Folgendes:

- Fußpilz um 10 % besser
- Akne verbleibt – trotzdem etwas besser
- Schlaf etwas besser
- Energie noch einmal besser geworden (➤ 3.1.1)

*Verordnung:* Conium maculatum Q3. Conium wurde bei der Erstrepertorisation als wichtigstes Mittel im Hinblick auf die Pathologie des Mammakarzinoms ausgewählt. Das hochwertige Symptom „Brustschmerz mit Besserung auf Druck" nennt Conium, Borax sowie Phytolacca. Da für Borax keine weiteren Symptome vorliegen und Phytolacca die postpartale Brustentzündung bei der Patientin nicht abbildet, kommt Conium infrage, das zudem für das Symptom „Verletzung der Brust" angezeigt ist.

!

Normalerweise wird das Mittel in der ersten Zeit, wenn möglich, nicht gewechselt, es sei denn, es handelt sich um neue, hochwertige Symptome – dann ist der Arzneimittelwechsel klar angezeigt. Wenn für ein neu aufgetretenes Symptom das laufende Arzneimittel (in diesem Fall Phosphor Q3) nicht angezeigt ist, ist dies ein Hinweis auf das neue indizierte Mittel, das in der neuen Rubrik enthalten sein muss.

Zwei Tage nach Conium Q3 gibt die Patientin an, gut geschlafen zu haben. Der Schmerz in der Brust ist wesentlich zurückgegangen, was sie bislang so nicht kannte.

Die Durchsicht der **Verlaufsparameter** ergibt Folgendes:

- Akne noch einmal besser um 20 %
- Schlaf 50 % besser als zum Ausgangswert zusammen mit der allgemeinen Energie
- Psyche/Selbstvertrauen um 20 % besser

Aufklärungsgespräch: Aufgrund der Risikokonstellation bezüglich ihres Alters im Hinblick auf die Brustkrebserkrankung entscheidet sich die Patientin für die Chemotherapie und Bestrahlung.

Am Folgetag erscheint ein roter Fleck im Brustbereich. Differenzialdiagnostisch kommt damit wieder Phosphor in Betracht (Brust; Verfärbung; gerötet; Mammae; enthält u. a. Phosphor, kein Conium). Da der Brustschmerz an sich jedoch besser geworden ist, wird Conium beibehalten und die Patientin mit der Q4 nach Hause entlassen. Die engmaschige HIT konnte positiv abgeschlossen werden, zumal in den ersten Tagen wichtige und verlässliche Symptome aufgetreten sind, die das für die Patientin erstellte Behandlungskonzept bestätigen.

## 4.6 Behandlungsverlauf nach der HIT

Nach etwa einer Woche unter Conium Q4 treten folgende Symptome auf: Blasenschmerzen, Würmer werden stärker. Der Brustschmerz ist verschwunden.

*Verordnung:* Aufgrund der Zunahme der Würmer erfolgt eine Zwischengabe Scirrhinum C200. Scirrhinum ist zudem ein Komplementärmittel zu Conium. Und es deckt ebenso die Causa – Verletzungen der Brust – ab. Nach Scirrhinum C200 träumt die Patientin wiederum von Blut auf weißer Unterwäsche, sie träumte bisher dreimal von ihrer Regeblutung und am Folgetag trat die Mens ein. Dieser Traum ist nach Spinedi (s. u.) in der Repertorisation zu berücksichtigen und zudem als hellsichtiger Traum zu werten.

**!**

Spinedi sagt, dass ein Symptom in der Patientengeschichte dreimal aufgetreten sein sollte, damit es als Symptom berücksichtigt werden kann. Sicherlich gibt es Ausnahmen – doch eine Symptombewertung kann mit dieser Regel leichter vorgenommen werden.

Unter Conium geht es der Patientin nicht nur von der allgemeinen Energie her gut, auch psychisch geht es ihr deutlich besser. Aufgrund der Träume von Blut sowie des hellsichtigen Aspekts erschließt sich erneut das Grundmittel Phosphor. Da es jedoch der Patientin unter Conium weiterhin gut geht, erfolgt kein Mittelwechsel.

*Verordnung:* Conium Q5.

In der HIT sind folgende Faktoren zu berücksichtigen:

- Das erstellte Behandlungskonzept muss überprüft und bestätigt bzw. ein neues erstellt werden.
- Neue Symptome sind detailliert aufzunehmen und zu dokumentieren, denn sie sind die Grundlage für weiter infrage kommende Mittel, die häufig bereits in der ersten Repertorisation bereits durchscheinen und im Behandlungskonzept berücksichtigt sind.
- Symptomverbesserungen und Verschlechterungen sind ebenfalls zu erfragen und zu dokumentieren, um die Zuverlässigkeit des verordneten Arzneimittels prüfen zu können.

Auf der Grundlage dieser drei Faktoren kann das verordnete Arzneimittel validiert werden: Passt das Mittel, wirkt es gut und verlässlich, indem es Symptome auch wirklich bessert, auf welchen Ebenen wirkt es vorrangig? Durch die Beantwortung der Fragen lässt sich gut vorhersagen, ob das Mittel auch zu späteren Zeitpunkten und ggf. Krisen gut wirken wird. Es kommt häufig vor, dass sich mehrere Ebenen und damit verschiedene Mittel beim Patienten in den ersten 14 Tagen durch die Symptome aufzeigen, die später infrage kommen.

### 4.6.1 Interventionen der konventionellen Medizin

#### Chemotherapie

Die Patientin erhält eine adjuvante Chemotherapie mit 4 × FEC von März bis Mai 2011, die Medikation mit Conium Q5 wird fortgeführt mit einer Ausnahme: Am ersten Tag der Chemotherapie bekommt sie als Einmalgabe Nux vomica C200, um die Nebenwirkungen abzufangen.

*Verordnung:* Die Chemotherapie verträgt die Patientin gut, jedoch kommt es innerhalb von einer Woche zu vermehrt blauen Flecken, außerdem verstärkt sich der Geruchssinn, wodurch in Zusammenschau der vorherigen Symptome Phosphor noch deutli-

4

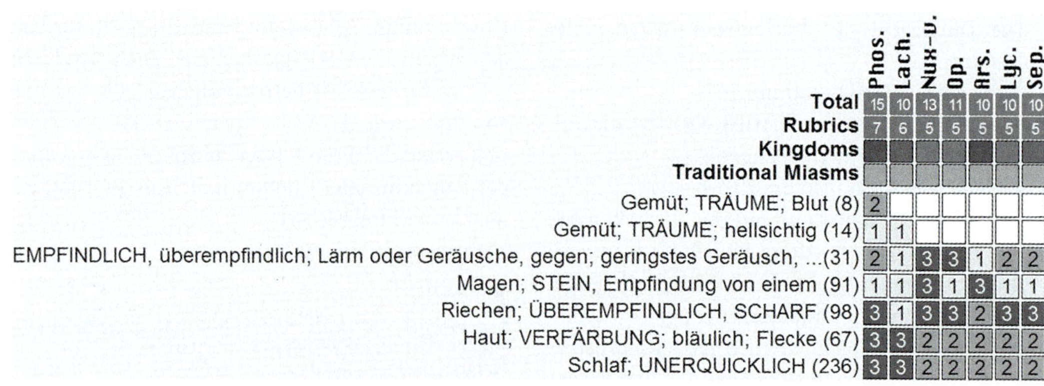

| | Phos. | Lach. | Nux-v. | Op. | Ars. | Lyc. | Sep. |
|---|---|---|---|---|---|---|---|
| **Total** | 15 | 10 | 13 | 11 | 10 | 10 | 10 |
| **Rubrics** | 7 | 6 | 5 | 5 | 5 | 5 | 5 |
| **Kingdoms** | | | | | | | |
| **Traditional Miasms** | | | | | | | |
| Gemüt; TRÄUME; Blut (8) | 2 | | | | | | |
| Gemüt; TRÄUME; hellsichtig (14) | 1 | 1 | | | | | |
| EMPFINDLICH, überempfindlich; Lärm oder Geräusche, gegen; geringstes Geräusch, ...(31) | 2 | 1 | 3 | 3 | 1 | 2 | 2 |
| Magen; STEIN, Empfindung von einem (91) | 1 | 1 | 3 | 1 | 3 | 1 | 1 |
| Riechen; ÜBEREMPFINDLICH, SCHARF (98) | 3 | 1 | 3 | 3 | 2 | 3 | 3 |
| Haut; VERFÄRBUNG; bläulich; Flecke (67) | 3 | 3 | 2 | 2 | 2 | 2 | 2 |
| Schlaf; UNERQUICKLICH (236) | 3 | 3 | 2 | 2 | 2 | 2 | 2 |

**Abb. 4.2** Repertorisation der Traumsymptome, der Überempfindlichkeit und anderer charakteristischer Symptome [P328]

cher in den Vordergrund tritt und als Q4 verschrieben wird (➤ Abb. 4.2).

**!**

Auffallend ist, dass die laufende Q-Potenz mit Phosphor Q4 dieses Mal zu einem späteren Zeitpunkt aufgebraucht ist: Statt der vorgesehenen 14–16 Tage, tolerabel wären auch noch 16–18 Einnahmetage, hielt die Q-Potenz 3–4 Wochen. Es stellt sich heraus, dass die Entnahmemenge zu gering war, sodass die Patientin angehalten wird, den Esslöffel bei der Entnahme aus der Q-Potenz-Stammlösung ganz voll zu machen.

Im Verlauf des April 2011 erhält die Patientin Belladonna C200 als Zwischengabe bei stechenden Halsschmerzen rechts mit Schüttelfrost, was prompt hilft, am Einnahmetag wird die Einnahme von Phosphor Q pausiert und am Folgetag fortgesetzt. Während des Infekts tritt zudem Schwindel beim Bewegen des Kopfes nach hinten auf, was ein hochwertiges Conium-Symptom ist (Conium im CR 4.5 als einziges Mittel).

Im Mai 2011 hat die Patientin erneut einen Bluttraum von ihrer Menstruation und sehr starke Schmerzen beim Eisprung, was sie so nur selten kennt. Hier wiederum erschließt sich Phosphor mit dem Bluttraum sowie Sepia mit den Schmerzen während des Eisprungs. Somit ist neben Phosphor und Conium auf Sepia zu achten im Hinblick auf eine später vermutlich notwendige Verschreibung.

Da es zu einem erneut stechenden Schmerz in der Brust kommt, der sich auf Druck bessert, wird Conium Q5 verordnet. Die Chemotherapie hat die Patientin nach eigener Aussage „sehr gut" und aus ärztlicher Sicht ohne gravierende Nebenwirkungen mit Phosphor überstanden.

## Bestrahlung/antihormonelle Therapie

Von Juni bis August 2011 erfolgt eine adjuvante Strahlentherapie mit einer Gesamtdosis von 50,4 + 16 Gy. Mit Beginn der Bestrahlung erhält die Patientin Conium als Q-Potenz, unterbrochen von Radium bromatum C30, ein Globulus alle drei Tage.

**!**

Radium bromatum ist angezeigt zur begleitenden Behandlung von den Folgen einer Bestrahlung – bewährt hat sich die Gabe von Radium bromatum, ein Globulus alle drei Tage, am Einnahmetag wird die Q-Potenz des laufenden Arzneimittels jeweils einmalig ausgesetzt. Die Dres. Pareeks bevorzugen bei Bestrahlungsfolgen X-Ray.

Die Bestrahlung wird bis auf eine Blasenbildung im Brustbereich nach der Boost-Bestrahlung gut vertragen, die Blasen bilden sich sehr schnell zurück. Die Patientin beginnt nach der Bestrahlung die antihormonelle Therapie mit Tamoxifen und Zoladex®.

## Abschluss der Chemotherapie/ Bestrahlung

Nach der Bestrahlung treten folgende Symptome auf: vermehrt blaue Flecken, Husten beim Reden,

ferner stechende Brustbeinschmerzen. Für den Brustbeinschmerz kommen sowohl Conium als auch Phosphor infrage, da der Schmerz jedoch unter Conium und der Bestrahlung entstanden ist, erschließt sich Phosphor mit der Causa der Bestrahlung: Die Bestrahlung wurde gut vertragen bis auf lokale Reaktionen. Rückblickend betrachtet wäre Phosphor schon früher indiziert gewesen, es wurde jedoch nicht berücksichtigt, da es der Patientin sonst sehr gut ging. Der stechende und drückende Brustbeinschmerz sowie die sehr starken und schnell auftretenden Flecken sind weitere deutliche Hinweise auf Phosphor.
*Verordnung:* Phosphor Q7 (➤ Abb. 4.3).

Im September 2011 macht die Patientin eine Kur. Die Ärzte sind sehr erstaunt, dass die Patientin kurz nach der Chemotherapie und Bestrahlung zu Ausdauersport in der Lage ist. Ende September 2011: Die Brustbeinschmerzen sind komplett verschwunden. Das Brennen über der Brustwarze ist noch einmal aufgetreten. Die blauen Flecken sind geblieben. Im Verlauf des Herbstes und Winter 2011 wird die Behandlung weitergeführt unter Phosphor als Q-Potenz. Es treten erneut Knochenschmerzen im Brustbeinansatz auf, die so stark werden, dass die Patientin Angst bekommt. Eine Fissur am After blutet (helles Blut), der untersuchende Arzt konnte nichts feststellen. Es kommt zu einem Riss in der Ferse.
*Verordnung:* Phosphor soll pausiert werden. Phosphor ist entweder zu hoch dosiert oder als Arzneimittel nicht mehr angezeigt, da die Brustbeinschmerzen mit Angst einhergehen, außerdem kommt es zu einer analen Blutung, was unter einer laufenden Phosphormedikation nicht sein darf.

**!**

Phosphor hat einen großen Bezug zu Blutungen und sollte deshalb bei Blutungen in Erwägung gezogen werden. Wird das Mittel bereits verabreicht, ist zu prüfen, ob es weiter indiziert ist und ggf. verdünnter gegeben werden muss, z. B. aus dem dritten oder fünften Becher als Q-Potenz (➤ 2.2).
Sind die Blutungssymptome ein Hinweis darauf, dass bei bisheriger Behandlung mit Phosphor die Dosierung zu hoch gewählt wurde oder Arzneimittelsymptome vorliegen, kann im Zweifelsfall bevorzugt mit Nux vomica, aber auch mit Arsenicum album antidotiert werden (s. u.). Es ist auch möglich, dass das neue, besser passende und indizierte Mittel nach Auswahl der spezifischen Symptome angezeigt ist. Meistens ist dieses Mittel das passende Antidot.

4

## 4.6.2 Wechsel der homöopathischen Behandlungsebenen (2012)

### Folgen von Kummer, leichte Bronchitis

Am 9.2.2012 berichtet die Patientin in der Praxis ausführlicher: Eine 42-jährige Kollegin ist an Silvester an einem in die Lunge metastasierten Mammakarzinom verstorben. Die körperlichen Beschwerden der Patientin nahmen daraufhin zu: verstärkter Brustbeinschmerz, anale Blutung (der Proktologe diagnostizierte eine Fissur). Sie hat seit dem Tod der Kollegin im Magen das Gefühl, als ob darin ein Stein liegt.
*Verordnung:* Es wird Arsenicum album Q3 verordnet, da es der Totalität der Symptome entspricht – die neu aufgetretene Fissur, die stechenden (➤ Abb. 4.4) und brennenden Schmerzen im Brust-

| | Phos. | Con. | Hep. | Ph-ac. | Rhus-t. | Calc. | Dulc. | Sars. | Thuj. |
|---|---|---|---|---|---|---|---|---|---|
| **Total** | 9 | 6 | 6 | 6 | 6 | 5 | 5 | 5 | 5 |
| **Rubrics** | 4 | 4 | 4 | 4 | 4 | 4 | 4 | 4 | 4 |
| **Kingdoms** | | | | | | | | | |
| **Traditional Miasms** | | | | | | | | | |
| Brust; SCHMERZEN; Stechen; Sternum (102) | 2 | 2 | 1 | 1 | 2 | 2 | 2 | 1 | 2 |
| Brust; SCHMERZEN; Drücken; Sternum (98) | 3 | 1 | 1 | 1 | 1 | 1 | 1 | 1 | 1 |
| VERBRENNUNGEN; Röntgenstrahlen, durch (4) | 1 | | | | | | | | |
| Haut; VERFÄRBUNG; bläulich; Flecke (67) | 3 | 2 | 2 | 3 | 1 | 1 | 1 | 2 | 1 |
| Gesicht; HAUTAUSSCHLÄGE; Pickel; Kinn (34) | | 1 | 2 | 1 | 2 | 1 | 1 | 1 | 1 |

**Abb. 4.3** Repertorisation der Brustschmerzen, der Bestrahlung und anderer charakteristischer Symptome [P328]

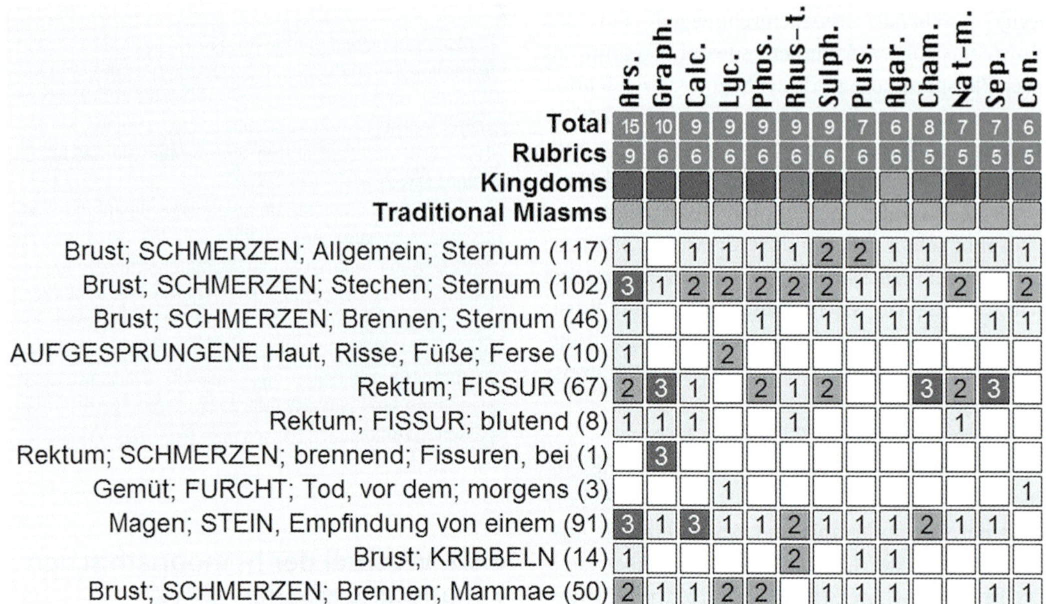

| | Ars. | Graph. | Calc. | Lyc. | Phos. | Rhus-t. | Sulph. | Puls. | Agar. | Cham. | Nat-m. | Sep. | Con. |
|---|---|---|---|---|---|---|---|---|---|---|---|---|---|
| Total | 15 | 10 | 9 | 9 | 9 | 9 | 9 | 7 | 6 | 8 | 7 | 7 | 6 |
| Rubrics | 9 | 6 | 6 | 6 | 6 | 6 | 6 | 6 | 6 | 5 | 5 | 5 | 5 |
| Kingdoms | | | | | | | | | | | | | |
| Traditional Miasms | | | | | | | | | | | | | |
| Brust; SCHMERZEN; Allgemein; Sternum (117) | 1 | | 1 | 1 | 1 | 1 | 2 | 2 | 1 | 1 | 1 | 1 | 1 |
| Brust; SCHMERZEN; Stechen; Sternum (102) | 3 | 1 | 2 | 2 | 2 | 2 | 2 | 1 | 1 | 1 | 2 | | 2 |
| Brust; SCHMERZEN; Brennen; Sternum (46) | 1 | | | | 1 | | 1 | 1 | 1 | 1 | | 1 | 1 |
| AUFGESPRUNGENE Haut, Risse; Füße; Ferse (10) | 1 | | | 2 | | | | | | | | | |
| Rektum; FISSUR (67) | 2 | 3 | 1 | | 2 | 1 | 2 | | | 3 | 2 | 3 | |
| Rektum; FISSUR; blutend (8) | 1 | 1 | 1 | | | 1 | | | | | 1 | | |
| Rektum; SCHMERZEN; brennend; Fissuren, bei (1) | | 3 | | | | | | | | | | | |
| Gemüt; FURCHT; Tod, vor dem; morgens (3) | | | | 1 | | | | | | | | | 1 |
| Magen; STEIN, Empfindung von einem (91) | 3 | 1 | 3 | 1 | 1 | 2 | 1 | 1 | 1 | 2 | 1 | 1 | |
| Brust; KRIBBELN (14) | 1 | | | | | 2 | | 1 | 1 | | | | |
| Brust; SCHMERZEN; Brennen; Mammae (50) | 2 | 1 | 1 | 2 | 2 | | 1 | 1 | 1 | | | 1 | 1 |

**Abb. 4.4** Repertorisation der Brustbeinschmerzen, der Fissur und anderer charakteristischer Symptome [P328]

bein, die Ängste vor dem Tod. Außerdem ist Arsenicum album das Antidot zu Phosphor, was in dem Fall gewünscht ist.

Sieben Tage nach der Einnahme von Arsenicum album geht es der Patientin besser, die Brustbeinschmerzen sind deutlich zurückgegangen. Da sie immer wieder von der verstorbenen Kollegin träumt, wird Ignatia C200 verordnet. Ignatia wirkt stabilisierend auf ihre Psyche.

Die Patientin berichtet von einem einmalig aufgetretenen „glühenden Schmerz" am Brustbein. Rückblickend war der Brustbeinschmerz schon seit der Bestrahlung vorhanden. Nachdem Arsenicum album die Patientin stabilisiert hat und die überschießende Wirkung von Phosphor antidotierte, kommen jetzt wieder Symptome zum Vorschein, die Phosphor indizieren.
*Verordnung:* Phosphor Q11 aus dem dritten Glas.

**!**

Das homöopathische Arzneimittel wird verdünnt aus dem dritten Glas gegeben, damit es nicht zu stark wirkt und die Lebenskraft nicht überfordert. Es kommt häufiger vor, dass Patienten ein Symptom erst retrospektiv einordnen können.

Intermittierend ist unter Phosphor Q11 Belladonna C200 nötig, da der Brustbeinbereich (mitunter Belladonna als ein Mittel!) zu glühen scheint, zudem treten Halsschmerzen auf und es zeigt sich eine milchig belegte Zunge. Belladonna hilft innerhalb von 30 Minuten. Nach drei Wochen kommt es zu einer Bronchitis mit Wundheitsgefühl in den **Bronchien,** die nach Bryonia C30 sehr schnell abklingt.
*Verordnung:* Phosphor wird nach wenigen Tagen als Q11 wiederaufgenommen.

## Schlafstörungen und Versagensängste

In der Folge kommt es bis zum April 2012 zu anhaltenden Schlafstörungen und starken Versagensängsten. Die Ferse reißt ein, die Zähne werden für Kälte/Wärme hochempfindlich – ein neues Symptom. Die Fissur blutet wieder nach bzw. während des Stuhlgangs. Die Patientin ergänzt am 5.4.2012, dass sie noch nie so unter der **Schlaflosigkeit** gelitten hat. Sie **vergisst** auch öfter **Namen** von Personen, die sie schon lange kennt.
*Verordnung:* Es wird Sepia Q3 verordnet. Denn die Empfindlichkeit der Zähne auf Kälte und Wärme,

der Ausschlag am Fuß sowie die Risse der Ferse und die blutende Fissur weisen auf Sepia hin. Einige Symptome werden von Sepia nicht abgebildet, wohl aber von Natrium muriaticum, nach Künzli und Spinedi kann davon ausgegangen werden, dass auch Sepia diese Symptome umfasst.

**!**

Wenn in einer Rubrik Natrium muriaticum aufgeführt ist, ist es nach Künzli und Spinedi möglich, sich Sepia in die Rubrik „hinzuzudenken": Sepia kommt also auch für Symptome von Natrium muriaticum infrage, auch wenn Sepia in der entsprechenden Rubrik nicht aufgeführt ist. Allerdings gilt nicht der Umkehrschluss: In Rubriken, die nur Sepia nennen und nicht Natrium muriaticum enthalten, ist Natrium muriaticum nicht indiziert.

Der Schmerz während des Eisprungs (Mittelschmerz; Symptom vom 30.5.2011) besteht schon sehr lange und war schon zu diesem Zeitpunkt ein Hinweis auf Sepia (➤ Abb. 4.5). Oftmals treten unter Q-Potenz neue oder ältere und markante Symptome auf, die sich erst in der Rückschau in das Mosaik der Arzneimittelwahl einordnen lassen.

Unter Sepia Q3 verschwinden die Ängste, die Panik sowie die Schlafstörungen innerhalb weniger Tage. „Durch das Mittel empfinde ich eine Schutzhülle." Nach 19 Tagen lässt die Wirkung des Arzneimittels nach.

**!**

Sepia Q3 wurde seit 21 Tagen eingenommen, diese Einnahme erfolgte somit einige Tage länger als die vorgesehenen 14 bis 16 Einnahmetage. Wird eine Q-Potenz über einen darüber hinausgehenden Zeitraum verabreicht, kann die Q-Potenz – insbesondere bei einer instabilen Situation, sei sie psychisch bedingt oder Folge einer schweren Pathologie – ihre Wirkung verlieren oder es können Symptome des Arzneimittels ausgelöst werden, da die Q-Potenz durch die längere Einnahmedauer und vermehrte Potenzierung (über 14 bis 16 Tage hinaus) in den Wirkbereich der neuen Q-Potenz-Stufe gekommen ist.

Sepia wird fortgeführt als Q4. Darunter tritt ein brennender Schmerz der Mamille beider Brüste auf, weshalb Conium Q9 indiziert ist. Conium besserte bereits früher den Brustschmerz mit Besserung auf Druck und wirkt jetzt als Q9–10 innerhalb von wenigen Tagen positiv auf das Brennen.

**!**

Unter einem passenden Mittel, hier Sepia, sollte kein neuer Schmerz auftreten, insbesondere nicht im operierten Bereich der Brust. Sepia besserte also die starken Ängste und Panik, führte aber auf der Ebene der Brust zu einer Verschlechterung, weswegen das Komplementärmittel Conium indiziert ist.

4

| | Sep. | Calc. | Nat-m. | Puls. | Bry. | Nit-ac. | Merc. | Bar-c. | Carb-v. | Phos. |
|---|---|---|---|---|---|---|---|---|---|---|
| **Total** | 12 | 11 | 9 | 11 | 9 | 9 | 8 | 7 | 7 | 7 |
| **Rubrics** | 6 | 6 | 6 | 5 | 5 | 5 | 5 | 4 | 4 | 4 |
| **Kingdoms** | | | | | | | | | | |
| **Traditional Miasms** | | | | | | | | | | |
| SCHMERZEN; Allgemein; Kälte; irgendetwas Kaltes; agg. (61) | 3 | 2 | 3 | 1 | | 2 | 2 | 2 | 2 | 2 |
| Zähne; SCHMERZEN; Allgemein; Wärme; Dinge; agg. (43) | 2 | 3 | 1 | 3 | 2 | 2 | 2 | 2 | 2 | 2 |
| Extremitäten; HAUTAUSSCHLÄGE; Fuß (46) | 1 | 2 | 1 | 1 | 1 | | 1 | 1 | | 1 |
| Rektum; FISSUR; blutend (8) | | 1 | 1 | | | 1 | | | | |
| Rektum; FISSUR; blutend; Stuhlgang, nach (5) | | 1 | 1 | | | 2 | | | | |
| SCHMERZEN; Allgemein; Menses; zwischen den Perioden (5) | 2 | | | | 2 | | | | | |
| SCHMERZEN; Allgemein; Wärme; Getränke, durch; agg. (30) | 3 | | | 3 | 2 | 2 | 2 | | 2 | |
| SCHMERZEN; Allgemein; Wärme; Speisen, durch; agg. (31) | 1 | 2 | 2 | 3 | 2 | | 1 | 2 | 1 | 2 |

**Abb. 4.5** Repertorisation der Zahnschmerzen, des Mittelschmerzes und anderer charakteristischer Symptome [P328]

4

### 4.6.3 Ausführliche Zwischenanamnese

Am 16.7.2012 stellt sich die Patientin erneut zu einer längeren Zwischenanamnese vor. Sie arbeitet inzwischen Vollzeit und macht einen „gesunden" Eindruck. Eine Psychotherapie wegen der Ängste brach sie kurz vor der Einnahme von Sepia ab. Sie berichtet, dass ihr die Vergangenheitsarbeit nicht guttat und nach der Einnahme von Sepia ihre Ängste „verschwunden" waren, eine Psychotherapie war nicht mehr notwendig. Es bestehen Pickel am Kinn, ein einseitig rotes Ohr, sie bekommt schnell blaue Flecken. Von der Bestrahlung hat sie keine Beschwerden mehr, die Nebenwirkungen der Chemotherapie bestehen nicht mehr.

Tamoxifen und Zoladex® werden sehr gut ohne Nebenwirkungen vertragen. Die Zungenspitze ist leicht rot, die Fissur am After ist deutlich besser geworden. Das Brennen der Brustwarzen ist weg. *Verordnung:* Da immer noch Würmer vorliegen, wird Scirrhinum C200 gegeben, nach einer Woche gefolgt von Conium Q11–12. Obwohl Sepia mit den Symptomen in der Repertorisation führend ist, wird das Komplementärmittel Conium fortgeführt, da unter Sepia **Brustschmerzen** aufgetreten sind.

### 4.6.4 Tumornahe Symptome

#### Schmerzen im Brustbein

Am 16.8.2012 berichtet die Patientin von erneuten Schmerzen am Brustbein – nun im Bereich des Rippenansatzes –, bei dem neuen Symptom handelt es sich um einen tiefen Schmerz aus dem Knochen heraus, ein glühender Schmerz, als ob der Knochen angeschlagen ist. Psychisch geht es der Patientin richtig gut. Conium Q13 wird fortgeführt. Am 24.9.2012 (nach einem weiteren Monat) berichtet sie, dass sie sehr ausgeglichen ist. Allerdings leidet sie seit drei Tagen unter einer Erkältung mit Halsschmerzen und Schüttelfrost. Die Risse am großen Zeh sind kaum noch vorhanden. Die Zunge zeigt einen milchigen Belag, der Mittelstreifen und der vordere Teil sind jedoch rosa geblieben, außerdem leidet sie an dem Gefühl, dass die Zunge belegt ist. Es sind neue Leberflecken im Brustkorbbereich entstanden. Sie erhält Belladonna C200, wodurch sich die Beschwerden bessern.

Auffallend sind die verschiedenen Schmerzarten im Brustbeinbereich, die immer wieder auftreten. Nach der Bestrahlung zeigte sich ein Stechen und Drücken, was Phosphor, differenzialdiagnostisch auch Conium in die engere Wahl brachte. Später führte der Schmerz unter Berücksichtigung der individuellen Symptome zu Arsenicum album und mit dem Glühen im Brustbeinbereich zu Belladonna. Es wird deutlich, wie wichtig die genaue Erhebung der Schmerzart ist, ebenso der Zeitpunkt, aber auch in welchem zeitlichen Zusammenhang es auftritt: In diesem Fall zeigten sich die Schmerzen nach der Bestrahlung, wodurch wiederum Phosphor als Hauptmittel im Vordergrund steht.

#### Schmerz in der linken Brust (2013)

Bis zur Einnahme von Conium Q14 geht es der Patientin gut, dann tritt ein **stumpfer Brustschmerz** der linken Brust auf. Zudem zeigen sich wieder vermehrt Ängste. Es wird Sepia Q5 gegeben, was zu einer Zunahme der Alterswarze neben der Brustwarze führt, weshalb Thuja Q3 (November 2012) als Zwischenmittel gegeben wird. Da die Ängste anhalten, nimmt die Patientin Sepia bis zur Q8 ein (Anfang 2013). Es ist erstaunlich, wie schnell die Ängste wieder verschwinden.

Die Patientin klagt immer wieder über Schmerzen in der Brust im Knochenbereich, ein leichtes Ziehen, das seit der Bestrahlung besteht. Es sind außerdem weiße Flecken auf den Fingernägeln vorhanden und die Patientin bekommt nach wie vor schnell blaue Flecken. Das Brennen und der Brustschmerz bestehen nicht mehr. Tamoxifen nimmt sie nur an ca. vier Tagen der Woche ein, weil sie eine Abneigung dagegen entwickelte, ohne weitere Nebenwirkungen zu haben. Zoladex® soll demnächst nach zweijähriger Einnahme abgesetzt werden.

Indikation für Phosphor: Das Ziehen im alten Bestrahlungsbereich lässt noch an Radium bromatum/X-Ray sowie Phosphor denken.

- Tamoxifeneinnahme: Die unregelmäßige Einnahme von Tamoxifen und Motivierung zur konsequenten

Einnahme zeigen, wie wichtig das enge Arzt-Patientverhältnis ist, wie es besonders im Rahmen einer homöopathischen Behandlung erreicht werden kann. Die Patientin wird zur regelmäßigen und täglichen Einnahme von Tamoxifen motiviert, da dieses Medikament in Kombination mit einer homöopathischen Behandlung synergistisch wirkt und in der Regel ohne oder mit nur sehr wenig Nebenwirkungen sehr gut vertragen wird (➤ 5).

Die Patientin meldet sich zwei Monaten nicht (bis Juli 2013). Rückblickend ging es psychisch sehr gut, die Freude ist wieder gekommen. Die Alterswarzen nehmen zu, sie erhält Thuja Q4. Darunter nehmen die blauen Flecken zu, ebenso die Schmerzen am Knochen unterhalb der Brust, wie kurz nach der Bestrahlung. Sie berichtet von einem Traum, in dem sie helles Blut sah. Die Fissur besteht immer noch und beim Stuhlgang geht immer etwas Blut ab. Diese Symptome, die bereits bestanden haben, sind wieder aufgetreten und zeigen den Wechsel zu Phosphor an. *Verordnung:* Phosphor Q12 aus dem dritten Glas. Phosphor deckt alle wieder aufgetretenen Symptome ab, da alle hochwertig sind, kann ein Wechsel des Arzneimittels vorgenommen werden (blaue Flecken, Knochenschmerz unterhalb der Brust seit Bestrahlung, Traum von Blut).

Wurde bereits einmal die Q-Potenz bis zum dritten oder fünften Glas verdünnt, wird auf dieser Verdünnungsstufe bei erneuter Aufnahme bzw. Weitergabe der Q-Potenz verblieben. Wenige Patienten empfinden diese Verdünnung als „theoretischen Wirkverlust", was sie nicht ist, das Mittel wird weiter verdünnt, verbleibt einerseits in seiner Wirkung voll erhalten und kann andererseits in der Regel zu keiner Verschlimmerung führen (sonst müsste es ggf. pausiert oder seltener gegeben werden).

### 4.6.5 Behandlung der möglichen Folgen der Bestrahlungs- und Chemotherapie

#### Hautausschlag nach früherer Bestrahlung

Im September 2013 tritt ein Ausschlag über dem rechten Augenlid auf, knapp unterhalb der Augenbraue, der einer Neurodermitis ähnelt. Der Hautausschlag ist ein neues Symptom, weswegen die Patientin eine neutrale Creme wie Olivenöl- oder Calendula-Creme auftragen soll, um den Ausschlag nicht zu unterdrücken.

Alte Hautausschläge oder neue aufgetretene Hautausschläge sind ein positives inneres Heilungszeichen, werden aber immer auch als Symptom differenziert für die Arzneimittelwahl.

Der Versuch mit Calendula-Creme äußerlich hilft nicht. Ihr wird Radium bromatum C30 verordnet.

Radium bromatum ist wie auch Rhus toxicodendron ein wichtiges Komplementärmittel zu Phosphor, insbesondere wenn eine Bestrahlung vorlag. Da Rhus toxicodendron einen starken Hautausschlagbezug hat und Radium bromatum dieselben Modalitäten aufweist wie Rhus toxicodendron und dessen Symptomatik einschließt, bewährt sich Radium bromatum C30 in diesen Fällen oft – bei der Kombination aus der Causa Bestrahlung und Hautausschlag.

Radium bromatum bessert den Hautausschlag, der komplett verschwindet, Sepia wird fortgeführt als Q10–14.

Nach Gabe einer C-Potenz kann das Arzneimittel, das zuvor als Q-Potenz gegeben wurde, oftmals schnell wiederaufgenommen werden, da beide Potenzarten auf unterschiedlichen Ebenen parallel wirken können. Ein Auswirken einer C-Potenz nach Kent (hier C30: 35 Tage), wäre besser. In der Tumorbehandlung ist jedoch ein großer Zeit- und Behandlungsdruck vorhanden, sodass die Wiederaufnahme der Q-Potenz häufig rascher erfolgt.

#### Anhaltende Müdigkeit – leberunterstützende Maßnahmen (2014)

Im Januar 2014 geht es der Patientin nach der zusätzlichen Einnahme von Carduus marianus (zur Unterstützung der Leber nach vorangegangener

Chemotherapie) als Urtinktur (2 × 5 Tr. tgl.) wegen der anhaltenden Müdigkeit etwas besser. Nach der Kontrollmammografie zieht die Brust eine Woche, die Untersuchung ist ohne Befund. Die Alterswarzen wachsen.
*Verordnung:* Conium Q15.

!

> Conium ist ein wichtiges Mittel für die Folgen nach Brustdrüsenverletzungen bzw. -quetschungen, wie dies eine Mammografie darstellen kann. Spinedi empfiehlt bei einer unkomplizierten Behandlung Conium M oder XM nach einer Mammografie ähnlich wie Arnica nach einer größeren Verletzung (s. o.).



## Anhaltender Erschöpfungszustand – Causa: Bestrahlung/Chemo

Am 28.4.2014 treten für einen Tag die alten Schmerzen der Brust oberhalb der Brustwarze im Narbenbereich wieder auf. Die Patientin leidet nach dem Essen unter Völlegefühl, was für sie neu ist. Unter Sepia Q16, worauf wegen eines anhaltenden Harnwegsinfekts gewechselt wird, träumt sie wieder von Blut, zudem nimmt die Schwäche wieder zu, sodass sie es ohne Kaffee gar nicht mehr aushält. Die gynäkologische Untersuchung ist wie zuvor ohne Befund.

Auch nach einem Monat (22.5.2014) fühlt sich die Patientin immer noch sehr erschöpft, nach wie vor braucht sie Kaffee, um durch den Tag zu kommen. Sie leidet an einer latenten Erkältung mit wundem Hals. Die Großzehenkuppe reißt öfter auf, da die Haut dort dünn ist und deswegen öfter blutet. *Verordnungen:* Da die Schwäche zunimmt, wird auf dem Hintergrund des Traums Phosphor Q13 aus dem dritten Glas gegeben. Mit dem Riss der Großzehenkuppe erschließt sich noch X-Ray als (Post-)Bestrahlungsmittel, das auch einen Bezug zu den Rissen in Finger-/Zehenkuppen hat – es wird als Zwischengabe als C30 verabreicht. Phosphor wird danach als Q14 fortgeführt aus dem dritten Glas. Aufgrund einer erneuten Zunahme der Altersflecken nimmt die Patientin Thuja Q5 ein, da aber deutlich mehr blaue Flecken zutage treten, wird wieder Phosphor Q15 aus dem dritten Glas verordnet.

### 4.6.6 Kaffee als Antidot

Am 8.9.2014 tritt ein neues Symptom auf, eine kleine runde und **wunde Stelle** an der **Pofalte.** Wenn die Patientin müde ist, sind die Nase und der Bereich um die Nase gerötet, was brennende Schmerzen wie bei einem Sonnenbrand verursacht. Die Patientin kennt das Symptom von früher. Es wird bei Phosphor Q16 aus dem 3. Glas verblieben. Da Phosphor das weiter indizierte Mittel ist, es aber nicht ausreichend wirkt, scheint Kaffee die Wirkung zu antidotieren. Die Patientin soll keinen Kaffee mehr trinken.

> Kaffee wirkt grundsätzlich mit ganz wenigen Ausnahmen als Antidot zu vielen homöopathischen Mitteln. Deshalb ist das Weglassen von Kaffee während der homöopathischen Behandlung schwerer Erkrankungen äußerst wichtig.

Bis zum 2.10.2014 geht es nach Einstellen des Kaffeekonsums nach zwei Tagen deutlich besser: „Ich fühle mich wie geheilt.“ Sie ergänzt, dass ein vaginaler Pilz der Schamlippen aufgetreten ist, dieses Symptom kennt sie von der Schwangerschaft. Eine lokale Joghurtspülung beendet die Symptomatik. Verordnung: Phosphor Q17 aus dem dritten Glas.

> Es zeigt sich, wie Kaffee die Arzneimittelwirkung stören kann: Dies mag unverständlich sein angesichts der Tatsache, dass Q-Potenzen in der Regel neben weiteren starken Medikamenten und Chemotherapien/Bestrahlungen verwendet werden können. Doch es zeigt sich immer wieder, dass Kaffee als Antidot wirkt und die Wirkung eines homöopathischen Arzneimittels aufheben kann.

### 4.6.7 Nebenwirkungen unter Tamoxifen

Da es im November 2014 zu einem vaginalen Infekt mit gelblichem Ausfluss kommt, wird Sepia Q17 verordnet, jedoch benutzt die Patientin von sich aus ein Antimykotikum, gefolgt von Sepia Q18.

!

Nicht immer gelingt die alleinige homöopathische Behandlung eigentlich leicht zu behandelnder Nebenbeschwerden. Bei der Patientin muss berücksichtigt werden, dass sie Tamoxifen einnimmt, das eine Trockenheit der vaginalen Schleimhäute verursacht und dadurch das Vaginalmilieu verändert und anfällig für Infektionen macht.

### 4.6.8 Akuter Infekt und Erschöpfung (2015)

Da die Erschöpfung wieder auftritt, wird Phosphor Q18 fortgeführt. Im Februar 2015 tritt ein bronchialer Infekt mit Fieber und Schüttelfrost auf, der Fieberbeginn war am Vortag um 21/22 Uhr, das Fieber bis 38,5 °C mit Schüttelfrost. Der Husten tritt beim Einatmen von kalter Luft auf, der Auswurf ist gelb. Es wird Bryonia C200 gegeben.

!

- Beim Auftreten von Fieber wird der zeitliche Fieberbeginn zur Mittelfindung herangezogen – nicht die Zeit des höchsten Fiebers. Wichtig ist es, Fieberbegleitsymptome bei der Arzneimittelwahl zu berücksichtigen.
- Tritt nach einer Krebserkrankung Fieber auf, ist dies als gutes Zeichen zu werten, denn es spricht für ein gut funktionierendes Immunsystem. Bei fast allen Krebspatienten ist in den Jahren bis Jahrzehnten vor der Krebserkrankung kein Fieber mehr aufgetreten.

Am 5.2.2015 sinkt das Fieber auf 37,7 °C. Der Druck auf die Nasennebenhöhlen hat sich gebessert. Die Patientin hustet grüne Klumpen ab, die Gliederschmerzen sind besser.

Am 6.2.2015 leidet die Patientin unter starken Kopfschmerzen, das Fieber ist am Vortag noch einmal auf 38 °C angestiegen. Die Bronchien sind wieder belegt und die Nasennebenhöhlen voll. Im Mund ist am Zahnfleisch und im linken oberen Gaumen eine Schwellung vorhanden, wie eine Pustel. Kleine Pickel sind links und rechts von der Nase vorhanden. Die Füße sind eiskalt, es bestehen öfter Hitzeschübe.

*Verordnungen:* Nach Belladonna C200 geht es der Patientin innerhalb von einem Tag wesentlich besser. Die Nasennebenhöhlen geben beim Schnäuzen dunkelgelbes Sekret ab, das mit blutigem Schleim durchzogen ist. Am 26.2.2015 geht es so gut wie schon lange nicht mehr. Es wird abgewartet, da der Infekt mit Gabe von Bryonia und Belladonna zu einer Besserung des chronischen Geschehens mit der Müdigkeit führt.

!

Akute Infekte sind in der homöopathischen Krebsbehandlung immens wichtig. Es wird versucht, das Akutmittel zu finden unter Beachtung der Chronizität des Falles bzw. der Krebsdiagnose. Schlegel hat Belladonna und Bryonia schnell aufeinanderfolgend in der Brustkrebsbehandlung gegeben. Bei der Patientin bessert der Infekt mit dem Fieber unter Gabe von Belladonna/Bryonia das chronische Geschehen des Erschöpfungssyndroms/Fatigue.

4

Ende März 2015 gibt die Patientin an, wieder sehr viel gearbeitet zu haben. Sie hat ein Ziehen an den Beinansätzen, was sie von früher kennt. Außerdem leidet sie an einem tief bellenden Husten, der mit der abendlichen Erschöpfung einhergeht. Der Schlaf ist erholsam, das Gedächtnis gut, der Schwindel besteht nicht mehr.

*Verordnung:* Die Verordnung von Phosphor als Q18 aus dem dritten Glas wird wieder aufgenommen, wegen der Altersflecken gefolgt von Thuja Q6–7. Hierunter tritt ein brennender Schmerz der linken Brust auf, weswegen wieder zu Phosphor Q19 aus dem dritten Glas zurückgekehrt wird, da der brennende Brustschmerz auffallend ist und als Schmerz nicht unter einer laufenden Q-Potenz entstehen sollte. Am 27.7.2015 berichtet die Patientin, dass das Brennen vergangen ist, sie litt zweimalig in der Sommerhitze des Urlaubs unter einem Stechen im Brustbeinbereich.

Die Patientin äußert sich rückblickend zur Chemotherapie wie folgt: „Dadurch, dass ich sie so gut verkraftet habe, hadere ich nicht damit. Das gehörte zu meinem Heilungsprozess. Ich habe nicht den Eindruck, dass mein Körper schwere Schäden dadurch hat."

!

Phosphor wird als Q20 und Q21 verabreicht, da ich in Urlaub ging und die Patientin nicht durchgehend mit der Q-Potenz versorgt gewesen wäre. In solchen Ausnahmefällen sollten maximal zwei aufeinanderfolgende Q-Potenzen verordnet werden, da sonst wichtige Symptome verloren gehen können. Niemals sollte eine Q-Potenz standardmäßig in mehreren Q-Potenz-Stufen verabreicht werden (z. B. als Anweisung an den Patienten, Phosphor Q20–22 in der Folge durch zu nehmen und sich dann erst zu melden): Die Symptombeobachtung ist vermindert und indizierte Mittelwechsel werden verpasst, wie es sich dann auch im weiteren Verlauf bestätigt.

## 4.6.9 Tumornahe Symptome und akuter Infekt

### Beschwerden des Brustbeins

Am 8.8.2015 geht es der Patientin nicht gut, sie leidet an starker Erschöpfung und fühlt sich wie ausgebrannt. Das Stechen im Brustbein ist vergangen, allerdings leidet sie seit dem gerade begonnenen Schuljahr an einem Völlegefühl in der Speiseröhre, als ob eine Spannung unter dem Brustbein bestehe. Außerdem brennt die Brustwarze abends, die Patientin hat das Bedürfnis, darauf zu drücken. Phosphor Q21 wurde noch nicht begonnen, da die Patientin im Urlaub war.

*Verordnung:* Conium Q16, da Phosphor nicht das Symptom des brennenden Brustschmerzes, der durch Druck gebessert wird, zeigt. Zudem hat sich Conium (➤ Abb. 4.6) bei diesen Beschwerden bereits bewährt. Das Symptom „Völlegefühl der Speiseröhre" findet sich nicht im Repertorium, stattdessen müsste das Symptom in den entsprechenden Analogrubriken „Völlegefühl des Magens" oder „Völlegefühl der Brust" repertorisiert werden, wo sich aber keine entsprechende Analogrubrik findet: im Repertorium sind nur wenige Rubriken zur Speiseröhre enthalten.

Am 21.9.2015 fühlt sich die Patientin durch das Mittel wie „aufgefangen". Das Völlegefühl ist verschwunden. Der Schlaf ist durch die Einnahme von Conium Q16 schlagartig besser geworden. Sie bekommt nach wie vor schnell blaue Flecken, diese haben sich vermehrt – das Symptom ist allerdings nicht unter dem laufenden Mittel (Conium) aufgetreten, sondern es hat sich bereits zuvor unter der Phosphor-Gabe entwickelt. Die Brust ist besser geworden, die Schmerzen der Brustwarzen bestehen nicht mehr. Es wird bei Conium verblieben und die Q17 verordnet.

### Bronchitis

Am 26.10.2015 kommt es erneut zu einer latenten Bronchitis mit Husten und grünlichem Auswurf. Der Schleim läuft den Rachen hinunter. Die Patientin verspürte Druck auf den Nasennebenhöhlen, sie hat starken Haarausfall und Gliederschmerzen und es tritt öfter Schüttelfrost auf. Im Traum hat sie ein kleines Mädchen mit Down-Syndrom durch die Schule getragen, danach hat sie begonnen, aus dem Unterleib zu bluten, und das helle Blut ist an ihr herabgelaufen.

*Verordnung:* Phosphor Q21 aus dem dritten Glas, Phosphor deckt mit Rhus toxicodendron die Totalität der aktuellen Symptome.

Unter der Einnahme von Phosphor geht es der Patientin nach einer weiteren Gabe von Radium bromatum C30 sehr gut. Am 30.11.2015 berichtet sie, dass das Mittel unmittelbar gewirkt hat, schon nach

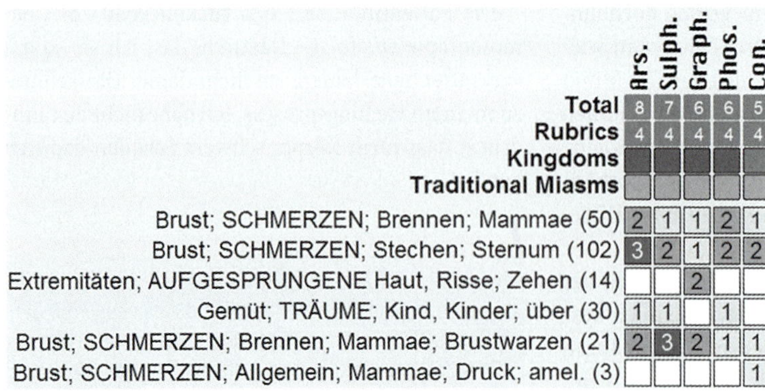

| | Ars. | Sulph. | Graph. | Phos. | Con. |
|---|---|---|---|---|---|
| Total | 8 | 7 | 6 | 6 | 5 |
| Rubrics | 4 | 4 | 4 | 4 | 4 |
| Kingdoms | | | | | |
| Traditional Miasms | | | | | |
| Brust; SCHMERZEN; Brennen; Mammae (50) | 2 | 1 | 1 | 2 | 1 |
| Brust; SCHMERZEN; Stechen; Sternum (102) | 3 | 2 | 1 | 2 | 2 |
| Extremitäten; AUFGESPRUNGENE Haut, Risse; Zehen (14) | | | 2 | | |
| Gemüt; TRÄUME; Kind, Kinder; über (30) | 1 | 1 | | 1 | |
| Brust; SCHMERZEN; Brennen; Mammae; Brustwarzen (21) | 2 | 3 | 2 | 1 | 1 |
| Brust; SCHMERZEN; Allgemein; Mammae; Druck; amel. (3) | | | | | 1 |

**Abb. 4.6** Repertorisation der Brustschmerzen, der Schmerzmodalitäten und weiterer Charakteristika [P328]

24 Stunden ging es besser, „ein Hebel wurde umgelegt, auch körperlich war ich sofort fitter und hatte mehr Lebensfreude!"
*Verordnung:* Phosphor Q22 aus dem dritten Glas wird nach Radium bromatum wieder aufgenommen.

### 4.6.10 Langjährige Stabilisierung (2016)

Am 11.1.2016 leidet die Patientin unter einer seit zehn Tagen bestehenden Regelblutung unter 20 mg Tamoxifen täglich. Ihre Lippen brennen und sie ist verschleimt, sodass sie morgens und abends abhusten muss.
*Verordnung:* Conium Q18. Obwohl unter Tamoxifen die Regelblutung länger wird, sollte es unter Conium zu einem Ende der Blutung kommen, da Conium vor Phosphor gut gewirkt hatte. Die Patientin wird angehalten, ihre Gynäkologin aufzusuchen. Der Befund ergibt, dass noch aufgebautes Endometriumgewebe vorhanden ist.

Bis zum 1.2.2016 geht es der Patientin erstaunlich gut, die Erschöpfung besteht nicht mehr, die Periode ist unter dem Mittel von selbst sistiert. Fortführung von Conium Q19–22 bis Mai 2016, unterbrochen von Zwischengaben von Belladonna C200 und Bryonia C200 bei je einem akuten Infekt/Bronchitis mit Fieber mit ähnlicher Symptomatik der bisherigen Belladonna-/Bryonia-Infekte.

**!**

Die Patientin entwickelt bei Infekten immer wieder hohes Fieber, was prognostisch ein sehr gutes Zeichen ist. Aus diesem Grund ist es wichtig, das Fieber bei Infekten nicht durch fiebersenkende Mittel zu unterdrücken und das indizierte homöopathische Mittel zu geben – wenn möglich, unter Einbeziehung der Tumorerkrankung.

Da es zu zunehmenden blauen Flecken bei schon bei leichter Tätigkeit im Garten kommt, wird ab Mai 2016 Phosphor Q23–24 je aus dem dritten Glas gegeben.

Die Patientin stellt sich im Juli 2016 erneut in der Praxis vor. Sie sieht sehr gut aus, der Schlaf ist hervorragend, es besteht keine Erschöpfung mehr. Tamoxifen wird ohne Nebenwirkungen sehr gut vertragen. Sämtliche bis dahin regelmäßige Tumornachsorgeuntersuchungen sind ohne Befund.

## 4.7 Beurteilung

Der vorliegende Fall zeigt eine begleitende homöopathische Behandlung einer Patientin mit Brustkrebs. Die Patientin kam nach der Operation und vor der damals noch unklaren Chemotherapie und anstehenden Bestrahlung. Es handelte sich um ein Mammakarzinom, das zum Operationszeitpunkt eine geringe Größe hatte, es wurde im Gesunden (R0) entfernt, ein G1-Tumor, der Östrogenrezeptorstatus war positiv.

In der Auswertung der Anamnese ergab sich das Behandlungskonzept: Führend waren die Arzneimittel Phosphor und Conium sowie Thuja und Scirrhinum. Schon in der Ausarbeitung der Erstanamnese stellten sich diese Mittel mit hoher Treffsicherheit dar. Aufgrund der Operation der Brust wurde mit Staphisagria begonnen, gefolgt von Phosphor. Schon sehr schnell zeigte sich Conium als weiteres Mittel. Im gesamten Behandlungsverlauf bestätigte sich das erstellte Behandlungskonzept, die Arzneimittelgaben waren geleitet von den hochwertigen und teilweise neu aufgetretenen Symptomkonstellationen, wobei der Brustkrebsaspekt immer beachtet wurde vor dem Hintergrund der erfolgten Chemo-/Strahlentherapie und bis heute laufenden antihormonellen Therapie. Insgesamt wurden nur wenige „Hauptmittel" (Phosphor, Conium, Thuja) verordnet mit Zwischengabe von einigen Akutmitteln (Belladonna, Bryonia) bzw. Mitteln zur Behandlung der Folgen der Bestrahlung/Chemotherapie (Radium bromatum).

Die interkurrenten Infekte konnten mithilfe der Homöopathie innerhalb kurzer Zeit gebessert bzw. ausgeheilt werden. Prognostisch günstig war die Entwicklung von fieberhaften Infekten, da damit einhergehend eine bessere Prognose der Krebserkrankung zu erwarten ist (Schulman 2005).[2]

[2] Zwischen Dezember 2002 und September 2003 wurden in einer Trauma-Intensivstation die Auswirkungen aggressiven

Schlecht zu behandeln waren der Fußpilz sowie die Würmer. Um keine äußerliche Unterdrückung mit der Gefahr des Auftretens einer erneuten schweren inneren Pathologie vorzunehmen, wurde auf ein chemisches Wurmmittel sowie eine äußerliche Behandlung des Fußpilzes in Absprache mit der Patientin verzichtet.

## 4.8 Materia medica: Arzneimitteldifferenzierung und klinische Anwendung

4

### 4.8.1 Phosphorus

Phosphor ist ein hochwertiges konstitutionelles Mittel und gleichzeitig eines der wichtigsten Krebsmittel. Es ist angezeigt bei Patienten, die eine Chemotherapie und/oder Bestrahlung erhalten haben, und für Patienten, die in einen metastasierten Zustand kommen können: Phosphorus bildet für diese Gruppe von Patienten eine große Hilfe, vorausgesetzt, es ist indiziert und es wird nach hochwertigen Symptomen verschrieben und nicht ausschließlich aufgrund des Umstands einer Metastasierung, Chemotherapie oder Bestrahlung.

In C-Potenzen darf es nur in seltenen Gaben und unter Berücksichtigung der Kent-Skala und der Mindestwirkzeit von 35 Tagen bei der C30, C200, XM verabreicht werden – sowie bei einer Mindestwirkzeit von drei Monaten bei der Potenz CM. Phosphorus MM mit einer Wirkzeit von mindestens einem Jahr wurde in der Kent-Künzli-Schule unter Leitung von Spinedi noch nie verschrieben und sollte wegen der langen Wirkzeit auch nicht verordnet werden.

Wenn eine Bestrahlung vorliegt, ist Phosphorus als eines der Hauptmittel während oder nach einer Bestrahlung gut zu prüfen. Oftmals treten mit Beginn der Bestrahlung Phosphorus-Symptome auf, die auf das Mittel hinweisen.

Liegt eine Übereinstimmung zwischen den konstitutionellen Symptomen und den Tumorsymptomen vor und verweisen beide auf das gleiche Mittel, haben diese Fallverläufe eine sehr gute Prognose: Wie im vorliegenden Fall ist die Patientin konstitutionell Phosphorus und benötigt gleichzeitig Phosphorus als Tumormittel. Im Verlauf zeigte sich im Bereich der Tumorsymptome sehr schnell eine zusätzliche Ebene mit Conium.

### 4.8.2 Conium

Conium ist ein sehr wichtiges Brustkrebsmittel. Kennzeichen sind neben den Drüsenquetschungen oder -verletzungen (im vorliegenden Fall: frühere Verletzung der Brust) stechende Schmerzen in verschiedenen Körperregionen, so auch in Gelenken. Die Gelenkbeschwerden können auch durch eine antihormonelle Therapie verursacht werden, wenn ein Stechen, z. B. im Handgelenk, auftritt, ist der Fall auf Conium zu überprüfen. Conium hat außerdem einen starken Bezug zum Thema unterdrückte Sexualität. Dieses Thema sollte grundsätzlich sorgfältig erfragt werden. Conium ist auch ein wichtiges Mittel bei früheren postpartalen Brustdrüsenentzündungen. Bei der Patientin konnte Conium die Brustschmerzen immer wieder zum Verschwinden bringen.

### 4.8.3 Sepia

Sepia war ein tragendes Mittel für die psychischen Beschwerden, insbesondere für die Ängste. Es erschloss sich zunächst in der Konzepterarbeitung der Erstanamnese nicht. Erst im Verlauf des Falls verwiesen Symptome deutlich auf dieses Mittel. Sepia ist ein tief greifendes Brustkrebsmittel, konstitutionell wirkt es ebenfalls auf tiefen Ebenen – charakteristisch für den Persönlichkeitstypus sind ein ausgeprägter Gerechtigkeitssinn und der Drang nach Unabhängigkeit, da das Gefühl besteht, durch die eige-

Fiebersenkens untersucht. Bei der einen Patientengruppe wurde das Fieber medikamentös alle 6 Stunden gesenkt, sobald die Temperatur über 38,5 °C lag. Ab 39,5 °C wurde außerdem eine Kühldecke eingesetzt. Die andere Gruppe wurde erst ab 40 °C fiebersenkend behandelt und nur so lange, bis die Temperatur wieder auf unter 40 °C gefallen war. Die Studie musste aus ethischen Gründen abgebrochen werden, nachdem in der frühzeitig fiebersenkend behandelten Gruppe sieben Todesfälle registriert wurden, dagegen nur ein Todesfall in der moderat fiebergesenkten Gruppe.

ne Familie und vor allem durch den Partner/ Ehemann in der eigenen Freiheit und Entwicklung eingeschränkt zu werden. Im Fall der Patientin konnte Sepia ihre Ängste und Erwartungsspannung nehmen.

!

Bei Brustkrebs ist Sepia ein tief wirkendes Mittel, es sollte allerdings einen konstitutionellen Bezug habe. In manchen Brustkrebsfällen wird es durch Conium ergänzt, wenn es nicht zu Ausheilung reicht.

### 4.8.4 Radium bromatum

!

Radium bromatum ist ein Bestrahlungsmittel mit den Modalitäten von Rhus toxicodendron, das in der Clinica Santa Croce und in meiner Praxis mit der homöopathischen Intensivtherapie häufig zur Begleitung einer Bestrahlung eingesetzt wird: ein Globulus C30 alle drei bis vier Tage, die verbleibenden Tage wird die Q-Potenz verordnet.

Wenn Phosphorus als Q-Potenz indiziert ist, ist Radium bromatum seltener angezeigt, da Phosphorus bereits für die „Bestrahlungssymptome" infrage kommt. Radium bromatum wird dann nach den neu oder zusätzlich auftretenden Symptomen verschrieben, bei denen Phosphorus nicht angezeigt ist.

Die Pareeks setzen Radium bromatum nur selten ein, da es ihnen nicht die erforderliche Wirkung zeigte. Sie bevorzugen X-Ray; diese Erfahrung spiegelt sich im deutschsprachigen Raum nicht wider.

Radium bromatum wirkt bei Tumorpatienten sehr gut, die an Rückenschmerzen leiden, eine frühere Bestrahlung (auch wenn sie lange zurückliegt) hatten und die charakteristischen Modalitäten von Rhus toxicodendron zeigen. Bei Hautausschlägen und bei Z. n. Bestrahlung zeigt es ebenfalls eine gute Wirkung, sofern die Symptome darauf hinweisen.

### 4.8.5 X-Ray

X-Ray ist ein Bestrahlungsmittel mit etwas seltenerer Anwendung. Es ist, wie Radium bromatum, angezeigt bei Hautbeschwerden, die im Zusammenhang stehen mit einer früheren oder laufenden Bestrahlung. Die Haut ist vor allem rissig, z. B. an den Fingerspitzen. Bei Patienten, bei denen Radium bromatum nicht wirkt oder Unruhe verursacht, kann der Wechsel auf X-Ray unter einer laufenden Bestrahlung sehr gut helfen. X-Ray ist auch angezeigt bei einer Schädigung des Knochenmarks unter laufender Chemotherapie: Es hilft, die blutbildenden Zellen zur Erholung anzuregen, ist dann aber aufgrund der Komplexität der Knochenmarksschädigung nicht immer eindeutig in der Wirkung, da häufig Polychreste als Komplementärmittel erforderlich sind, dazu gibt es allerdings nur einzelne Verlaufsbeobachtungen.

4

### 4.8.6 Scirrhinum

Die Nosode Scirrhinum ist ein Brustkrebsmittel nach Burnett, das einen Bezug zu Würmern hat. Im Fall der Patientin traten die bereits früher vorhandenen Würmer mit der Brustkrebserkrankung erneut auf, konnten allerdings nicht nachhaltig mit Scirrhinum gebessert werden. Es ist ein Arzneimittel, das selten verschrieben wird und als Nosode mit Vorsicht angewendet werden soll.

### 4.8.7 Belladonna, Bryonia

Belladonna und Bryonia sind nach Schlegel wichtige Brustkrebsmittel. Schlegel wandte sie als C-Potenz im engen Wechsel als mehrmalige Gaben am Tag an (➤ 1.1). Diese Verordnungspraxis ist in der Kent-Künzli-Schule nach Spinedi nicht üblich. Hier erfolgt die Verordnung im Rahmen eines Infekts, bei Schmerzen oder bei Brustbeschwerden – Belladonna und Bryonia haben eine tief greifende Wirkung –, sofern die Symptome und Modalitäten auf die Mittel verweisen.

### 4.8.8 Cantharis

Ein akuter Harnwegsinfekt kann oftmals mit Cantharis C200 behandelt werden, das jedoch nicht immer zuverlässig wirkt, es benötigt häufig die Unterstützung von Bärentraubenblättern *(Uva ursi)* als

Tee oder Urtinktur – beide Zubereitungen mit Gerbstoffdrogen dürfen maximal bis zu zweimal jährlich für fünf Tage angewendet werden, da die Gerbsäure die Harnblasenwand reizen kann. Neben der Erstgabe von Cantharis ist bei einem Harnwegsinfekt eine auf individuellen Symptomen beruhende Verordnung angezeigt. Bei der Patientin war Pulsatilla das richtige Mittel.

### 4.8.9 Pulsatilla pratensis

Pulsatilla ist in der Ortega-Schule neben seinen bekannten Indikationen ein starkes Antisykotikum, sodass es auch bei der Patientin in Betracht kam. Bei Brustkrebs kommt es selten zur Anwendung, zeigt in meiner Praxis und aus meiner Erfahrung bei guter Indikation jedoch eine tiefe Wirkung.

### 4.8.10 Carduus marianus

Carduus marianus als Urtinktur unterstützt die Entgiftungsfunktion der Leber, es kann sogar bei einer Knollenblätterpilzvergiftung hilfreich sein. Nach einer Chemotherapie mit Lebersymptomen oder anhaltender Schwäche wirkt es unterstützend.

**!**

Die Leber sollte nicht dauerhaft mit Carduus marianus unterstützt werden, es sei denn, die Leberpathologie erfordert es: Nach etwa zwei bis drei Monaten sollte die Wirkung und Indikation erneut beurteilt werden.

### 4.8.11 Arsenicum album

Arsenicum album ist mit eines der wichtigsten Krebsmittel. Es spielte jedoch keine durchgehende Rolle im Fall der Patientin. Es war nur angezeigt, als sie durch den Tod einer Kollegin, die ebenfalls an Brustkrebs erkrankt war, in einen Arsenzustand mit großen Ängsten geriet.

Wenn Arsenicum album auf Phosphorus folgt, antidotiert es dessen Wirkung (und umgekehrt), kann also auch eine überschießende Reaktion auf Phosphorus bessern.

### 4.8.12 Ignatia amara

Ignatia war im Fall der Patientin ein wichtiges Kummermittel, da sie um die verstorbene Kollegin trauerte. Das Mittel hilft in Kummersituationen sehr gut und wird von den Patienten als sehr hilfreich und stabilisierend erlebt. Bei körperlichen Beschwerden, z. B. bei Herzbeschwerden nach einer Trauersituation bzw. dem Verlust eines Partners, leistet es wertvolle Dienste.

### 4.8.13 Nux vomica

Nux vomica ist ein starkes Lebermittel mit Bezug zur Erschöpfung und Überarbeitung durch anhaltende Belastungssituationen, wie sie bei der Patientin vorlagen. Es lindert auch die Folgen der Chemotherapie. Liegen starke Chemotherapie-Symptome mit Reizbarkeit, Erschöpfung und Modalitäten von Nux vomica vor, wirkt meist die indizierte Q-Potenz besser.

**!**

Wird der Patient mit einer Q-Potenz eines anderen Mittels behandelt, kann in Einzelfällen Nux vomica als C200 am Tag der Chemotherapie gegeben werden (unter Pausieren der Q-Potenz an diesem Tag).

### 4.8.14 Rhus toxicodendron

Rhus toxicodendron war bei der Patientin ein wichtiges Infektmittel, das auch den konstitutionellen Symptome und auffallenden Symptomen entsprach.

**!**

Rhus toxicodendron sollte nicht aus den Augen verloren werden, selbst wenn die Symptome infolge einer Bestrahlung auf Radium bromatum verweisen.

### 4.8.15 Staphisagria

Staphisagria ist eines der wichtigsten Verletzungsmittel nach einer Brust- oder Bauchoperation oder nach Eingriffen an den Harnwegen (C200, einmal drei Globuli).

### 4.8.16 Thuja occidentalis

Thuja ist eines der stärksten Antisykotika, bei der Patientin wurde es aufgrund der zunehmenden Nävi und Alterswarzen verschrieben. Es wirkt manchmal still in der Tiefe – die Alterswarzen verändern sich nicht immer – und ebnet den Weg zur besseren Wirksamkeit der folgenden Tumor- und konstitutionellen Mittel. Bei einer Sykose darf es nicht übersehen werden. Thuja kann auch angezeigt sein, wenn gut indizierte Mittel ihre Wirkung nicht zeigen und möglicherweise eine miasmatische Blockade vorliegt. Thuja kann diese Blockade beseitigen.

## 4.9 Anmerkung und Kritik

Die Patientin hat eine sehr gute Prognose. Der Wert der homöopathischen Behandlung zeigt sich im Wohlbefinden und in der Leistungsfähigkeit der Patientin und ebenfalls darin, dass sie die Therapiemaßnahmen der konventionellen Medizin sehr gut vertragen hat. Die Mittelwechsel waren durch die Symptome wegweisend und zeigten oft schnelle und anhaltende Wirkungen – was nicht bei jedem Patienten der Fall ist.

Durch die fieberhaften Infekte ist von einem guten Immunstatus auszugehen. Die homöopathische Krebsbehandlung sollte bei der Patientin dauerhaft fortgeführt werden, da aufgrund des jungen Erkrankungsalter ein erhöhtes Lebenszeitrezidivrisiko besteht, weswegen sie sich zu Beginn auch zur Durchführung der Chemotherapie entschloss.

**LITERATUR**


Arbeitsgemeinschaft der Wissenschaftlichen Medizinischen Fachgesellschaften (AWMF). Mammakarzinom der Frau; Diagnostik, Therapie und Nachsorge. Leitlinien. http://www.awmf.org/leitlinien/detail/II/032-045OL.html. Letzter Zugriff am 6.2.2016.

Rhiem K, Schmutzler RK. Risikofaktoren und Prävention des Mammakarzinoms. Onkologe 2015; 21: 202–210. doi:10.1007/s00761-014-2837-5.

Robert Koch-Institut (RKI). Brustkrebs (Mammakarzinom). http://www.krebsdaten.de/Krebs/DE/Content/Krebsarten/Brustkrebs/brustkrebs_node.html. Letzter Zugriff am 6.2.2016.

Schulman CI. The Effect of Antipyretic Therapy upon Outcomes in Critically Ill Patients: A Randomized, Prospective Study. Surg Infect, Volume 6, Number 4, 2005, doi:1089/sur.2005.6.369, http://www.ncbi.nlm.nih.gov/pubmed/16433601

Synergy Homeopathic (1986–2016). Complete Repertory Version 8.3.4.9.

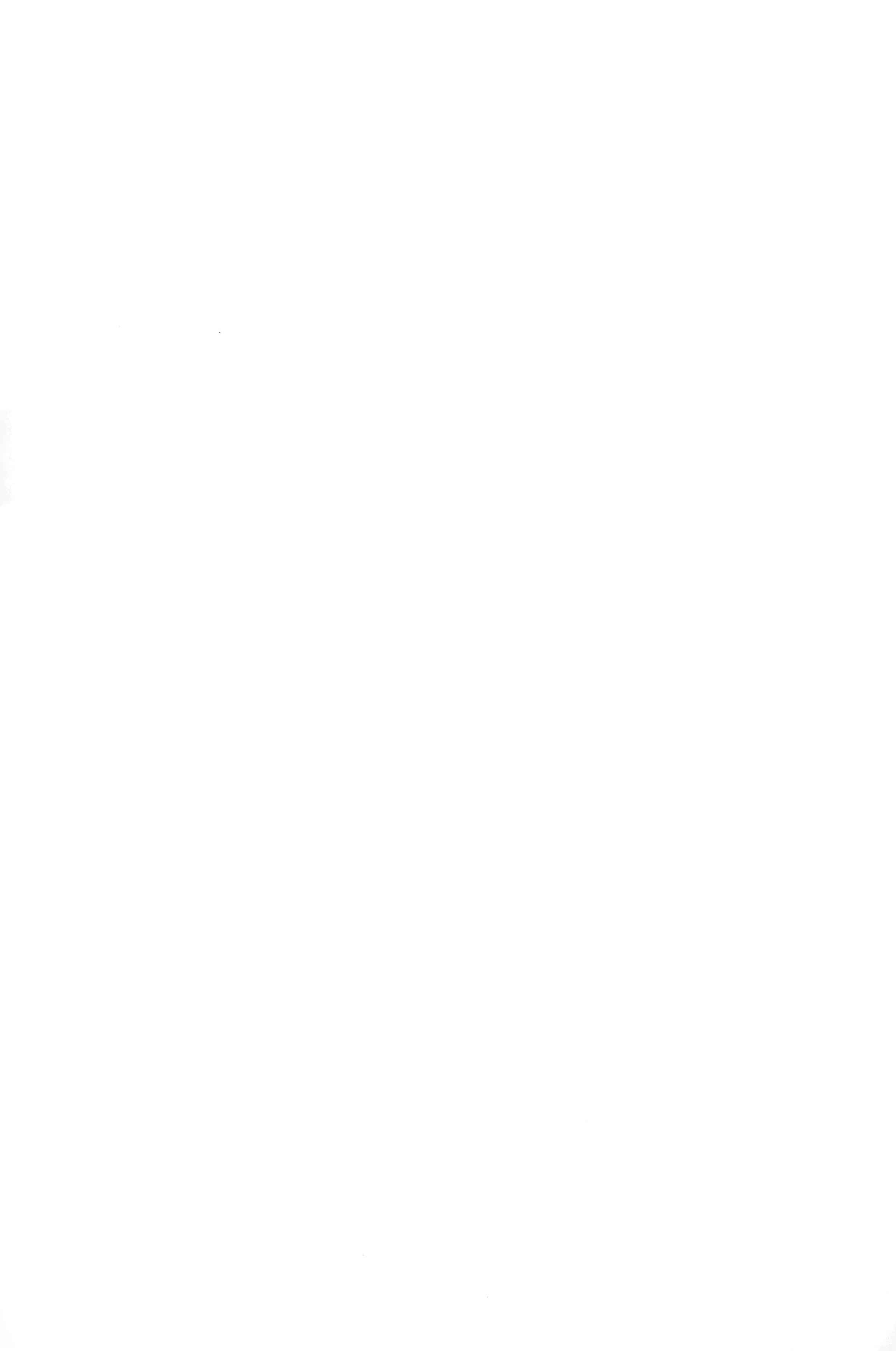

KAPITEL

# 5 Metastasiertes Mammakarzinom (43-jährige Frau)

Philipp Lehrke

## 5.1 Übersicht

**ÜBERSICHT**

Im vorliegenden Fall wird eine begleitende homöopathische Behandlung bei einer 43-jährigen Patientin mit metastasiertem Mammakarzinom dargestellt. Sie erfolgte mit einer Behandlungspause von 2010 bis 2017. Sie läuft kontinuierlich weiter.

Bereits bei Erstdiagnose lagen Lebermetastasen vor, es folgte eine neoadjuvante Chemotherapie und antihormonelle Therapie (AHT), gefolgt von der Operation der betroffenen Brust sowie eine Radiofrequenzablation (RFA) der Lebermetastasen. Die homöopathische Behandlung wurde eineinhalb Jahre nach Erstdiagnose begonnen und ein Jahr nach Durchführung der RFA. Die bei Erstanamnese bereits vorliegende klinische Remission konnte mit Conium als Q-Potenz erhalten werden. Die Patientin unterbrach die homöopathische Behandlung nach drei Jahren, es kam nach der Therapiepause nach weiteren zwei Jahren zu einem Rezidiv mit Metastasen in der Axilla und Lunge. In der Leber wurde eine Metastase für möglich gehalten. Unter alleiniger Umstellung der AHT sowie Wiederaufnahme des indizierten homöopathischen Mittels, Conium, kam es zu einer erneuten klinischen Remission bei exzellenter Lebensqualität ohne jegliche Einschränkungen. Der betrachtete Zeitraum umfasst mit Behandlungspause sieben Jahre.

**DIAGNOSTIK UND THERAPIE**

Bei der Patientin lagen folgende Diagnosen vor und es waren folgende Therapiemaßnahmen durchgeführt worden.

- 07/2008: Erstdiagnose mäßig differenziertem invasivem duktalem Mammakarzinom zentral rechts, G2, Stadium T3, N1 M1 (Leber), E6/P6, C-erbB2 negativ, Ki67 10 %, prämenopausal
- Neoadjuvante Chemotherapie: 6 Zyklen Epirubicin (bzw. Myocet®) und Taxotere®, ab Zyklus 3 zusätzlich Avastin®, gefolgt von Zoladex® und Nolvadex®, darunter nur leichte Regredienz des Haupttumors und der Metastasen
- 11/2008 modifizierte radikale Ablatio mammae rechts: ypT3, N2a (7/8), L1, ausgedehnte In-situ-Komponente
- 3/2009 Radiofrequenzablation mehrerer Lebermetastasen Segment IV-VIII
- 04–06/2009 3 Zyklen Avastin®, Zometa® 1x/Monat
- 04/2009 PET-CT – Speicherdefekte in der Leber bei Z. n. Radiofrequenzablation, sonst unauffällig
- 07/2009 PET-CT, CT und MRT: komplette Remission
- 11/2009 Zometa®-Gabe alle drei Monate
- 03/2010 CT Thorax-Abdomen/Becken: kein Tumornachweis
- Medikation: Zoladex® alle drei Monate i. m., Nolvadex® 20 mg (1-0-0), Zometa® alle drei Monate. Mariendistel, Knoblauchkapseln, Omega-3-FS, Germanium, Selen, Oleovit (2 Tr./d – Vit. D), SymbioLact®
- Eigenanamnese: keine Vorerkrankungen, Größe 1,70 m, Gewicht 66 kg

## 5.2 Schulmedizinische Aspekte – Mammakarzinom

Das metastasierte Mammakarzinom ist eine Erkrankung mit einer schlechten Prognose, da häufig neben den bereits bekannten Metastasen Mikrometastasen vorliegen. Durch eine lokale (z. B. chirurgische Entfernung, Radiofrequenzablation) und systemische Therapie (z. B. Chemotherapie, AHT) kann in der Regel die Lebensqualität verbessert werden, anhaltende Remissionen sind sehr selten (AWMF Online 2016) (➤ 4).

## 5.3 Homöopathische Anamnese

### 5.3.1 Spontanbericht

Die zum Zeitpunkt der Erstanamnese 43-jährige Patientin kommt zur begleitenden homöopathischen Behandlung eines metastasierten Mammakarzinoms. Sie fühlt sich eigentlich sehr gut und hat nach eigenen Aussagen keine Beschwerden. Eine Woche vor der Erstanamnese hatte sie Kreuzschmerzen, die Schmerzen kennt sie von früher: Sie kann sich dann kaum im Bett drehen, im Kreuzbein besteht ein undefinierbarer, stechender Schmerz, sobald sie sich dreht. Bewegung bessert die Beschwerden, Ruhe wie Sitzen oder Schlafen verstärken den Schmerz. Hinzu kommen Verspannungen im Nackenbereich, auch dieses Symptom kennt sie seit Jahren.

Der Stuhl ist dünn-breiig, seit einem dreiviertel Jahr, selten ist Unverdautes dabei, der Stuhl ist hellbraun. Urinieren geht gut, der Harnstrahl ist einstrahlig (die Angabe erfolgte auf gezielte Nachfrage zum Urinieren).

## 5.3.2 Tumoranamnese

1996, etwa **zwölf Jahre vor der Diagnose,** hatte die Patientin an der rechten Brust das Gefühl eines Knotens. Die Mammografie bestätigte den Verdacht, der Knoten wurde weiter beobachtet. Er war hart, wenn auch nicht steinhart, er blieb verschieblich. Ein direkter Unfall der Brust ist nicht erinnerlich, aber es könnte auch schon einmal ein Ball gegen die Brust gekommen sein.



2004, **vier Jahre vor der Diagnose,** wollte ein Radiologe aufgrund des Knotens eine Biopsie vornehmen, da der Gynäkologe hierfür keine Notwendigkeit sah, wurde sie nicht durchgeführt. Jede Mammografie ging für die Patientin einher mit großen Schmerzen in der Brust. 2007 erfolgte eine erneute Mammografie – der Knoten war größer geworden. Bis 2008 war das Brustgewebe sehr fest und die Brustwarze war eingezogen. Bis zu diesem Zeitpunkt hatte die Patientin ca. 5–6 Mammografien erhalten. Eine Operation wurde angeraten, weil der Tumor zu groß war, es sollte die gesamte Brust entfernt werden. Zum Zeitpunkt der Operation wurden auch Lebermetastasen festgestellt. Die Patientin erhielt eine Chemotherapie, die sie, wie auch die folgende antihormonelle Therapie, sehr gut vertrug.

Im November 2008 wurde die **Brust abgenommen,** die **Lebermetastasen** zeigten sich rückläufig, sodass im März 2009 eine Radiofrequenzablation der Lebermetastasen vorgenommen wurde: Die Patientin war 10 Stunden in Vollnarkose. Es wurde mit Avastin® und Zometa® nach der Operation weiterbehandelt. Seitdem sind nur postablative Narben in der Leber vorhanden. Der Tumormarker CA 15–3 war vor der ersten Operation bei 160 und ist jetzt im Normbereich. Die Patientin ergänzt, dass sie die Leber immer mal wieder spürt, es ist allerdings kein Schmerz.

## 5.3.3 Vorgeschichte

Die Patientin hat zwei gesunde Töchter per Sectio geboren, die zum Zeitpunkt der Erstanamnese acht und elf Jahre alt sind. Die Kinder wurden drei bzw. sechs Monate gestillt. Die Patientin musste die Brust ausdrücken, obwohl sie voll mit Milch war, was schmerzhaft war, zumal schon damals eine Mastopathie (aber keine Mastitis) vorlag.

**Familienanamnese:** Ihre vier Jahre jüngere Schwester leidet an multiplen Allergien. Die Mutter ist mit 67 Jahren an Lebermetastasen infolge eines Carcinoma of unknown primary (CUP) verstorben, die Schwester der Mutter mit 63 Jahren an Darmkrebs. Auch die Urgroßeltern mütterlicherseits sind an Tumorerkrankungen verstorben (Mutter der Mutter mit 84 Jahren an Magenkrebs, der Vater der Mutter mit 70 Jahren an Hodenkrebs). Ihr 77-jähriger Vater ist gesund, dessen Mutter ist mit 60 Jahren an einer Pneumonie bei bestehender MS verstorben.

Der frühe Tod der Mutter ist ein Schock gewesen, da das Verhältnis zu ihr sehr eng gewesen ist, die Mutter sagte noch, dass in der Familie „wohl alle an Leberkrebs sterben" würden. Wegen ihrer Kinder, die sie weiterhin groß werden sehen möchte, ist der Kampfgeist sehr ausgeprägt.

## 5.3.4 Soziale Anamnese

Die Patientin ist seit 1997 verheiratet und hat zwei Kinder. Die Ehe ist gut und durch die Krebserkrankung ist die Bindung enger geworden. *„Vor der Krebserkrankung fühlte ich mich von meinem Mann unverstanden, er zeigte wenig Interesse, durch die Diagnose hat sich das schlagartig verändert."* Die Patientin arbeitet im Finanzbereich und hat wegen der beiden Kinder die Arbeitszeit reduziert.

## 5.3.5 Vegetative Anamnese

Der Appetit der Patientin ist sehr gut, durch die antihormonelle Therapie (AHT) hat sie etwa acht Kilogramm an Gewicht zugenommen. Die AHT verursacht sonst keine Beschwerden. Die Harnsymptome sind unauffällig, der Stuhlgang ist dünn-breiig seit einem dreiviertel Jahr, Unverdautes kommt selten vor.

### 5.3.6 Gelenkte Befragung

- Die Patientin mag den Sommer und die Wärme, ihr ist schnell kalt, Sonne verträgt sie sehr gut. Sie reagiert empfindlich auf Zugluft und spürt den leisesten Windhauch. Früher hatte sie im Winter Husten, der nur langsam verging. Als Kind hatte sie oft Halsweh. Der Husten im Winter ist eine Art Reizhusten, wenn sie vom Kalten ins Warme kommt, die Bronchien waren bis vor zwei Jahren sehr anfällig. Kalter Wind lässt die Augen tränen.
- Die Patientin ist beim Betrachten von Röntgenbildern zweimal ohnmächtig geworden. Schwindel kennt sie sonst aber nicht.
- Getränke sollen nicht eiskalt sein, machen aber keine Beschwerden im Mund-/Magenbereich. Die Patientin hat kaum Durst und trinkt wenig.
- Die Patientin isst sehr gerne süße Dinge, am Abend z. B. eine Tafel Schokolade. Schwere und fette Speisen mag sie nicht, Alkohol trinkt sie nicht wegen der Leber.
- Sie ist Nichtraucherin.
- Als Kind hat die Patientin alle gängigen Impfungen erhalten und gut vertragen.
- Auf die Frage, ob es Ihrer Meinung nach einen Grund für ihre Tumorerkrankung geben könnte, antwortet sie: *„Vielleicht der Stress mit dem Tod der Mutter und die Eheprobleme."*
- Verletzungen heilen gut, es besteht keine erhöhte Blutungsneigung.
- Der Schlaf ist in seitlicher Position gut. Der Zahnarzt geht von Zähneknirschen aus, was ihr Mann aber nicht beobachtet.
- Vor der Erkrankung träumte die Patientin öfter, dass sie studiert und ihr noch die Abschlussprüfung fehlte. Sie fühlte sich unter Stress und wusste nicht, wie sie das neben den Kindern bewältigen sollte.
- Durch die AHT bleibt die Periode aus. Die Menstruation kam, als die Patientin 13 Jahre alt war, mit Mitte 20 hat sie für insgesamt acht Jahre – mit Pausen – die Pille eingenommen. Die Periode kam alle 28 Tage und dauerte vier bis fünf Tage. Vor der Mens war die Patientin reizbar und sie begann vermehrt zu putzen. Nach Geschlechtsverkehr trat etwa alle zwei Monate eine Blasenentzündung auf, insgesamt sechs- bis siebenmal – das liegt jedoch schon eine geraume Zeit zurück.

**!**

Bereits während der Erstanamnese fällt auf, dass die Brust aus homöopathischer Sicht verschiedenen Traumata (Mastopathie, Milch ausstreichen, Mammografie) ausgesetzt war, sodass auf Verletzungsmittel der Brust als Causa für den Brustkrebs besonders zu achten ist.

#### Haut

In der Pubertät hatte die Patientin viele Pickel im Gesicht, sie erhielt eine Salbe dafür, die Pickel waren jedoch erst mit der Pille verschwunden. Fieberblasen waren erst zweimal in ihrem Leben aufgetreten. Als Kind hatte sie zwei bis drei **Dellwarzen,** die nach einem Warzenpflaster nicht mehr aufgetreten sind. Die Zunge ist unauffällig. Das Ohr war vor zwei Jahren zweimal durch Ohrenschmalz verstopft, das jedoch nicht besonders gefärbt oder auffallend braun gewesen ist (nach auffallend braunem Ohrenschmalz als Conium-Symptom wurde speziell gefragt, Ohr; Cerumen; braun (3): Calcium sulfuricum, Conium, Muriaticum acidum).

#### Psyche

- Ihren Charakter beschreibt die Patientin als zurückhaltend und schüchtern, sie stellt sich im Vergleich zu anderen Menschen eher in den Hintergrund. Sie ist sehr ehrgeizig. Sie möchte mehr Selbstvertrauen haben und wünscht sich auch, dass sie sich mehr zutraut. Gesellschaft hat sie gerne, sie ist aber lieber im Kreis der Familie, Alleinsein mag sie nicht. Sie gibt an, dass sie sehr harmoniesüchtig und pflichtbewusst ist.
- Weinen erleichtert und Trost tut gut. Ängste liegen keine vor.
- Zornig wird die Patientin bei Ungerechtigkeit.
- Die größte Freude für die Patientin sind ihre beiden Kinder und der Abschluss des Studiums. Das

5

Traurigste in ihrem Leben war ihr Liebeskummer als 21-Jährige, als sie von ihrem damaligen Freund, ihrer großen Liebe, verlassen wurde. Ihr Mitgefühl ist stark ausgeprägt.
- Die Patientin kennt Vorahnungen in der Form, dass sie zwei Tage davor traurig ist und weint. Es kam vor, dass danach etwas Schlimmes passiert ist, z. B. als bei ihrer Mutter ein Tumor diagnostiziert wurde.
- Auf die Zauberstabfrage (➤ 2.1.2) antwortet sie, dass sie lange gesund bleiben möchte, ebenso ihre Familie und dass sich der Kinderwunsch der Schwester erfüllt.
- Widerspruch hört sie nicht gerne, sie ist dann „eingeschnappt".
- Der Ordnungssinn ist normal.
- Die Patientin tanzt gerne, was sie aber schon lange nicht mehr gemacht hat.



### Körperliche Untersuchung

In der körperlichen Untersuchung zeigt sich eine reizlose Ablationsnarbe, internistisch und neurologisch bestehen keine Auffälligkeiten.

!

Gesamteindruck: Die Patientin wirkt schüchtern und zurückhaltend, sie ist jedoch offen und auskunftsbereit und berichtet vorbehaltlos über Charakteristika und Verhaltensweisen, die typisch für sie sind. Insgesamt ist sie in einem sehr guten körperlichen Zustand.

**VERLAUFSPARAMETER**

Bei der Patientin konnten folgende Parameter ausgemacht und für die Verlaufskontrolle der homöopathischen Behandlung festgelegt werden.
- Objektive körperliche Zeichen: sykotische Nävi, Alterswarzen, schnell blaue Flecken, Fußpilz, Würmer, Akne, Schuppung Brustwarze, Risse Fußsohle
- Verlaufsparameter:
  - Schlaf
  - Allgemeine Energie
  - Stechende Kreuzschmerzen
  - Verspannungen Nackenbereich
  - Stuhlgang breiig, nicht geformt
  - Zugluftempfindlichkeit
  - Nase läuft bei Anstrengung

## 5.4 Repertorisation

Die Repertorisation erfolgt mit dem Complete Repertorium in der Version 4.5. Als Grundmittel erschließt sich aufgrund der **Totalität der Symptome** deutlich Phosphorus, an zweiter Stelle steht Lycopodium, das als Differenzialdiagnose abgegrenzt werden muss (➤ Abb. 5.1).

Stellt man die **Pathologie** in den Vordergrund – schmerzhafte Mammografien, harter Tumor, Ausstreichen der Brust beim Stillen und die eingezogene Brustwarze –, ist Conium als Brustkrebsmittel führend.

Wichtige und **richtungsweisende Rubriken** sind:
- Brust; Karzinom; Mammae (88) und – Brust; Knötchen; Mammae, in den (65): Diese Rubriken werden bei einem Mammakarzinom verwendet.
- Abdomen; Tumoren; Leber, karzinomatös (31): Diese Rubrik steht für die Lebermetastasen und ist aufgrund der eigenen Erfahrung und der Erfahrung der Clinica Santa Croce verlässlich, sie hat sich zur Mittelwahl für die Tumorbehandlung bewährt. Die Rubrik kann allerdings nicht als Ausschlussrubrik herangezogen werden, da hier nicht genannte Arzneimittel auch als Tumormittel infrage kommen können.
- Rücken; Schmerzen; Stechen, durchzuckende Schmerzen; Sakralregion (72): Diese Rubrik bildet ein auffallendes und hochwertiges Symptom ab, das nur wenige Patienten beschreiben.
- Stuhl; unverdaut (104): Erfragt werden sollte, welche unverdauten Anteile vorhanden sind und seit wann das Symptom besteht (Maiskörner sind immer unverdaut und würden nicht zum Symptom führen). „Unverdautes" ist ein objektives Symptom und eine gute Rubrik.
- Brust; Verletzungen; Mammae, der (6): Diese Rubrik ist genauso hochwertig wie die größere Allgemeinrubrik – Allgemeines; Verletzungen, Stöße, Stürze, Prellungen; Drüsen (20), da die führenden Brustkrebsmittel aufgeführt sind. Diese beiden Rubriken, in denen relativ wenig Arzneimittel aufgeführt sind, sind verlässlich.
- Brust; eingezogene Brustwarzen (6) und – Brust; Retraktion der Brustwarzen (21): Es handelt sich um zwei hochwertige kleine und verlässliche Rubriken, welche die führenden Brustkrebsmittel

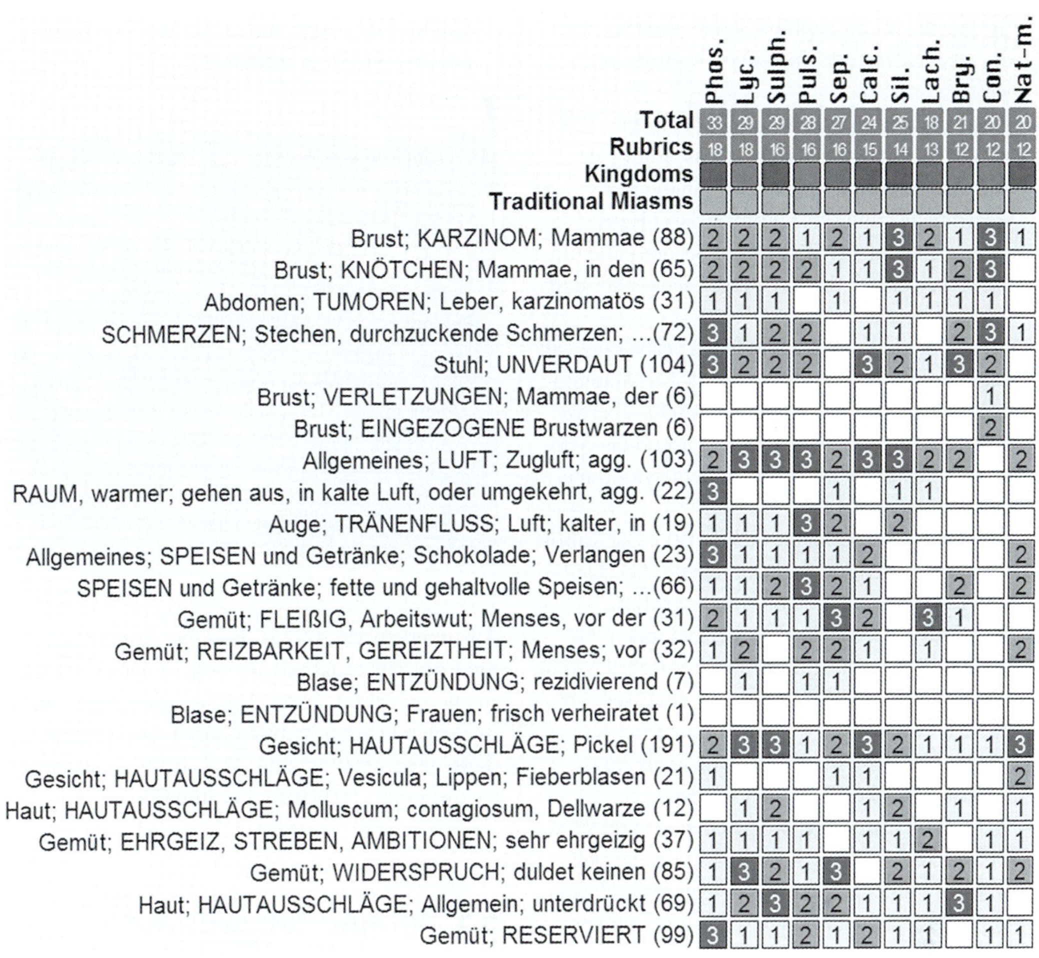

| | Phos. | Lyc. | Sulph. | Puls. | Sep. | Calc. | Sil. | Lach. | Bry. | Con. | Nat-m. |
|---|---|---|---|---|---|---|---|---|---|---|---|
| **Total** | 33 | 29 | 29 | 28 | 27 | 24 | 25 | 18 | 21 | 20 | 20 |
| **Rubrics** | 18 | 18 | 16 | 16 | 16 | 15 | 14 | 13 | 12 | 12 | 12 |
| **Kingdoms** | | | | | | | | | | | |
| **Traditional Miasms** | | | | | | | | | | | |
| Brust; KARZINOM; Mammae (88) | 2 | 2 | 2 | 1 | 2 | 1 | 3 | 2 | 1 | 3 | 1 |
| Brust; KNÖTCHEN; Mammae, in den (65) | 2 | 2 | 2 | 2 | 1 | 1 | 3 | 1 | 2 | 3 | |
| Abdomen; TUMOREN; Leber, karzinomatös (31) | 1 | 1 | 1 | | 1 | | 1 | 1 | 1 | 1 | |
| SCHMERZEN; Stechen, durchzuckende Schmerzen; ...(72) | 3 | 1 | 2 | 2 | | 1 | 1 | | 2 | 3 | 1 |
| Stuhl; UNVERDAUT (104) | 3 | 2 | 2 | 2 | | 3 | 2 | 1 | 3 | 2 | |
| Brust; VERLETZUNGEN; Mammae, der (6) | | | | | | | | | | 1 | |
| Brust; EINGEZOGENE Brustwarzen (6) | | | | | | | | | | 2 | |
| Allgemeines; LUFT; Zugluft; agg. (103) | 2 | 3 | 3 | 3 | 2 | 3 | 3 | 2 | 2 | | 2 |
| RAUM, warmer; gehen aus, in kalte Luft, oder umgekehrt, agg. (22) | 3 | | | | 1 | | 1 | 1 | | | |
| Auge; TRÄNENFLUSS; Luft; kalter, in (19) | 1 | 1 | 1 | 3 | 2 | | 2 | | | | |
| Allgemeines; SPEISEN und Getränke; Schokolade; Verlangen (23) | 3 | 1 | 1 | 1 | 1 | 2 | | | | | 2 |
| SPEISEN und Getränke; fette und gehaltvolle Speisen; ...(66) | 1 | 1 | 2 | 3 | 2 | 1 | | | 2 | | 2 |
| Gemüt; FLEIßIG, Arbeitswut; Menses, vor der (31) | 2 | 1 | 1 | 1 | 3 | 2 | | 3 | 1 | | |
| Gemüt; REIZBARKEIT, GEREIZTHEIT; Menses; vor (32) | 1 | 2 | | 2 | 2 | 1 | | 1 | | | 2 |
| Blase; ENTZÜNDUNG; rezidivierend (7) | | 1 | | 1 | 1 | | | | | | |
| Blase; ENTZÜNDUNG; Frauen; frisch verheiratet (1) | | | | | | | | | | | |
| Gesicht; HAUTAUSSCHLÄGE; Pickel (191) | 2 | 3 | 3 | 1 | 2 | 3 | 2 | 1 | 1 | 1 | 3 |
| Gesicht; HAUTAUSSCHLÄGE; Vesicula; Lippen; Fieberblasen (21) | 1 | | | | 1 | 1 | | | | | 2 |
| Haut; HAUTAUSSCHLÄGE; Molluscum; contagiosum, Dellwarze (12) | | 1 | 2 | | | 1 | 2 | | 1 | | 1 |
| Gemüt; EHRGEIZ, STREBEN, AMBITIONEN; sehr ehrgeizig (37) | 1 | 1 | 1 | 1 | | 1 | 1 | 2 | | 1 | 1 |
| Gemüt; WIDERSPRUCH; duldet keinen (85) | 1 | 3 | 2 | 1 | 3 | | 2 | 1 | 2 | 1 | 2 |
| Haut; HAUTAUSSCHLÄGE; Allgemein; unterdrückt (69) | 1 | 2 | 3 | 2 | 2 | 1 | 1 | 1 | 3 | 1 | |
| Gemüt; RESERVIERT (99) | 3 | 1 | 1 | 2 | 1 | 2 | 1 | 1 | | 1 | 1 |

**Abb. 5.1** Repertorisation der Erstanamnese der Patientin mit Mammakarzinom [P328]

nennen. Nach Künzli ist bei der Retraktion die Brustwarze deformiert, während bei der eingezogenen Brustwarze die Form der Brustwarze unverändert ist.

- Allgemeines; Luft; Zugluft; agg. (103): Diese Rubrik gibt ein Symptom der Psora wieder und wird wegen der miasmatischen Belastung berücksichtigt.
- Husten; Raum, warmer; gehen aus, in kalte Luft, oder umgekehrt, agg. (22): Dies ist ein §-153-Symptom, welches häufig Phosphorus erschließt.
- Auge; Tränenfluss; Luft; kalter, in (19): Diese Rubrik nennt ebenfalls ein Symptom der Psora.
- Allgemeines; Speisen und Getränke; Schokolade; Verlangen (23): Dieses Symptom wird auf Nachfrage von vielen Menschen genannt, es sollte jedoch hinterfragt werden, ob das Verlangen tatsächlich ausgeprägt ist.
- Allgemeines; Speisen und Getränke; fette und gehaltvolle Speisen; Abneigung (66): Dieses Symptom wird auf Nachfrage von vielen Menschen genannt. Es gilt zu erfragen, welche möglichen Beschwerden fettiges Essen auch wirklich verursacht, um davon eine gesellschaftskonforme Sichtweise abzugrenzen, der zufolge der Verzehr von Fett in Misskredit geraten ist und abgelehnt wird.
- Gemüt; fleißig, Arbeitswut; Menses, vor der (31): Dies ist ein hochwertiges Symptom, da es selten vorkommt.
- Gemüt; Reizbarkeit, Gereiztheit; Menses; vor (32): Dieses Symptom wird nur dann berücksich-

tigt, wenn eine ausgeprägte Reizbarkeit vorliegt, die oft auch von der Umgebung wahrgenommen wird.

- Blase; Entzündung; rezidivierend (7): Diese kleine Rubrik ist richtungsweisend, sie sollte nur dann berücksichtigt werden, wenn die Harnwegsinfekte häufig vorkommen (zwei Harnwegsinfekte reichen nicht aus). Bei der Patientin entwickelten sich die Harnwegsinfekte öfter und lang anhaltend.
- Blase; Entzündung; Frauen; frisch verheiratet (1): Diese Rubrik enthält als einziges Mittel Staphisagria. Natürlich ist auch eine sykotische Übertragung des Partners zu überprüfen, wenn das Symptom auftritt, das wiederum andere Symptome erschließt.
- Gesicht; Hautausschläge; Pickel (191): Die Rubrik wird berücksichtigt, wenn auffallend Pickel auftreten, auch wenn die Rubrik sehr groß ist.
- Gesicht; Hautausschläge; Vesicula; Lippen; Fieberblasen (21): Diese Lippenherpes-Rubrik nennt nur wenige Arzneimittel, die allerdings sehr verlässlich sind. Da nur wenige Arzneimittel genannt sind, kann diese Rubrik nicht als Ausschlussrubrik herangezogen werden.
- Haut; Hautausschläge; Molluscum; contagiosum, Dellwarze (12): Diese Rubrik steht für die Dellwarzen. Im Erwachsenenalter zeigen sich die in der Rubrik aufgeführten bevorzugt bei Kindern eingesetzten Arzneimittel nicht immer.
- Gemüt; Ehrgeiz, Streben, Ambitionen; sehr ehrgeizig (37): Wird bei großem Ehrgeiz, der sich auch in der beruflichen Laufbahn widerspiegeln kann, herangezogen.
- Gemüt; Widerspruch; duldet keinen (85): Wird nur als Rubrik berücksichtigt, wenn Widerspruch, auch berechtigter, kaum ertragen wird.
- Haut; Hautausschläge; Allgemein; unterdrückt (69): Diese Rubrik ist hochwertig, wenn Hautausschläge durch äußere Maßnahmen unterdrückt wurden.
- Gemüt; reserviert (99): Diese Rubrik wird selten eingesetzt, bei der Patientin handelt es sich fast schon um Schüchternheit. Solche Einschätzungen können mit dem Patienten offen besprochen werden, z. B., ob die eigene Einschätzung zutreffend ist. Manche Patienten wollen in der Anamnese auch alles „richtig“ sagen und stehen dadurch unter Druck, sodass nur der Anschein einer Reserviertheit entstehen kann.

!

- Conium wird als führendes Tumormittel gewählt: Selbst wenn andere Mittel infrage kommen, zeigt sich oft, dass ohne Behandlung der Causa eines Tumors häufig ein Behandlungserfolg ausbleibt: In diesem Fall ist das infrage kommende Arzneimittel Conium zugleich ein führendes Brustkrebsmittel.
- Phosphorus und Lycopodium bilden nicht die individuelle Symptomatik des Tumors ab. Trotzdem wird in der Kent-Künzli-Schule die Totalität der Symptome berücksichtigt, um das konstitutionelle Mittel zu erfassen. Doch es gilt immer abzuwägen zwischen einer Verordnung, die auf der Totalität der Symptome, der Causa oder den Tumorsymptomen, beruht. Ein kleines und auffälliges (Tumor-)Symptom kann für die Mittelwahl mit entscheidend sein.

Anzumerken ist ein aus Sicht der konventionellen Medizin sehr erstaunlicher Verlauf nach der Radiofrequenzablation, in der Regel ist eine Remission bei multiplen Lebermetastasen durch eine alleinige Radiofrequenzablation und AHT nicht zu erreichen. *Verordnung:* (24.3.2010): Conium Q3.

## 5.5 Behandlungsverlauf während der HIT (2010)

Am 25.3.2010, ein Tag nach der Verordnung, fällt in der **Urinprobe** ein weiß-wolkiges Sediment auf – ein auffallendes Symptom, das im Arzneimittelbild sowohl von Conium als auch von Phosphorus vorkommt. Damit ist die erste Arzneimittelwahl von Conium im Zusammenhang mit den weiteren Tumorsymptomen bestätigt.

**Schlaf und Rückenschmerzen** bessern sich nach der ersten Gabe von Conium Q3, die Patientin spürt auch ihre Leber zeitweise nicht mehr. Unter Fortführung von Conium Q3 in der ersten täglichen Intensivbeobachtungsphase führt die Patientin alte Symptome an, die jetzt nicht mehr bestehen: Bläschen an der Zungenseite, wenn sie gestresst ist, eine frühere Fußsohlenwarze. Das „**Organgefühl der Leber**“, also das „Gefühl, eine Leber zu haben“, wird

| | Phos. | Lyc. | Sep. | Kali-c. | Bry. | Calc. | Chel. |
|---|---|---|---|---|---|---|---|
| **Total** | 7 | 11 | 9 | 8 | 7 | 7 | 7 |
| **Rubrics** | 6 | 5 | 5 | 5 | 5 | 5 | 5 |
| **Kingdoms** | | | | | | | |
| **Traditional Miasms** | | | | | | | |
| Harn; SEDIMENT; weiß; trübe (8) | 1 | | | | | | |
| Brust; SCHMERZEN; Stechen; Axilla (76) | 1 | 2 | | 1 | 1 | 1 | 1 |
| Gliederschmerzen; STECHEND; Schulter (145) | 2 | 2 | 1 | 2 | 2 | 3 | 2 |
| SCHMERZEN; Stechen, durchzuckende Schmerzen; Brustwirbelregion; Schulterblätter; rechts (28) | 1 | | 2 | 2 | 1 | | 1 |
| LEBER und Leberregion, Beschwerden von; empfindlich gegen Druck oder Berührung (41) | 1 | 2 | 2 | 2 | 2 | 1 | 2 |
| Abdomen; SCHMERZEN; Allgemein; Leber; Berührung, bei (33) | 1 | 3 | 3 | 1 | 1 | 1 | 1 |
| Zähne; ZUSAMMENZUPRESSEN, ständige Neigung (27) | | 2 | 1 | | | 1 | |

**Abb. 5.2** Repertorisation der Schulterschmerzen und anderer charakteristischer Symptome [P328]

weiter besser. Auch die Stimmung verbessert sich. Am sechsten Tag nach Beginn mit Conium Q3 tritt ein **Stechen** an wechselnden Körperregionen auf: An der **Achsel** rechts, am unteren **Rücken** rechts sowie am rechten Kreuzbein und **Schulterblatt** – auffallend ist, dass alle Beschwerden nur rechts lokalisiert sind. Die Patientin merkt die Berührung des T-Shirts in der Leberregion auf der Haut. Die Repertorisation dieser Symptome (➤ Abb. 5.2) legen Phosphorus und Lycopodium als Arzneimittel nahe: Aufgrund der mehr rationalen Art der Patientin könnte Lycopodium als Grundmittel eher in Betracht kommen als Phosphorus. Ein Arzneimittelwechsel findet nicht statt, da es der Patientin unter Conium insgesamt sehr gut geht.

Nach einer Woche unter Conium Q3 verschwinden die stechenden Schmerzen zügig, die Hitzewallungen werden besser. Die Patientin wird aus der Intensivbehandlung mit den täglichen Konsultationen mit Conium Q4 nach Hause entlassen.

**!**

Unter Berücksichtigung der Repertorisation bestätigen sich Phosphorus und Lycopodium als weiter infrage kommende Mittel. Da es der Patientin unter der laufenden Conium-Behandlung jedoch gut geht, zumal die Leberbeschwerden deutlich abnehmen, wird Conium als Mittel beibehalten. Trotzdem sind diese auffallenden Symptome in den ersten Tagen der HIT (Stechen in verschiedenen Körperregionen, Spüren der Leber) als sehr hochwertig zu sehen: Diese Symptome nenne ich **„Primärindizien"** (Symptome der ersten Tage: „Primär" als Synonym für die ersten Tage. „Indizien" als Symptombegriff vom Lateinischen abgeleitet). Sie weisen oftmals auf die weiterführenden Mittel hin, die sich im Behandlungsverlauf ergeben. Bei Q-Potenzen ist auf die **Primärindizien** genau zu achten, da sie im späteren Behandlungsverlauf die infrage kommende Mittel anzeigen können.

Grundregel ist, wenn es dem Patienten gut geht, wird nicht gewechselt, es sei denn, es sind deutliche Symptome und Hinweise für ein neues Mittel vorhanden.

## 5.6 Behandlungsverlauf nach der HIT

Unter der weiteren Einnahme von Conium Q4 geht es der Patientin sehr gut. Conium wird in aufsteigenden Q-Potenzen fortgeführt. Unter der Q6 berichtet die Patientin, dass sie ihre Leber spürt und eine Fieberblase am Mund bekommen hat. Die Patientin nimmt in den nächsten Monaten Conium in aufsteigenden Q-Potenzen ein. Das MRT der Leber im Juni 2010 ergibt keine Metastasen, was sie sehr ermutigt.

### 5.6.1 Anhaltende Remission

In den nächsten beiden Jahren nimmt die Patientin Conium in aufsteigenden Potenzen bis zur Q 19 ein.

- Im August und September 2010 erfolgt die Gabe von Conium aufsteigend bis zur Q9. Die Patientin berichtet von einer Zystitis, die sie selbst erfolgreich mit einem Komplexmittel, bestehend aus Cantharis und Dulcamara, behandelte, es geht sonst sehr gut.

- Bis Dezember 2010, mittlerweile unter Conium Q12, geht es der Patientin weiter sehr gut. Die Bronchien sind im Rahmen eines akuten Infekts verschleimt, sie hat kalte Füße. Unter Belladonna C200 und Fortführung von Conium Q13 verschwindet der Infekt rasch. Im Januar 2011 ist das Leber-MRT erneut unauffällig.

## Conium in aufsteigenden Q-Potenzen (2011–2012)

- Im Januar 2011 ist das Leber-MRT erneut unauffällig.
- Bis Juni 2011, wiederum zeigt das Leber-MRT kein Rezidiv, wird mittlerweile Conium Q16 gegeben. Am 4.11.2011 treten Bandscheibenprobleme auf mit Schmerzen im Rückenbereich. Die Patientin erhält Rhus toxicodendron C200 3 Globuli.
- Die Patientin nimmt bis Anfang April 2012 Conium in aufsteigenden Q-Potenzen bis zur Q 19 ein. Die zwischenzeitlichen Leber-MRTs sind ohne Befund.

Die Konsultation am 9.7.2012 ergibt **Schmerzen an der linken Schulter,** die sich verspannt anfühlt, Massage bessert. Es sticht auch am **Schlüsselbein** links (➤ Abb. 5.3). Den Konflikten mit der 14-jährigen Tochter kann die Patientin unter der Q-Potenz gelassener entgegensehen.

*Verordnung:* Phosphorus Q3.

**!**

Der Schlüsselbeinschmerz könnte ein Conium-Symptom sein, andererseits ist die Einnahme von Conium sehr unregelmäßig erfolgt – Conium Q19 wurde 2–3 Wochen eingenommen, allerdings meldete sich die Patientin 11 Wochen lang nicht –, was wiederum dagegen spricht, dass es sich um ein Prüfungssymptom handelt.

Die Differenzierung eines möglichen Prüfsymptoms unter der laufenden Q-Potenz ist immens wichtig, um das Mittel auszuschließen, zu bestätigen oder das neu zu gebende Mittel zu ermitteln.

Zwei Monate nach Phosphorus Q3: Die **Schulterprobleme** sind noch nicht vergangen, wobei Phosphorus Q3 etwas Linderung verschaffte. Die Schulterschmerzen ziehen bis zum Unterarm, sie sind teilweise auch stechend, Wärme lindert. Hinzu kommen brennende **Halsschmerzen** beim Schlucken, eine Verschleimung im Hals mit Besserung durch Wärme. Ihr wird die Einnahme von Hepar sulfuris C200 empfohlen, die Patientin hat sich allerdings nach dieser Behandlungsepisode mit Hepar sulfuris nicht mehr gemeldet.

### 5.6.2 Längere Behandlungspausen (2013)

Auffallend ist, dass sich die Patientin immer länger nach der regelmäßigen Einnahme der Q-Potenzen nicht meldete, dieses Verhalten änderte sich auch nicht auf Aufforderung zur regelmäßigeren Rückmeldung. Die Patientin meldet sich erst wieder **nach acht Monaten** (im März 2013). Das Leber-MRT im Januar 2013 ist ohne Befund. Die Schulterschmerzen liegen noch vor.

Da sich die Patientin lange nicht gemeldet hatte und keine erneuten Metastasen vorlagen, wird das Tumormittel der Patientin, Conium Q20, fortgeführt. Die Patientin stellte sich daraufhin erst nach fast zwei Jahren (Mai 2015) wieder vor, da erneut Metastasen aufgetreten waren.

Bei den späteren Folgeanamnesen erwähnt sie, dass es ihr gut gegangen war und sie keine Notwendigkeit sah sich zu melden, zumal sie die häufigen Arztkon-

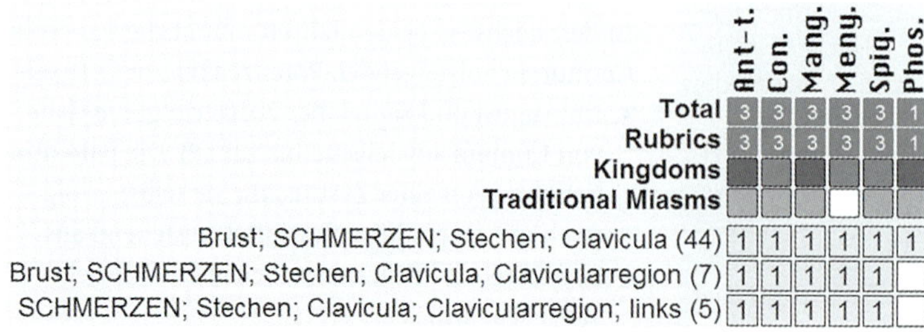


**Abb. 5.3** Repertorisation der Schlüsselbeinschmerzen [P328]

takte zur Kontrolle bzw. zum Staging des Tumors verunsichert hatten. Aus homöopathischer Sicht wäre eine kontinuierliche Behandlung wünschenswert gewesen. Die „Compliance" ist bei der homöopathischen Behandlung normalerweise hoch, in der Regel frage ich bei Patienten nach, wenn sie sich über einen längeren Zeitraum nicht mehr gemeldet haben.

## 5.6.3 Wiederaufnahme der homöopathischen Behandlung nach zwei Jahren (2015)

!

Es hat sich bewährt, bei längeren Behandlungspausen den Fall erneut aufzunehmen und alles mit dem Patienten zu besprechen, um nichts zu übersehen.

### Spontanbericht

Der Patientin ist es gut gegangen, weswegen sie „die Ärzte" vergessen wollte und sich deshalb so lange nicht gemeldet hatte. Das PET-CT (November 2014) ergab einen **Lymphknotenbefall** in der rechten Axilla und eine **kleine Lungenmetastase.** Im Bereich der **Leber** ist eine **Metastase** für möglich gehalten worden. Zuvor waren die halbjährlichen Leber-MRTs und das jährliche PET-CT immer ohne Befund. Die Biopsie des Axillalymphknotens ergab die gleiche Histologie und den gleichen Rezeptorstatus wie beim Ursprungstumor (hormonrezeptorpositives Mammakarzinom).

Bis Februar 2015 wurden ihr Nolvadex® und Zoladex® als 3-Monats-Spritze verabreicht, wegen des Metastasenrezidivs wurde sie auf Exemestan® 2/2015 umgestellt. Der Tumormarker CA 15–3 war auf 32 U/l leicht gestiegen und betrug vorher 24–27. Eine erneute lokale Therapie ist nicht geplant.

Die letzten beiden Jahre waren von heftigen Auseinandersetzungen zwischen der Patientin und ihrer Tochter geprägt, die jetzt 17 Jahre alt ist. *„Da war ich oft am Boden und habe viel geweint, sie hat mich niedergemacht und ging total gegen mich, suchte ständig die Konfrontation mit mir."* Der jüngeren Tochter geht es gut, mit ihr streitet sie nicht. Die Patientin musste sehr viel weinen. Die Rückenschmerzen von 2013 bestanden nach osteopathischer Behandlung nicht mehr.

### Gelenkte Befragung

Wegen Schlafstörungen trinkt die Patientin öfter nachts etwas Whiskey, um wieder einschlafen zu können. Gedanken an die Familienkonflikte drängen sich in der Nacht auf. Die Hände sind oft kalt und nass. Schwindel tritt nicht auf. Einzelne Pickel und Milien lassen sich an der Stirn und im Dekolleté beobachten.

!

Milien im Hautbereich sind nach Künzli ein Symptom für: Conium, Lycopodium und Sulfur (im Complete 4.5 nicht aufgeführt).

Neu aufgetreten ist eine Warze am rechten Daumen innen. Die Nägel brechen oft ab. Das „Organgefühl der Leber" besteht schon länger – es fühlt sich an, als ob eine Art Druck auf der Leber laste. Unter der homöopathischen Behandlung ging es gut, *„Ich habe mich nach den 2–3 Wochen der Q-Potenz immer melden wollen. Da es mir sonst gut ging, habe ich das nicht gemacht, auch war mir alles zu viel, weil alles hochgekommen ist, wenn ich mich meldete."* Die körperliche Untersuchung ergibt keine Auffälligkeiten.

!

Conium wird als Q3 verordnet: Die Patientin nahm Conium zu selten ein und war trotzdem drei Jahre unter der homöopathischen Behandlung stabil, was auf eine gute und tiefe Mittelwirkung hinweist. Conium wird deswegen wieder aufgenommen, zudem drängt die Zeit mit den Metastasen.
Da die letzte Gabe vor zwei Jahren erfolgt ist, wird mit der Q3 begonnen, bei zeitnaher Fortführung der homöopathischen Behandlung wäre die Q21 „an der Reihe" gewesen. Mit der Q3 wird begonnen, um einen besseren organbezogenen Tumoreffekt zu erzielen – dieses Vorgehen ist eher eine Ausnahme. Infrage kommen noch folgende Arzneien: das mögliche Grundmittel Lycopodium sowie Phosphorus, wegen der unterdrückten Wut, außerdem Sepia und Staphisagria.

In die Repertorisation (➤ Abb. 5.4) werden die aktuellen, aber auch die vorherigen Symptome mit einbezogen, um alle Arzneimittel differenzieren zu können.

5

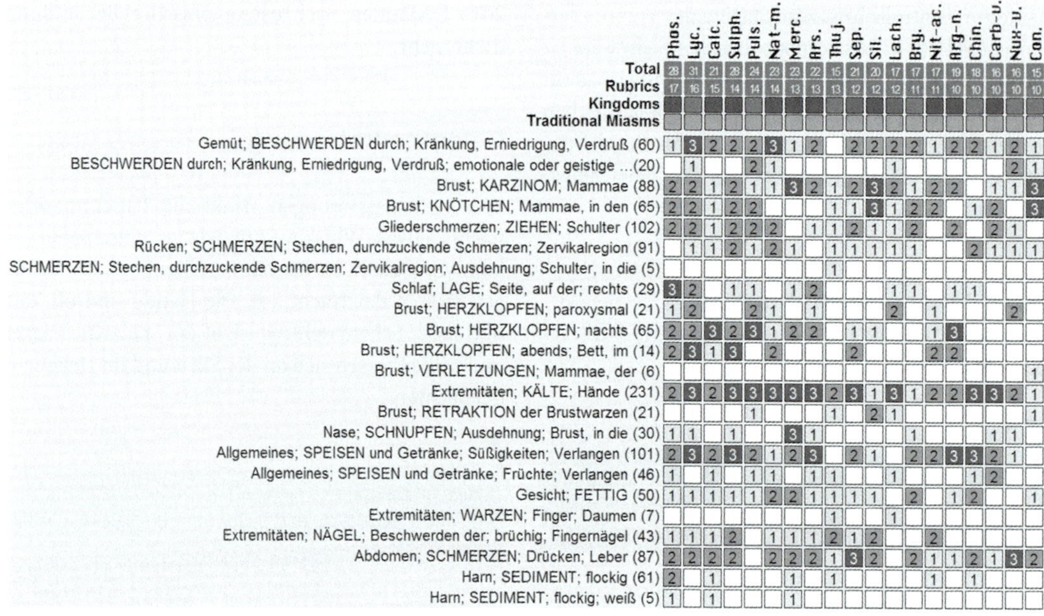

| | Phos. | Lyc. | Calc. | Sulph. | Puls. | Nat-m. | Merc. | Ars. | Thuj. | Sep. | Sil. | Lach. | Bry. | Nit-ac. | Arg-n. | Chin. | Carb-v. | Nux-v. | Con. |
|---|---|---|---|---|---|---|---|---|---|---|---|---|---|---|---|---|---|---|---|
| Total | 28 | 31 | 21 | 28 | 24 | 23 | 23 | 22 | 15 | 21 | 20 | 17 | 17 | 17 | 19 | 18 | 16 | 16 | 15 |
| Rubrics | 17 | 16 | 15 | 14 | 14 | 14 | 13 | 13 | 13 | 12 | 12 | 12 | 11 | 11 | 10 | 10 | 10 | 10 | 10 |
| Kingdoms | | | | | | | | | | | | | | | | | | | |
| Traditional Miasms | | | | | | | | | | | | | | | | | | | |
| Gemüt; BESCHWERDEN durch; Kränkung, Erniedrigung, Verdruß (60) | 1 | 3 | 2 | 2 | 2 | 3 | 1 | 2 | | 2 | 2 | 2 | 2 | 1 | 2 | 2 | 1 | 2 | 1 |
| BESCHWERDEN durch; Kränkung, Erniedrigung, Verdruß; emotionale oder geistige ...(20) | | 1 | | | 2 | 1 | | | | | | 1 | | | | | | 2 | 1 |
| Brust; KARZINOM; Mammae (88) | 2 | 2 | 1 | 2 | 1 | 1 | 3 | 2 | 1 | 2 | 3 | 2 | 1 | 2 | 2 | | 1 | 1 | 3 |
| Brust; KNÖTCHEN; Mammae, in den (65) | 2 | 2 | 1 | 2 | 2 | | | | 1 | 1 | 3 | 1 | 2 | 2 | | 1 | 2 | | 3 |
| Gliederschmerzen; ZIEHEN; Schulter (102) | 2 | 2 | 1 | 2 | 2 | 2 | | 1 | 1 | 2 | 1 | 1 | 2 | | 2 | | 2 | 1 | |
| Rücken; SCHMERZEN; Stechen, durchzuckende Schmerzen; Zervikalregion (91) | | 1 | 1 | 2 | 1 | 2 | 1 | | 1 | 1 | 1 | 1 | 1 | | | 2 | 1 | 1 | 1 |
| SCHMERZEN; Stechen, durchzuckende Schmerzen; Zervikalregion; Ausdehnung; Schulter, in die (5) | | | | | | | | | 1 | | | | | | | | | | |
| Schlaf; LAGE; Seite, auf der; rechts (29) | 3 | 2 | | 1 | 1 | | 1 | 2 | | | | 1 | 1 | | 1 | 1 | | | |
| Brust; HERZKLOPFEN; paroxysmal (21) | 1 | 2 | | | 2 | 1 | | 1 | | | | 2 | | 1 | | | | 2 | |
| Brust; HERZKLOPFEN; nachts (65) | 2 | 2 | 3 | 2 | 3 | 1 | 2 | 2 | | 1 | 1 | | | 1 | 3 | | | | |
| Brust; HERZKLOPFEN; abends; Bett, im (14) | 2 | 3 | 1 | 3 | | 2 | | | | 2 | | | | 2 | 2 | | | | |
| Brust; VERLETZUNGEN; Mammae, der (6) | | | | | | | | | | | | | | | | | | | 1 |
| Extremitäten; KÄLTE; Hände (231) | 2 | 3 | 2 | 3 | 3 | 3 | 3 | 3 | 2 | 3 | 1 | 3 | 1 | 2 | 2 | 3 | 3 | 2 | 1 |
| Brust; RETRAKTION der Brustwarzen (21) | | | | | 1 | | | | 1 | | 2 | 1 | | | | | | | 1 |
| Nase; SCHNUPFEN; Ausdehnung; Brust, in die (30) | 1 | 1 | | 1 | | | 3 | 1 | | | | | 1 | | | | 1 | 1 | |
| Allgemeines; SPEISEN und Getränke; Süßigkeiten; Verlangen (101) | 2 | 3 | 2 | 3 | 2 | 1 | 2 | 3 | | 2 | 1 | | 2 | 2 | 3 | 3 | 2 | 1 | |
| Allgemeines; SPEISEN und Getränke; Früchte; Verlangen (46) | 1 | | 1 | | 1 | 1 | | 1 | 1 | | | 1 | | | | 1 | 2 | | |
| Gesicht; FETTIG (50) | 1 | 1 | 1 | 1 | 1 | 2 | 2 | 1 | 1 | 1 | 1 | | 2 | | 1 | 2 | | | 1 |
| Extremitäten; WARZEN; Finger; Daumen (7) | | | | | | | | | 1 | | | 1 | | | | | | | |
| Extremitäten; NÄGEL; Beschwerden der; brüchig; Fingernägel (43) | 1 | 1 | 1 | 2 | | 1 | 1 | 1 | 2 | 1 | 2 | | | 2 | | | | | |
| Abdomen; SCHMERZEN; Drücken; Leber (87) | 2 | 2 | 2 | 2 | | 2 | 2 | 2 | 1 | 3 | 2 | | 2 | 1 | 1 | 2 | 1 | 3 | 2 |
| Harn; SEDIMENT; flockig (61) | 2 | | 1 | | | | 1 | | 1 | | | | | 1 | | 1 | | | |
| Harn; SEDIMENT; flockig; weiß (5) | 1 | | 1 | | | | 1 | | | | | | | | | | | | |

**Abb. 5.4** Repertorisation nach Wiederaufnahme der Behandlung [P328]

## Kompletter Rückgang der Metastasen

Einen Monat nach Verschreibung von Conium Q3–4: Unter Conium Q4 nehmen die **nasskalten Hände** zu, es besteht das Bedürfnis nach warmen Bädern.

*Verordnung:* Conium Q5 gefolgt von Conium C200 als geplante Einzelgabe Anfang/Mitte Juli 2015, da sie eine längere Urlaubsreise mit häufig wechselnden Orten unternehmen wird und damit eine regelmäßige Einnahme der Q-Potenz schwierig ist.

Anfang Juli 2015 berichtet die Patientin (6 Wochen nach Beginn mit Conium Q3 und unter der laufenden Q-Potenz mit Conium Q5): *„Ich habe eine äußerst erfreuliche Mitteilung: Ich hatte letzte Woche ein PET-CT im Krankenhaus und heute die Befundbesprechung. Laut Befund sind überhaupt keine Metastasen mehr sichtbar (weder Leber noch Lunge)!"*

Im Juli und August geht es aufgrund der guten Nachricht psychisch sehr gut. Conium wird als Q-Potenz fortgesetzt. Am 1.9.2015 berichtet die Patientin von **eingeschlafenen Fingern** der rechten Hand nachts, ein vollständig neues Symptom. 21.9.2015: Die **kalten, nassen Hände** nehmen zu, der Schlaf ist ab und zu unruhig. An der rechten Hand ist eine **Warze** zwischen Daumen und Zeigefinger und am Handrücken neu aufgetreten.

*Verordnung:* Es wird auf Thuja Q3 gewechselt, da alle drei Symptome hochwertig und z. T. neu sind (➤ Abb. 5.5).

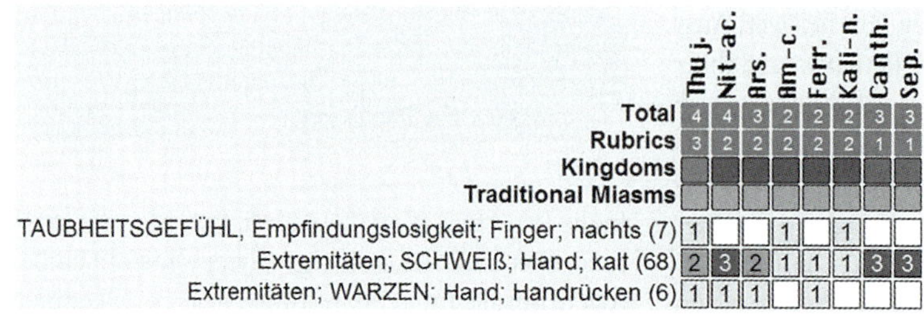

| | Thuj. | Nit-ac. | Ars. | Am-c. | Ferr. | Kali-n. | Canth. | Sep. |
|---|---|---|---|---|---|---|---|---|
| Total | 4 | 4 | 3 | 2 | 2 | 2 | 3 | 3 |
| Rubrics | 3 | 2 | 2 | 2 | 2 | 2 | 1 | 1 |
| Kingdoms | | | | | | | | |
| Traditional Miasms | | | | | | | | |
| TAUBHEITSGEFÜHL, Empfindungslosigkeit; Finger; nachts (7) | 1 | | | 1 | | 1 | | |
| Extremitäten; SCHWEIß; Hand; kalt (68) | 2 | 3 | 2 | 1 | 1 | 1 | 3 | 3 |
| Extremitäten; WARZEN; Hand; Handrücken (6) | 1 | 1 | 1 | | 1 | | | |

**Abb. 5.5** Repertorisation der Symptome an den Händen und Fingern und anderer charakteristischer Symptome [P328]

Drei Wochen nach der Einnahme von Thuja Q3 (13.10.2015) bestehen die kalt-nassen Hände wie auch die Taubheit der Finger nachts nicht mehr. Aufgrund der guten Mittelwirkung wird die Q4 fortgesetzt. Wegen eines anstehenden Vortrags als Rednerin mit Erwartungsspannung erhält sie als Einmalgabe Gelsemium. Am 12.11.2015 berichtet sie, dass sie mit Gelsemium C200 deutlich weniger aufgeregt war. Die kalten Hände sind weiter normal temperiert, sie wundert sich selbst über den raschen Rückgang. Thuja Q5 wird fortgeführt. Die Warzen werden kleiner.

Im Dezember 2015 geht es zwar weiter gut, aber die Konflikte in der Familie halten an. Die Patientin erhält deswegen Staphisagria C200, worunter sich innerhalb von ein bis zwei Wochen die Psyche deutlich bessert, die Patientin fühlt sich kräftiger. *Verordnung:* Thuja wird mit der Q6 fortgesetzt.

### Vaginale Blutung (2016–2017)

Unter der Einnahme von Thuja Q6 kommt es am 19.1.2016 zu einer vaginalen Blutung, die in den letzten acht Jahren unter der AHT nie aufgetreten war. Die Blutung ist nicht so dunkel wie bei einer Monatsblutung und sie ist nicht sehr stark. Die Patientin verspürt ein Ziehen unter dem rechten **Schulterblatt.** Sie wird gebeten, die vaginale Blutung abklären zu lassen.
*Verordnung:* Wegen des deutlichen Symptoms – Ziehen unter dem rechten Schulterblatt – erhält sie Conium Q7. Für dieses Symptom sind nur noch Sepia und Thuja als relevante Mittel aufgeführt.

**!**

Unter einem gut gewählten Mittel sollte keine vaginale Blutung auftreten, deshalb wird die Patientin angehalten, eine gynäkologische Untersuchung vornehmen zu lassen.

Bericht am 9.2.2016. Unter Conium vergeht die vaginale Blutung rasch, das Ziehen am Schulterblatt bessert sich prompt.
*Verordnung:* Conium Q8. Die gynäkologische Untersuchung ist ohne Befund, die Blutung ist vermutlich als Nebenwirkung der AHT aufgetreten, sodass das homöopathische Mittel nicht infrage gestellt wird.

Im März 2016 wird die Verschreibung von Phosphorus C200 nötig, da es zu einem akuten Infekt mit Heiserkeit der Stimme gekommen ist, gefolgt von Conium als aufsteigende Q-Potenz im Verlauf von 2016 und 2017. Es geht der Patientin exzellent, es liegen keinerlei Beeinträchtigungen ihrer Lebensqualität vor, sie ist in einer anhaltenden Remission.

## 5.7 Beurteilung

Der vorliegende Fall zeigt eine begleitende homöopathische Behandlung einer Patientin mit metastasiertem Brustkrebs. Bereits bei der Erstdiagnose lagen Lebermetastasen vor. Durch eine neoadjuvante Chemotherapie und AHT konnten die Tumoren verkleinert werden. Nach Abnahme der rechten Brust sowie einer umfangreichen Radiofrequenzablation der Leber gelang mit nachfolgender AHT eine Remission. Die Patientin stellte sich dann zur komplementären homöopathischen Behandlung vor.

Das konstitutionelle Mittel erschloss sich nicht direkt bei der Erstanamnese, sehr deutlich jedoch die Indikation für Conium, das die Remission unterstützen konnte. Die Patientin ließ die Abstände zwischen den Arzneimittelgaben größer werden und beendete die homöopathische Behandlung nach drei Jahren. Nachdem es nach zwei weiteren Jahren zu einem Metastasenrezidiv unter der laufenden AHT kam, nahm sie die homöopathische Behandlung wieder auf. Die bis dahin fortgesetzte AHT wurde lediglich auf Exemestan® umgestellt.

Nach erneuter Fallanalyse stellte sich Conium als das indizierte Mittel dar, es wurde als Q3 gegeben, um besser auf die Metastasen einwirken zu können (hierzu gibt es sonst nur wenige Erfahrungswerte), zumal die letzte Gabe als Q20 schon über zwei Jahre zurücklag. Unter Conium als Q-Potenz kam es zu einer klinischen Remission in der Bildgebung. Die Umstellung auf Exemestan® erfolgt vier bis fünf Monate, die Wiederaufnahme der homöopathischen Behandlung mit Conium knapp zwei Monate vor der erneuten PET-CT-Kontrolle (mit erneuter Remission).

Unter der erneuten homöopathischen Behandlung sind neue Symptome aufgetreten, die zu Thuja führten, wodurch sich die Symptome besserten. Allerdings traten durch diese Zwischengaben Conium-Symptome noch mehr in den Vordergrund, weshalb wieder zu Conium als Arzneimittel gewechselt wurde. Bei Wiederaufnahme der homöopathischen Behandlung 2015 wurde bei den Folgeterminen eine engere Patientenanbindung erreicht, zumal die Patientin durch den Behandlungserfolg noch einmal besonders motiviert ist.

## 5.8 Materia medica: Arzneimitteldifferenzierung und klinische Anwendung

### 5.8.1 Conium

Conium ist ein sehr wichtiges Mittel bei Brustkrebs – mit der Causa von Verletzungen der Brust: Verletzungen können direkt erfolgen, z. B. durch eine Mastitis (zu differenzieren ist der gewöhnliche Milchstau einer stillenden Frau, dies wäre dann keine Mastitis). Ebenso können häufige und schmerzhafte Mammografien wie im Fall der Patientin eine Conium-Pathologie induzieren. Conium hat eine tief greifende Wirkung. Kennzeichnend sind stechende Schmerzen. Wenn bei einer Brustkrebspatientin stechende Schmerzen auftreten, ist Conium mit in Erwägung zu ziehen und es sind, falls noch nicht erfolgt, Verletzungen der Brust nachzufragen.

### 5.8.2 Belladonna

Belladonna wird in der Homöopathie mitunter bevorzugt als Infektmittel eingesetzt. Schlegel zeigte, dass Belladonna und Bryonia auch bei schweren Pathologien angezeigt sein können.

!

Insbesondere bei Krebspatienten und bei im Behandlungsverlauf auftretenden akuten Infekten ist im Hinblick auf diese Wirkungsbereiche der Patient auf Folgendes hinzuweisen. Er sollte sich bei akuten Infekten melden, damit das passende homöopathische Mittel gefunden wird und der Patient nicht von sich aus ein unspezifisches homöopathisches (Komplex-)Mittel einnimmt.

### 5.8.3 Phosphorus

Phosphorus spielte bei der Patientin nur als Q3 und C200 als einmalige Gabe eine Rolle und deckte den unter Conium entstandenen Schlüsselbeinschmerz (ein Phosphorus-Patient hätte den Kontakt während der Behandlung nicht unterbrochen).

Bei komplexen Brustkrebssituationen (ein hormonrezeptorpositiver Brustkrebsbefund vorausgesetzt) zeigt die Kombination einer antihormonellen Therapie mit der Gabe von Phosphorus sehr gute Ergebnisse hinsichtlich der Remission und des Langzeitüberlebens.

### 5.8.4 Hepar sulfuris

Hepar sulfuris wurde als Akutmittel eingesetzt, da die Schmerzen der Patientin stechend waren und sich durch Wärme gebessert haben. Es wurde in der C200 eingenommen, da die Patientin dies in ihrer Hausapotheke schnell verfügbar hatte. Besser, schneller sowie zuverlässiger wirkt es in der M (= C1000) als Einmalgabe.

### 5.8.5 Thuja occidentalis

Thuja stand bei der Patientin nicht unmittelbar im Vordergrund, es wurde in der Verlaufskontrolle durch die Warze am Handrücken und die nasskalten Hände sichtbar. Bei deutlichen Symptomen in Verbindung mit sykotischen Elementen sollte Thuja nicht übersehen werden.

### 5.8.6 Gelsemium

Gelsemium wurde als C200 zur Linderung der Aufregung vor einem Vortrag gegeben. Diese symptomatische Verordnung ist vor dem Hintergrund der schweren Erkrankung gerechtfertigt, wenn ein großer Erwartungsdruck vorliegt.

### 5.8.7 Staphisagria

Staphisagria wird bei Folgen von Demütigung mit stiller Entrüstung verschrieben und verschafft häufig die erwünschte psychische Entlastung. Bei den Pareeks sowie in der Kent-Künzli-Schule wird Staphisagria in der C200 einmalig nach einer Biopsie und Brustkrebsoperation gegeben. Dadurch kann den klinischen Erfahrungen der Pareeks zufolge eine Ausbreitung und lokale Metastasierung verhindert bzw. vermindert werden. Nach einer Brustkrebsoperation sollte auch Arnica C200 einmalig gegeben werden, am Folgetag Staphisagria C200, ebenfalls als Einmalgabe.

## 5.9 Anmerkung und Kritik

Die Patientin kam 2010 mit einer Remission ihrer Krebserkrankung zur homöopathischen Behandlung. Unter Conium konnte dieser Zustand erhalten werden. In manchen Fällen ist bei gut verlaufenden Krebserkrankungen unter Beendigung einer homöopathischen Behandlung ein Rezidiv zu sehen, sodass eine lebenslange bzw. dauerhafte homöopathische Behandlung zu empfehlen ist. Aus Sicht der konventionellen Medizin wurde bzgl. der AHT lediglich eine Umstellung auf Exemestan® vorgenommen, wodurch die positive Wirkung von Conium noch mehr betont wird: Die alleinige Umstellung auf Exemestan® hätte nicht den Effekt einer jahrelang anhaltenden Vollremission erwarten lassen.

**!**

Grundsätzlich ist die Kombination einer antihormonellen Therapie mit der Homöopathie hinsichtlich der Tumorbehandlung und -kontrolle vorteilhaft, eine Remission der Tumoren kann häufiger und langanhaltender erreicht werden. Zudem können die Nebenwirkungen einer AHT durch die homöopathische Behandlung oft deutlich gemildert werden, es kann auch sein, dass diese gar nicht auftreten.



**LITERATUR**

AWMF Online: Leitlinien Mammakarzinom der Frau. http://www.awmf.org/leitlinien/detail/ll/032-045OL.html. Letzter Zugriff am 11.12.2016.

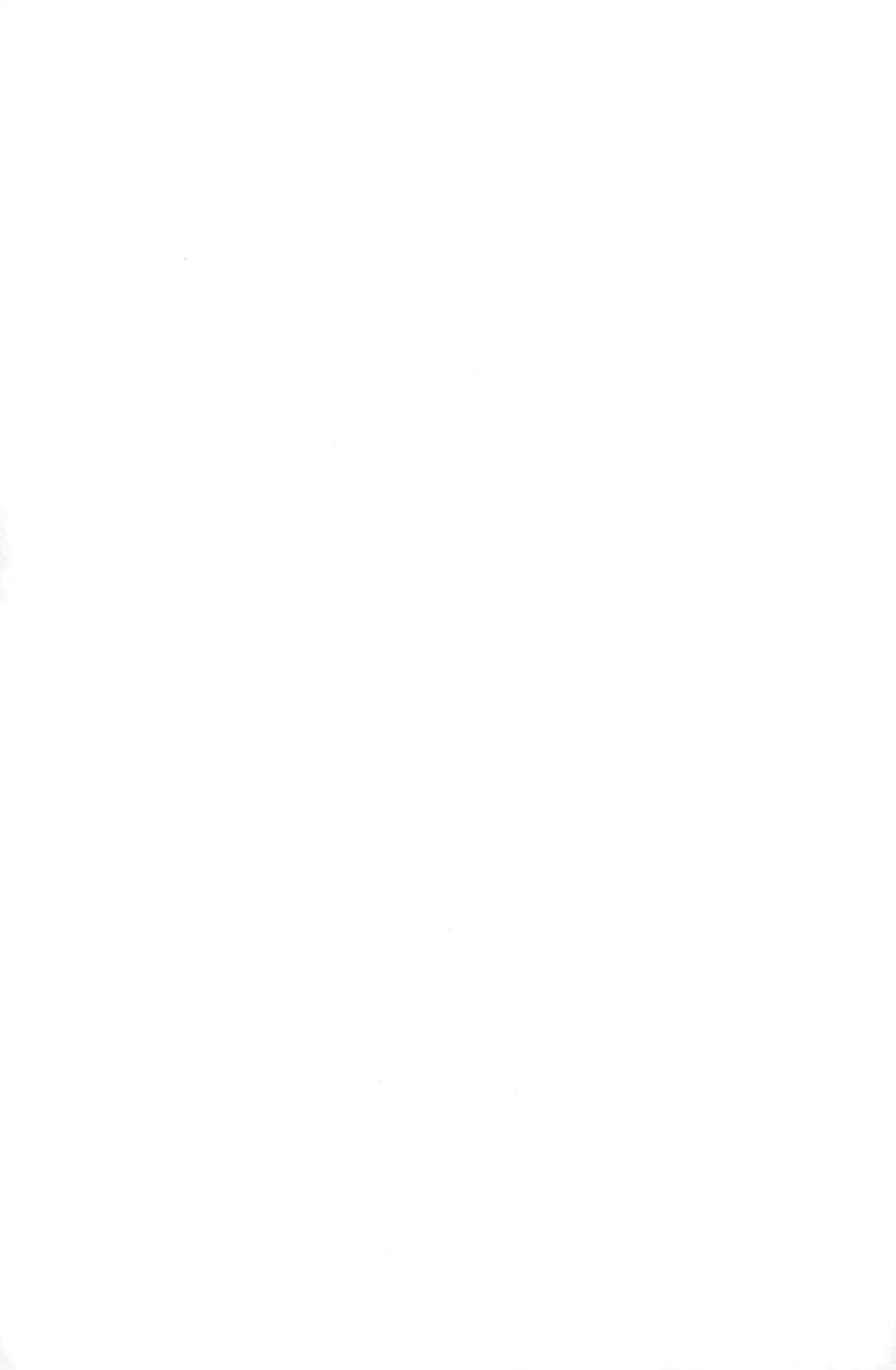

Philipp Lehrke

# KAPITEL 6 Mammakarzinom, metastasiertes Uterussarkom, radiogen bedingte schwere Kardiomyopathie (53-jährige Frau)

## 6.1 Übersicht

**ÜBERSICHT**

Der folgende Fall berichtet von einer begleitenden homöopathischen Behandlung einer 53-jährigen Patientin mit beidseitigem Mammakarzinom, das sechs Monate vor der Erstanamnese diagnostiziert wurde. Die homöopathische Behandlung erfolgte zwischen 2010 und 2017, sie läuft kontinuierlich weiter. In der Vorgeschichte sind außerdem ein Zustand nach metastasiertem Uterussarkom und eine radiogen bedingte schwere Kardiomyopathie bekannt. Das Uterussarkom trat 2006, also vier Jahre vor Beginn der homöopathischen Behandlung, auf und wurde operiert und adjuvant bestrahlt, nachfolgend kam es zu einer Lymphknotenmetastasierung supraklavikulär und mediastinal, die ebenfalls supraklavikulär operiert und in beiden Arealen bestrahlt wurde. Vermutlich sekundär, d.h. radiogen bedingt, entwickelte sich das Mammakarzinom 4 Monate vor Beginn der homöopathischen Behandlung. Radiogen bedingt ist ebenso die schwere dilatative Kardiomyopathie NYHA III–IV zu sehen.

Unter Gabe des homöopathischen Arzneimittels Phosphorus in aufsteigenden Q-Potenzen konnte die Remission der onkologischen Erkrankungen erhalten werden. Aufgrund der schlechter werdenden Herzbefunde wurde eine Herztransplantation erwogen, die jedoch wegen der Krebserkrankungen nicht durchgeführt werden konnte. Die dringend angeratene operative Linksherzunterstützung ließ die Patientin nicht vornehmen. Die Kardiomyopathie verblieb unter Phosphorus stabil und zeigte sogar leichte Besserungstendenzen.

## 6.2 Schulmedizinische Aspekte – Uterussarkom, Kardiomyopathie

Das **Uterussarkom** mit der Unterform des seltenen Müller-Mischtumors, wie es bei der Patientin vorlag, ist eine hochmaligne Erkrankung, sie macht 2–3 % der gynäkologischen Tumoren aus. Die Operation ist die Therapie der Wahl, der Müller-Mischtumor reagiert nur wenig sensibel auf Bestrahlung und Chemotherapie. Die Prognose ist sehr schlecht (Schmidt-Matthiesen at al. 2002; Schweizer et al. 1990; Ferriera 1951).

Bei der **dilatativen Kardiomyopathie (DCM)** liegt eine Erweiterung vor allem der linken Herzkammer vor, wodurch die Pumpleistung des Herzens sukzessive beeinträchtigt wird. Die konventionelle Behandlung erfolgt mit Betablockern, ACE-Hemmern und Diuretika, ggf. Antikoagulanzien. Die Krankheitsprognose ist ungünstig. Innerhalb der ersten 10 Jahre nach Diagnosestellung ist die Sterblichkeit sehr hoch. Die DCM ist eine häufige Indikation für eine Herztransplantation (Maron et al. 2006).

**DIAGNOSTIK UND THERAPIE**

Bei der Patientin lagen folgende schulmedizinischen Diagnosen vor und es waren folgende Therapiemaßnahmen durchgeführt worden:

- Erstdiagnose 6/2010: beidseitiges Mammakarzinom
  - Rechts: pT3 pN1a (1/7 LK, davon 0/1 sn-LK) M0 G2 L0 V0 R0, invasiv-lobuläres Mammakarzinom, max. Durchmesser: 60 mm, R0, ER >80 % 12 IRS, PR 0 % 0 IRS, Her2-neu: 2+
  - Links: pT2 N0 (0/3) M0 G2 L0 V0 R0, invasiv duktales Mammakarzinom, ER >80 % 12 IRS, PR 60 % 9 IRS, Her2-neu: 2+
- Dilatative Kardiomyopathie EF 25 % (vermutlich radiogen bedingt) mit kompensierter Herzinsuffizienz NYHA III-IV, MI I./AI I. Grades, SM-Implantation ICD-TRT 7/2010

- Maligner Müller-Mischtumor (Karzinosarkom) des Uterus, pT1b2 pN1 (9/27) M0 L1 V0 R0, FIGO IIIb, Hysterektomie und Adnektomie 9/2006, pelvine und paraaortale Lymphadenektomie, Ureterozystoneostomie links 12/2006
- Radiatio kleines Becken 60 Gy 2–3/2007
- Lymphknotenrezidiv und -entfernung supraklavikulär 2007, Radiatio
- Radiatio Mediastinum 3/2008 bei mediastinalem Lymphknotenrezidiv
- Ureterstenose links, DJ-Katheter-Dauerversorgung seit 2006
- Z. n. Strahlenpneumonitis 9/2009
- Medikation: Torasemid 10 (½–0–0), Metohexal succ. 47 (0–0–½), Delix 2,5 (1-0-1), Fentanyl 12,5 µg alle 3 Tage, seit 1 Woche vor der Erstanamnese), Bisco Zitron bei Verstopfung b. B., MCP (10–20 Tr. b. B.)
- Eigenanamnese: Leistenbruch-OP beidseits 7. Lj., rezidivierende Bronchitis seit 28. Lj., Appendektomie 1995. Gewicht: 64 kg, Größe 1,51 m

6

## 6.3 Homöopathische Anamnese

### 6.3.1 Spontanbericht

Die Patientin kommt im Oktober 2010 mit der Diagnose von **zwei malignen Tumoren** und einer **Kardiomyopathie** in die homöopathische Behandlung.

Das **Uterussarkom** wurde operativ entfernt. Es erfolgte die Bestrahlung. Die danach aufgetretene Lymphknotenmetastase am Hals wurde operiert und der Halsbereich bestrahlt; eine Bestrahlung des Mediastinums wurde zudem notwendig, da Lymphknotenmetastasen im Brustraum aufgetreten waren. Die Bestrahlung verursachte eine **radiogene Pneumonitis** und einen Herzschaden, weswegen ein Herzschrittmacher implantiert werden musste. Die Patientin musste also insgesamt drei Bestrahlungen durchführen lassen. Das **Mammakarzinom,** das vermutlich Folge der Bestrahlung ist, wurde durch Tastbefund und Mammografie entdeckt. Die rechte Brustwarze war eingezogen.

**!**

Bereits während der Erstanamnese lässt sich feststellen, wie mitfühlend die Patientin ist. Sie wirkt sehr zugewandt, auch auf Nachfrage nach ihrem Mitgefühl bestätigt sie ihr mitfühlendes Wesen.

Der Patientin wurden beide Brüste abgenommen. Deswegen hat sie sehr große **Schmerzen im Operationsgebiet,** ebenso im Rückenbereich. Der Schmerz ist gürtelförmig und fühlt sich so an, als ob der Bereich mit einer Metallschnur zusammengeschnürt werden würde. Die brennenden Schmerzen am Rücken betreffen zum einen das Kreuz und den Bereich zwischen Wirbelsäule und Schulterblättern. Dies kann nach Aussage der Patientin auch Folge der Bestrahlung sein. Besonders zwischen den Schulterblättern ist der Schmerz brennend.

Direkt **nach der Bestrahlung** sind Fieberschübe aufgetreten, die einhergingen mit Rückenschmerzen, die sich auf Wärme besserten. Das Wasserlassen geht nicht problemlos, da eine Harnleiterschiene vorhanden ist, der Harnleiter wurde durch die Sarkom-Operation verletzt. Bei Wetterwechsel leidet die Patientin immer wieder an Bauchkrämpfen, die durch die Operationsnarben bedingt sind. Die Krämpfe können bis zu acht Stunden andauern und von galligem Erbrechen begleitet sein.

### 6.3.2 Tumoranamnese

2006, in dem Jahr, in dem das **Uterussarkom** diagnostiziert wurde, ist eine extreme Schwäche mit **lang anhaltenden vaginalen Blutungen** aufgetreten, die Blutungen waren nicht zu stoppen. Wegen des großen Blutverlusts konnte die Patientin nur noch liegen. Zwei Monate nach der Operation und Diagnosestellung (September 2006) wurden die pelvinen und paraaortalen **Lymphknoten** (Dezember 2006) **entfernt.** Es folgte die **Bestrahlung des kleinen Beckens,** wodurch Darmbeschwerden mit Durchfall auftraten. Eine Chemotherapie wurde nicht durchgeführt, da der Müller-Mischtumor darauf nicht anspricht. Bereits 10/2006 trat eine **Harnleiterstenose** auf, die Patientin konnte kein Wasser lassen. Die Niere musste punktiert werden, bevor die Harnleiterschiene gelegt werden konnte.

Ein Jahr nach der Diagnosestellung und OP (7/2007) zeigte sich ein **tastbarer Lymphknoten** links supraklavikulär, der im PET-CT auffällig war. Er war nicht sehr hart. Es erfolgte die Bestrahlung. Im Januar 2008 war das PET-CT auffällig im Mediastinum, weswegen dort erneut eine Bestrahlung erfolgte.

2008 entwickelte sich eine radiogene **Pneumonitis:** Die Patientin war äußerst schwach und konnte sich kaum bewegen; der Husten war trocken und schmerzhaft hinter dem Brustbein im ehemaligen Bestrahlungsgebiet. Richtig behandelt wurde die Pneumonitis nicht. Bereits als junge Frau litt die Patientin immer wieder an Bronchitiden. Seit dem 28. Lebensjahr traten diese bis zu dreimal jährlich mit folgenden Symptomen auf: Fieber, Schwäche, schmerzhafter Husten ohne Auswurf. Die Bronchitis konnte bis zu zehn Wochen andauern.

Bis 2007 hat die Patientin gearbeitet, sie war auch neben der Bestrahlung erwerbstätig. 2008 ging es ihr besser, weshalb sie ihre Arbeitszeit aufstocken und Vollzeit arbeiten wollte.

2009 trat während eines Alpenaufstiegs Luftnot auf, dem die Patientin keine weitere Bedeutung schenkte. 1/2010 trat diese Schwäche wieder auf, im Februar 2010 erfolgte die Einweisung per Notarzt in die Klinik. Diagnose: **dekompensierte Herzinsuffizienz bei dilatativer Kardiomyopathie.** Ein halbes Jahr später (7/2010) musste ein Herzschrittmacher gelegt werden. Das Herz hatte sich durch die Herzmedikation etwas verbessert.

Das **Mammakarzinom** rechts wurde von der Hausärztin durch die eingezogene Brustwarze entdeckt. Links wurde das Karzinom durch die Mammografie festgestellt. Einen Monat nach der Herzschrittmacher-OP (August 2010) wurden beide Brüste abgenommen, da bei einer brusterhaltenden Operation keine Bestrahlung mehr möglich gewesen wäre, eine Chemotherapie wegen der Herzschädigung könnte ebenfalls nicht mehr durchgeführt werden. Arimidex® wurde der Patientin empfohlen, mit der Einnahme jedoch noch nicht begonnen.

Aktuell merkt die Patientin, dass während des Bergsteigens Luftnot auftritt. Dem Herzen tut kühles Wetter gut, früher war der Sommer besser für das Herz. Seitdem sie den Herzschrittmacher hat, hat sie keine Herzbeschwerden mehr infolge von Wind.

### 6.3.3 Vorgeschichte

**Familienanamnese:** Bei der Mutter Z. n. Diphtherie und Typhus. Der Großvater mütterlicherseits ist an Tbc verstorben. Der Vater hat Herzprobleme.

**Vegetative Anamnese:** Das Wasserlassen funktioniert nicht problemlos, da der Urin nicht vollständig entleert wird und es lange Zeit braucht. Deshalb muss sie häufiger urinieren. Der Stuhlgang ist regelmäßig, Unverdautes im Stuhl kennt sie nicht.

**Schadstoffbelastungen:** Das alte Pfarrhaus, in dem sie wohnte, war mit Altöl gestrichen und sehr stark mit PCB belastet (um 1994), wodurch möglicherweise die Entwicklung der Erkrankung begünstigt wurde.

**Homöopathische Vormedikation:** Eine Freundin gab der Patientin Phosphorus D12 wegen des Herzrasens. Zudem bekam sie Nux vomica D12 sowie Belladonna bei Nierenschmerzen. Coffea bei Einschlafschwierigkeiten. Natrium muriaticum/Sepia halfen einmal wegen der Inkontinenz. Phosphorus zeigte immer eine verlässliche Wirkung, vor allem beim vermehrten Herzschlag infolge der Bestrahlung. Dabei tritt Schwindel auf, als ob sie sich selbst dreht oder etwas unter ihr weggeht, was sich mit dem Herzschrittmacher besserte.

### 6.3.4 Soziale Anamnese

Die Patientin hat Musik studiert und bis 1989 in diesem Beruf gearbeitet. Im Alter von 31 Jahren hat sie Theologie studiert und später mit ihrem damaligen Mann in der gleichen Pfarrei gearbeitet. Sie ist seit 7/2010 arbeitsunfähig. Von 1980–2000 war sie verheiratet. Seit 2004 lebt sie in einer neuen Partnerschaft mit einem sechs Jahre älteren Partner, er steht während der Erkrankung zu ihr.

### 6.3.5 Gelenkte Befragung

- Um 17 Uhr hat die Patientin das Gefühl von Fieber und Schüttelfrost, außerdem leidet sie an Rückenschmerzen. Das letzte Fieber trat bei der Urosepsis 2007 auf.
- Die Patientin trinkt gerne Kaffee und Säfte. Die Getränke sollen kalt sein und aus dem Kühlschrank kommen, sie mag auch sehr heiße Getränke gerne.
- Im Hinblick auf Nahrungsmittelvorlieben und -abneigungen hat sich infolge der Bestrahlung folgendes Bild ergeben:

- Die Patientin isst am liebsten scharf und salzig und salzt oft nach. Milch verursacht Übelkeit.
- Zwiebeln und Knoblauch werden nicht mehr vertragen, obwohl sie diese gerne mag. In rohem Zustand kann sie diese gar nicht verzehren, gekocht oder gebraten geht es.
- Kohl mag sie sehr gerne, sie verträgt ihn aber nicht. So geht es ihr auch mit Nüssen.
- Körner und Müsli verursachen Bauchkrämpfe.
- Sobald sie eine Mahlzeit auslässt, wird ihr schlecht.

!

Veränderungen von Symptomen unter bzw. nach einer Erkrankung und schulmedizinischen Behandlung (hier: Essensgewohnheiten und Gelüste/Abneigungen) sind sehr hochwertige Symptome für die Wahl des angezeigten Mittels.



- Die Patientin war Raucherin vom 37. Lebensjahr bis 2006, sie hat täglich drei bis fünf Zigaretten geraucht.
- Impfungen hat sie gut vertragen.
- Der Hals ist gegen Wind und Kälte empfindlich.
- Sie bekommt schnell blaue Flecken.
- Der Schlaf war lange schlecht und ist besser geworden. Jedes Einschlafen hat die Patientin an die Narkosen und die damit einhergehende Angst erinnert, was sie wohl vorfindet, wenn sie wieder erwacht.
- Im Schlaf hat die Patientin früher sehr viel geredet. Als junge Frau ist sie geschlafwandelt und hat sich z. B. dabei Kleider angezogen.
- Die Menstruation begann im Alter von 14 Jahren, sie hatte eine Zeit der Amenorrhö.
- Die Menstruation (alle 28 Tage) war immer sehr stark und hat sieben Tage angedauert. Vor der Menstruation war sie angespannt, hyperaktiv und hatte vermehrt Hunger.
- Früher litt die Patientin an blutenden Hämorrhoiden, die mit einer Salbe behandelt wurden. Sie traten bevorzugt nach scharfem Essen auf.
- Sie kennt Schwindel, als ob sie sich um sich selbst dreht oder ihr der Boden unter den Füßen weggezogen wird.
- Gelegentlich kommt es nachts zu Zahnfleischbluten mit Einfärbung des Kopfkissens.
- Kurz vor dem Erwachen bekommt sie seit der Erkrankung Wadenkrämpfe.
- Keine Schwangerschaft (G0 P0 A0).

Es ist gut nachzuvollziehen, wie sich die Symptome durch die Erkrankung und die konventionelle Behandlung verändert haben, z. B. die auffallende Veränderung der Essensgelüste. Diese Symptome sind als hochwertig anzusehen.

## Haut

- Die Patientin hatte als junge Frau kleine Bläschen auf dem Handteller und im Mittelfußbereich.
- Warzen an den Fingern und im Handtellerbereich sind spontan verschwunden, eine Warze besteht noch am Ringfinger.
- Wiederkehrend eingewachsener Großzehennagel mit Eiterung.
- Häufig schuppender Riss hinter dem linken Ohr.
- Die Patientin kann keine Ohrringe tragen, da die Ohrlöcher eitern.
- Nach saurem Essen sind die Mundwinkel wund.

## Psyche

- Auf die Frage, ob es eine Ursache geben könnte für ihre Tumorerkrankung, gibt die Patientin an, dass ihre Scheidung 2000 ein traumatisches Erlebnis war. Die erste Trennung erfolgte bereits 1993. *„Er verließ mich wegen einer anderen Frau, wir kamen wieder zusammen und nach drei Jahren verließ er mich erneut, was einen tiefen Kummer auslöste, zudem konnten wir keine Kinder bekommen.“*
- Depressive Phasen gab es nach der Scheidung und Tumordiagnose.
- Ihren Charakter beschreibt die Patientin als „Stehaufmännchen“ mit einer Zähigkeit und Hartnäckigkeit. Sie ist sehr aktiv und in allen Dingen sehr schnell, sie fühlt sich nur bei einem gewissen Tempo wohl.
- Trost tut zwar gut, sie will anderen aber nicht zur Last fallen und kann deswegen Trost nicht so gut annehmen.

- Die Patientin hat Angst vor dem Einschlafen, weil sie dann nicht alles steuern kann. Als Kind hatte sie Angst vor Dunkelheit und vor großen Tieren wie Kühen und Hunden, wobei die Angst vor Hunden möglicherweise darauf zurückzuführen ist, dass sie einmal von einem ein Hund angegriffen wurde.
- Sie leidet seit einigen Jahren an Höhenangst.
- Die Patientin wird zornig bei Ungerechtigkeit.
- Das freudigste Erlebnis war für sie die Aufnahme als Pfarrerin in die Gemeinde, das traurigste die Trennung von ihrem Mann.
- Hellsichtigkeit kennt sie im Traum, sie hat geträumt, dass ihr Ehemann sie mit einer anderen Frau betrügt.
- Auf die Zauberstabsfrage (➤ 2.1.2) antwortet sie, dass sie gerne in einer Pferdekutsche, in der sie wohnen und schlafen kann, alleine den Jakobsweg reisen möchte. Sie möchte den Mut dazu herzaubern. Und sie möchte gesund werden.
- Sie verspürt Hass auf die Frau, weswegen ihr Mann sie verlassen hat.
- Die Patientin isst sehr schnell, durch die Erkrankung nun etwas langsamer.
- Während ihres Erststudiums hat sie gerne getanzt und Musik gehört.

## Körperliche Untersuchung

Die körperliche Untersuchung zeigt einen adipösen Ernährungs- und guten Allgemeinzustand. Cor 1/6 Holosystolikum PM Aorta. Z.n. Ablatio mammae beidseits mit reizlosen Narben. Unterschenkelschwellung des linken Beins ohne Anzeichen einer Thrombose, sonst internistisch und neurologisch ohne Befund.

**!**

Die Patientin wirkt sehr freundlich und mitfühlend und ist durch das einschneidende Lebensereignis der Scheidung schwer getroffen. Trotz der Schwere der verschiedenen (malignen) Erkrankungen ist sie hoffnungsvoll, dass es ihr wieder besser gehen wird.

**VERLAUFSPARAMETER**

Bei der Patientin konnten folgende Parameter ausgemacht und für die Verlaufskontrolle der homöopathischen Behandlung festgelegt werden.

- Objektive körperliche Zeichen: Riss hinter linkem Ohr. Schwellung linkes Bein.
- Verlaufsparameter:
  - Schlaf
  - Allgemeine Energie
  - Schmerzen im Operationsbereich
  - Rückenschmerzen, brennend
  - Wasserlassen schwierig/unvollständig
  - Narben am Bauch, die schmerzhaft sind
  - Schnell blaue Flecken
  - Warze am rechten Ringfinger
  - Riss hinter dem linken Ohr
  - Zahnfleischbluten
  - Wadenkrämpfe morgens im Bett
  - Herzrasen
  - Schwindel

# 6.4 Repertorisation

Die Repertorisation (➤ Abb. 6.1) erfolgte mit dem Complete Repertorium in der Version 4.5. Das **Grundmittel** könnte neben Phosphorus ebenso Sepia sein. Differenzialdiagnostisch kommt Natrium muriaticum wegen des tiefen Kummers in Betracht. Staphisagria ist angezeigt wegen der Bauchschmerzen nach der Operation, ebenso Thiosinaminum wegen der Verwachsungen und der Harnleiterstenose (akut: Arnica/Staphisagria). Die Patientin hat viel Blut verloren, weswegen China wichtig ist. Auffallend ist, dass Sulfur als Arzneimittel nicht wirklich infrage kommt, obwohl es die höchste Anzahl der Rubriken hat.

Stellt man die **Pathologie** im Zusammenhang mit dem konstitutionellen Mittel dar, dann erschließt sich Phosphorus, auch als Mittel nach den vielen Bestrahlungen sowie Bestrahlungsfolgen und den verschiedenen Tumorentitäten.

Wichtige und **richtungsweisende Rubriken:**

- Feminin; Karzinom, Krebs; Uterus (108): Dies ist nach eigenen Erfahrungen eine verlässliche, jedoch auch große Rubrik für Gebärmutterkrebs.
- Brust; Karzinom; Mammae (88) und – Brust; Knötchen; Mammae, in den (65): Diese beiden Rubriken werden von Künzli bei Brustkrebs verwendet.
- Allgemeines; Verbrennungen; Röntgenstrahlen, durch (4): Dies ist eine kleine, aber unter Berücksichtigung der klinischen Erfahrung sehr verläss-

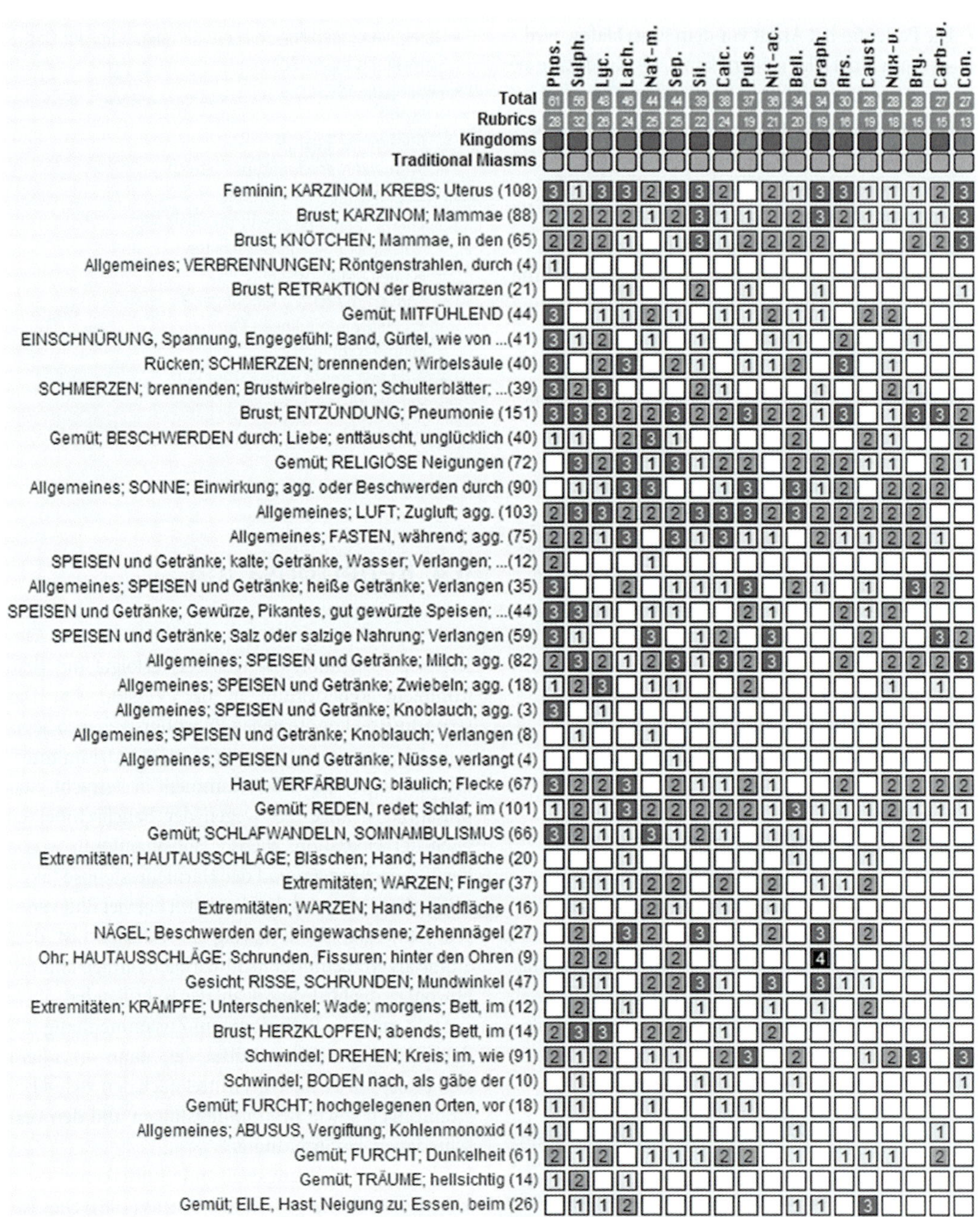

| | Phos. | Sulph. | Lyc. | Lach. | Nat-m. | Sep. | Sil. | Calc. | Puls. | Nit-ac. | Bell. | Graph. | Ars. | Caust. | Nux-v. | Bry. | Carb-v. | Con. |
|---|---|---|---|---|---|---|---|---|---|---|---|---|---|---|---|---|---|---|
| Total | 61 | 56 | 48 | 46 | 44 | 44 | 39 | 38 | 37 | 36 | 34 | 34 | 30 | 28 | 28 | 28 | 27 | 27 |
| Rubrics | 28 | 32 | 28 | 24 | 25 | 25 | 22 | 24 | 19 | 21 | 20 | 19 | 16 | 19 | 18 | 15 | 15 | 13 |
| Kingdoms | | | | | | | | | | | | | | | | | | |
| Traditional Miasms | | | | | | | | | | | | | | | | | | |
| Feminin; KARZINOM, KREBS; Uterus (108) | 3 | 1 | 3 | 3 | 2 | 3 | 3 | 2 | | 2 | 1 | 3 | 3 | 1 | 1 | 1 | 2 | 3 |
| Brust; KARZINOM; Mammae (88) | 2 | 2 | 2 | 2 | 1 | 2 | 3 | 1 | 1 | 2 | 2 | 3 | 2 | 1 | 1 | 1 | 1 | 3 |
| Brust; KNÖTCHEN; Mammae, in den (65) | 2 | 2 | 2 | 1 | | 1 | 3 | 1 | 2 | 2 | 2 | 2 | | | | 2 | 2 | 3 |
| Allgemeines; VERBRENNUNGEN; Röntgenstrahlen, durch (4) | 1 | | | | | | | | | | | | | | | | | |
| Brust; RETRAKTION der Brustwarzen (21) | | | | 1 | | | 2 | | 1 | | | 1 | | | | | | 1 |
| Gemüt; MITFÜHLEND (44) | 3 | | 1 | 1 | 2 | 1 | | 1 | 1 | 2 | 1 | 1 | | 2 | 2 | | | |
| EINSCHNÜRUNG, Spannung, Engegefühl; Band, Gürtel, wie von ...(41) | 3 | 1 | 2 | | 1 | | 1 | | | 1 | 1 | | 2 | | | 1 | | |
| Rücken; SCHMERZEN; brennenden; Wirbelsäule (40) | 3 | | 2 | 3 | | 2 | 1 | | 1 | 1 | 2 | | 3 | | 1 | | | |
| SCHMERZEN; brennenden; Brustwirbelregion; Schulterblätter; ...(39) | 3 | 2 | 3 | | | | 2 | 1 | | | | 1 | | | 2 | 1 | | |
| Brust; ENTZÜNDUNG; Pneumonie (151) | 3 | 3 | 3 | 2 | 2 | 3 | 2 | 2 | 3 | 2 | 2 | 1 | 3 | | 1 | 3 | 3 | 2 |
| Gemüt; BESCHWERDEN durch; Liebe; enttäuscht, unglücklich (40) | 1 | 1 | | 2 | 3 | 1 | | | | | 2 | | | 2 | 1 | | | 2 |
| Gemüt; RELIGIÖSE Neigungen (72) | | 3 | 2 | 3 | 1 | 3 | 1 | 2 | 2 | | 2 | 2 | 2 | 1 | 1 | | 2 | 1 |
| Allgemeines; SONNE; Einwirkung; agg. oder Beschwerden durch (90) | | 1 | 1 | 3 | 3 | | | 1 | 3 | | 3 | 1 | 2 | | 2 | 2 | 2 | |
| Allgemeines; LUFT; Zugluft; agg. (103) | 2 | 3 | 3 | 2 | 2 | 2 | 3 | 3 | 3 | 2 | 3 | 2 | 2 | 2 | 2 | 2 | | |
| Allgemeines; FASTEN, während; agg. (75) | 2 | 2 | 1 | 3 | | 3 | 1 | 3 | 1 | 1 | | 2 | 1 | 1 | 2 | 2 | 1 | |
| SPEISEN und Getränke; kalte; Getränke, Wasser; Verlangen; ...(12) | 2 | | | | 1 | | | | | | | | | | | | | |
| Allgemeines; SPEISEN und Getränke; heiße Getränke; Verlangen (35) | 3 | | | 2 | | 1 | 1 | 1 | 3 | | 2 | 1 | | 1 | | 3 | 2 | |
| SPEISEN und Getränke; Gewürze, Pikantes, gut gewürzte Speisen; ...(44) | 3 | 3 | 1 | | 1 | 1 | | | 2 | 1 | | | 2 | 1 | 2 | | | |
| SPEISEN und Getränke; Salz oder salzige Nahrung; Verlangen (59) | 3 | 1 | | | 3 | | 1 | 2 | | 3 | | | | 2 | | | 3 | 2 |
| Allgemeines; SPEISEN und Getränke; Milch; agg. (82) | 2 | 3 | 2 | 1 | 2 | 3 | 1 | 3 | 2 | 3 | | | 2 | | 2 | 2 | 2 | 3 |
| Allgemeines; SPEISEN und Getränke; Zwiebeln; agg. (18) | 1 | 2 | 3 | | 1 | 1 | | | 2 | | | | | | 1 | | 1 | |
| Allgemeines; SPEISEN und Getränke; Knoblauch; agg. (3) | 3 | | 1 | | | | | | | | | | | | | | | |
| Allgemeines; SPEISEN und Getränke; Knoblauch; Verlangen (8) | | 1 | | | 1 | | | | | | | | | | | | | |
| Allgemeines; SPEISEN und Getränke; Nüsse, verlangt (4) | | | | | | 1 | | | | | | | | | | | | |
| Haut; VERFÄRBUNG; bläulich; Flecke (67) | 3 | 2 | 2 | 3 | | 2 | 1 | 1 | 2 | 1 | | | 2 | | 2 | 2 | 2 | 2 |
| Gemüt; REDEN, redet; Schlaf; im (101) | 1 | 2 | 1 | 3 | 2 | 2 | 2 | 2 | 2 | 1 | 3 | 1 | 1 | 1 | 2 | 1 | 1 | 1 |
| Gemüt; SCHLAFWANDELN, SOMNAMBULISMUS (66) | 3 | 2 | 1 | 1 | 3 | 1 | 2 | 1 | | 1 | 1 | | | | | 2 | | |
| Extremitäten; HAUTAUSSCHLÄGE; Bläschen; Hand; Handfläche (20) | | | | 1 | | | | | | | 1 | | | 1 | | | | |
| Extremitäten; WARZEN; Finger (37) | | 1 | 1 | 1 | 2 | 2 | | 2 | | 2 | | 1 | 1 | 2 | | | | |
| Extremitäten; WARZEN; Hand; Handfläche (16) | | 1 | | | 2 | 1 | | 1 | | 1 | | | | | | | | |
| NÄGEL; Beschwerden der; eingewachsene; Zehennägel (27) | | 2 | | 3 | 2 | | 3 | | | 2 | | 3 | | 2 | | | | |
| Ohr; HAUTAUSSCHLÄGE; Schrunden, Fissuren; hinter den Ohren (9) | | 2 | 2 | | | 2 | | | | | | 4 | | | | | | |
| Gesicht; RISSE, SCHRUNDEN; Mundwinkel (47) | | 1 | 1 | | 2 | 2 | 3 | 1 | | 3 | | 3 | 1 | 1 | | | | |
| Extremitäten; KRÄMPFE; Unterschenkel; Wade; morgens; Bett, im (12) | | 2 | | 1 | | | 1 | | | 1 | | 1 | | 2 | | | | |
| Brust; HERZKLOPFEN; abends; Bett, im (14) | 2 | 3 | 3 | | 2 | 2 | | 1 | | 2 | | | | | | | | |
| Schwindel; DREHEN; Kreis; im, wie (91) | 2 | 1 | 2 | | 1 | 1 | | 2 | 3 | | 2 | | | 1 | 2 | 3 | | 3 |
| Schwindel; BODEN nach, als gäbe der (10) | | 1 | | | | | 1 | 1 | | | 1 | | | | | | | 1 |
| Gemüt; FURCHT; hochgelegenen Orten, vor (18) | 1 | 1 | | | 1 | | | 1 | 1 | | | | | | | | | |
| Allgemeines; ABUSUS, Vergiftung; Kohlenmonoxid (14) | 1 | | | 1 | | | | | | | 1 | | | | | | 1 | |
| Gemüt; FURCHT; Dunkelheit (61) | 2 | 1 | 2 | | 1 | 1 | 1 | 2 | 2 | | 1 | | 1 | 1 | 1 | | 2 | |
| Gemüt; TRÄUME; hellsichtig (14) | 1 | 2 | | 1 | | | | | | | | | | | | | | |
| Gemüt; EILE, Hast; Neigung zu; Essen, beim (26) | | 1 | 1 | 2 | | | | | | | 1 | 1 | | 3 | | | | |

**Abb. 6.1** Repertorisation der Erstanamnese der Patientin mit Mamma-/Uteruskarzinom [P328]

liche Rubrik für die Folgen von Bestrahlungen. Wichtige Ergänzungen sind – Allgemeines; Verbrennungen; Röntgenstrahlen, durch (9) (die Arzneimittel sind einwertig, falls nicht anders angegeben): Arsenicum album, Cadmium sulfuricum [dreiwertig], Calcium fluoricum, China, Fluoricum acidum, Phosphorus [dreiwertig], Radium bromatum [zweiwertig], Silicea, X-Ray [zweiwertig]. Die Rubrik wurde aus den Erfahrungen in der Clinica Santa Croce ergänzt.

- Brust; Retraktion der Brustwarzen (21): Die Rubrik bildet die eingezogene Brustwarze ab.
- Gemüt; mitfühlend (44): Diese Rubrik wird bei ausgeprägtem Mitgefühl berücksichtigt. Die Frage, ob jemand mitfühlend ist, werden die meisten mit Ja beantworten. Wichtig ist zu differenzieren, wie stark das Mitgefühl wirklich ist und ob es von anderen auch so wahrgenommen wird.
- Brust; Einschnürung, Spannung, Engegefühl; Band, Gürtel, wie von einem (41): Hierdurch ist bei der Patientin ein auffallendes Symptom beschrieben, was selten vorkommt.
- Rücken; Schmerzen; brennende; Wirbelsäule (40): Diese Rubrik zeigt ein hochwertiges Symptom, was häufig auf Phosphorus hinweist, wenn eine Bestrahlung stattfand. Besonders auffallend und als Hinweis für Phosphorus zu werten ist das in der folgenden Rubrik zum Ausdruck gebrachte Symptom, das ebenso häufig nach Bestrahlungen auftritt – Rücken; Schmerzen; brennenden; Brustwirbelregion; Schulterblätter; zwischen (39).
- Brust; Entzündung; Pneumonie (151): Diese Rubrik ist angezeigt sowohl bei einer einmaligen als auch bei rezidivierenden Pneumonien in der Vorgeschichte.
- Gemüt; Beschwerden durch; Liebe; enttäuscht, unglücklich (40): Diese Rubrik wird herangezogen bei unglücklicher Liebe, die sich nachhaltig negativ auswirkt.
- Gemüt; religiöse Neigungen (72): Die Verwendung dieser Rubrik liegt bei einer Pfarrerin zwar auf der Hand, auffallend ist jedoch – und das führt zur Verwendung der Rubrik –, dass sich die Patientin erst später für diesen Beruf entschied.
- Allgemeines; Sonne; Einwirkung; agg. oder Beschwerden durch (90): Die Rubrik wird bei Beschwerden oder Unverträglichkeit durch Sonne berücksichtigt und ist von der Unverträglichkeit von Hitze zu differenzieren.
- Allgemeines; Luft; Zugluft; agg. (103): Zugluft wird häufiger nicht vertragen bzw. als Symptom genannt. Zu differenzieren ist, ob Zugluft wirklich auch zu Beschwerden führt.
- Allgemeines; Fasten, während; agg. (75): Sollte nicht nur Fasten unmöglich sein, sondern schon das Auslassen einer Mahlzeit zu Beschwerden führen, wie z. B. zu Reizbarkeit, flauem Gefühl im Magen, ist diese Rubrik geeignet.
- Allgemeines; Speisen und Getränke; kalte; Getränke, Wasser; Verlangen; eiskalte (12): Diese Rubrik wird gebraucht bei Verlangen nach eiskalten Getränken, wozu auch kühlschrankkalte Getränke zählen können. Das Verlangen sollte jedoch auffallend sein, genauso wie bei – Allgemeines; Speisen und Getränke; heiße Getränke; Verlangen (35).
- Allgemeines; Speisen und Getränke; Gewürze, Pikantes, gut gewürzte Speisen; Verlangen (44): Berücksichtigt wird diese Rubrik, wenn sehr scharfes Essen gerne gegessen wird, nur gut gewürztes Essen ist nicht ausreichend.
- Allgemeines; Speisen und Getränke; Salz oder salzige Nahrung; Verlangen (59): Diese Rubrik wird bei ausgeprägtem Salzverlangen gewählt. Anzumerken ist, dass sich viele Patienten mit Salzverlangen aus gesundheitlichen Gründen den Gebrauch von Salz verbieten (sie geben an, dass sie Salz nicht mögen) und erst bei Nachfragen davon berichten.
- Allgemeines; Speisen und Getränke; Milch; agg. (82): Die Rubrik wird berücksichtigt, wenn Milch bestimmte Symptome hervorruft.
- Allgemeines; Speisen und Getränke; Zwiebeln; agg. (18): Wenn Zwiebeln körperliche Symptome hervorrufen, ist dies die geeignete Rubrik. Eine Abneigung von Zwiebeln aufgrund des Geruches, reicht nicht aus – es sei denn, sie rufen Beschwerden hervor.
- Allgemeines; Speisen und Getränke; Knoblauch; agg. (3): Die Rubrik wird gewählt, wenn Knoblauch zu wirklichen Beschwerden führt, wird Knoblauch nur wegen des Geruches gemieden, kann die Rubrik nicht verwendet werden.
- Allgemeines; Speisen und Getränke; Knoblauch; Verlangen (8): Bestehen eine gleichzeitige Unverträglichkeit und Verlangen oder entwickelt sich beides im zeitlichen Ablauf, handelt es sich um ein hochwertiges Symptom. Dann ist auch diese Rubrik angezeigt.
- Allgemeines; Speisen und Getränke; Nüsse, verlangt (4): Diese kleine, nach eigenen und nach Erfahrungen der Clinica Santa Croce verlässliche Rubrik verweist meist auf Sepia.

- Haut; Verfärbung; bläulich; Flecke (67): Diese Rubrik eignet sich bei blauen Flecken, die bei geringen Anlässen auftreten und sich schnell entwickeln.
- Gemüt; reden, redet; Schlaf; im (101): Dies ist ein hochwertiges Symptom bei Schlafwandeln – ebenso das Symptom – Gemüt; schlafwandeln, Somnambulismus (66).
- Extremitäten; Hautausschläge; Bläschen; Hand; Handfläche (20): Dies ist ein hochwertiges und auffallendes miasmatisches Symptom der Psora.
- Extremitäten; Warzen; Finger (37): Diese verlässliche Rubrik muss nicht immer von der Totalität erfasst sein, ebenso wenig wie Rubrik – Extremitäten; Warzen; Hand; Handfläche (16), da beide Rubriken für einige Mittel unvollständig sind. Somit dürfen die Rubriken nicht als Ausschlussrubrik eingesetzt werden.
- Extremitäten; Nägel; Beschwerden der; eingewachsene; Zehennägel (27): Die Rubrik wird verwendet bei Zehennägeln, die einwachsen und sich entzünden. Bei einem Großzehennagel, der etwas in die Seite des Nagelbetts eindrückt bzw. gering einwächst, ohne Beschwerden zu verursachen, wird diese Rubrik nicht herangezogen.
- Ohr; Hautausschläge; Schrunden, Fissuren; hinter den Ohren (9): Das sind Rubriken für wirkliche Fissuren hinter dem Ohr, ebenso die Rubrik: Gesicht; Risse, Schrunden; Mundwinkel (47) bei Rissen im Mundwinkel, die von wunden Mundwinkeln zu differenzieren ist.
- Extremitäten; Krämpfe; Unterschenkel; Wade; morgens; Bett, im (12): Dies ist eine gute Rubrik für dieses objektive Symptom.
- Brust; Herzklopfen; abends; Bett, im (14): Ist eine kleine Rubrik für ein auffallendes Symptom mit Herzklopfen abends im Bett.
- Schwindel; Drehen; Kreis; im, wie (91): Diese Rubrik ist angezeigt bei Drehschwindel.
- Schwindel; Boden nach, als gäbe der (10): Wenn beim Schwindel das Gefühl besteht, dass der Untergrund weggleitet, ist dies die geeignete Rubrik.
- Gemüt; Furcht; hochgelegenen Orten, vor (18): Diese Rubrik wird bei wirklicher Höhenangst eingesetzt. Viele Patienten bejahen die Frage nach Höhenangst, meinen damit aber sehr große Höhen, wie z. B. einen Bergabgrund. Um diese Rubrik zu nutzen, sollte Höhenangst wiederholt auftreten bei ggf. schon geringen Höhen oder auffallend bei größeren Höhen, sodass diese auch gemieden werden.
- Allgemeines; Abusus, Vergiftung; Kohlenmonxid (14): Die Rubrik bezeichnet zwar die Vergiftungen mit Kohlenmonoxid, im Fall der Patientin wurde die Rubrik herangezogen, um die Altölbelastung des Hauses sowie PCB-Belastung im Repertorium abzubilden.
- Gemüt; Furcht; Dunkelheit (61): Das Symptom wird als Rubrik genommen, wenn die Angst vor Dunkelheit grundlos und auffallend ist. Die Angst z. B., nachts über eine unbeleuchtete Straße zu gehen, reicht nicht aus.
- Gemüt; Träume; hellsichtig (14): Es ist zu differenzieren zwischen hellsichtigen und visionären Träumen. Eine „echte“ Hellsichtigkeit besteht, wenn ein Traum ein Ereignis konkret darstellt, das dann auch so eintritt.
- Gemüt; Eile, Hast; Neigung zu; Essen, beim (26): Dies ist eine gute, aber unvollständige Rubrik bei sehr hastigem Essen. Aus der klinischen Erfahrung heraus sind die enthaltenen Mittel verlässlich, andererseits fehlen Mittel, sodass die Rubrik keine Ausschlussrubrik sein darf.

**!**

Phosphorus wird als führendes Tumormittel gewählt. Phosphorus ist zugleich das Konstitutionsmittel der Patientin. Das heißt, die Erkrankung hat aus homöopathischer Sicht eine gute Prognose, zumal mehrere und tief eingreifende Bestrahlungen mit kardialer Schädigung vorliegen, bei denen Phosphorus besonders unterstützen wird.

## 6.5 Behandlungsverlauf während der HIT (2010)

Es wird Phosphorus Q3 verordnet (5.10.2010): Am ersten Folgetag bemerkt die Patientin einen stechenden, ziehenden und drückenden **Schmerz im Brustbereich,** eine Art Phantomschmerz; dieser Schmerz war nach der Mammografie extrem stark.

Nach weiteren **zwei Tagen** kommt die Patientin wieder darauf zu sprechen, dass sich die **Knoblauch-**

| | Bell. | Sil. | Sulph. | Nux-v. | Calc. | Phos. | Carb-v. | Cocc. | Caust. | Glon. | Rhus-t. |
|---|---|---|---|---|---|---|---|---|---|---|---|
| **Total** | 7 | 7 | 6 | 8 | 6 | 6 | 5 | 5 | 6 | 6 | 6 |
| **Rubrics** | 6 | 5 | 5 | 4 | 4 | 4 | 4 | 4 | 3 | 3 | 3 |
| **Kingdoms** | | | | | | | | | | | |
| **Traditional Miasms** | | | | | | | | | | | |
| Schwindel; BODEN nach, als gäbe der (10) | 1 | 1 | 1 | | 1 | | | | | | |
| Gliederschmerzen; ZIEHEN; Unterarm (126) | 1 | 1 | 2 | 2 | 3 | 1 | 2 | 1 | 3 | | 3 |
| Sehen; BLITZE (31) | 2 | 2 | 1 | 2 | | 2 | | | 2 | 2 | |
| Auge; SCHMERZEN; Drücken, Druck; außen, nach (83) | 1 | 2 | 1 | 3 | 1 | 2 | 1 | 2 | 1 | 2 | 1 |
| Auge; SCHMERZEN; gezogen; heraus, als würden die Augen (5) | 1 | | | | | | 1 | 1 | | 2 | |
| SPEISEN und Getränke; Alkohol, alkoholische Getränke; ...(36) | 1 | 1 | 1 | 1 | 1 | 1 | 1 | 1 | | | 2 |

**Abb. 6.2** Repertorisation des Schwindels, der Sehstörungen und anderer charakteristischer Symptome [P328]

**unverträglichkeit** nach der Operation entwickelt hat. Der **Schwindel** besteht seit 10 Jahren beim Hinlegen und wird von Herzrasen begleitet, die Patientin hat das Gefühl, als ob ihr der Boden unter den Füßen weggezogen wird. Der **Operationsbereich** im Bereich der Brüste wird heiß, allerdings besteht Kälte an den Füßen, außerdem hat die Patientin Gliederschmerzen, sie hat aber kein Fieber. **Herzrasen** tritt bei geringer Anstrengung auf. Sie träumt von einem Bus, aus dem eine Frau mit feuerrotem Haar steigt. Sie erzählt, dass ihr das Leid der Mitpatienten sehr viel ausmacht, und weint dabei. Die Rückenschmerzen sind zurückgegangen, der Schwindel besteht nicht mehr, das Zahnfleischbluten tritt nicht mehr auf.

Am **dritten Tag** berichtet die Patientin von einer **Übelkeit** nach dem Mittagessen, woraufhin sie eigenmächtig aus ihrer Hausapotheke Nux vomica D12 eingenommen hat, was besserte. Der Operationsbereich hat sich entspannt, das Wärmegefühl im Brustbereich ist zurückgegangen. An der Innenseite der Oberschenkel ist eine kleine fleischige Warze aufgetreten. Aufgrund der wiederkehrenden Bauchschmerzen mit den Vernarbungen bekommt die Patientin Staphisagria C200 als Reserve. Fentanyl kann sie komplett absetzen, da die Schmerzen weiter zurückgehen.

Am **sechsten Tag** ist der **Riss hinter dem Ohr** fast vollständig verheilt, trotz Absetzen von Fentanyl bestehen kaum noch Schmerzen. Seit ihrer Herzerkrankung sieht die Patientin beim Absacken des Kreislaufs oft gezackte, schwarze Felder – ihr **Gesichtsfeld** ist wie von **Blitzen eingerahmt.** Dieses Symptom ist am Vortag aufgetreten, sie hat dann auch das Gefühl, als ob das **Auge nach außen gedrückt** wird. Nachdem die Patientin Rotwein getrunken hatte, verschwand das Gefühl. Im Moment **mag** sie **keinen Alkohol** – das ist ein neues Symptom. Am Unterarm zieht es.

Differenzialdiagnostisch erschließt sich Belladonna (➤ Abb. 6.2) da es der Patientin jedoch ansonsten gut geht und Fentanyl abgesetzt werden konnte, nimmt die Patientin weiterhin Phosphorus ein. Abends tritt zwischen 18 bis 20 Uhr ein Fiebergefühl auf, ohne dass Fieber messbar ist. Sie träumt von ihrem Ex-Mann, beim Erwachen spürt sie ein Gefühl der Enttäuschung. Aufgrund des Traums und der durch ihren Mann erlittenen Demütigungen wird am 14.10.2010 Staphisagria C200 verordnet. Unter diesem Arzneimittel wird die Brust deutlich besser, die Patientin ist selbst ganz erstaunt, dass die Homöopathie bei ihren Schmerzen so gut wirkt. Während der HIT wird ihr die Einnahme von Arimidex® als antihormonelle Therapie empfohlen.

## 6.6 Behandlungsverlauf nach der HIT

Die Patientin wird am 16.10.2010 aus der HIT entlassen mit Phosphorus Q4 und Q5. Die Behandlung mit Phosphorus hat ihr sehr gut getan: Es ist auch ein gutes Zeichen, dass die Schmerzen so schnell vergangen sind. Sobald die Patientin ihre Arme zu sehr beansprucht, treten die Schmerzen zwar wieder auf, durch die tägliche Einnahme der Q-Potenz vergehen sie allerdings innerhalb von 20 min. Die Patientin beobachtet, dass sie von Tag zu Tag belastbarer wird und abends auch länger aufbleiben kann.

Die folgende Anschlussheilbehandlung tut ihr sehr gut bei gleichzeitiger Einnahme von Phosphorus Q5, die Schmerzen bestehen nicht mehr, die Energie wird deutlich besser. Nach der Gabe von Phosphorus Q6–7 im November 2010 hat sich erstaunlicherweise die **Auswurfleistung um 10 %,** nachweisbar durch das Herzecho, **gebessert.** Die Warze ist zurückgegangen. Es hat sich eine Nagelbettvereiterung der linken Großzehe entwickelt – das Symptom kennt sie von früher. Es treten kaum noch **Schmerzen** auf, wenn sie blähende Speisen zu sich nimmt. Der **Ohrriss** tritt abwechselnd am linken und rechten Ohr auf, im rechten Nasenloch zeigt sich ein Pickel – auch ein Symptom, das sie von früher kennt. Es gibt nachweislich Keime im Urin, außerdem hat die Patientin Schmerzen beim Wasserlassen und leidet an Inkontinenz – diese Symptome vergehen ausschließlich durch Phosphorus Q6–7. Die brennenden Rückenschmerzen bestehen nicht mehr. Der Patientin wird vom Kardiologen wegen eines **Reizhustens** von Ramipril (ACE-Hemmer) auf Atacand® (Angiotensin-II-Rezeptor-Antagonist) umgestellt, nach der Ersteinnahme tritt starkes Herzrasen auf. Sie nimmt Phosphorus C12 sowie Coffea D6 eigenmächtig ein, worunter es zu einer Beruhigung in der Nacht kommt. Der Patientin wird erneut gesagt, dass sie sich selbst keine homöopathischen Arzneimittel verordnen und diese nicht einnehmen soll, um die Wirkung der Q-Potenz und die Verlaufsbeurteilung nicht zu stören, da Phosphorus sich zudem in einer Tiefpotenz negativ auswirken kann. Im Notfall kann sie Nux vomica D12 einnehmen, das als Antidot zu Phosphorus gut wirken wird. Sie sagt: „Vielen Dank für Ihre Arbeit an und mit mir. Insgesamt spüre ich wirklich die Besserung vor allem durch das homöopathische Mittel."

### 6.6.1 Harnleiterschienenwechsel (2011)

Januar 2011: Geplant ist der Wechsel des Double-J-Katheters – er soll nicht mehr aus Kunststoff, sondern aus Metall sein, damit er länger verbleiben kann.

*Verordnungen:* Der Patientin wird wegen des Eingriffs Staphisagria C200 verordnet, gefolgt von Phosphorus Q8–9. Nach dem Wechsel des Arzneimittels tritt Fieber auf, sie nimmt das Antibiotikum Tavanic® und Urol flux® (Goldrutenkraut) ein, weil bis zum Nierenbecken ein Infekt besteht, zudem leidet die Patientin an Schmerzen, als ob jemand mit der Faust in die Niere drückt. Die Vereiterung der linken Großzehe hat sich gebessert. Atacand® wird mittlerweile gut vertragen. Die Patientin kann wieder Auto fahren und alle Bewegungen ausführen. Sie setzt die Einnahme von Phosphorus Q10–11 fort. Im Februar 2011 berichtet sie, dass der Großzehennagel mittlerweile entzündungsfrei ist.

### 6.6.2 Episoden von akutem Kummer – Spätverschlimmerung von Phosphorus

#### Herzrasen, Bauchkrämpfe, Kummer

Die Kirche hat aufgrund der Erkrankung die Pensionierung der Patientin eingeleitet, was sie sehr belastet. Die Patientin bezeichnet die Verbindung zur Gemeinde und zu ihrem Beruf als ihr „Liebstes": Dieses Vorkommnis aktiviert ihre Erfahrung mit der Scheidung und sie erlebt dies „wie den Tod". Wie sich diese seelische **Kränkung** körperlich auswirken kann, zeigen ihre eigenen Worte: „Neulich bin ich freiwillig vorzeitig zur Herzschrittmacherkontrolle gefahren, weil mein Herz so langsam schlug, dass ich dachte, es setzt aus. Der Herzschrittmacher hatte das Datum, an dem ich das erste Mal die Post von der Kirchenleitung las, mit drei kurzen Herzstillständen verzeichnet."

Allerdings berichtet die Patientin auch von vermehrtem **Herzrasen** in den letzten vier Wochen. Der Schlaf ist zwar besser, allerdings der Schwindel vermehrt spürbar, wegen der Herzbeschwerden hat sie Nux vomica D12 eingenommen. Die Schmerzen im OP-Bereich sind wiedergekommen, dazu kamen **Krämpfe im Bauch,** wie sie alle vier Monate auftreten, vor allem bei starkem Wetterwechsel: Dieses Mal haben die Beschwerden nur vier Stunden und nicht wie sonst acht bis zehn Stunden gedauert. Die

Altersflecken sind blasser geworden. Die Warze am Ringfinger ist fast verschwunden.

**!**

Weiterhin zeigt sich eine deutliche und gute Wirkung von Phosphorus, trotzdem kommt es jetzt zu einer Spätverschlimmerung: Obwohl sich einige Beschwerden weiter verbessert haben, nimmt das Herzrasen zu, ebenso der Schwindel. Aus diesem Grund muss Phosphorus als Q-Potenz weiter verdünnt werden, hier: aus dem 5. Becher.

*Verordnung:* Wegen des Kummers wird der Patientin Ignatia C 200 verschrieben, das in der Rubrik „Herzklopfen durch Kummer" aufgeführt ist. Darunter bessert sich der Schwindel etwas, insgesamt ist die Patientin ruhiger geworden. Da die Schmerzen im OP-Bereich nach wie vor bestehen und sich in der rechten Brust an der Thoraxwand Gewebeflüssigkeit anlagert, wird Phosphorus Q11 aus dem fünften Becher verordnet. Der Patientin geht es auch mit Phosphorus Q12 aus dem fünften Becher sehr gut, bis auf die Psyche: *„Dieses Wissen um die Pensionierung macht mir zu schaffen, das regt mich auch sehr auf. Mein Herz ist kurz stehen geblieben, als ich die Post bekam. Die Stabilisierung ist auf das homöopathische Mittel zurückzuführen."*

Darunter kommt es im Februar 2011 zu erneuten **Bauchkrämpfen,** die bei Wetterwechsel auftreten. Die **Narben** schmerzen mehr (➤ Abb. 6.3). *Verordnungen:* Sie erhält als indiziertes Mittel und Antidot zu Phosphorus Nux vomica *Q3.*

Die Patientin berichtet nach einer Woche, dass die Krämpfe besser sind, die Verstopfung ist verschwunden, „das Mittel tut mir gut." Es wird nach der Zwischengabe von Nux vomica mit Phosphorus Q13 fortgefahren.

## Schwellung des Beins, anhaltender Kummer

Im März 2011 ist das linke **Bein** auf das Doppelte des ursprünglichen Umfangs angeschwollen. Diese Schwellung bessert sich allerdings von selbst nach drei Tagen. Zudem leidet die Patientin an massiven **psychischen Belastungen** durch die Pensionierung. Ein Doppler der Beinvenen ist ohne Befund. *Verordnungen:* Die Patientin erhält wegen anhaltender depressiver Symptome seit der Pensionierung Staphisagria C200, wodurch sich die Psyche positiv bessert. Die Patientin ergänzt: Sobald sie die Q-Potenz einmal vergisst, kommen die Schmerzen wieder und die Energie wird schlechter. Im Mai, unter Phosphorus Q14–15, nehmen die blauen Flecken stark zu. Die Psyche bleibt insgesamt weiter „bescheiden". Phosphorus scheint wegen der Zunahme der blauen Flecken zu stark zu wirken, zudem ist die Psyche anhaltend belastet, deshalb wird Natrium muriaticum Q3–4 verordnet. Daraufhin bessert sich der psychische Zustand der Patientin, allerdings nimmt der Beinumfang wieder zu. Apis C200 bessert nur geringfügig, das Lymphödem nimmt zu bzw. bleibt wechselhaft. Am Fuß ist eine Rötung, es brennt innen, das Nagelbett ist entzündet. Laufen verschlechtert. Bryonia C200 bessert nur einen Tag. Die Haut bleibt weiter gerötet und spannt. Differenzialdiagnostisch erschließt sich klinisch noch ein Erysipel, es wird Belladonna C200 verordnet, wodurch sich das mögliche Erysipel rasch bessert. Da die Sorge einer bakteriellen Eintrittspforte über den Zehennagel besteht, wird vom Chirurgen ein Antibiotikum (Amoxicillin) verschrieben, er entfernt chirurgisch den eingewachsenen Nagel, damit das Bein mit dem Lymphödem und dem Infektionsherd

| | Nux-v. | Sil. | Caust. | Graph. | Kali-c. | Lach. | Phos. | Acon. | Hep. | Nat-m. | Nit-ac. | Sep. | Staph. |
|---|---|---|---|---|---|---|---|---|---|---|---|---|---|
| **Total** | 5 | 7 | 5 | 5 | 5 | 5 | 5 | 4 | 4 | 4 | 4 | 4 | 4 |
| **Rubrics** | 4 | 3 | 3 | 3 | 3 | 3 | 3 | 3 | 3 | 3 | 3 | 3 | 3 |
| **Kingdoms** | | | | | | | | | | | | | |
| **Traditional Miasms** | | | | | | | | | | | | | |
| Abdomen; OPERATIONEN, nach (7) | 2 | | | | | | | 2 | 1 | | | | 2 |
| Abdomen; ILEUS, Darmverschluss (66) | 1 | 1 | 2 | 2 | 2 | 2 | 1 | 1 | | 1 | 1 | 2 | 1 |
| WETTER; Umschwung; agg. (106) | 1 | 3 | 2 | 2 | 2 | 1 | 3 | 1 | 2 | 1 | 1 | 1 | |
| Haut; NARBEN; schmerzhaft (37) | 1 | 3 | 1 | 1 | 1 | 2 | 1 | | 1 | 2 | 2 | 1 | 1 |

**Abb. 6.3** Repertorisation der Darmsymptome und anderer charakteristischer Symptome [P328]

6

nicht weiter gefährdet wird. Darunter bessert es sich rasch. Phosphorus Q16–17 wird aus dem fünften Becher wieder aufgenommen. Ein kompletter Rückgang des Beinödems ist wegen der Lymphknotenentfernungen und der Bestrahlung im kleinen Becken nicht zu erwarten.

## 6.6.3 Zwischenanamnese

### Bestätigung von Phosphorus

Am 18.8.2011 stellt sich die Patientin zu einem längeren Termin vor. Das **Lymphödem** besteht immer noch, die Entzündung ist zurückgegangen, die Patientin trägt Stützstrümpfe. Trotz der psychischen Belastung durch die Pensionierung und durch den Umzug aus dem Pfarrhaus geht es körperlich besser. Die Patientin berichtet von Problemen beim **Schlucken** mit Stechen im Kehlkopf – ein neues Symptom. Sie bekommt Husten, sobald sie sich anstrengt, ihr Herz reagiert auch bei Wetterwechsel stark. Die Patientin hat durch die homöopathische Behandlung sehr viel Lebensmut entwickeln können. Knoblauch wird wieder vertragen.

6

!

Obwohl die Knoblauchunverträglichkeit – dieses Symptom repräsentieren vor allem Phosphorus und Lycopodium – ein kleines Symptom ist, ist es immer wieder erstaunlich, dass sich diese unter dem richtigen Arzneimittel bessert.

Es lassen sich ein roter Mittelstreifen der Zunge sowie ein Palmarerythem beobachten. Das Lymphödem geht bis zur Leiste, der Fuß ist leicht gerötet. Bei der Patientin zeigt sich ein Flimmern mit zackigen, weißen Kreisen vor den Augen bei Erschöpfung und niedrigen Blutdruckwerten. Unter der AHT – erst mit Arimidex®, dann Femara® – sind rückblickend betrachtet starke Gelenkbeschwerden aufgetreten, weswegen die Patientin die Therapie acht Wochen zuvor beendet hat.

*Verordnung:* Rhus toxicodendron C200 wegen der kardialen und körperlichen Überanstrengung. Phosphorus ist weiterhin das passende homöopathische Mittel der Patientin, es sollte allerdings verdünnter, d. h. aus dem fünften Becher, gegeben werden.

### Phosphorus – zu häufige Gaben und eigene Einnahme als Tiefpotenz

Im August 2011 berichtet die Patientin, dass ihr Rhus toxicodendron C200 sehr gut getan hat, sie hat **keine Schluckbeschwerden** mehr. Unter Fortführung von Phosphorus Q 18 aus dem fünften Glas wird die Energie besser, der **Beinumfang** verringert sich, was auf die Wirkung von Rhus toxicodendron zurückzuführen ist. Im Verlauf von 2011 wird Phosphorus fortgeführt, einmalig unterbrochen von Staphisagria C200 bei Bauchkrämpfen, was ihr wiederholt sehr gut hilft.

!

Der Patientin wird von der gelegentlich eigenständigen Einnahme von Phosphorus D12 abgeraten, da sie bereits Phosphorus als Q-Potenz erhält. Schon Kent wies auf die möglichen starken Verschlimmerungen von Tiefpotenzen hin, wenn der Patient einen großen Bezug zum Arzneimittel zeigt. Phosphorus ist als Hochpotenz bzw. als Q-Potenz ein sehr gutes Mittel, kann die Lebenskraft aber überfordern, wenn es in Tiefpotenzen gegeben oder als D- oder C-Hochpotenz sehr häufig wiederholt wird. Häufige Gaben von Hochpotenzen (wie sie z. B. in der Geukens-Schule propagiert werden) sind auf jeden Fall zu vermeiden – insbesondere auch bei Phosphorus.

Für eine **interkurrente Bronchitis** mit Brennen im Kehlkopf und beim Sprechen sowie bei Bewegung, im Bett mit Druckgefühl im Kehlkopfbereich und Besserung durch Wärme kommt Phosphorus im Hinblick auf die Totalität der Symptome infrage. Die Bronchitis wird allerdings so stark, dass neben Bryonia C200 Tavanic® und ein inhalatives Kortison verordnet wird, um das Herz und die Lunge nicht zu gefährden. Unter dieser Medikation kommt es zu einer schnellen Besserung.

!

Die meisten Infekte sind ausschließlich homöopathisch behandelbar, bei schweren Begleiterkrankungen kann bzw. muss begleitend zur konventionellen Medizin therapiert werden, auch um eine Gefährdung des Patienten auszuschließen. Aus der klinischen Erfahrung wirken hier homöopathische Mittel und allopathische Medikamente synergistisch und ergänzen sich gut.
Eine aus homöopathischer Sicht oft postulierte Unterdrückung durch die Anwendung allopathischer Medikamente kann hier nicht bestätigt werden, gerade bei schweren Pathologien ist auch die allopathische Medikation unverzichtbar, um eine Gefährdung des Patienten zu verhindern.

## 6.6.4 Nieren- und Herzsymptomatik (2012)

Der Wechsel der **Harnleiterschiene** wird (Anamnese am 14.12.2011) von Fieber begleitet. Durch die Verabreichung von Staphisagria C200 kann der Wechsel problemlos vorgenommen werden. Phosphorus Q23 wird als tief konstitutionelles Arzneimittel sowie als Fiebermittel aus dem 5. Becher fortgesetzt. Die neue Schiene wird schlechter vertragen. Belladonna C200, als Einzelgabe sowie mehrmals verkleppert gegeben, hilft nicht, es verbleiben Flankenschmerzen. Da der Verdacht auf eine **Pyelonephritis** besteht, wird Cotrim forte® verordnet. Die Harnleiterschiene macht weiter Probleme.

*Verordnungen:* Nach Staphisagria C200, Nux vomica D12 (zweimal täglich), dann Nux vomica Q4 und organotrop verordnet Berberis D3 (dreimal täglich) sowie weiterer Antibiose mit Fortum® tritt im Februar 2012 keine deutliche Besserung ein. Ein Stentwechsel ist erforderlich, um die klinisch schwierige Situation bewältigen zu können, die konventionelle Medizin versucht, den Stent zu halten. Da die Patientin sehr **weinerlich** ist und weiterhin das Druckgefühl im Nierenbereich mit **Schüttelfrost am Nachmittag** besteht, wird auf Sepia Q3 gewechselt (➤ Abb. 6.4), was allerdings auch zu keiner Besserung führt. Erst der Stentwechsel im März 2012 bringt eine deutliche Erleichterung und den Rückgang des Nierenbeckenstaus sowie der Entzündung.

Da das **Herz** wieder schlechter wird – das wechselnde **Frühlingswetter** schlägt auf das Herz mit Herzrasen und dem Drang, sich ganz ruhig zu halten –, wird Phosphorus Q25 aus dem fünften Becher verordnet. Die Patientin nimmt selbst Bryonia C200 aufgrund einer **Kehlkopfreizung** mit Bronchitis ein, gefolgt von Belladonna C200. Letzteres hilft gut unter Fortführung von Phosphorus Q26–27, da die Patientin als weiteres Phosphorus-Symptom Husten mit Auftreten beim Gehen vom Kalten ins Warme hat.

Im Mai 2012 geht es der Patientin recht gut, allerdings reagieren Haut und Nägel und es entwickelt sich wieder eine Erkältung: Der **Fußzehennagel** wächst wieder ein, der **Riss hinter dem Ohr** zeigt sich wieder.

*Verordnungen:* X-Ray C30 hilft nicht. Da wieder ein Pigtailkatheterwechsel ansteht, wird Staphisagria C200 verordnet unter Fortführung von Phosphorus Q28. Im Juni 2012 wird das linke Bein wieder sehr dick, durch viele Mückenstiche reagiert es gerötet und brennt, was mit Apis C200 schnell vergeht.

Die **Erkältung** tritt wieder auf, die Patientin hat aus ihrer Hausapotheke bereits Bryonia C200 eingenommen, das **Lymphödem** bleibt bestehen, der **Ze-**

| | Sep. | Ars. | Kali-c. | Puls. | Nux-v. | Nat-m. | Nit-ac. | Berb. | Sulph. | Chin. | Thuj. | Hep. | Lyc. | Bell. |
|---|---|---|---|---|---|---|---|---|---|---|---|---|---|---|
| **Total** | 14 | 13 | 13 | 15 | 14 | 11 | 11 | 10 | 10 | 9 | 9 | 7 | 11 | 10 |
| **Rubrics** | 9 | 8 | 8 | 7 | 7 | 7 | 7 | 7 | 7 | 7 | 7 | 7 | 6 | 6 |
| **Kingdoms** | | | | | | | | | | | | | | |
| **Traditional Miasms** | | | | | | | | | | | | | | |
| Nieren; SCHMERZEN; Stechen, scharfer heftiger Schmerz (76) | 1 | 2 | 2 | | 2 | 2 | | 3 | 1 | 1 | 1 | 1 | 2 | 2 |
| Nieren; SCHMERZEN; Brennen (50) | 1 | 1 | 2 | 2 | 2 | 1 | | 2 | 2 | | 1 | 1 | 2 | 2 |
| Nieren; SCHMERZEN; Allgemein; Husten (1) | | | | | | | | | | | | | | 2 |
| Fieber, Hitze; ABENDS; 18 Uhr (14) | | | 1 | | 1 | | | 1 | | 1 | | 1 | | |
| Nieren; SCHMERZEN; Drücken (41) | 2 | | 2 | | 2 | 1 | 2 | 1 | | | 2 | | 1 | |
| Nieren; HARNSTAUUNGSNIERE (9) | | 1 | | | | | 1 | | | | | | | |
| Magen; ÜBELKEIT; Essen; nach (150) | 3 | 1 | 2 | 3 | 3 | 2 | 2 | | 2 | 1 | | 1 | 2 | |
| Frost; NACHMITTAGS (123) | 1 | 3 | 1 | 3 | 3 | 1 | 2 | 1 | 2 | 3 | 2 | | 3 | 1 |
| Haut; NARBEN; schmerzhaft (37) | 1 | 1 | 1 | 1 | 1 | 2 | 2 | | 1 | 1 | 1 | 1 | | |
| Gemüt; WEINEN; Sprechen über die Krankheit, beim (10) | 3 | | 2 | 3 | | 2 | | | | | | | | |
| Nieren; ENTZÜNDUNG; Pyelonephritis (50) | 1 | 2 | | 1 | | | 1 | 1 | 1 | 1 | 1 | 1 | 1 | 1 |
| Nieren; ENTZÜNDUNG; Urethritis (36) | 1 | 2 | | 2 | | | 1 | 1 | 1 | 1 | 1 | 1 | | 2 |

**Abb. 6.4** Repertorisation der Nierensymptome und anderer charakteristischer Symptome [P328]

| | Lach. | Ars. | Nat-m. | Sulph. | Fl-ac. | Kali-c. | Sang. | Plb. | Sil. |
|---|---|---|---|---|---|---|---|---|---|
| **Total** | 13 | 9 | 8 | 8 | 7 | 7 | 6 | 4 | 8 |
| **Rubrics** | 6 | 4 | 4 | 4 | 4 | 4 | 4 | 4 | 3 |
| **Kingdoms** | | | | | | | | | |
| **Traditional Miasms** | | | | | | | | | |
| Extremitäten; PANARITIUM, NAGELBETTEITERUNG; Panaritium (76) | 2 | 2 | 2 | 2 | 3 | 1 | 2 | 1 | 3 |
| Extremitäten; SCHWELLUNG; Untere Gliedmaßen; ödematös (64) | 2 | 3 | 1 | 1 | 2 | 2 | | 1 | |
| Fieber, Hitze; NACHTS; 22 Uhr (6) | 1 | 1 | | | | | | | |
| Extremitäten; NÄGEL; Beschwerden der; eingewachsene; Zehennägel (27) | 3 | | 2 | 2 | 1 | 1 | 1 | 1 | 3 |
| NÄGEL; Beschwerden der; eingewachsene; Zehennägel; Granulation, mit ungesunder (2) | 2 | | | | | | 1 | | |
| Husten; TROCKEN (331) | 3 | 3 | 3 | 3 | 1 | 3 | 2 | 1 | 2 |

**Abb. 6.5** Repertorisation der Nagelsymptomatik, des Fiebers und anderer charakteristischer Symptome [P328]

**hennagel** ist weiter eingewachsen und entzündet. *Verordnungen:* Belladonna Q3 bessert nicht; da die Entzündung fortschreitet, wird Hepar sulfuris C200 verordnet (➤ Abb. 6.5). Dies lindert die lokalen Beschwerden am Fuß, jedoch bleibt das Fieber abends um 22 Uhr bestehen, der Husten ist trocken.

Lachesis C200 bessert die **Symptomatik des Herzens** sowie die Fiebersymptome, da lokal jedoch die Eiterung am Zeh bestehen bleibt, wird der Zehennagel chirurgisch saniert, das Fieber war jedoch schon vorher unter Lachesis ausgeblieben. Arnica C200 wird nach der Operation eingenommen. In diesem Fall lasse ich Lachesis C200 auswirken (35 Tage), danach wird nach der organbezogenen Wirkung von Lachesis wieder Phosphorus Q30 aus dem 5. Becher eingesetzt, gefolgt von Phosphorus Q3–4.

!

Künzli nimmt bei seinen Q-Potenzen den Potenzwechsel von der Q30 auf die Q3 vor, worunter sich oft eine nochmalige Besserung des körperlichen Befindens einstellt. Wenn ein Patient ein Arzneimittel bis in die aufsteigenden Q-Potenz-Bereiche (z. B. Q20–30) gut verträgt, hat er einen engen und passenden Bezug zum Mittel.

Ab November 2012 werden die Abstände zwischen den Konsultationen größer, die Patientin meldet sich seltener und nimmt die Q-Potenz seltener ein. Sie möchte die homöopathische Behandlung unterbrechen, wird aber motiviert, die homöopathische Behandlung unbedingt fortzuführen, da der Verlauf insgesamt sehr gut ist.

## Herzsymptome unter Phosphorus C200 und D12 (2013)

Durch den erneuten **Harnleiterwechsel** mit Antibiose von Unacid® kommt der Darm etwas „durcheinander“, Nux vomica Q5 bessert. Die Patientin möchte keine weitere Q-Potenz einnehmen, ihr wird deshalb im Januar 2013 Phosphorus C200 verschrieben: Das **Herz** wird darunter für 10 Tage etwas unruhiger, sie nahm auch Phosphorus D12 selbst ein, was zunächst besserte und sie dann wieder schwächer werden ließ. Nach erneutem Schienenwechsel und der Gabe von Staphisagria C200 geht es der Patientin nicht gut, das Wetter schlägt auf das Herz, der Bauch krampft oft. Sie fragt selbst nach der Q-Potenz, da es ihr darunter besser ging: Phosphorus Q5 wird aus dem fünften Glas alle drei Tage verordnet, damit keine Überdosierung vorliegt, das Herz stabilisiert sich überraschend gut und anhaltend.

!

Der Wechsel von der Q-Potenz auf die C-Potenz ist in der Regel problemlos möglich. Selten treten unter der C-Potenz Erstverschlimmerungen auf. Die Q-Potenz wirkt oft sanfter und nachhaltiger, zudem reagiert sie unempfindlicher auf äußere Reize, wie z. B. die schulmedizinische Begleitmedikation.

6

## Symptomveränderungen durch zu häufige Gaben

### Eigenmächtige Einnahme von Phosphorus D12

Im März 2013 wächst der **Großzehennagel** wieder ein.
*Verordnungen:* Da Lachesis C200 schon einmal sehr gut wegen der Herzbeschwerden und des Fiebers geholfen hat, wird Lachesis Q3, aus Vorsicht aus dem dritten Glas, verordnet. Lachesis lässt den eingewachsenen Zeh in kurzer Zeit abheilen, sodass die Q4–7 verschrieben wird. Dem Herzen geht es darunter sehr gut, der Katheterwechsel klappt ohne Probleme.

Im Juli 2013 beginnt eine **Erkältung** mit Husten, wenn sich die Patientin bewegt. Zudem hat sie eine **Warze** unter der Achsel, die blutet, sticht und juckt. Die Patientin hat sich selbst Bryonia C200 verordnet, weswegen abgewartet wird.
*Verordnungen:* Aufgrund der Warzensymptomatik und des Hustens wird vier Tage später mit Thuja Q3 begonnen: Die stechende Warze fällt zügig ab, die Bronchitis verbleibt – trotz Hinzugabe von Kortison. Die Patientin hat erneut Phosphorus D12 wegen des Herzrasens eingenommen. Ihr wird erneut geraten, Phosphorus D12 nicht einzunehmen, da die Dosierung zu hoch sein könnte. Phosphorus wird als Q6 aus dem fünften Glas alle 3 Tage gegeben. Da die Bronchitis noch einmal aufflammt, nimmt sie Bryonia C200 erneut ein, was als erneute Zwischengabe unter Fortführung von Phosphorus Q6 sehr gut hilft. Auffallend ist, dass die Patientin immer wieder selbst Phosphorus D12 einnimmt in der Hoffnung, dass es ihr besser geht, obwohl die homöopathischen Zusammenhänge häufig besprochen wurden.

### Zu häufige Gaben von Phosphorus als Q-Potenzen

Im Oktober 2013 tritt **Schwindel** auf, bei dem die Patientin das Gefühl hat, nach rechts gezogen zu werden. Wenn sie die Augen schließt, bessert sich der Schwindel. Diese Art des Schwindels ist ein neues Symptom. Die Patientin hat im letzten Halbjahr Blitze gesehen, wenn der Kreislauf schwach war. Die Stimme ist heiser. Phosphorus scheint stark dosiert zu sein, da die heisere Stimme anhält und die Blitze auftauchten. Die Schwindelsymptomatik entspricht nicht den Schwindelsymptomen von Phosphorus.
*Verordnung:* Phosphorus wird trotzdem als Q7 aus dem fünften Becher alle drei Tage verordnet, der Schwindel tritt nicht mehr auf.

**!**

Bei neuen Symptomen ist nicht nur das neu indizierte Mittel zu überprüfen, sondern auch, ob das laufende Mittel zu hoch dosiert sein könnte. Bei der Patientin zeigen sich zwar keine Schwindelsymptome von Phosphorus, da Phosphorus bisher in der Wirkung sehr überzeugte, wird es weiter verdünnt aus dem fünften Becher gegeben.
Bei Verdünnungen aus dem fünften Becher bleibt die Wirkung voll erhalten, es wirkt jedoch sanfter und überfordert nicht die Lebenskraft. Etwa 20 % der Patienten, die Phosphorus als Q-Potenz erhalten, brauchen im Verlauf der Behandlung bei Einnahme von Phosphorus eine weitere Verdünnung aus dem dritten oder fünften Becher und/oder seltenere Gaben der Q-Potenz alle zwei bis drei bzw. bis fünf Tage.

Die Patientin meldet sich wieder im November 2013: Die Q-Potenz-Flüssigkeit ist ausgeflockt. Das kommt (selten) vor, wenn zu wenig Alkohol enthalten war oder wenn die Flasche mit der Stammlösung zu warm stand bzw. zu lange verwendet wurde (bei einer Einnahme alle drei Tage). Das Mittel wird unter Verwendung neuer Utensilien neu angesetzt, es empfiehlt sich dann, die Alkoholmenge etwas zu erhöhen.

## Anhaltende Remission (2014)

Im Januar 2014, mittlerweile nimmt die Patientin Phosphorus Q8 ein, macht die **Hüfte** Beschwerden mit ziehenden, stechenden Schmerzen nachts.
*Verordnungen:* Radium bromatum C30 hilft, Phosphorus Q9 wird danach weiter gegeben. Die bisherigen und aktuellen Tumornachsorgeuntersuchungen sind ohne Befund oder Hinweis auf ein Rezidiv. Das Wasserlassen ist schwieriger, die Patientin hat auf der Arbeit eine **verletzende Situation** erlebt. Staphisagria C 200 bringt Erleichterung für beide Symptomenkomplexe. Phosphorus wird aufsteigend bis zur Q12 fortgesetzt.

## Nierenentfernung

Im Juli 2014 kommt es zu **Druckschmerzen in der linken Niere** mit **Fieber.** Die Patientin hat sich selbst Staphisagria C200 und danach Belladonna C200 verordnet, das Fieber begann um 18 Uhr. Die klinische Situation ist riskant, da sie schon gegen viele Antibiotika resistent ist, es bestehen lumbale Rückenschmerzen.

*Verordnungen:* Berberis D3 lindert die Schmerzen, das Fieber verbleibt. Nux vomica C200 lindert die Beschwerden noch einmal, in die Klinik will die Patientin nicht, trotz anhaltender Empfehlungen mitunter, zur Urinkontrolle und Sonografie. Die ziehenden Hüftschmerzen sind wieder aufgetreten. Unter Radium bromatum C30 sistieren die Beschwerden (Hüftschmerzen, Fieber, Nierenschmerzen). Nach einem Monat tritt wieder Fieber auf: Berberis D3 (dreimal täglich) lässt das Bein abschwellen und verbessert den Harnabfluss. Da die Patientin Phosphorus im letzten halben Jahr nur selten eingenommen hat – weniger als alle drei Tage –, das Arzneimittel sie aber immer sehr gestützt hat, soll die Patientin Phosphorus Q13–14 aus dem fünften Becher alle zwei Tage einnehmen. Die Q-Potenz hält diesmal ungewöhnlich lange, da sie zur Zubereitung eine 200-ml-Flasche genommen hat.

**!**

Die Stammlösung (➤ 2.2) soll in einer braunen 150-ml-Flasche angesetzt werden. Die Patientin nahm eine 200-ml-Flasche und verlängerte dadurch den Zeitraum der Einnahme. Gleichzeitig kommt sie durch die Ausweitung des Einnahmezeitraums bereits in den Wirkbereich der nächsten Q-Potenz-Stufe. Dadurch kann die Symptombeurteilung erschwert werden.

Die Patientin erwähnt noch einmal, dass sie die Q-Potenz eine Zeit lang sehr unregelmäßig eingenommen und auch öfter Kaffee und Pfefferminzschokolade zu sich genommen hatte. Sie führt den guten Heilungsverlauf auch auf die Kraft des Heilungsgebetes zurück: *„Ich habe in der gesamten Zeit lernen müssen, dass ich zwar die Hilfe aller mich behandelnden Ärzte gerne und dankbar in Anspruch genommen habe, jedoch immer mehr merken musste, dass ich jede Minute meines krankgesunden Lebens selbst verantworten und meine eigene Ärztin sein musste. In diesem Sinne habe ich mir vieles erlaubt, was ärztlicherseits verboten schien und bin damit sehr gut gefahren. Aber bei allem war mein Glaube vorrangig entscheidend, ohne Gottes Hilfe hätte ich gar nichts geschafft und würde nicht mehr leben.“* Sie selbst sieht die Rolle der Homöopathie als dem Gebet nachrangig an und begründet damit ihre seltenere Einnahme der Q-Potenz.

Die **Nierenfunktionsuntersuchung** im November 2014 ergibt eine Restfunktion der linken Niere von 8,9 %. Obwohl die Patientin beschwerdefrei ist, wird wegen der häufigen Infekte von urologischer Seite die Entfernung angeraten, zumal die Niere auch kaum eine Funktion mehr hat.

## Nephrektomie (2015)

Da die Großzehe wieder operiert werden musste, wird Lachesis Q8 aus dem dritten Glas verordnet (Februar 2015). Phosphorus Q15 (und folgend bis zur Q18) aus dem fünften Glas wird wieder aufgenommen (März 2015), um die Patientin optimal bei der Nierenentfernung begleiten zu können: Die Harnleiterschiene kann wegen des Nierenstaus nicht eingeführt werden. Unter Arnica C200 und Staphisagria C200 verläuft die **Nephrektomie** im März 2015 komplikationslos. Es erfolgt im August 2015 nach Gabe von Phosphorus Q18 aus dem fünften Glas eine Zwischengabe von Lachesis Q9, da der **Zehennagel** wieder eingewachsen ist. Phosphorus Q19 hilft danach weiter gut mit dem Herzen.

September 2015: Apis C200 wird notwendig, da das Lymphödem zunimmt: Das Fieber bessert sich rasch mit dem Rückgang des Lymphödems, was als gute Reaktion auf Apis zu werten ist. Zur Unterstützung der Venen im Lymphödembereich wird Hamamelis-Urtinktur 5 Tropfen täglich in etwas Wasser zusätzlich verordnet.

## Dringend indizierte Herztransplantation (2016–2017)

Im Dezember 2015, unter Phosphorus Q20, wird im Herzecho die **Auswurfleistung** (Ejektionsfraktion: EF) gemessen, sie liegt bei **25–30 %,** vorher lag sie immer um 30–35 %, die Patientin bemerkte auch eine schnellere Erschöpfung. Eine Transplantation wird dringend angeraten. Wegen der Verschlechterung des Herzens und der Causa der Bestrahlung nimmt die Patientin einmalig Radium bromatum C30 als Einmalgabe ein, gefolgt von Phosphorus Q21, da zudem eine Bronchitis mit typischen Phosphorus-Symptomen auftritt: Husten bei Lagewechsel, beim Hinlegen oder -setzen sowie beim Sprechen und beim Gehen vom Kalten ins Warme. Die Patientin hatte sich selbst schon Bryonia C200 verordnet und eingenommen.

Januar 2016: Die Vorstellung in der Transplantationssprechstunde ist schwierig – vom Herzbefund her käme eine sofortige Transplantation infrage. Doch das Tumorrisiko lässt eine Transplantation nicht zu. Man gibt der Patientin noch ein paar Monate zu leben und empfiehlt eine operative Linksherzunterstützung. Der Kardiologe merkt an, dass die Patientin seit der Herzinsuffizienz-Diagnose zu seinem Erstaunen noch nie deswegen in Akutbehandlung war, auch nicht stationär. Er verschreibt ihr zusätzlich Entresto®.

Die Patientin – sie hat die Q-Potenz in den ersten beiden Jahren sehr regelmäßig, danach sehr unregelmäßig eingenommen – wird angehalten, die Q-Potenz ab sofort jeden Tag einzunehmen: Phosphorus Q21–23 wird fortgeführt aus dem fünften Glas. Nach zwei Monaten zeigt das Herzecho im März 2016 eine Besserung der Werte, der **Herzmuskel** ist kleiner geworden und die Pumpleistung hat sich verbessert! Sie sagt dazu: „Es wurde gesagt, dass das gar nicht geht." Sie entscheidet sich aufgrund der Befunde gegen eine Linksherzunterstützung. Im Verlauf des Jahres 2016 wird Phosphorus aufsteigend als Q-Potenz bis zur Q29 (Stand September 2016) täglich aus dem fünften Becher fortgeführt. August 2016: „Der Kardiologe war erstaunt, man sagte mir im Januar 2016, dass es im September 2016 schon zu spät für die Herzmaschine sei."

September 2016: „Mir wurde im Januar 2016 gesagt, wenn ich mich nicht fürs Kunstherz entscheide, dass ich dann gar nicht mehr entscheiden kann."

Die Patientin ist mittlerweile wieder seit 2014 verheiratet und lebt in einer glücklichen Ehe. Auch im Verlauf von 2017 geht es ihr sehr gut bei anhaltender Tumorremission und stabiler Herzfunktion.

## 6.7 Beurteilung

Der vorliegende Fall zeigt eine komplementäre homöopathische Behandlung einer Patientin mit einem Müller-Mischtumor – eine seltene Form des Uterussarkoms – und mit einer radiogen bedingten Kardiomyopathie. Die Patientin kam 2010 zur homöopathischen Behandlung. 2006 wurde ein Müller-Mischtumor des Uterus mit Lymphknotenbefall operativ entfernt. Postoperativ kam es zu einer Harnleiterstenose. Es erfolgte die Radiatio des kleinen Beckens. Da 2007 ein Lymphknoten supraklavikulär auftrat, wurde dieser Bereich bestrahlt. 2008 erfolgte eine erneute Bestrahlung des Mediastinums bei Lymphknotenmetastasen. 2009 kam es zu einer Strahlenpneumonitis. Vermutlich infolge der Bestrahlung trat im Juni 2010 ein beidseitiges Mammakarzinom auf, beide Brüste wurden operativ entfernt, da eine Bestrahlung nach möglicher brusterhaltender Operation nicht mehr infrage kam. Kurz nach der Operation wurde 7/2010 eine dilatative Kardiomyopathie diagnostiziert, die zu einer Schrittmacherimplantation führte.

Unter Phosphorus als Q-Potenz als konstitutionelles und Tumormittel sowie als Mittel zur Behandlung der Folgen der Bestrahlung konnte eine deutliche Besserung der Beschwerden erreicht werden. Es kam im Behandlungsverlauf zu keinem Rückfall der Krebserkrankungen und die kardiale Situation zeigte sich zur Überraschung der Kardiologen erstaunlich stabil. Im Behandlungsverlauf waren verschiedene Dosisanpassungen von Phosphorus als Q-Potenz erforderlich. Akute Infekte wurden vor allem mit Bryonia als C-Potenz behandelt, aufgrund der kardialen Situation konnte nicht immer auf ein Antibiotikum bzw. Kortison verzichtet werden. Der eingewachsene Zehennagel im Bereich des Lymphödems wurde vor dem Hintergrund der kardialen Situation u. a. mit Lachesis als Q-Potenz behandelt, auch hier konnte wegen des Lymphödems und der Gefahr einer fortschreitenden systemischen Infektion nicht immer auf Antibiotika bzw. eine chirurgische Therapie verzichtet werden.

Die kardiale Situation verschlechterte sich Anfang 2016, es erfolgte eine medikamentöse Umstellung, eine Herztransplantation war indiziert, aufgrund der onkologischen Erkrankungen wegen der Immunsuppression jedoch nicht durchführbar. Eine operative Linksherzunterstützung wurde dringend angeraten, wozu sich die Patientin nicht entschloss: Die Patientin hatte in 2015 die Q-Potenz von Phosphorus relativ unregelmäßig genommen. Unter wieder regelmäßiger Einnahme konnte die kardiale Situation stabilisiert werden, sehr zur Überraschung der Kardiologen. Selbst in 2017 geht es ihr unter Phosphorus anhaltend gut.

## 6.8 Materia medica und Arzneimitteldifferenzierung

### 6.8.1 Phosphorus

Phosphorus ist an allen Prozessen der Atmungskette in den Zellen beteiligt und damit ein wichtiges Mittel bei Krebs –, hier par excellence als Mittel zur Behandlung der Folgen der Bestrahlung, die bei der Patientin massiv nach der Vielzahl der Bestrahlungen aufgetreten sind. Phosphorus ist ein tief wirkendes Mittel für das Herz und Kardiomyopathien, es sollte allerdings sehr vorsichtig dosiert werden. Es ist auch angezeigt bei malignen Sarkomen verschiedener Genese, vorausgesetzt, die Symptome verweisen auf das Arzneimittel.

### 6.8.2 Staphisagria

Staphisagria ist das „Arnica des Bauches und der Harnwege" bei Untersuchungen bzw. Operationen, die in den Körper eindringen, z. B. bei Kathetereingriffen (wie bei der Patientin) und Operationen im Bereich der Harnwege. Das Mittel ist auch angezeigt bei Bauchkrämpfen bzw. Darmstörungen, die durch Verwachsungen bedingt sind, sowie nach Operationen. Hier gilt es Opium mit abzugrenzen und zur Lösung der Verwachsungen Thiosinaminum (als Tiefpotenz) differenzialdiagnostisch in Erwägung zu ziehen.

### 6.8.3 Ignatia amara

Als tief wirkendes „Kummermittel" nach Trennungen/Scheidungen ist Ignatia auch geeignet zur Behandlung der damit einhergehenden körperlichen Beschwerden. Das Arzneimittel zeigt eine große Verlässlichkeit bei Herzbeschwerden infolge von Kummer nach Verlust eines Partners/Kindes sowie nach schmerzvollen Trennungen. Differenzialdiagnostisch kommt auch Natrium muriaticum in Betracht, das oftmals mehr Symptome abdeckt. Beide Mittel lösen den „inneren Knoten" des Kummers.

### 6.8.4 Natrium muriaticum

Natrium muriaticum ist neben Ignatia ein tief wirkendes konstitutionelles Mittel, es wirkt bei lang anhaltendem Kummer sehr tief und für die Patienten erleichternd. Natrium muriaticum ist auch angezeigt bei Lymphomen, wenn es konstitutionell gut passt. Die Natriumsalze spielen eine große Rolle bei der Behandlung der Leukämien (➤ 14).

### 6.8.5 Nux vomica

Das Arzneimittel wird für die Folgen von Chemotherapien, auch für die Spätfolgen, mit gutem Erfolg gegeben. Nux vomica (neben Arsenicum album) antidotiert die Wirkung von Phosphorus, falls Phosphorus zu hoch gegeben wurde und/oder Symptome auf Nux vomica verweisen. Nux vomica klärt den Fallverlauf, wenn viele schulmedizinischen Medikamente gegeben wurden und die zuvor gegebenen gut indizierten homöopathischen Mittel nicht zur Wirkung kommen.

### 6.8.6 Apis mellifica

Apis ist ein hervorragendes Lymphödem-Mittel mit der Modalität, dass Kälte bessert. Apis ist ebenso ein wichtiges Krebsmittel (insbesondere im Bereich von Ovarialkarzinomen), bei der Patientin wurde es zur Behandlung des Lymphödems eingesetzt. In seltenen Fällen kann nach Gabe des Mittels bei einem Lymphödem Fieber auftreten, was sich positiv auf den Heilungsverlauf des Lymphödems auswirken kann. Hier gilt es, septische Prozesse bzw. weitergehenden Infekte zu differenzieren, die insbesondere bei komplexen und schweren Pathologien vorliegen können und evtl. andere Arzneimittel, z. B. Pyrogenium, erfordern. Engmaschige Kontrollen sind deshalb unerlässlich, auch um die Indikation für eine schulmedizinische Therapie ohne Zeitverlust stellen zu können.

### 6.8.7 Bryonia alba

Bryonia ist das pflanzliche Komplementärmittel zu Phosphorus: Es folgt gut auf Phosphorus bzw. wird umgekehrt von Phosphorus gut gefolgt. Sollten unter Phosphorus Atemwegsinfekte (Bronchitis, Pneumonie) auftreten, ist Bryonia in Betracht zu ziehen, wenn die Modalitäten und Symptome für Bryonia sprechen. Es kann vorkommen, dass Patienten, die schon einmal in einer Akutsituation Bryonia (oder ein anderes Akutmittel) verordnet und selbst eingenommen haben, von sich aus das Mittel bei einer erneuten, aber anderweitigen akuten Erkrankung einnehmen, ohne dass die Symptome deutlich darauf hinweisen: Die ärztlich geführte Symptomaufnahme der akuten Symptomatik kann dadurch bei komplexen Pathologien erschwert sein.

### 6.8.8 Belladonna

Belladonna wird im Fall der Patientin als ein wichtiges Entzündungsmittel verordnet. Beim Erysipel hilft es gut, jedoch nicht immer eindeutig, wenn die Pathologie zu stark ist. Bei schweren Entzündungsverläufen wie im Fall der Patientin war die Gabe von Antibiotika nicht immer zu umgehen und aufgrund der Schwere der Erkrankung indiziert.

### 6.8.9 Rhus toxicodendron

Rhus toxicodendron ist nicht nur als „Rückenmittel" bekannt, sondern auch als tief wirkendes Arzneimittel bei kardialen Beschwerden, wenn diese auf eine Überanstrengung körperlicher, seltener auch stark seelischer Art mit Erschöpfung zurückzuführen sind. Wenn Modalitäten für Rhus toxicodendron vorhanden sind und zugleich Folgen einer Bestrahlung behandelt werden, kann Radium bromatum indiziert sein.

### 6.8.10 Radium bromatum

Radium bromatum hat die Modalitäten von Rhus toxicodendron (Besserung durch Wärme, durch fortgesetzte Bewegung, Verschlechterung durch Ruhe, nachts sowie Folgen von Verkühlung und Tragen von schweren Gegenständen). Wenn Radium bromatum nicht wirkt, kann Rhus toxicodendron bei Rücken-/Gelenkbeschwerden besser wirken. Sollte die Bestrahlung mit im Vordergrund stehen und Radium bromatum in der Wirkung versagen, ist X-Ray als weiteres Mittel mit in Erwägung zu ziehen.

### 6.8.11 Berberis vulgaris

Berberis ist, als Tiefpotenz in der D3 mehrmals täglich gegeben, ein wichtiges Mittel zur Unterstützung bei Harnwegsinfekten, die auch bis zu den Nieren aufsteigen. Es ergänzt die manchmal bis dahin unzureichende Wirkung der vorherigen homöopathischen Mittel.

### 6.8.12 Hepar sulfuris

Hepar sulfuris wurde bei der Patientin nur einmal verordnet aufgrund der Entzündung des Großzehennagels. Es ist ein wichtiges Mittel für Eiterungsprozesse, indem es diese eröffnet.

### 6.8.13 Lachesis

Lachesis ist angezeigt bei verschiedenen Herzerkrankungen und Störungen des Herzens. Es wurde der Patientin aufgrund des eingewachsenen Zehennagels immer wieder verschrieben, wo es in den folgenden Gaben gut unterstützte. Ebenso gut wirkte es auf das Herz, zeigte sich aber nicht längerfristig indiziert.

### 6.8.14 Arnica montana

Arnica C200 wurde bei der Patientin nach größeren operativen Eingriffen verordnet. Bei Operationen, die bereits vor langer Zeit vorgenommen wurden, seitdem aber immer noch Beschwerden bestehen, kann es als erstes Mittel als Arnica M oder XM gegeben werden.

### 6.8.15 Thuja occidentalis

Thuja ist als Antisykotikum ein hervorragendes Mittel, zeigt seine Wirkung jedoch nicht immer unmittelbar. Bei stark sykotischen Symptomen, die zugleich der Totalität der Symptome entspricht, wirkt es auch tief konstitutionell. Es kann auch als sogenanntes Zwischenmittel gegeben werden, das miasmatische Blockaden löst und den Weg ebnet für die weiteren konstitutionellen oder Tumormittel. Die Patientin hat das Mittel wegen der lokalen Warzen (Sykose) erhalten, die begleitende Bronchitis wurde durch das Arzneimittel nicht verändert, da es die Symptome nicht abdeckte – nur die Warze heilte überraschend ab.

6

### 6.8.16 Hamamelis virginiana

Hamamelis wirkt als Urtinktur sehr gut auf den Venenrückfluss, die tiefe Wirkung bei Thrombophlebitiden kann bei äußerer Anwendung als Urtinktur auf etwas Watte/Gaze und innerer Anwendung (10 Tropfen/Tag für 2–3 Wochen) erzielt werden. Bei tiefer Beinvenenthrombose – hier wird eine schulmedizinische Antikoagulation durchgeführt – sollte Hamamelis-Urtinktur nicht gegeben werden, da das erhöhte Blutungsrisiko durch die zusätzliche Gabe von Hamamelis nicht ausreichend validiert ist.

## 6.9 Anmerkung und Kritik

Die Patientin kam mit zwei gravierenden onkologischen Diagnosen und mehrfacher Strahlentherapie zur homöopathischen Behandlung. Trotz der schwerwiegenden Diagnosen und auch der radiogen bedingten dilatativen Kardiomyopathie wurde ihr Zustand vor allem mit Phosphorus gut stabilisiert. Die Patientin nahm phasenweise innerhalb der Behandlung das homöopathische Arzneimittel nur unregelmäßig ein. Die Niere konnte aufgrund der zunehmenden Harnleiterstenose nicht erhalten werden, da das operative und bestrahlungsbedingte Abflusshindernis des Ureters nicht zu beseitigen war. Durch die Nephrektomie, d. h. durch die Entfernung des chronischen Entzündungsgeschehens, wurde der Körper entlastet.

Die Frage, ob eine Entfernung der Niere hätte verhindert werden können, wurde mit der Patientin ausführlich diskutiert, doch letztendlich war die Entzündung zu stark und die Nierenrestfunktion zu gering, um die Niere zu erhalten. Jede Operation birgt das Risiko eines Rückfalls hinsichtlich der Krebserkrankung, da mit einer größeren Operation Wachstumsfaktoren freigesetzt werden, die zum einen zur Heilung der Operationswunde benötigt und zum anderen mögliche verbleibende Tumorzellen zum Wachstum angeregt werden können. Elektive Operationen sollten aus dem Grund vermieden werden, wenn es medizinisch möglich ist.

**LITERATUR**


Ferriera HP. A case of mixed mesodermal tumor of the uterine cervix. In: J Obstet Gynaecol Br Emp. 1951; 58: 446–448, PMID 14861690.

Maron B.J, Towbin JA. Contemporary definitions and classification of the cardiomyopathies: an American Heart Association Scientific Statement from the Council on Clinical Cardiology, Heart Failure and Transplantation Committee; Quality of Care and Outcomes Research and Functional Genomics and Translational Biology Interdisciplinary Working Groups; and Council on Epidemiology and Prevention Circulation 2016; 113 (14): 1807–1816. doi:10.1161/CIRCULATIONAHA.106.174287. PMID 16567565.

Schmidt-Matthiesen H, Bastert G, Wallwiener D. Gynäkologische Onkologie – Diagnostik, Therapie und Nachsorge auf der Basis der AGO-Leitlinien. 10. A. Stuttgart: Schattauer, 2002.

Schweizer W, Demopoulos R, Beller et al. Prognostic factors for malignant mixed müllerian tumors of the uterus. In: Int J Gynecol Pathol. 1990; 9: 129–136.

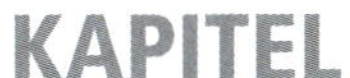

# 7 Hepatisch metastasiertes Sigmakarzinom (75-jährige Frau)

Philipp Lehrke

## 7.1 Übersicht

**ÜBERSICHT**

Im vorliegenden Fall wird eine komplementäre homöopathische Behandlung (2007–2016, laufende Weiterbehandlung) eines hepatisch metastasierten Sigmakarzinoms bei einer 75-jährigen Patientin dargestellt.

Zum Zeitpunkt der Erstanamnese lag eine Lebermetastase eines sechs Jahre zuvor operierten Sigmakarzinoms mit adjuvanter Chemotherapie vor. Unter Beginn der homöopathischen Behandlung mit Phosphorus fühlte sich die Patientin nach kurzer Zeit physisch und psychisch gut. Der Patientin wurde eine Operation der Lebermetastase empfohlen, die zunächst komplikationslos verlief. Phosphorus wurde danach fortgeführt. Nach der Operation kam es zu anhaltender Übelkeit mit rezidivierenden Cholangitiden, die Beschwerden hielten fast ein Jahr an und gingen mit einer Stenose des rechten Ductus hepaticus einher. Unter wiederholter Antibiose und Gabe von Phosphorus, Nux vomica, Chelidonium und Lycopodium kam es zu keiner Besserung. Die Patientin entwickelte einen Tumor im Absetzungsrand, der sich in der Biopsie als abszedierende Cholangitis darstellte. Unter Thuja kam es zu einer prompten Besserung begleitet von einer ERCP (endoskopisch retrograden Cholangiopankreatikographie), die bei der Gallengangsstriktur bereits zuvor ohne klinische Besserung mit mehrmaliger Stenteinlage durchgeführt worden war. Unter weiterer Gabe von vor allem Phosphorus und Thuja und den Zwischengaben von Rhus toxicodendron und Bryonia wegen Knie- und Hüftbeschwerden bei Arthrosen konnte eine sehr gute Lebensqualität erreicht werden mit anhaltender Remission.

## 7.2 Schulmedizinische Aspekte – Sigmakarzinom

Das Sigmakarzinom ist ein kolorektales Karzinom und der zweithäufigste bösartige Tumor bei Männern und Frauen – nach dem Prostatakarzinom bei Männern und dem Mammakarzinom bei Frauen. Vorläufer der Tumoren sind benigne Darmpolypen. Histologisch liegen meist Adenokarzinome vor, die meist im linken Kolon und im Bereich des Sigmoids sowie des Rektums lokalisiert sind. Frühsymptome können Darmblutungen und Veränderung des Stuhls sein. Risikofaktoren sind Polypen, genetische Faktoren bei Darmkrebs in der Familie, chronisch entzündliche Darmerkrankungen (CED) wie Colitis ulcerosa, zudem Adipositas, fett- und fleischreiche Ernährung und/oder ein geringer Ballaststoffanteil in der Ernährung.

Die Koloskopie, Testungen auf Blut im Stuhl sowie weiterführende Staging-Untersuchungen sichern die Diagnose. Die Behandlung erfolgt durch eine Operation und ggf. adjuvante Chemotherapie (bei Rektumkarzinomen außerdem die Bestrahlung, ggf. neoadjuvante Chemotherapie), die 5-Jahres-Überlebensraten liegen bei 40–60 %, mittlerweile eröffnen Antikörpertherapien zusätzliche Therapieoptionen (AWMF 2013; Möslein 2008).

**DIAGNOSTIK UND THERAPIE**

Bei der Patientin lagen folgende schulmedizinischen Diagnosen vor und es waren folgende Therapiemaßnahmen durchgeführt worden.

- Sigma-Ca PT4 N1 M0 ED 2001 mit OP und Chemotherapie, aktuell (2007): Lebermetastase
- Struma nodosa mit unklaren Herdbefunden, DD autonomes Adenom
- Medikation: L-Thyroxin 50 (½–0–0), Zolpidem 10 (¼–0–0), Mistel Abnoba Viscum s. c. 3-mal/Woche
- Eigenanamnese: Cholezystektomie 1960, 1980 Hysterektomie bei Myomen, Impingement-Syndrom-OP 2004 rechte Schulter. Gewicht 58 kg, Größe 1,70 m

## 7.3 Homöopathische Anamnese

**VERLAUFSPARAMETER**

Bei der Patientin konnten folgende Parameter ausgemacht und für die Verlaufskontrolle der homöopathischen Behandlung festgelegt werden.

- Objektiv: Tumormarker, Sono-Abdomen, CT/MRT
- Verlaufsparameter:
  - Schlaf
  - Allgemeine Energie
  - Druck im rechten Oberbauch
  - Trockener Mund nachts
  - Fettabneigung
  - Geruchsempfindlichkeit
  - Ekzem Hinterkopf
  - Kalte Füße abends im Bett
  - Unverträglichkeit Sonne
  - Verfroren
  - Kreuz- und Hüftschmerzen bei längerem Stehen
  - Wadenkrampf nachts
  - Augen schließen bei Schwindel
  - Stuhlgang Verstopfung
  - Rosafarbener Ausfluss

7

### 7.3.1 Tumoranamnese

Die zum Zeitpunkt der Erstanamnese 75-jährige Patientin kommt zur homöopathischen Behandlung mit einer seit drei Wochen neu diagnostizierten **Lebermetastase** (➤ Abb. 7.1) bei einem **Sigmakarzinom,** das vor sieben Jahren (2001) operiert wurde. Die nachfolgende Chemotherapie hat die Patientin schlecht vertragen. Jetzt wurde eine Lebermetastase sonografisch, im CT und PET-CT bestätigt, der CEA stieg von 1,9 auf 4,8 µg/l an. In den vorherigen regelmäßigen Nachsorgekoloskopien wurden immer wieder Polypen entdeckt.

Mit der Lebermetastase einher geht ein Druckgefühl im rechten Oberbauch, insbesondere bei Überlastung und wenn sich die Patientin aufregt.

**!**

Bereits während der Anamnese ist der erste Eindruck wichtig: Die Patientin wirkt sehr „zart" und ruhig, was an Phosphorus oder Natrium muriaticum denken lässt.

Nach der Krebsoperation ging es der Patientin gut, sie konnte alles essen, mied aber Fettiges. Sie war sehr geruchsempfindlich auf Fettgerüche, Autoabgase, starken Rauch. Sie hat auch eine Abneigung gegen Knoblauch, kann ihn aber essen.

Vor der Diagnose der Metastase träumte die Patientin von einer Wasserleitung, die leckte und aus der ein Wasserstrahl kam. Sie drehte sich zum Fenster hin, rief um Hilfe, wachte auf und wusste während des Erwachens, dass etwas passiert ist und dass sie Hilfe benötigt.

**!**

Die Patientin ist unsicher, ob sie sich für oder gegen eine Leberoperation entscheiden soll. Bereits während der Erstanamnese werden Pro und Kontra besprochen und eine Operation empfohlen, um eine Heilung erreichen zu können, eine Chemotherapie wird zumindest als Option diskutiert. Auch wenn die Erstanamnese dazu dient, alle Informationen des Patienten zu erhalten, kann das weitere Vorgehen zu diesem Zeitpunkt nicht immer befriedigend

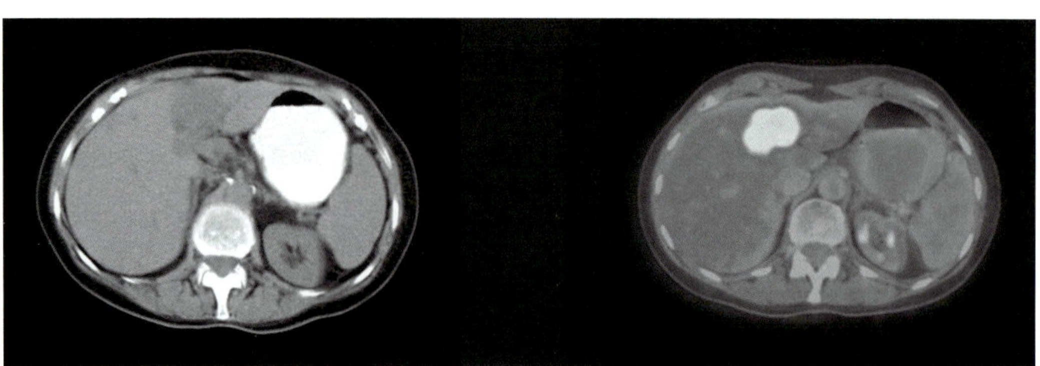

**Abb. 7.1** CT und PET-CT der Lebermetastase [T921]

erörtert werden, da noch nicht alle Aspekte und Erwartungen des Patienten in der Gesamtheit erfasst worden sind.

### 7.3.2 Spontanbericht

Die Patientin litt schon immer an **Verstopfung** und nahm deswegen Laktulose ein. Sie hatte nur alle zwei Tage Stuhlgang und musste den Darm ausräumen. Bei Aufregung bekommt sie einen trockenen Mund, der auch nachts besteht, nachts leidet sie auch an **Hitzewellen** mit geringer Schweißbildung, die vom Oberkörper zum Kopf ziehen. Aufbrausend wird sie nur, wenn der Partner unordentlich ist, sie selbst bezeichnet sich als vorsichtig und zurückhaltend. Sie hat ein Ekzem am Hinterkopf, das nachts juckt, sodass sie kratzen muss.

Die Patientin leidet abends an **kalten Füßen,** ihr Partner massiert sie, die kalten Füße verhindern den Schlaf. Manchmal erwacht sie, weil die Finger pelzig sind, der kleine Finger links mehr als rechts. Die rechte Hüfte ist arthrotisch verändert und schmerzt sehr, beim Aufstehen hinkt sie sogar, bei Bewegung bessern sich die Beschwerden. Seit der Operation des Darmes vor sechs Jahren kann sich die Patientin nicht mehr in der Sonne aufhalten, da dann ein dumpfes Kopfgefühl entsteht.

### 7.3.3 Vorgeschichte

Als die Patientin 28 Jahre alt war (1960), wurde eine **Cholezystektomie** vorgenommen. Danach konnte sie nicht alles essen, nichts Gebratenes und in Fett Gebackenes, bei Fettigem bekam sie Schmerzen im rechten Oberbauch und musste aufstoßen. 1977 litt sie an einer **Gebärmuttersenkung,** 1980 erfolgte eine Hysterektomie aufgrund von Myomen und starken Blutungen. Als Kind hatte sie Masern, Gelbsucht, Mumps mit 18 Jahren, Diphtherie mit 20 Jahren, die nur auf den Rachen beschränkt war und gut verlief.

**Familienanamnese:** Der Vater ist an Lungenkrebs verstorben, die Mutter mit 91 Jahren an Herzversagen mit Wasser in Lungen und Beinen. Magenkrebs bei der Großmutter mütterlicherseits. Der neun Jahre jüngere Bruder ist nach einer Bypass-OP verstorben.

### 7.3.4 Soziale Anamnese

Die Patientin war 24 Jahre verheiratet, bis ihr Mann von einem Tag auf den anderen plötzlich gegangen ist. Die Patientin brauchte Jahre, um darüber hinwegzukommen. Ihr war während der Zeit oft übel und elend. Ihren jetzigen Lebenspartner hat sie zwei Jahre später kennengelernt. Ihr 43-jähriger Sohn ist behindert, was sie immer belastet hat, sie musste ihm viel helfen. Sie sagt von sich aus, dass der Krebs aus dem Kummer heraus entstanden ist. Ihre 44-jährige Tochter leidet an Migräne.

### 7.3.5 Vegetative Anamnese

Der Appetit ist normal, die Patientin hat ein Kilogramm an Gewicht abgenommen während der letzten beiden Wochen vor der Erstanamnese. Urinieren normal. Der Stuhl ist sehr hart und trocken. Wegen der Verstopfung hat ihr früher schon einmal Conium geholfen.

### 7.3.6 Gelenkte Befragung

- Die Patientin ist verfroren, sie braucht Wärme.
- Sie mag keine Zugluft, davon bekommt sie einen steifen Hals.
- Sie braucht immer frische Luft, auch nachts.
- Längeres Stehen verursacht Kreuz- und Hüftschmerzen.
- Milch trinkt sie sehr gerne, am liebsten lauwarm. Kalte Getränke können Probleme bereiten.
- Süßes isst die Patientin sehr gerne. Auch gerne Butter. Während der Chemo hat sie sehr gerne Eis gegessen.
- Nach dem Essen ist sie müde.
- Die Patientin hat Schwierigkeiten mit dem Einschlafen, sie nimmt deswegen das Schlafmittel Zolpidem ein. Vor Vollmond kann sie noch schlechter einschlafen.
- Sie hat nachts einen trockenen Mund.
- Wadenkrämpfe treten morgens beim Strecken der Beine auf, insbesondere vor der ersten Krebsoperation, aber auch jetzt.

- Es kommt vor, dass am Mittelfinger ein kleines Blutgefäß platzt (eine Venole) und sich ein blauer Fleck entwickelt.
- Beim schnellen Drehen vom Kopf tritt Schwindel auf, ein sogenannter Drehschwindel, die Patientin schließt dann die Augen.
- Selten leidet die Patientin an Ausfluss, der rosarot ist, nicht blutet oder riecht. Die Schleimhaut kann sehr dünn sein.
- Das linke Auge hat einmal geblutet im Sinne einer Ekchymose, die CT-Kontrolle war ohne Befund.
- Nach der Trennung vom Mann war der Kiefer öfter ausgerenkt, sie konnte dann den Mund erst wieder nach einem „Knacks" öffnen.
- Es gibt ein kleines Lipom am rechten Ellenbogen.
- Auf Impfungen gab es keine Reaktionen.
- In den 1980er-Jahren hatte die Patientin einen Vaginalpilz, der mit Zäpfchen behandelt wurde.
- Sie leidet beidseitig an Tinnitus – eine Art Grillen oder Rauschen – die Ohrgeräusche bestehen nicht ständig, es gibt auch Phasen ohne Geräusche.
- Das rechte Auge tränt im Wind und in kalter Luft. Das linke Oberlid zuckt gelegentlich.
- Wunden bluten länger, heilen aber gut.
- Die Menstruation war früher heftig und lange – sie dauerte acht Tage und trat alle 26 Tage auf. Es waren Fetzen und Klumpen im Blut und sie hatte Schmerzen, eine Art Wundsein im Unterbauch. Sie war reizbar vor der Menses.
- Auf die Zauberstabfrage (➤ 2.1.2) antwortet die Patientin, dass sie bei Gesundheit stabil bleibt, dass es ihren Kindern und Enkeln gut geht.

**!**

Bei einer Krebserkrankung ist auf eine Verstopfung besonders zu achten, unabhängig von der Art des Tumors. Clarke sagte, dass viele Tumorpatienten an Verstopfung leiden: Im Behandlungsverlauf sollte sich die Verstopfung bessern, um eine wirkliche homöopathische Heilung zu erzielen.

## Haut

Die Haut ist sehr trocken, deshalb muss sich die Patientin oft einölen. An der Lippe hatte sie als Kind oft Herpes. Es besteht ein schuppendes Ekzem am Hinterkopf links mehr als rechts, das in der Mitte leicht blutig gekratzt ist.

## Psyche

- Die Patientin ist ungern alleine, allerdings mag sie auch keine zu große Gesellschaft.
- Sie kann nicht weinen. „Selbst wenn etwas Schlimmes passiert, denke ich, wann kann ich endlich weinen."
- Bei Traurigkeit hat sie es gern, wenn sie getröstet wird und wenn man sich ihr zuwendet. Sie möchte nicht alleine sein.
- Ihren Charakter beschreibt sie als cholerisch, schüchtern, ängstlich und etwas „kopflastig".
- Ängste vor Ratten hat die Patientin seit einer früheren „Rattenbegegnung", als ihr Mann einmal fast angefallen wurde.
- Krebsangst hatte sie bereits vor der eigenen Krebserkrankung.
- Die Patientin bezeichnet sich als hellsichtig, denn manche Ereignisse sind so eingetreten, wie sie es zuvor gesehen hat.
- Früher hatte sie Träume vom Fallen, früher auch von Ratten.
- Sie hat viel und gerne getanzt, wenn sie Musik hört, begann sie zu tanzen.

## Körperliche Untersuchung

Die körperliche Untersuchung zeigt: schlanker Ernährungs- und guter Allgemeinzustand, große Alterswarzen am Rücken, Arcus senilis, sykotische Nävi am Oberkörper, Struma nodosa. Ansonsten bestehen internistisch und neurologisch keine Auffälligkeiten.

**!**

Gesamteindruck: Die Patientin wirkt sehr mitfühlend, sie ist schlank und zierlich. Sie ist sehr verunsichert wegen der Lebermetastase.

## 7.4 Repertorisation

Die Repertorisation (➤ Abb. 7.2) erfolgte mit dem Complete Repertorium in der Version 4.5. Als Grundmittel zeigt sich deutlich Phosphorus, es kommt auch als Tumormittel für die Lebermetastase aufgrund der Totalität der Symptome infrage. Als konstitutionelle Verordnungen kommen auch Sepia und Natrium muriaticum in Betracht. Thuja kann in Erwägung gezogen werden wegen der sykotischen Aspekte – das Lipom und die Alterswarzen. Die einmalige Ekchymose des Auges ist auffallend: Hier ist Conium angezeigt, das der Patientin schon einmal half wegen ihrer Verstopfung. Als Krebs- und konstitutionelles Mittel ist jetzt Phosphorus führend.

Wichtige und **richtungsweisende Rubriken:**

- Rektum; Karzinom (28): Diese Rubrik ist angezeigt bei Rektum- und Kolonkarzinomen, genauso wie die Rubrik Abdomen; Tumoren; Leber, karzinomatös (31) bei Lebermetastasen.
- Gemüt; Beschwerden durch; Liebe; enttäuscht, unglücklich (40): Die Patientin stellt den Kummer mit der Trennung von ihrem Mann als Hauptursache für die Krebserkrankung dar.

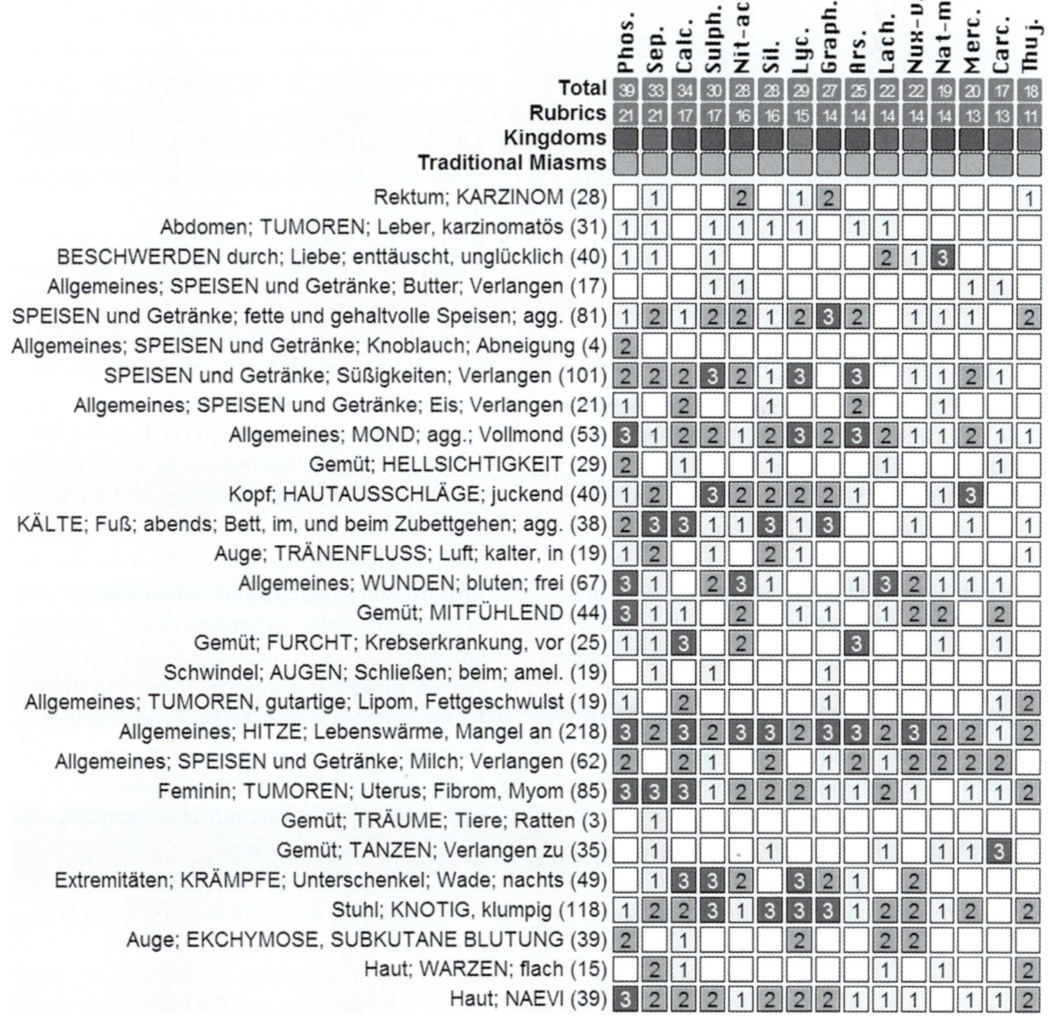

| | Phos. | Sep. | Calc. | Sulph. | Nit-ac. | Sil. | Lyc. | Graph. | Ars. | Lach. | Nux-v. | Nat-m. | Merc. | Carc. | Thuj. |
|---|---|---|---|---|---|---|---|---|---|---|---|---|---|---|---|
| **Total** | 39 | 33 | 34 | 30 | 28 | 28 | 29 | 27 | 25 | 22 | 22 | 19 | 20 | 17 | 18 |
| **Rubrics** | 21 | 21 | 17 | 17 | 16 | 16 | 15 | 14 | 14 | 14 | 14 | 14 | 13 | 13 | 11 |
| **Kingdoms** | | | | | | | | | | | | | | | |
| **Traditional Miasms** | | | | | | | | | | | | | | | |
| Rektum; KARZINOM (28) | | 1 | | | 2 | | 1 | 2 | | | | | | | 1 |
| Abdomen; TUMOREN; Leber, karzinomatös (31) | 1 | 1 | | 1 | 1 | 1 | 1 | | 1 | 1 | | | | | |
| BESCHWERDEN durch; Liebe; enttäuscht, unglücklich (40) | 1 | 1 | | 1 | | | | | | 2 | 1 | 3 | | | |
| Allgemeines; SPEISEN und Getränke; Butter; Verlangen (17) | | | | 1 | 1 | | | | | | | | 1 | 1 | |
| SPEISEN und Getränke; fette und gehaltvolle Speisen; agg. (81) | 1 | 2 | 1 | 2 | 2 | 1 | 2 | 3 | 2 | | 1 | 1 | 1 | | 2 |
| Allgemeines; SPEISEN und Getränke; Knoblauch; Abneigung (4) | 2 | | | | | | | | | | | | | | |
| SPEISEN und Getränke; Süßigkeiten; Verlangen (101) | 2 | 2 | 2 | 3 | 2 | 1 | 3 | | 3 | | 1 | 1 | 2 | 1 | |
| Allgemeines; SPEISEN und Getränke; Eis; Verlangen (21) | 1 | | 2 | | | 1 | | | 2 | | | 1 | | | |
| Allgemeines; MOND; agg.; Vollmond (53) | 3 | 1 | 2 | 2 | 1 | 2 | 3 | 2 | 3 | 2 | 1 | 1 | 2 | 1 | 1 |
| Gemüt; HELLSICHTIGKEIT (29) | 2 | | 1 | | | 1 | | | | 1 | | | | 1 | |
| Kopf; HAUTAUSSCHLÄGE; juckend (40) | 1 | 2 | | 3 | 2 | 2 | 2 | 2 | 1 | | | 1 | 3 | | |
| KÄLTE; Fuß; abends; Bett, im, und beim Zubettgehen; agg. (38) | 2 | 3 | 3 | 1 | 1 | 3 | 1 | 3 | | | 1 | | 1 | | 1 |
| Auge; TRÄNENFLUSS; Luft; kalter, in (19) | 1 | 2 | | 1 | | 2 | 1 | | | | | | | | 1 |
| Allgemeines; WUNDEN; bluten; frei (67) | 3 | 1 | | 2 | 3 | 1 | | | 1 | 3 | 2 | 1 | 1 | 1 | |
| Gemüt; MITFÜHLEND (44) | 3 | 1 | 1 | | 2 | | 1 | 1 | | 1 | 2 | 2 | | 2 | |
| Gemüt; FURCHT; Krebserkrankung, vor (25) | 1 | 1 | 3 | | 2 | | | | 3 | | | 1 | | 1 | |
| Schwindel; AUGEN; Schließen; beim; amel. (19) | | 1 | | 1 | | | | 1 | | | | | | | |
| Allgemeines; TUMOREN, gutartige; Lipom, Fettgeschwulst (19) | 1 | | 2 | | | | | 1 | | | | | | 1 | 2 |
| Allgemeines; HITZE; Lebenswärme, Mangel an (218) | 3 | 2 | 3 | 2 | 3 | 3 | 2 | 3 | 3 | 2 | 3 | 2 | 2 | 1 | 2 |
| Allgemeines; SPEISEN und Getränke; Milch; Verlangen (62) | 2 | | 2 | 1 | | 2 | | 1 | 2 | 1 | 2 | 2 | 2 | 2 | |
| Feminin; TUMOREN; Uterus; Fibrom, Myom (85) | 3 | 3 | 3 | 1 | 2 | 2 | 2 | 1 | 1 | 2 | 1 | | 1 | 1 | 2 |
| Gemüt; TRÄUME; Tiere; Ratten (3) | | 1 | | | | | | | | | | | | | |
| Gemüt; TANZEN; Verlangen zu (35) | | 1 | | | | 1 | | | | 1 | | 1 | 1 | 3 | |
| Extremitäten; KRÄMPFE; Unterschenkel; Wade; nachts (49) | | 1 | 3 | 3 | 2 | | 3 | 2 | 1 | | 2 | | | | |
| Stuhl; KNOTIG, klumpig (118) | 1 | 2 | 2 | 3 | 1 | 3 | 3 | 3 | 1 | 2 | 2 | 1 | 2 | | 2 |
| Auge; EKCHYMOSE, SUBKUTANE BLUTUNG (39) | 2 | | 1 | | | | 2 | | | 2 | 2 | | | | |
| Haut; WARZEN; flach (15) | | 2 | 1 | | | | | | | 1 | | 1 | | | 2 |
| Haut; NAEVI (39) | 3 | 2 | 2 | 2 | 1 | 2 | 2 | 2 | 1 | 1 | 1 | | 1 | 1 | 2 |

**Abb. 7.2** Repertorisation der Erstanamnese der Patientin mit metastasiertem Sigmakarzinom [P328]

- Allgemeines; Speisen und Getränke; Butter; Verlangen (17): Diese Rubrik ist nach meiner Erfahrung nicht vollständig, sie ist jedoch angezeigt, wenn das Verlangen nach Butter ausgeprägt ist.
- Allgemeines; Speisen und Getränke; fette und gehaltvolle Speisen; agg. (81): Bei der Patientin ist die Unverträglichkeit von fettigem Essen auffallend, zumal diese auch schon früher im Zusammenhang mit der Gallenproblematik bestand.
- Allgemeines; Speisen und Getränke; Knoblauch; Abneigung (4): In der ursprünglichen Repertorisation der Erstanamnese wurde die Rubrik herangezogen. Da die Patientin jedoch Knoblauch verträgt, aber nicht gerne schmeckt, dürfte streng genommen die Rubrik nicht berücksichtigt werden.
- Allgemeines; Speisen und Getränke; Süßigkeiten; Verlangen (101): Viele Tumorpatienten berichten von einem Verlangen nach Süßem.
- Allgemeines; Speisen und Getränke; Eis; Verlangen (21): Dieses Symptom ist während der Chemo aufgetreten – ein Hinweis für Phosphorus.
- Allgemeines; Mond; agg.; Vollmond (53): Bei Verschlechterung bzw. schlechtem Schlaf bei Vollmond kommt diese Rubrik infrage, das Symptom muss auffallend sein.
- Gemüt; Hellsichtigkeit (29): Diese Rubrik ist angezeigt bei sehr konkreter Hellsichtigkeit, wie im Fall der Patientin, bei der diese über bloße Ahnungen hinausgeht.
- Kopf; Hautausschläge; juckend (40): Damit sind die juckenden Hautausschläge im Kopfbereich als Symptom abgebildet.
- Extremitäten; Kälte; Fuss; abends; Bett, im, und beim Zubettgehen; agg. (38): Dies ist ein auffallendes Symptom, vor allem, wenn kalte Füße das Einschlafen verhindern.
- Auge; Tränenfluss; Luft; kalter, in (19): Eine Rubrik, die angezeigt ist bei Tränen der Augen im kalten Wind, es handelt sich um ein Symptom der Psora.
- Allgemeines; Wunden; bluten; frei (67): Länger anhaltende Blutungen oft – auch Jahre im Vorfeld von Tumorerkrankungen – werden durch diese Rubrik repräsentiert.
- Gemüt; mitfühlend (44): Diese Rubrik ist angezeigt bei wirklichem Mitgefühl, die meisten Patienten können die Frage danach gut beantworten und wirkliches Mitgefühl vom gedachten Mitgefühl unterscheiden.
- Gemüt; Furcht; Krebserkrankung, vor (25): Die Krebsangst muss ausgeprägt sein, damit diese Rubrik infrage kommt.
- Schwindel; Augen; Schließen; beim; amel. (19): Dieses §-153-Symptom ist als sehr hochwertig einzustufen. Normalerweise bleiben die Augen offen. Wenn sie geschlossen werden, muss dies aber auch zu einer wirklichen Schwindelverbesserung führen.
- Allgemeines; Tumoren, gutartige; Lipom, Fettgeschwulst (19): Die Lipomrubrik enthält klinisch verlässliche Mittel. Ein Lipom kann durch die Homöopathie nur sehr selten zum Verschwinden gebracht werden, auf Größenveränderungen oder Beschwerden im Lipombereich ist zu achten – bei Beschwerden des Lipoms können die genannten Mittel angezeigt sein.
- Allgemeines; Hitze; Lebenswärme, Mangel an (218): Diese Rubrik kommt infrage bei frösteligen Menschen.
- Allgemeines; Speisen und Getränke; Milch; Verlangen (62): Ist angezeigt bei ausgeprägtem Milchverlangen.
- Feminin; Tumoren; Uterus; Fibrom, Myom (85): Dies ist eine verlässliche Myomrubrik und wird als objektives Symptom übernommen.
- Gemüt; Träume; Tiere; Ratten (3): In dieser Rubrik sind nur drei Arzneimittel aufgeführt, u. a. Sepia. In der Originalrepertorisation ist diese Rubrik enthalten und hätte im Grunde nicht genommen werden dürfen, da die Angst bei der Patientin durch ein konkretes und bedrohliches Ereignis, durch die „Rattenbegegnung", aufgetreten ist.
- Gemüt; Tanzen; Verlangen zu (35): Diese Rubrik ist angezeigt bei ausgeprägtem Tanzverlangen, das schon bei geringen Anlässen besteht.
- Extremitäten; Krämpfe; Unterschenkel; Wade; nachts (49): Dies ist ein psorisches Symptom und wird deshalb berücksichtigt.
- Stuhl; knotig, klumpig (118): Wird als Rubrik bei Verstopfung mit knotigem Stuhl berücksichtigt, der bei der Patientin sehr ausgeprägt ist.
- Auge; Ekchymose, subkutane Blutung (39): Diese Rubrik wird herangezogen für Einblutungen in die Konjunktiva, sie ist abzugrenzen von passage-

ren Erweiterungen der Blutgefäße im Konjunktivenbereich, wo keine eigentliche Einblutung vorhanden ist, manche Patienten benennen die Gefäßerweiterung trotzdem als „Einblutung".

- Haut; Warzen; flach (15): Diese Rubrik ist angezeigt bei flachen, braunen Alterswarzen. Die Rubrik „Haut; Warzen; braun (2)" enthält nur Sepia und Thuja, sie ist verlässlich, jedoch nicht vollständig.
- Haut; Naevi (39): Diese Rubrik kommt infrage bei sogenannten sykotischen Nävi, also kleinen roten Pünktchen, z. B. bei kleinen stecknadelkopfgroßen Hämangiomen (tardive Hämangiome). Ein tardives Hämangiom zeigt sich als hellroter, rubinroter Fleck oder als intensiv gerötetes, kirschrotes Knötchen. Daher spricht man auch von Rubinfleck oder Kirschangiom. Bevorzugt bilden sich diese Flecken oder Knötchen am Oberkörper, eine genetische Veranlagung wird diskutiert, was besonders vor dem Hintergrund der homöopathischen Miasmenlehre interessant ist.

!

Phosphorus wird als führendes Tumormittel gewählt, es kommt auch infrage für die Totalität der Symptome. Die Prognose wäre bei der Patientin ohne die Operation infaust. Ihr wird zur Operation geraten, um eine Kuration zu ermöglichen.

## 7.5 Behandlungsverlauf während der HIT (2007)

Der Patientin wird Phosphorus Q3 (26.10.2010) verordnet. In den **ersten beiden Tagen** danach ist die Patientin ruhiger geworden. Sie hat keine kalten Füße mehr und der Mund ist nicht mehr so trocken. Am zweiten Einnahmetag tritt eine Art **Wundheitsgefühl** an der **Leber** auf – dieses Symptom kennt sie bislang nicht.

Am **dritten Tag** zeigt sich an der Oberlippe ein **Herpes-Bläschen** – ein Symptom, das die Patientin kennt, da es immer wieder aufgetreten ist. Sie hat im Traum ihr Grab gesehen. Sie träumt vom Urinieren, der Urin war total schwarz. Außerdem traf sie im Traum ihren früheren Chef, dem sie sagte, dass sie bald sterben müsse. Als neues Symptom ist ein Fußsohlenkrampf aufgetreten. Differenzialdiagnostisch erschließen sich Arsenicum album und Lycopodium.

Am **vierten Tag** fragt die Patientin spontan, ob sie Phosphorus erhalte, weil sie sich wie „elektrisch" geladen fühlt, da sie beim Anfassen von Gegenständen einen elektrischen Schlag bekommt, was sie so nur unter Einnahme von Phosphorus kennt. In ihrer Familie ist eine Affinität zur Elektrizität vorhanden: Der Bruder ist Elektromechaniker, der Vater und der Ehemann sind Elektriker. Wenn in ihrer Wohnung die Elektrizität nachts ausgeschaltet wurde, schläft sie besser.

Am **fünften Tag** geht es der Patientin besser, sie hat mehr Energie. Sie entscheidet sich zur Operation der Lebermetastase. Hier zeigt sich, wie wichtig in den ersten Tagen intensive Gespräche sind, um das Für und Wider abzuwägen. Bis zum Ende der HIT geht es ihr gut, die Ängste sind nicht mehr so stark, ebenso sind die Schwindelsymptome zurückgegangen. Sie friert nicht mehr. Die Patientin wird mit Phosphorus Q4 in die ambulante Behandlung entlassen.

!

Der Patientin geht es mit Phosphorus gut, auffallend sind der Bezug zur Elektrizität sowie ihre spontane Frage, ob sie Phosphorus erhält: Sie kennt elektrische Entladungen beim Anfassen von Gegenständen nach Einnahme von Phosphorus. Phosphorus hat einen großen Bezug zur Elektrizität, sodass auf diese Phänomene zu achten ist. Seit dieser Anamnese habe ich in der Erstanamnese die Frage nach Elektro(smog)empfindlichkeit mit aufgenommen (die von nur wenigen Patienten bejaht wird und wo häufig mit Phosphorus indiziert ist).

## 7.6 Behandlungsverlauf nach der HIT

**Zwei Wochen** nach Einnahme von Phosphorus Q4 berichtet die Patientin von der anstehenden Leberoperation in der Folgewoche. Die Patientin hat unterschiedlich kalte Hände: die rechte Hand ist kalt, die linke warm – ein Symptom, das charakteristisch ist für Lycopodium und Thuja – ebenso für Conium, wenn die Rubrik des einseitig kalten Fußes als Analogrubrik genommen wird. Die Patientin erhält jedoch für die OP-Folgen Arnica C200 3 Globuli vor und nach der Operation und Phosphorus Q5 für die Zeit in der Klinik, es ging ihr bis jetzt unter Phosphorus sehr gut.

### 7.6.1 Tumornahe Symptome: Leber

#### Leberoperation mit Entfernung der Metastase

Am 30.11.2007 berichtet die Patientin, dass die Operation gut verlaufen ist, ⅔ ihrer Leber sind noch vorhanden. Nach Entlassung aus der Klinik nimmt die Patientin Phosphorus Q6 ein – aus dem dritten Becher, denn die Patientin hatte eine große und schwere Operation und ist schon 75 Jahre alt, weshalb die Dosierung zurückhaltend gewählt werden muss. Anfang Dezember 2007 ist die Patientin noch sehr müde und zittrig, sie hat das Gefühl von Steinen im Bauch. Ihr wird von schulmedizinischer Seite eine Chemotherapie empfohlen, was sie von sich aus ablehnt.



#### OP-Komplikationen – schnelle Mittelwechsel (2008)

Während der nächsten **drei Wochen** (bis Ende Dezember 2007) treten starke **Schlafstörungen** auf, die Patientin fühlt sich ausgebrannt, sie hat nachts **Sodbrennen,** auch abends vor dem Einschlafen, was sie so nicht kennt.

*Verordnungen:* Die Verabreichung von Phosphorus Q7 ändert die Symptomatik nicht. Die Leberwerte sind am 8.1.2008 deutlich erhöht, GOT 131, GPT 153, AP 479, GGT 1179, Bili 1,61, Leuko 3,6. Die Patientin setzt Phosphorus ab, weil ihr davon schlecht geworden ist und sie ein flaues Gefühl im rechten Oberbauch hat (die Patientin spürt es im Bereich von Leber und Galle). Außerdem leidet sie an Sodbrennen, wenn sie auf der rechten Seite liegt. Chelidonium C30 wird als Einzelgabe verordnet, wodurch die Beschwerden zurückgehen, die erneute Verordnung als Einzelgabe in der C30 verändert die Farbe des Stuhls (er wird wieder dunkler), allerdings spürt sie einen Druck auf der Leber und kann nichts essen Die Patientin selbst sagt, dass Chelidonium nicht das passende Mittel ist.

Die Einschätzung von Patienten, ob ein Mittel passt oder nicht, ist in der Regel sehr verlässlich, dem sollte auch immer nachgegangen werden, was nicht heißt, dass das Mittel unbedingt gewechselt werden muss – von ärztlicher Seite ist zu klären: Sind Symptome vorhanden, die für einen Mittelwechsel sprechen? Gibt es Prüfsymptome des laufenden Mittels? Sind andere Beschwerden beim Patienten vorhanden, die einen Mittelwechsel erfordern? Wie sind die allgemeine Energie und der Schlaf, sind beide unter dem Mittel besser geworden (was ein Indiz für eine gute Wirkung wäre)?

*Verordnung:* Die Patientin erhält Nux vomica Q3, wodurch sich die Symptome allerdings nicht bessern. Sie leidet nach wie vor an **Schmerzen** im **Gallenbereich,** an Aufstoßen, das „Lebergefühl" ist nicht mehr so stark. Außerdem reagiert die Patientin seit der Operation empfindlich auf alle Gerüche, insbesondere auf Autoabgase und Rauch.

*Verordnung:* Sie nimmt Staphisagria C200 als Einzelgabe ein wegen der Bauchoperation und der Möglichkeit von Verwachsungen. Staphisagria hilft gut, der Stuhlgang wird normaler.

!

Nach Bauchoperationen ist den Pareeks zufolge Staphisagria das Mittel der Wahl. In meiner Praxis hat es sich bewährt, Arnica nach der Operation als C200 zu geben und am Folgetag Staphisagria C200.

Im Februar 2008 geht es wesentlich besser, der **Appetit** ist **besser,** die **Leber** ist nach dem Essen weniger spürbar.

*Verordnung:* Sie erhält Phosphorus Q8 aus dem ersten Becher jeden zweiten Tag, auch wenn damit die Einnahme aus dem dritten Becher verlassen wird, was nicht die Regel ist. Unter Phosphorus steigt die zuvor abgefallene GGT wieder an.

*Verordnung:* Die Patientin erhält das Antidot zu Phosphorus: Nux vomica Q4. Sie hat einseitige **Schmerzen** im **linken Gesicht,** nach dem Essen geht es ihr allgemein schlechter, auch die Übelkeit hat sich nicht gebessert. Außerdem hat sie **Kopfschmerzen** über dem linken Auge, muss nach dem Essen **aufstoßen** und ist weiter **empfindlich auf Gerüche** (➤ Abb. 7.3).

| | Nux-v. | Puls. | Phos. | Kali-bi. | Acon. | Sep. | Bry. | Lyc. |
|---|---|---|---|---|---|---|---|---|
| **Total** | 16 | 14 | 15 | 12 | 9 | 13 | 12 | 12 |
| **Rubrics** | 8 | 8 | 7 | 7 | 7 | 6 | 6 | 6 |
| **Kingdoms** | | | | | | | | |
| **Traditional Miasms** | | | | | | | | |
| SCHMERZEN; Allgemein, unbestimmte anhaltende Schmerzen, Prosopalgie; einseitig (19) | 1 | 1 | 1 | 2 | 1 | | | |
| SCHMERZEN; Allgemein, unbestimmte anhaltende Schmerzen, Prosopalgie; links (49) | 1 | 1 | 2 | 2 | 2 | 1 | | 1 |
| SCHMERZEN; Allgemein, unbestimmte anhaltende Schmerzen, Prosopalgie; Bücken agg. (12) | 1 | 1 | | | | | 1 | |
| Allgemeines; ESSEN; nach; agg. (192) | 3 | 3 | 3 | 3 | 1 | 3 | 3 | 3 |
| Magen; ÜBELKEIT; Essen; nach (150) | 3 | 3 | 2 | 1 | 1 | 3 | 2 | 2 |
| Kopfschmerzen; ALLGEMEIN; Stirn; Augen; über den; links (110) | 2 | 1 | 2 | 2 | 1 | 2 | 3 | 1 |
| Magen; RUKTUS, RÜLPSEN, AUFSCHWULKEN; Allgemein; Essen; nach (115) | 2 | 3 | 2 | 1 | 1 | 2 | 2 | 2 |
| Riechen; EMPFINDLICH gegen Geruch von; starke Gerüche (43) | 3 | 1 | 3 | 1 | 2 | 2 | 1 | 3 |

**Abb. 7.3** Repertorisation der Gesichtsschmerzen, Übelkeit und anderer charakteristischer Symptome [P328]

Nux vomica hilft im März 2008 nicht, die Beschwerden halten an. Wegen der Überlegung des Bestehens von Verwachsungen erhält sie Thiosinaminum D8 in täglicher Gabe.

Im April 2008 wird eine diagnostische ERCP durchgeführt, bei einem Aufstau der Gallenwege erfolgt eine Papillotomie. Die beiden nachfolgend verabreichten homöopathischen Arzneimittel (Staphisagria, Nux vomica je C200) helfen nur geringfügig, nach wie vor leidet die Patientin an stinkenden **Blähungen,** Ohrgeräuschen rechts, ferner an **Schwankschwindel** seitwärts beim Hochschauen oder schnellen Kopfbewegungen. Die Wirkung von Nux vomica wird abgewartet.

## Rezidivierende Cholangitiden – kein Arzneimittel bessert

Am 29.5.2008 berichtete die Patientin von **Fieber,** das um 16:30 Uhr mit Schüttelfrost begann. Der Appetit war zuvor gut und sie konnte normal essen, die Geruchsempfindlichkeit war besser, sie konnte Parfüm wieder riechen.

*Verordnung:* Nux vomica wird als C200 wiederholt. Das Fieber vergeht, kommt aber nach 4 Tagen wieder. Um 22 Uhr hat sie 39,5 °C mit Schüttelfrost und Zähneklappern, Gliederschmerzen und Kopfweh, sie trank zuvor Bananenmilch.

*Verordnung:* Sie erhält Arsenicum album C30 als Akutmittel, ein Arzneimittel, das ebenso den Fieberbeginn um 22 Uhr repräsentiert – das Fieber sinkt innerhalb von einem Tag. Die beim Ultraschall des Abdomens angeratene Medikation mit Tavanic® lehnt die Patientin ab. Sie berichtet, dass sie einen Pickel auf der Nasenspitze hat und empfindlich auf Kleidung im Bauchbereich reagiert. Dabei hält sie sich die Hand auf den Bauch, wodurch u. a. auch Lycopodium in die engere Wahl kommt.

Am 12.6.2008 wird der **Druck der Leber** wieder stärker, es besteht der erneute Verdacht einer **Cholangitis.**

*Verordnung:* Die Patientin erhält Lycopodium Q3. Der Pickel auf der Nase verheilt, die Empfindlichkeit auf Kleidung wird besser. Mittlerweile sind die Leberwerte mit den Cholestaseparametern erneut angestiegen (u. a. GGT 678). Der Leberdruck besteht weiterhin, Wärme bessert die Beschwerden, die Patientin kann spüren, wenn die Galle abläuft und sich der Stau in der Leber entlastet.

*Verordnung:* Sie erhält erneut Nux vomica C200.

Unter der Einnahme von Nux vomica kommt es drei Wochen später (7.7.2008) zu einer **Cholangitis mit Fieber** beginnend um 16 Uhr.

*Verordnung:* Der Patientin wird Chelidonium C30 verkleppert und Tavanic® verabreicht. Sie wird darauf hingewiesen, dass sie in die Notfallambulanz der Klinik gehen soll. Dort wird die **Verdachtsdiagnose** einer **Rezidivmetastase** im Leberabsetzungsrand mit Stenose des Ductus hepaticus sowie **rezidivierenden Cholangitiden** gestellt. Der Tumor wird punktiert, die Stenose mit der ERCP dilatiert und einem Stent versorgt.

*Verordnung:* Die Patientin erhält postinterventionell Lycopodium Q4–5. Sie meldet sich fünf Wochen später (14.8.2008) wieder: Der Tumor hat sich histologisch als abszedierende Cholangitis herausgestellt. Die Patientin kann inzwischen wieder mehr und besser essen, allerdings hat sie öfter Hitzewellen und ein Wattegefühl im Kopf beim Zubettgehen. Sie soll Lycopodium Q6 aus dem dritten Becher einnehmen.

Etwa einen Monat später (9.9.2008) tritt erneut **Fieber** auf, um 10 Uhr morgens bis 39,8 °C mit Schüttelfrost und Zähneklappern. Die Patientin hat sich bei einem Spaziergang überanstrengt, die Sonne, welche die Patientin als zu stark empfunden hat, hat Kopfschmerzen verursacht.
*Verordnung:* Die Symptome führen zur Verschreibung von Rhus toxicodendron C200. Doch das Arzneimittel hilft nicht. Die Patientin fühlt sich zerschlagen, die Leber fühlt sich geschwollen an, sie hat schlaflose Nächte. Außerdem sind ein Hautausschlag am Nasenflügel und ein taubes Gefühl am Kopf aufgetreten.

### 7.6.2 Miasmatische Blockade

!

Die Fieber- und Lebersymptome bessern sich nicht trotz ERCP und Stenteinlage. Es besteht der Verdacht, dass eine neue Cholangitis aufgetreten ist. Von homöopathischer Seite wirken die sehr gut indizierten Mittel nicht, trotz sehr guter Symptome. Die Durchsicht der Symptome zeigt Thuja mit dem Hautausschlag am Nasenflügel und der Taubheit des Kopfes an. Thuja ist auch während der Erstanamnese in der Repertorisation vertreten: Thuja wird in der Q3 verordnet. Ein Antibiotikum wird nicht gegeben.

Innerhalb von sechs Tagen sinken die Leberwerte, das Fieber verschwindet, der Nachtschweiß wird besser. Allerdings geht der Stent erneut zu und muss bei **Cholestasesymptomen** (Übelkeit, dunkler Urin und heller Stuhlgang) unter Antibiotikagabe gewechselt werden.
*Verordnung:* Da Thuja initial geholfen hat, dann aber nur ein mechanisches Hindernis vorlag – der Stentwechsel behob dieses – wird Thuja als Q-Potenz (Thuja Q4 und später Thuja Q5) weiterverordnet. Der Leberdruck verschwindet im Verlauf des Oktobers 2008 komplett. Das alte Ekzem am Hinterkopf schuppt mehr.

Mitte November 2008 geht es gut: Der Stent im Gallengang kann entfernt werden, sie erhält Staphisagria C200. Unter Thuja Q6–7 geht es der Patientin sehr gut, sie hat **keinerlei Leberbeschwerden** mehr. Die ERCP-Kontrolle im Dezember 2008 zeigt keine weitere Stenose.

### 7.6.3 Retinablutung: erste Episode (2009)

Anfang 2009 – unter Thuja Q8–9 – geht es der Patientin – abgesehen von dem seitlichen **Schwankschwindel,** den sie von früher kennt, sehr gut. Die geplante Kontrolle beim Augenarzt ergibt als Zufallsbefund eine leichte **Blutung am Sehnervrand** des rechten Auges unklaren Datums. Die Augen tränen im kalten Wind. Die Patientin hat am Mundwinkelrand Herpes und leidet an Hitzewallungen. Diagnostik im Rahmen der Augenblutung: Eine Hypertonie oder ein Diabetes mellitus liegt nicht vor.
*Verordnung:* Es wird ein anderes Arzneimittel verordnet: Unter Berücksichtigung der Symptome wird auf Phosphorus Q8 gewechselt und bis zu Q10 fortgeführt. Unter Phosphorus Q9–10 geht es der Patientin sehr gut, sie kann sogar wieder Linsen essen und nimmt an Gewicht von 50 auf 57 kg zu (➤ Abb. 7.4).

!

Thuja hat sehr gut gewirkt und den Fall „geöffnet". Sehr deutliche und neue, herausragende Thuja-Symptome waren nicht vorhanden, die Indikation erschloss sich aus der fehlenden Wirksamkeit der gut indizierten Arzneien sowie der erneuten Verlaufsbeurteilung unter Einbeziehung der Erstanamnese.

Unter Phosphorus Q10 tritt eine Art Stich zunächst rechts über dem Auge auf, dann links, sie kennt dies von früher. Die Hüfte schmerzt etwas mehr mit der Arthrose beim Gehen, fortgesetzte Bewegung bessert.
*Verordnungen:* Die Patientin erhält Rhus toxicodendron C200 (die Hüfte bessert sich darunter), gefolgt von Phosphorus Q11–12. Neu sind ein Krampf im rechten Daumen sowie Wadenkrämpfe nachts. Der Arm schläft nachts ab und zu ein beim Drauf liegen. Sie erwähnt spontan die Alterswarzen, wo sie keine Veränderung bemerkt, sie entdeckt eine **gestielte Warze** im **Brustbereich.**

7

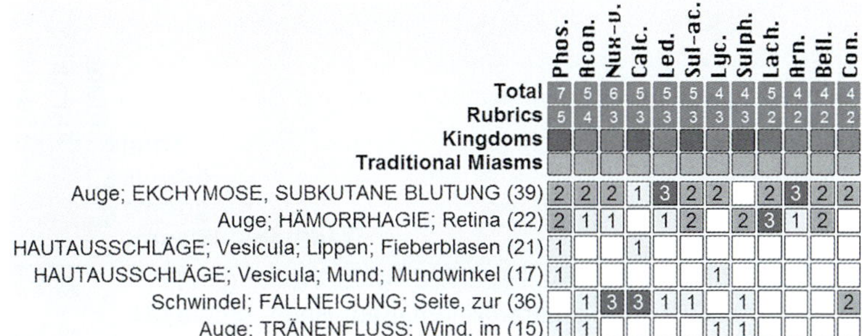

| | Phos. | Acon. | Nux-v. | Calc. | Led. | Sul-ac. | Lyc. | Sulph. | Lach. | Arn. | Bell. | Con. |
|---|---|---|---|---|---|---|---|---|---|---|---|---|
| **Total** | 7 | 5 | 6 | 5 | 5 | 5 | 4 | 4 | 5 | 4 | 4 | 4 |
| **Rubrics** | 5 | 4 | 3 | 3 | 3 | 3 | 3 | 3 | 2 | 2 | 2 | 2 |
| **Kingdoms** | | | | | | | | | | | | |
| **Traditional Miasms** | | | | | | | | | | | | |
| Auge; EKCHYMOSE, SUBKUTANE BLUTUNG (39) | 2 | 2 | 2 | 1 | 3 | 2 | 2 | | 2 | 3 | 2 | 2 |
| Auge; HÄMORRHAGIE; Retina (22) | 2 | 1 | 1 | | 1 | 2 | | 2 | 3 | 1 | 2 | |
| HAUTAUSSCHLÄGE; Vesicula; Lippen; Fieberblasen (21) | 1 | | | 1 | | | | | | | | |
| HAUTAUSSCHLÄGE; Vesicula; Mund; Mundwinkel (17) | 1 | | | | | | 1 | | | | | |
| Schwindel; FALLNEIGUNG; Seite, zur (36) | | 1 | 3 | 3 | 1 | 1 | | 1 | | | | 2 |
| Auge; TRÄNENFLUSS; Wind, im (15) | 1 | 1 | | | | | 1 | 1 | | | | |

**Abb. 7.4** Repertorisation der Retinablutung und anderer charakteristischer Symptome [P328]

| | Sep. | Thuj. | Caust. | Dulc. | Ph-ac. | Nat-m. | Phos. |
|---|---|---|---|---|---|---|---|
| **Total** | 11 | 9 | 11 | 10 | 6 | 5 | 2 |
| **Rubrics** | 6 | 5 | 4 | 4 | 4 | 4 | 1 |
| **Kingdoms** | | | | | | | |
| **Traditional Miasms** | | | | | | | |
| Haut; WARZEN; gestielt (14) | 1 | 2 | 3 | 2 | 1 | | |
| Haut; WARZEN; flach (15) | 2 | 2 | 2 | 3 | | 1 | |
| Haut; WARZEN; braun (2) | 2 | 2 | | | | | |
| VERFÄRBUNG; rot, gerötet; Hand; Stellen, umschriebene (25) | 1 | | | | 2 | 1 | |
| Ohr; GERÄUSCHE im; Klingen (262) | 3 | 1 | 3 | 2 | 2 | 2 | 2 |
| Gesicht; WARZEN (30) | 2 | 2 | 3 | 3 | 1 | 1 | |

**Abb. 7.5** Repertorisation der Warzen und anderer charakteristischer Symptome [P328]

*Verordnung:* Sepia umfasst die Totalität der Symptome, trotzdem tut Phosphorus sehr gut. Leberbeschwerden sind keine mehr vorhanden. Da die Alterswarzen größer werden, erhält sie Thuja Q10–11.

Im September 2009 wird der Tumormarker CA 19–9 das erste Mal erhoben, der mit 43 U/l erhöht ist. Die Patientin zeigt rote Flecken an der Hand und ein klingendes Geräusch im Ohr. Im **Gesicht** hat sie eine kleine **Warze** mit rauer Oberfläche (➤ Abb. 7.5).

*Verordnungen:* Nach erneuter Durchsicht des Fallverlaufs zeigen sich Phosphorus und Thuja als tragende Arzneimittel, sodass wieder Phosphorus verordnet wird, zumal die Patientin wieder häufiger an **Schwindel** beim schnellen Drehen des Kopfes leidet. Dieses Symptom wird nicht von Sepia repräsentiert. Die Kontrolle vom CA 19–9 ist im Oktober stabil bei 43 U/ml. Ende 2009 wird bei Phosphorus bis zur Q21 bis März 2010 verblieben mit zweimaligen Zwischengaben von Rhus toxicodendron C200.

### 7.6.4 Tumornahe Symptome: Rektumpolypen (2010)

Im März 2010 zeigt sich bei der Patientin ein **starkes Jucken** zwischen den **Schulterblättern.** Außerdem leidet sie an **Hitzewallungen,** die rechte **Hüfte schmerzt,** die Schuppen am Kopf haben zugenommen und die Kopfhaut juckt, der **Stuhlgang** ist **sehr hart** (➤ Abb. 7.6).

*Verordnung:* Die Symptome führen zu Alumina Q3, worunter das Jucken am Rücken besser wird, ebenso die Verstopfung, bei Alumina wird bis zur Q6 bis Juli 2010 verblieben.

Am 13.7.2010 tritt ein Infekt mit wässrig-breiigem Durchfall auf, es besteht **Leberdruck,** das

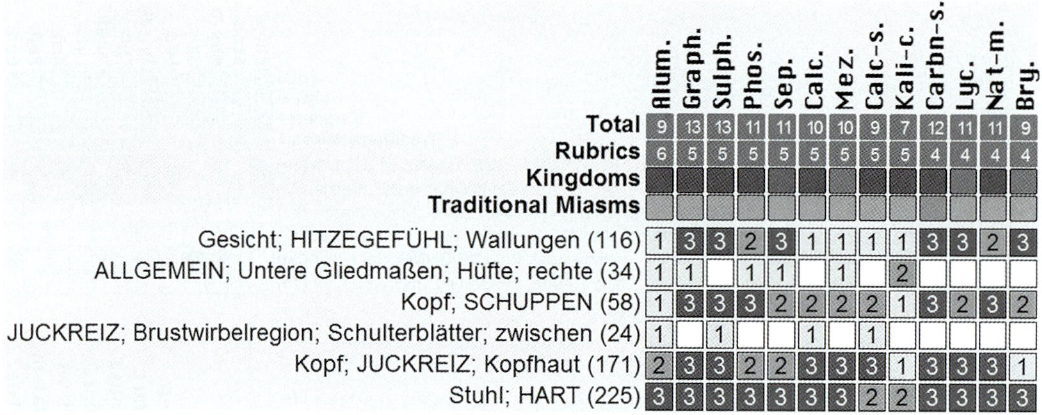

| | Alum. | Graph. | Sulph. | Phos. | Sep. | Calc. | Mez. | Calc-s. | Kali-c. | Carbn-s. | Lyc. | Nat-m. | Bry. |
|---|---|---|---|---|---|---|---|---|---|---|---|---|---|
| **Total** | 9 | 13 | 13 | 11 | 11 | 10 | 10 | 9 | 7 | 12 | 11 | 11 | 9 |
| **Rubrics** | 6 | 5 | 5 | 5 | 5 | 5 | 5 | 5 | 5 | 4 | 4 | 4 | 4 |
| **Kingdoms** | | | | | | | | | | | | | |
| **Traditional Miasms** | | | | | | | | | | | | | |
| Gesicht; HITZEGEFÜHL; Wallungen (116) | 1 | 3 | 3 | 2 | 3 | 1 | 1 | 1 | 1 | 3 | 3 | 2 | 3 |
| ALLGEMEIN; Untere Gliedmaßen; Hüfte; rechte (34) | 1 | 1 | | 1 | 1 | | 1 | | 2 | | | | |
| Kopf; SCHUPPEN (58) | 1 | 3 | 3 | 3 | 2 | 2 | 2 | 2 | 1 | 3 | 2 | 3 | 2 |
| JUCKREIZ; Brustwirbelregion; Schulterblätter; zwischen (24) | 1 | | 1 | | | 1 | | 1 | | | | | |
| Kopf; JUCKREIZ; Kopfhaut (171) | 2 | 3 | 3 | 2 | 2 | 3 | 3 | 3 | 1 | 3 | 3 | 3 | 1 |
| Stuhl; HART (225) | 3 | 3 | 3 | 3 | 3 | 3 | 3 | 2 | 2 | 3 | 3 | 3 | 3 |

**Abb. 7.6** Repertorisation des Juckreizes, des harten Stuhlgangs und anderer charakteristischer Symptome [P328]

leichte Fieber beginnt um 12 Uhr. Die Patientin erhält aufgrund des mittäglichen Fieberbeginns Arsenicum album Q3, was schnell bessert, Alumina wird fortgeführt. Die Kontrollkoloskopie ergibt 5 kleine Polypen, die entfernt werden.

*Verordnung:* Unter der Einnahme von Alumina Q7 zeigt sich wieder die Verstopfung, das Ohr geht öfter zu, die Augen tränen stark, die Patientin schwitzt öfter im Gesicht, was zur Verordnung von Phosphorus Q22–23 führt.

**!**

Onkologische Kontrolluntersuchungen sollten immer durchgeführt werden. Hier: Polypen sollten immer endoskopisch entfernt und das Symptom der Kolonpolypen repertorisiert werden. Eine „homöopathische Unterdrückung" liegt durch den Eingriff sicher nicht vor, im homöopathischen Behandlungsverlauf werden mit dem passenden Mittel die Polypen in der Kontrollendoskopie meist nach zwei bis fünf Jahren häufig seltener oder treten gar nicht mehr auf.

## 7.6.5 Retinablutung – zweite Episode

Am 5.10.2010 berichtet die Patientin, dass erneut eine **retinale Randblutung** (➤ 7.6.3) aufgetreten ist, das bisher nicht erwähnte Glaukom behandelt sie mit Augentropfen. Sie leidet weiterhin unter hartem Stuhl.

*Verordnung:* Werden die beiden Rubriken Netzhautablösung sowie Rektumkrebs herangezogen, ist Ruta als einziges Mittel (➤ Abb. 7.7) aufgeführt, das in der

| | Ruta | Lyc. | Nit-ac. | Phos. | Sep. | Mag-m. | Sulph. | Calc. | Laur. |
|---|---|---|---|---|---|---|---|---|---|
| **Total** | 9 | 9 | 9 | 9 | 9 | 8 | 7 | 6 | 5 |
| **Rubrics** | 6 | 5 | 5 | 5 | 5 | 4 | 4 | 4 | 4 |
| **Kingdoms** | | | | | | | | | |
| **Traditional Miasms** | | | | | | | | | |
| Auge; ABLÖSUNG; Retina, der (13) | 1 | | | 1 | | | | | |
| Abdomen; SCHMERZEN; Drücken; Leber (87) | 2 | 2 | 1 | 2 | 3 | 3 | 2 | 2 | 2 |
| Rektum; KARZINOM (28) | 1 | 1 | 2 | | 1 | | | | 1 |
| Abdomen; TUMOREN; Leber, karzinomatös (31) | | 1 | 1 | 1 | 1 | 1 | 1 | | |
| Rektum; OBSTIPATION; schwierige Stuhlentleerung (149) | 3 | 2 | 3 | 2 | 3 | 3 | 3 | 2 | 1 |
| Rektum; POLYPEN (12) | 1 | 3 | 2 | 3 | 1 | | | 1 | |
| Rücken; JUCKREIZ; Brustwirbelregion; Schulterblätter; zwischen (24) | 1 | | | | | 1 | 1 | 1 | 1 |

**Abb. 7.7** Repertorisation der Symptome der Retinablutung und anderer charakteristischer Symptome [P328]

C200 verordnet wird, gefolgt von Ruta D6 tgl., da die **Verstopfung** unverändert bleibt. Es ist möglich, dass die Netzhautblutung schon unter Alumina Q auftrat.

Während eines erneuten Gesprächs stellt sich heraus, dass die Netzhautblutung doch älter gewesen sein könnte.

*Verordnungen:* Somit wird Ruta D6 als organotropes Mittel (tägliche Einnahme) fortgeführt und Phosphorus Q24 zur Sicherheit aus dem dritten Glas alle drei Tage gegeben. Da Phosphorus und Thuja die Patientin bisher enorm stabilisiert haben, müssen diese Mittel immer wieder einbezogen werden. Das Lipom am rechten Ellenbogen ist unverändert. Die Patientin träumt öfter von Ratten. Bis zum Januar 2011 geht es ihr insgesamt gut, doch die Verstopfung hält an. Im Gesicht ist neu eine flache braune Alterswarze aufgetreten, der Patientin wird Thuja Q12–13 verordnet, zusammen mit Movicol, darunter wird der Stuhlgang so weich, dass sie aufpassen muss, beim Windabgang keinen Stuhlgang zu verlieren.

### 7.6.6 Tumornahe Symptome: Leber, Rektum (2011)

Zwei Monate danach (11.3.2011) klagt die Patientin erneut über ihre hartnäckige **Verstopfung,** zudem über brennende Schmerzen im rechten Fußballen beim Gehen, über einen trockenen Mund nachts, und Ohren die öfter zugehen.

Als homöopathische Arzneimittel für brennende Schmerzen der Fußsohle beim Gehen kommt Lycopodium infrage, auch die anderen Symptome zeigen Lycopodium an.

*Verordnungen:* Deshalb wird Lycopodium Q7 verordnet (Gliederschmerzen; Brennen; Fuß; Fußsohle; Gehen; beim [7]: falls nicht anders angegeben, sind die Arzneimittel einwertig – Carbo vegetabilis, Coccus cacti, Graphites, Kalium carbonicum, Lycopodium, Natrium carbonicum [zweiwertig], Sulph [dreiwertig]). Doch der Patientin geht es nicht besser, die Leber drückt unter Lycopodium mehr, das Bilirubin steigt an, ihr wird wegen des Leberdrucks akut Bryonia C200 gegeben. Der Ultraschall des Abdomens/Leber ist unauffällig. Bryonia hilft gut mit der Leber. Da Lycopodium das Lebergeschehen nicht positiv beeinflusste, wird auf Phosphorus Q25 als tägliche Einnahme aus dem dritten Glas zurückgegangen. Da sich auch hierunter die Verstopfung nicht bessert, wird Thuja als Einzelgabe (C200) verordnet. Aber auch Thuja bleibt hinsichtlich der Obstipation wirkungslos. Deshalb wird zur weiteren regelmäßigen Einnahme von Movicol geraten. Phosphorus wird ab der Q26 aus dem dritten Glas fortgeführt. Trotz intensiver Symptomerhebung und Beobachtung mit passenden Mittelgaben lässt sich die Verstopfung nicht verbessern.

### 7.6.7 Fortschreitende Pathologie?

#### Schwellung am Schlüsselbein

Ein halbes Jahr später (September 2011) fällt der Patientin supraklavikulär eine weiche Schwellung auf. Die empfohlenen Untersuchungen mit Sono, Labor und Röntgenthorax ergeben einen **kleinen Tumor ohne Malignitätsverdacht.** Von den behandelnden Ärzten wird die Schwellung jedoch nicht weiter spezifiziert.

*Verordnungen:* Die Sorge um eine mögliche Lymphkotenmetastase ist trotzdem groß. Um die Reaktionsfähigkeit zu erhöhen, wird in Zusammenschau mit dem brennenden Fußsohlenschmerz erfolglos Sulfur Q3 gegeben. In weiterer Sorge um die Schwellung wird der Patientin Hydrastis Q3–4 verordnet, um die **Verstopfung,** die nach wie vor besteht, positiv zu beeinflussen. Erneut folgt keine Änderung. Das MRT des Knies ergibt eine Meniskusläsion und eine Patella-Arthrose, die Patientin wünscht keine Operation, die im Hinblick auf ein mögliches Rezidiv des Sigmakarzinoms auch kritisch zu sehen ist.

#### Ausführliche Zwischenanamnese (2012)

In der längeren Vorstellung am 21.2.2012 geht es der Patientin gut, sie steht kurz vor ihrem 80. Geburtstag. Die **Hüfte** und **Knie** schmerzen bei Bewegung. Die Hüfte rechts schmerzt, wenn sie aufsteht und sich bewegt, in Ruhe nicht, ebenso schmerzt sie nachts beim Aufstehen. Das Ekzem am Hinterkopf ist größer geworden, ihre Mutter war davon auch betroffen. Die **Verstopfung besteht nach wie vor,** der Stuhl drückt von außen gegen das Rektum, manchmal kann sie sehr harte kleine Bällchen (ca. 2 cm groß) absetzen. Die Patientin verträgt z. B. wieder Linsen, was vor der

7

Operation nicht ging. Sauerkraut kann Aufstoßen verursachen. Der Appetit ist gut. Sie hat eine Landkartenzunge. Beim Liegen auf der rechten Seite spürt sie wieder ihre Leber, ebenso bei Wetterwechsel. Die gestielten Warzen am Hals sind vermehrt. Das Lipom am rechten Ellenbogen ist noch vorhanden. Die Schwellung an der linken Halsseite supraklavikulär imponiert in der körperlichen Untersuchung deutlich als Lipom.

**!**

Insgesamt liegt ein sehr guter Verlauf vor, die Leber ist als Organ noch spürbar. Das Knie und die Hüften sind wechselhaft schmerzhaft. Lycopodium tat definitiv nicht gut, während der Verlauf mit Phosphorus und Thuja sehr gut ist.

*Verordnungen:* Da Bryonia mit den Gelenken geholfen hat, wird es für die Gelenkbeschwerden erneut als Q4–6 verschrieben, obwohl die Totalität der Symptome auf Sepia hinweist. Da es unter den Grundmitteln Phosphorus und Thuja der Patientin nachhaltig gut geht, wird die organotrope Verordnung mit Bryonia vorgezogen. Die Kniebeschwerden bessern sich, die Hüfteschmerzen werden schlechter, ebenso ist die Verstopfung anhaltend, weswegen mit Thuja Q14–16 fortgefahren wird, um zu sehen, ob ein Wechsel darauf einen Effekt hat.

## Pankreaszyste ohne Malignitätshinweis

Da eine Zyste im Pankreas im Ultraschall auffällt, soll eine Endosonografie gemacht werden, die den Befund bestätigt.

*Verordnungen:* Mit der unbefriedigenden Situation der **Verstopfung** wird Sepia Q4–5 geprüft, ohne Erfolg. Mittlerweile im August 2012 wird Rhus toxicodendron Q3 aufgrund der **Knie- und Hüftschmerzen** gegeben, wodurch die Beschwerden nur leicht gelindert werden. Die zwischenzeitliche Kontrolle des CA 19–9 liegt bei 43 U/l, zuvor einmalig bei 46 U/l. Da der Abfall der Tumormarker unter Thuja aufgetreten ist, wird bei Thuja Q17 verblieben. Im November 2012 wird versuchsweise Chelidonium Q3 (➤ Abb. 7.8) eingesetzt, um versuchsweise durch die Unterstützung der Leber die Gelenkschmerzen zu beeinflussen (durch Verbesserung des Leber-Qi). Unter Chelidonium entwickelt sie erneut Schwindel beim Hochschauen. Da dies ein hochwertiges Phosphor-Symptom ist, wird auf Phosphor Q29 aus dem dritten Glas gewechselt. Allerdings verschlechtert sich dadurch der Schwindel.

**!**

Obwohl Phosphorus angezeigt zu sein scheint, wirkt es nicht entsprechend, sodass Phosphor nicht weiter eingenommen wird, um auszuschließen, dass die Dosierung zu hoch war und sich der Schwindel als Prüfungssymptom von Phosphor entwickelt hat. Es folgt die Gabe von Rhus toxicodendron C200. Da sich darunter und auch unter der Phosphorpause keine Änderung ergibt, wird mit Phosphorus Q4 aus dem fünften Glas alle zwei Tage fortgefahren. Unter einer laufenden und bisher gut wirkenden Q-Potenz sollten keine Beschwerden an inneren Organen auftreten, dann ist das Mittel genau zu überprüfen: Ist es zu wechseln, ist das Mittel falsch oder ist es nicht (mehr) richtig dosiert.

| | Chel. | Rhus-t. | Lyc. | Nat-m. | Ph-ac. | Alum. | Caust. |
|---|---|---|---|---|---|---|---|
| Total | 5 | 7 | 5 | 5 | 4 | 5 | 5 |
| Rubrics | 4 | 3 | 3 | 3 | 3 | 2 | 2 |
| Kingdoms | | | | | | | |
| Traditional Miasms | | | | | | | |
| Sprechen & Stimme; STIMME; Heiserkeit; Reden; durch (36) | | 3 | | 2 | 2 | 2 | 3 |
| ALLGEMEIN; Untere Gliedmaßen; Hüfte; Aufstehen, beim; Sitz, von einem (12) | 1 | 2 | 1 | | 1 | | |
| Gliederschmerzen; STECHEND; Hüfte (135) | 2 | 2 | 2 | 2 | 1 | 3 | 2 |
| Gliederschmerzen; STECHEND; Hüfte; rechts (12) | 1 | | 2 | 1 | | | |
| Gliederschmerzen; STECHEND; Hüfte; Aufstehen von einem Sitz, beim (1) | 1 | | | | | | |

**Abb. 7.8** Repertorisation der Hüft- und Kniebeschwerden [P328]

### Anhaltende Remission (2013–2017)

Im mehrjährigen Verlauf von 2013 bis 2017 verbleibt die Medikation bei Phosphorus als Q-Potenz sowie seltenen Gaben von Thuja Q und Bryonia Q/ Rhus toxicodendron als C- oder Q-Potenz in aufsteigenden Q-Potenzen. Die tragende Hauptmedikation bleibt Phosphorus als Q-Potenz. Im Verlauf von 2016 und 2017 zeigen sich bei der mittlerweile 85-jährigen Patientin Zeichen einer demenziellen Entwicklung, weswegen die homöopathische Medikation unregelmäßiger eingenommen und auf Phosphorus als C-Potenz gewechselt wird. Der erhöhte Tumormarker CA 19–9 verbleibt stabil ohne Anzeichen für ein Tumorrezidiv.

## 7.7 Beurteilung

Der vorliegende Fall zeigt eine komplementäre homöopathische Behandlung einer Patientin mit einem hepatisch metastasierten Sigmakarzinom. Zu Beginn der homöopathischen Behandlung war unklar, ob die Patientin eine Operation der Lebermetastase vornehmen lässt. Auch aus homöopathischer Sicht wurde die Operation empfohlen, zumal sich damals schon gezeigt hatte, dass Phosphorus Q nach wenigen Gaben bereits gut gewirkt hatte und durch beide Formen der Therapie synergistische Effekte zu erwarten waren. Nach der Operation kam es zu postoperativ langwierigen Komplikationen über fast ein Jahr: Es traten rezidivierende Cholangitiden auf, die sich unter schulmedizinischer Medikation und Intervention nicht wesentlich besserten. Auch die homöopathisch gut gewählten Arzneien wirkten nicht.

Erst nach erneuter Durchsicht des Fallverlaufs und Prüfen der miasmatischen Blockade konnte die Gabe von Thuja in Q-Potenzen deutlich bessern. Die anhaltende Verstopfung, die schon sehr lange vor der Erkrankung bestand, ließ sich nicht durchgreifend verändern, neben Phosphorus und Thuja führten auch Sepia, Chelidonium und Lycopodium zu keiner Änderung der Stuhlsymptomatik. Movicol besserte, sodass eine ernährungsbedingte Genese mit in Erwägung zu ziehen war, aber auch hier besserte eine Ernährungsumstellung nur marginal. Unter Lycopodium kam es zu einer überraschenden Verschlechterung der Lebersymptomatik. Differenzialdiagnostisch ist Conium in Erwägung zu ziehen, wodurch die Patientin in eigenmächtiger früherer Einnahme schon einmal ihre Verstopfung bessern konnte. Für die Einnahme von Conium spricht der Schwindel, der sich durch Augenschließen bessert, sowie die einseitig kalte Hand. Letztlich führten die Symptome jedoch immer wieder zur Verschreibung von Phosphorus und Thuja, aber vor allem Phosphorus, das den Heilungsverlauf (mit Zwischengaben von Rhus toxicodendron und Byronia in Akutsituationen verschrieben für die Knie- und Hüftbeschwerden) trug.

Eine Operation des Knies sowie der Hüfte bei vorliegender Arthrose wurde häufig mit der Patientin diskutiert. Beides wären große Eingriffe (von einer Kniearthroskopie einmal abgesehen), die mit der Ausschüttung von Wachstumsfaktoren zur Heilung der Operation einhergehen würden und damit das das Risiko eines Tumorrezidivs nach eigenen Erfahrungen möglicherweise erhöhen können.

## 7.8 Materia medica und Arzneimitteldifferenzierung

### 7.8.1 Phosphorus

Phosphorus ist ein wichtiges Tumormittel bei Kolonkarzinomen mit Lebermetastasen. Es konnte die Patientin durch die Leberoperation begleiten, ohne dass es zu einem Rückfall der Krebserkrankung kam. Weitere Symptome, die Phosphorus als Arzneimittel bestätigen: Hautausschlag, Tränen der Augen im kalten Wind, länger blutende Wunden, Ekchymosen, Krebsangst und später die Schwindel. Wichtigstes und wahlanzeigendes Symptom für Phosphor ist die retinale Blutung, Phosphor hilft häufig in diesen Fällen auch für die oft tiefer liegende Pathologie, auch unabhängig vom Auge. Phosphorus kann überdosiert bzw. zu häufig dosiert sein, insbesondere bei mehrjährigen Langzeitverläufen. In diesen Fällen ist zu prüfen, ob das Mittel noch angezeigt ist bzw. die Dosierung geändert werden muss.

7

### 7.8.2 Arnica montana

Arnica wird in der C200 nach Operationen gegeben, es unterstützt die Heilung, lindert die postoperativen Schmerzen und kann Infektionen vermindern. Allerdings müssen die Regeln einer lege artis ausgeführten Wundpflege und postoperativen Hygiene mit evtl. Gaben von Antibiotika unbedingt eingehalten werden – dies betrifft vor allem die großen und schweren Operationen, wie dies bei einer Leberoperation der Fall ist.

### 7.8.3 Staphisagria

Staphisagria wird als großes Verletzungsmittel nach Bauchoperationen gegeben, nach den Pareeks sogar als Alternative zu Arnica, meine eigenen Erfahrungen zeigen Arnica jedoch trotzdem häufig auch bei Bauchoperationen indiziert.

### 7.8.4 Chelidonium majus

Chelidonium wirkt als C- und Q-Potenz zuverlässig, wenn leberbedingte Symptome im Vordergrund stehen. Bei Gallengangsbeschwerden ist es zuverlässig. Im Fall der Patientin konnte es temporär bessern.

### 7.8.5 Thiosinaminum

Thiosinaminum in der D3 – was nicht immer in dieser Potenz erhältlich ist, dann wird die nächst verfügbare Tiefpotenz gewählt – hilft bei Beschwerden durch Verwachsungen. Es wird täglich über einen mehrmonatigen Zeitraum gegeben. Bei schweren Pathologien erscheint es von der Indikation her zwar hilfreich, überzeugt in der Wirkung aber nicht immer schnell, sondern muss langfristig gegeben werden.

### 7.8.6 Nux vomica

Nux vomica ist eines der Hauptmittel bei Leber- und Gallenbeschwerden und zeigt folgende deutliche Symptome: Druckempfindlichkeit der Leber, Empfindlichkeit auf Gerüche, Aufstoßen, Übelkeit, Fettaversion und Völlegefühl im Magen.

### 7.8.7 Arsenicum album

Arsenicum album wurde als Akutmittel bei einem Magen-Darm-Infekt verordnet mit dem Fieberbeginn um 10 Uhr abends und dem einhergehenden Schüttelfrost. Es ist ein hervorragendes Akutmittel und zeigt in solchen Fällen auch in einer niedrigeren Hochpotenz wie der C30 häufig schnell und zuverlässig eine prompte Wirkung.

### 7.8.8 Lycopodium

Lycopodium ist ebenso wie Chelidonium und Nux vomica eines der wichtigsten Lebermittel, auch bei Gallengangsaffektionen. Im Fall der Patientin waren folgende Symptome wegweisend: Pickel auf der Nase, braune Handflecken, Lebermetastase, Leberdruck mit Empfindlichkeit auf Kleidung und der Wunsch, den Bauch zu halten. Lycopodium konnte in der Wirkung nicht überzeugen und war außerdem einmal begleitend bei der Verschlechterung der Lebersymptomatik gegeben worden: auch hier war die Wirkung nicht überzeugend. Unter einem gut passenden Mittel sollte es zu keiner Verschlechterung der Lebersymptomatik kommen.

### 7.8.9 Thuja occidentalis

Thuja wurde als Antisykotikum bei miasmatischer Blockade gegeben, die gut indizierten Mittel wirkten nicht trotz mehrmaliger Gaben. Thuja öffnete den Fall zugunsten der indizierten Mittel, die vorher nicht wirkten. Es ist, wie auch Phosphor, eines der Hauptmittel bei Lipomen, auch wenn diese sich selten verändern.

### 7.8.10 Rhus toxicodendron

Rhus toxicodendron ist bei Gelenkaffektionen mit arthrosebedingten Schmerzen ein gutes Mittel, es wirkt allerdings nicht immer durchschlagend und braucht etwas Zeit zur Wirkungsentfaltung. Charakteristisch sind die typischen Modalitäten: Besserung durch Bewegung, Anlaufschmerzen sowie Besserung durch Wärme und Verschlechterung nachts im Bett.

### 7.8.11 Bryonia alba

Bryonia ist ebenso wie Rhus toxicodendron sehr wirksam bei Gelenkbeschwerden, insbesondere, wenn stechende Schmerzen bestehen, die sich durch die kleinste Bewegung verschlechtern. Bei akuten Gelenkentzündungen hilft es verlässlich.

### 7.8.12 Sepia

Sepia schien bei der Patientin das Grundmittel zu sein, im Zusammenhang mit der Verstopfung konnte es trotzdem nicht bessern. Wie Thuja deckt es die flachen, braunen Alterswarzen ab, ebenso im Gesicht.

### 7.8.13 Alumina

Alumina ist ein wichtiges Darmkrebsmittel mit folgenden charakteristischen Symptomen: Verstopfung, sehr harter, trockener, klebriger Stuhl sowie im Fall der Patientin Jucken zwischen den Schulterblättern. Es besserte, in mehreren Q-Potenz-Stufen gegeben, die Verstopfung nicht, wenn es auch mit dem Jucken zwischen den Schulterblättern indiziert war: Gelegentlich sind bestimmte Mittelabfolgen nicht immer direkt in ihrer Wirkung klar erkennbar.

### 7.8.14 Ruta graveolens

Ruta wurde als Hoch- und Tiefpotenz für einige Zeit im Zusammenhang mit der retinalen Blutung und der Verstopfung gegeben. Nach den Pareeks ist Ruta ein äußerst wichtiges Mittel bei Rektum-/Darmkrebs. Die organotrope Wirkung auf das Rektum ist sehr gut, als „kleines" Mittel wird es oft übersehen, umso mehr ist bei schweren Pathologien auf mögliche Ruta-Symptome zu achten.

### 7.8.15 Sulfur

Sulfur wurde nur einmalig als Q-Potenz gegeben, um den Fall zu öffnen, es wurde nur kurz gegeben. Da keine sicheren Hinweise für eine längere Sulfur-Verschreibung vorlagen, wurde es wieder verlassen.

### 7.8.16 Hydrastis canadensis

Hydrastis ist ein hervorragendes Tumormittel mit folgender charakteristischer Symptomkonstellation: Verstopfung, Zahneindrücke und Kräfteentzehrung. Es ist im Repertorium oft in kleinen Rubriken „versteckt", muss als Mittel also genau beachtet und mit einbezogen werden.

## 7.9 Anmerkung und Kritik

Die Patientin kam mit einem hepatisch metastasierten Sigmakarzinom in die homöopathische Behandlung. Durch die enge Arzt-Patient-Bindung konnte eine Motivation zur Leberoperation erreicht werden. Die Operation verlief sehr gut, die Cholangitiden waren langwierig, konnten jedoch mit schulmedizinischer Intervention und Thuja kuriert werden.

Die Verstopfung konnte nicht anhaltend gebessert werden, die Einnahme von Movicol ist weiter vonnöten, ungewöhnlich ist, dass mehrere und länger gegebene homöopathische Arzneimittel zu keiner deutlichen Besserung führten. Die Hüft- und Gelenkbeschwerden verblieben und sind mit der homöopathischen Behandlung gelindert. Bei ähnlichen vorhandenen Arthrosebeschwerden kann die Homöopathie oftmals unterstützen, abhängig vom Ausmaß der Gelenkveränderungen. Trotz dieser sehr geringen Limitierungen geht es der Patientin sehr gut: Sie ist tumorfrei geblieben, eine Chemotherapie musste nach der Leberoperation nicht erfolgen. In den letzten beiden Behandlungsjahren (2016–2017) kam es zu einer demenziellen Entwicklung, die möglicherweise durch die frühere Chemotherapie begünstigt worden sein kann.

## LITERATUR

Arbeitsgemeinschaft der Wissenschaftlichen Medizinischen Fachgesellschaften (AWMF). S3-Leitlinie Kolorektales Karzinom der Deutsche Gesellschaft für Verdauungs- und Stoffwechselkrankheiten (DGVS). In: AWMF online (Stand 2013), http://www.awmf.org/leitlinien/detail/ll/021-007OL.html, letzter Zugriff am 16.10.2017.

Möslein G. Hereditäres kolorektales Karzinom. Chirurg 2008; 79: 1038–1046.

KAPITEL

# 8 Ulzeriertes Basaliom (52-jährige Frau)

Philipp Lehrke

## 8.1 Übersicht

**ÜBERSICHT**

Im vorliegenden Fall wird eine ausschließliche homöopathische Behandlung (2008–2016, laufende Weiterbehandlung) eines ulzerierten Basalioms bei einer 52-jährigen Frau dargestellt. Zum Zeitpunkt der Erstanamnese lag im Sternumbereich ein ulzeriertes Basaliom vor. Unter der Gabe von Sepia in Q-Potenzen kam es zu einer Verschlechterung des Basalioms, unter Thuja erfolgte zwar eine Stabilisierung des körperlichen Zustands, jedoch eine Verschlechterung der Psyche. Die Wertung der miasmatischen (hier: sykotischen) Symptome führte zur Verabreichung von Medorrhinum M, worunter es innerhalb von 30 Tagen zu einer Verkleinerung des Basalioms kam. Durch die weitere Gabe von Medorrhinum nach der Kent-Skala sowie durch die Verabreichung von Sulfur als Komplementärmittel und Thuja als Zwischengabe wurde das Basaliom kleiner. Die erneute Gabe von Sepia führte zum Auftreten eines pyogenen Granuloms, das schließlich auch mit Medorrhinum geheilt werden konnte. Das Basaliom, das zuvor über 14 Jahre gewachsen war, verkleinerte sich deutlich, sodass nur noch ein kleiner Basaliomrest verblieb (Lehrke 2014), der 2017 verschwand.

Diese Falldarstellung unterscheidet sich von den anderen, da Dario Spinedi den Fall supervidiert und seine Kommentare eingefügt hat.

## 8.2 Schulmedizinische Aspekte – Basaliom

Das Basaliom, auch Basalzellkarzinom oder „heller Hautkrebs" genannt, ist ein maligner Tumor der Haut. Das Basaliom kann das umliegende Gewebe durch sein malignes Wachstum infiltrieren, sehr selten (0,03 % der Fälle) werden Metastasen gebildet. Sonnenexposition ist der größte Risikofaktor, somit entsteht es vor allem in sonnenexponierten Körperarealen, die einer häufigen und andauernden UV-Strahlung ausgesetzt sind. Hell pigmentierte Menschen sind häufiger betroffen, eine Arsenbelastung prädisponiert zu Basaliomen (Altmeyer 2016).

Es gibt verschiedene Formen des Basalioms mit unterschiedlich makroskopischer sowie histologischer Aufteilung. Die Therapie besteht in der chirurgischen Entfernung. Alternativ sind lokale Verfahren wie Kürettage, Kryotherapie oder topische Anwendungen möglich. Das (Lokal-)Rezidivrisiko ist nach einer lokalen Entfernung erhöht.

**DIAGNOSTIK UND THERAPIE**

Bei der Patientin lagen folgende schulmedizinischen Diagnosen vor und es waren folgende Therapiemaßnahmen durchgeführt worden.

- Basaliom in der Mitte des Sternums, bisher keine chirurgische oder lokale Therapie erfolgt
- Medikation: keine
- Eigenanamnese: Bartholinitis 35. Lebensjahr, Zustand nach Hysterektomie bei Myomen. Lipom. Größe 1,64 m, Gewicht 52 kg

## 8.3 Homöopathische Anamnese

### 8.3.1 Tumoranamnese

Die zum Zeitpunkt der Erstanamnese 52-jährige Patientin kommt zur homöopathischen Behandlung mit einem Basaliom in der Mitte des Sternums. Eine Biopsie wurde nicht durchgeführt, Dermatologen hatten allerdings die Diagnose mehrfach klinisch bestätigt. Der Patientin wurde empfohlen, eine Exzision vornehmen zu lassen, sie hat sich jedoch dagegen entschieden. Das Basaliom entwickelte sich laut Auskunft der Patientin vor vierzehn Jahren, nachdem sie während einer Mononukleoseerkrankung

(s. u.) das homöopathische Arzneimittel Carcinosinum eingenommen hatte. Vor einem Jahr begann das Basaliom zu bluten, es blutet nachts, bei Berührung. Es brennt manchmal, auch morgens nach dem Duschen kann es bluten.

### 8.3.2 Spontanbericht

Am Unterlid hat die Patientin ein kleines erweitertes Äderchen bekommen – einen **sykotischen Nävus** und einen **Spider-Nävus.** Beobachten lassen sich auch Pickel am Kinn, Teleangiektasien an der linken Wange und am Nasenrücken. Seit Ostern 2007, also seit knapp einem Jahr, hat sie ein **Lipom** am rechten Unterarm. Sieben Jahre zuvor (2000) wurden Uterusmyome diagnostiziert, die sofort operiert werden sollten. Nach der damaligen Einnahme von Thuja – die Patientin ist Homöopathin – wuchsen sie weiter, 2006 wurde die Hysterektomie durchgeführt.

Die Patientin hat häufig **Magenbeschwerden** mit Brennen und Hitze im Magen. Sie leidet unter **Nachtschweiß,** wovon sie erwacht, ferner an wiederkehrenden HWS-Beschwerden und Gedächtnisstörungen infolge eines Schleudertraumas durch einen Autounfall vor sechs Jahren (2002). Damals halfen Arnica, Hypericum und kraniosakrale Therapie. Seit einem Jahr leidet sie nachts im Bett an Herzklopfen, die Patientin beschreibt es als eine Art „Poltern“. Die **Herzbeschwerden** besserten sich kurzzeitig nach Silicea, eine anhaltende Wirkung blieb allerdings aus. Die Herzbeschwerden verschlechtern sich durch Linksliegen oder Essen, ebenso nachts durch Liegen auf der rechten Seite.

8

### 8.3.3 Vorgeschichte

Dier Patientin leidet an **Rhinitis allergica.** Sie erlitt während der ersten Schwangerschaft in der 4. Schwangerschaftswoche eine Fehlgeburt. Die zweite Schwangerschaft mit Geburt ihres Sohnes verlief gut, das Süßigkeitsverlangen war verschwunden. Beim Abstillen war eine Mastitis an der rechten Brust aufgetreten. Ein Hautausschlag im Dekolleté wurde früher mit Kortisonsalbe behandelt.

Zwei ihrer früheren Partner hatten Gonorrhö, die Patientin im Alter von 35 Jahren eine **Chlamydieninfektion** mit nachfolgender Bartholinitis. Als 20-Jährige hatte sie **Trichomonaden,** der damalige Partner hatte zuvor eine Gonorrhö. Weitere Beschwerden der Patientin: Im Alter von 37 bestanden **Schmerzen** der **Hüftgelenke,** bei denen Thuja half. Als 38-Jährige litt sie an Mononukleose und nahm damals Carcinosinum C200, ein, danach entwickelte sich das Basaliom. Im 50. Lebensjahr entwickelte sich ein fischiger Ausfluss mit PAP III. In der Zeit der Myome hatte der Fluor einen käsigen Geruch. 2007 erfolgte die Hysterektomie aufgrund der Myome, danach wuchs das Basaliom.

**Familienanamnese:** Die Patientin hat fünf Geschwister, ein Bruder ist an Tetanus oder Meningitis verstorben. Bei der jüngeren Schwester wurde eine Konisation bei PAP IV vorgenommen. Bei der Mutter bestand ein Ovarialkarzinom im 59. Lebensjahr, im 69 Lebensjahr ist sie an Leukämie verstorben. Vater: Myokardinfarkt, Ostitis im 13. Lebensjahr im Hüft-/Oberschenkelbereich. Die Schwester des Vaters litt an Tbc, ebenso die Schwester des Großvaters mütterlicherseits. Die Großmutter väterlicherseits ist mit 49 Jahren an Unterleibskrebs verstorben.

### 8.3.4 Soziale Anamnese

Die Patientin ist im pädagogischen Bereich und als Heilpraktikerin in eigener Praxis tätig. Sie ist verheiratet, ihr Ehemann ist neun Jahre älter. Aus der vorherigen Partnerschaft hat sie einen 28-jährigen Sohn.

### 8.3.5 Vegetative Anamnese

Die Patientin leidet an **Verstopfung,** als ob ihr Darm gelähmt sei, wie sie es formuliert. Sie hat das Gefühl, dass nach dem Stuhlgang noch Stuhl im Rektum bleibt. Der Stuhl besteht aus kleinen Bällchen, er sieht klebrig aus und dunkel. Unverdautes ist nicht vorhanden. Normalerweise hat sie keine Probleme mit dem Wasserlassen, nur zu der Zeit, als die Myome aufgetreten sind, hatte sie Schwierigkeiten. Gelegentlich leidet sie an vaginalem **Fluor.**

### 8.3.6 Gelenkte Befragung

- Warme Luft im Sommer verursacht Kopfschmerzen.
- Die Patientin ist ein verfrorener Typ, sie hat kalte Hände und Füße, auch abends im Bett.
- Zugluft mag sie nicht gern.
- Die Menstruation – sie dauert drei bis fünf Tage und tritt alle 28 Tage auf, manchmal auch alle 26 Tage – war immer schwach. Die Blutung enthält Klümpchen und Fetzen, das Blut ist eher dunkler. Ihre Brüste sind vor der Mens empfindlich und gespannt.
- Nach Einnahme von Medorrhinum traten Veränderungen am Muttermund auf, in der Kontrolle zeigte sich ein PAP III.
- Vor der Menstruation leidet sie hin und wieder an Kopfschmerzen, denen ein Augenflimmern vorausgeht.
- Die Patientin hat immer wieder Probleme mit den Zähnen – zwei mussten gezogen werden. In einem Zahn war Arsenicum album erhalten, um den Nerv abzutöten. Sie hat oft Beschwerden nach verschiedenen Zahnfüllungen.
- Sie hatte zweimal ein Gerstenkorn, das gut auf Silicea reagierte und sie leidet an rezidivierendem Herpes labialis.
- Kinderkrankheiten: Keuchhusten, Windpocken (zweimal daran erkrankt), Masern, Mumps, Röteln im Alter von 16 Jahren. Während der Pubertät litt sie immer wieder an Halsentzündungen. Impfungen hat sie gut vertragen, die Pockenimpfung ging nicht an.
- Als 14-Jährige erlitt sie einen Stoß auf die Brust. Als ihr der Zusammenhang bewusst wurde, hat sie einmalig Conium C40 eingenommen.
- Die Patientin verspürt Juckreiz im Hals, sobald sie Äpfel isst. Zwiebeln und Knoblauch machen Blähungen und Magendruck. Butter mag sie gerne. Sie isst gerne warme Speisen. Wenn sie Wein trinkt, bekommt sie nachts Herzklopfen.
- Sie erwacht nachts zwischen drei und vier Uhr, sie schläft meist auf der Seite ein. Wenn sie auf dem Rücken liegt, sind ihre Finger morgens beim Erwachen eingeschlafen.
- Seeluft tut gut.
- Die Patientin hat eine Exostose im Kiefer.

#### Haut

Die Patientin hat seit ihrer Schwangerschaft gestielte blumenkohlartige **Warzen** am Hals und unter den Brüsten. Am Mittelfinger besteht am Beugegelenk ein **Hämatom** (paroxysmales Fingerhämatom), möglicherweise ist schon einmal eine Venole geplatzt. Am rechten lateralen Oberschenkel besteht ein roter Fleck. Die Zunge ist zerklüftet. Früher hat die Patientin einen Ausschlag in der Ellenbogenbeuge, der von selbst verging. Immer wieder treten Pickel am Kinn auf.

#### Psyche

- Die Patientin ist immer wieder melancholisch und verspürt dann eine innere Leere. Sie weint schnell, auch wenn sie rührselige Filme im Fernsehen sieht. Früher war sie auch vor der Mens traurig. Die Patientin mag gerne getröstet werden.
- Gewitter findet sie „immer ganz spannend" und schaut dann aus dem Fenster.
- Sie hat Angst zu versagen und leidet an Schuldgefühlen ohne äußeren Anlass.
- Sie träumt immer wieder vom Fliegen und Schwimmen in der Luft.
- Als traurigstes Erlebnis bezeichnet die Patientin den Tod ihres Vaters, als das freudigste die Geburt des Sohnes.
- Ihr Mitgefühl ist relativ stark, aber in letzter Zeit, so beschreibt es die Patientin, weniger geworden.
- Die Zauberstabsfrage (➤ 2.1.2) nach den drei Wünschen beantwortet sie damit, dass sie mehr Freude haben und empfinden möchte und dass sie selbst und ihr Umfeld gesund und vital sind.
- Ihren Charakter beschreibt sie als „meckernd". Sie würde gerne mehr Mut haben. Sie ist sensibel, verständnisvoll. Sie ist ehrgeizig.

#### Körperliche Untersuchung

Das **Basaliom** in der Mitte des Sternums (➤ Abb. 8.1) ist etwa 1,5 cm groß. Die gestielten **Warzen** befinden sich im Axillabereich, am Hals und unter der Brust. An beiden Großzehen besteht

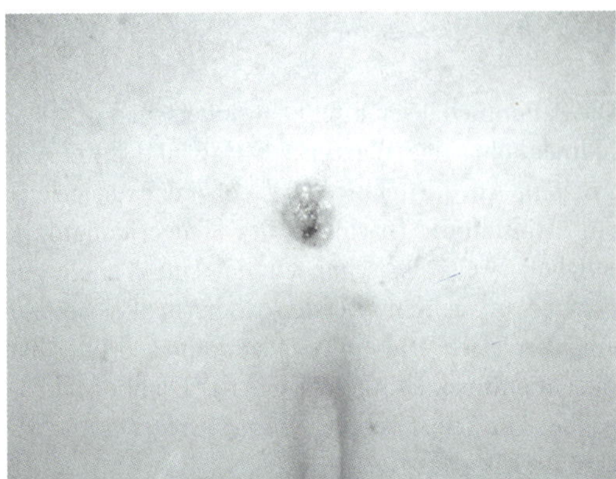

**Abb. 8.1** Basaliom in de Mitte des Sternums [P328]

eine **Nagelmykose.** Internistisch und neurologisch finden sich sonst keine Auffälligkeiten.

!

Gesamteindruck: Auffallend ist die starke sykotische Belastung, die durch die Gonorrhö sowie Chlamydieninfektion verstärkt wurde.

**VERLAUFSPARAMETER**

Bei der Patientin konnten folgende Parameter ausgemacht und für die Verlaufskontrolle der homöopathischen Behandlung festgelegt werden.

- Objektive körperliche Zeichen: Basaliom Größe und Blutung, Herpes, Verdickung Unterkiefer, Hämatome Fingerinnenseite, vaginaler Ausfluss, kalte Hände und Füße. Gestielte Warzen Axilla, Hals und unter Brust.
- Verlaufsparameter:
  - Schlaf allgemein, Erwachen 3–4 Uhr
  - Allgemeine Energie
  - Größe des Basalioms
  - Blutung des Basalioms
  - Brennen im Magen
  - Nachtschweiß
  - HWS/BWS-Probleme
  - Nachts im Bett Herzklopfen
  - Herpes labialis
  - Verdickung des Unterkiefers
  - Hämatome an der Fingerinnenseite
  - Ausfluss
  - Kalte Hände und Füße
  - Nachts leichte Kopfschmerzen im Nacken
  - Melancholie
  - Gestielte Warzen in der Axilla
  - Gestielte Warzen am Hals und unter Brust

8

## 8.4 Repertorisation

Die Repertorisation (➤ Abb. 8.2) erfolgte mit dem Complete Repertorium in der Version 4.5. Das Grundmittel ist Sepia. Durch die sykotische Belastung (Gonorrhö und Chlamydien) kommt Thuja in die engere Wahl – unter Thuja ist das Basaliom schon einmal positiv beeinflusst worden (es war nicht mehr offen 2006/2007), zudem spricht das Lipom für Thuja. Die sykotische Belastung spricht auch für Medorrhinum.

Wichtige und **richtungsweisende Rubriken:**

- Allgemeines; karzinomatöse Leiden; Epitheliom (62): Dies ist die Rubrik für Basaliome.
- Auge; Verfärbung; Rötung; Lider; Lidränder (63): Die Rubrik stellt die Rötung der Lidränder dar.
- Feminin; Tumoren; Uterus; Fibrom, Myom (85): ist eine verlässliche Rubrik für Myome.
- Gemüt; Trübsinn, Niedergeschlagenheit, Depression, Melancholie; Menses; vor (42): Geeignete Rubrik, um prämenstruelle Stimmungstiefs abzubilden.
- Sehen; Flackern, Flimmern; Kopfschmerzen; vor (10): Diese kleine und hochwertige Rubrik hilft Natrium muriaticum/Sepia von Phosphor zu unterscheiden: Phosphor hat Flimmern **während** Kopfschmerzen (neben Natrium muriaticum/Sepia), Natrium muriaticum/Sepia haben Flimmern **vor** Kopfschmerzen.
- Rektum; Obstipation; Kindern, bei (54): Dies ist eine gute Rubrik für Verstopfung bei Kindern bzw. für Obstipation, die bereits in der Kindheit begonnen hat.
- Magen; Schmerzen; Brennen; nachts (10): Diese kleine Rubrik soll nicht als Ausschlussrubrik genutzt werden; größer ist die Rubrik – Magen; Schmerzen; Brennen (255), um mehrere Mittel mit einzubeziehen.
- Schweiß; nachts (212): Diese Rubrik kommt infrage bei Nachtschweiß, es sollte jedoch, so möglich, weiter nach Lokalisation und Modalitäten differenziert werden, wie bei – Allgemeines; Hitze; Hitzewallungen; nachts (27).
- Allgemeines; Hitze; Lebenswärme, Mangel an (218): Die geeignete Rubrik bei frösteligen Patienten.
- Zähne; Schmerzen; Allgemein; Plombierung, nach (17): Dieses konstitutionell gute Symptom betrifft

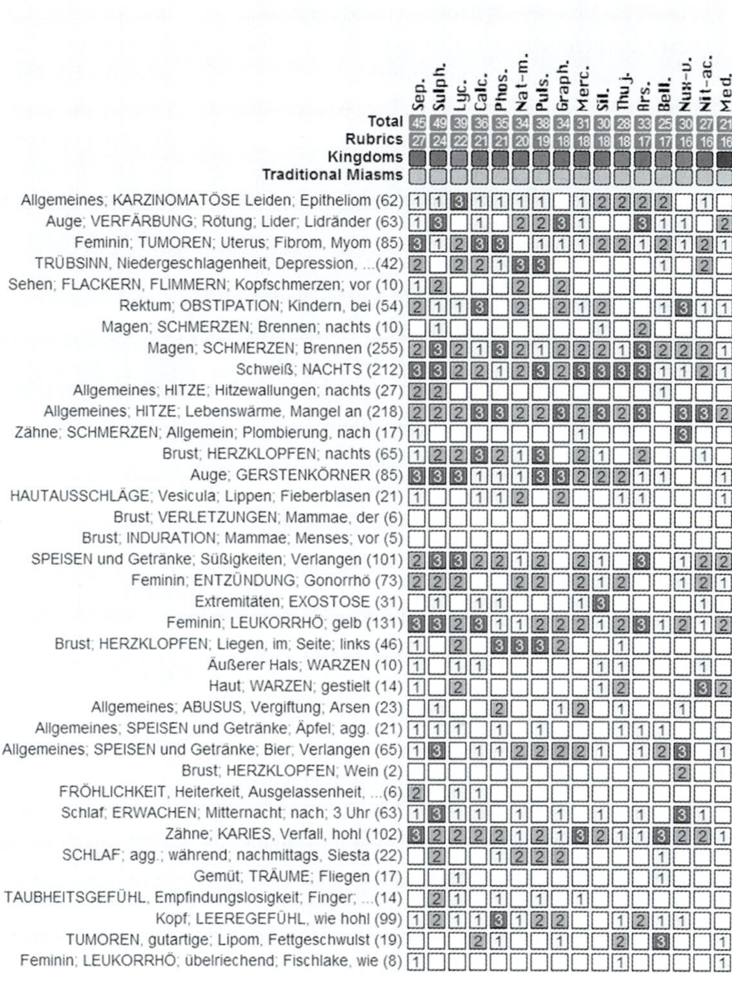

| | Sep. | Sulph. | Lyc. | Calc. | Phos. | Nat-m. | Puls. | Graph. | Merc. | Sil. | Thu j. | Ars. | Bell. | Nux-v. | Nit-ac. | Med. |
|---|---|---|---|---|---|---|---|---|---|---|---|---|---|---|---|---|
| **Total** | 45 | 49 | 39 | 36 | 35 | 34 | 38 | 34 | 31 | 30 | 28 | 33 | 25 | 30 | 27 | 21 |
| **Rubrics** | 27 | 24 | 22 | 21 | 21 | 20 | 19 | 18 | 18 | 18 | 18 | 17 | 17 | 16 | 16 | 16 |
| **Kingdoms** | | | | | | | | | | | | | | | | |
| **Traditional Miasms** | | | | | | | | | | | | | | | | |
| Allgemeines; KARZINOMATÖSE Leiden; Epitheliom (62) | 1 | 1 | 3 | 1 | 1 | 1 | 1 | | 1 | 2 | 2 | 2 | 2 | | 1 | |
| Auge; VERFÄRBUNG; Rötung; Lider; Lidränder (63) | 1 | 3 | | 1 | | 2 | 2 | 3 | 1 | | | 3 | 1 | 1 | | 2 |
| Feminin; TUMOREN; Uterus; Fibrom, Myom (85) | 3 | 1 | 2 | 3 | 3 | | 1 | 1 | 1 | 2 | 2 | 1 | 2 | 1 | 2 | 1 |
| TRÜBSINN, Niedergeschlagenheit, Depression, ...(42) | 2 | | 2 | 2 | 1 | 3 | 3 | | | | | | 1 | | 2 | |
| Sehen; FLACKERN, FLIMMERN; Kopfschmerzen; vor (10) | 1 | 2 | | | | 2 | | 2 | | | | | | | | |
| Rektum; OBSTIPATION; Kindern, bei (54) | 2 | 1 | 1 | 3 | | 2 | | 2 | 1 | 2 | | | 1 | 3 | 1 | 1 |
| Magen; SCHMERZEN; Brennen; nachts (10) | | 1 | | | | | | | | 1 | | 2 | | | | |
| Magen; SCHMERZEN; Brennen (255) | 2 | 3 | 2 | 1 | 3 | 2 | 1 | 2 | 2 | 2 | 1 | 3 | 2 | 2 | 2 | 1 |
| Schweiß; NACHTS (212) | 3 | 3 | 2 | 2 | 1 | 2 | 3 | 2 | 3 | 3 | 3 | 3 | 1 | 1 | 2 | 1 |
| Allgemeines; HITZE; Hitzewallungen; nachts (27) | 2 | 2 | | | | | | | | | | | 1 | | | |
| Allgemeines; HITZE; Lebenswärme, Mangel an (218) | 2 | 2 | 2 | 3 | 3 | 2 | 2 | 3 | 2 | 3 | 2 | 3 | | 3 | 3 | 2 |
| Zähne; SCHMERZEN; Allgemein; Plombierung, nach (17) | 1 | | | | | | | | 1 | | | | | 3 | | |
| Brust; HERZKLOPFEN; nachts (65) | 1 | 2 | 2 | 3 | 2 | 1 | 3 | | 2 | 1 | | 2 | | | 1 | |
| Auge; GERSTENKÖRNER (85) | 3 | 3 | 3 | 1 | 1 | 1 | 3 | 3 | 2 | 2 | 2 | 1 | 1 | | | 1 |
| HAUTAUSSCHLÄGE; Vesicula; Lippen; Fieberblasen (21) | 1 | | | 1 | 1 | 2 | | 2 | | | 1 | 1 | | | | 1 |
| Brust; VERLETZUNGEN; Mammae, der (6) | | | | | | | | | | | | | | | | |
| Brust; INDURATION; Mammae; Menses; vor (5) | | | | | | | | | | | | | | | | |
| SPEISEN und Getränke; Süßigkeiten; Verlangen (101) | 2 | 3 | 3 | 2 | 2 | 1 | 2 | | 2 | 1 | | 3 | | 1 | 2 | 2 |
| Feminin; ENTZÜNDUNG; Gonorrhö (73) | 2 | 2 | 2 | | | 2 | 2 | | 2 | 1 | 2 | | | 1 | 2 | 1 |
| Extremitäten; EXOSTOSE (31) | | 1 | | 1 | 1 | | | | 1 | 3 | | | | | 1 | |
| Feminin; LEUKORRHÖ; gelb (131) | 3 | 3 | 2 | 3 | 1 | 1 | 2 | 2 | 2 | 1 | 2 | 3 | 1 | 2 | 1 | 2 |
| Brust; HERZKLOPFEN; Liegen, im; Seite; links (46) | 1 | | 2 | | 3 | 3 | 3 | 2 | | | 1 | | | | | |
| Äußerer Hals; WARZEN (10) | 1 | | 1 | 1 | | | | | | 1 | 1 | | | | 1 | |
| Haut; WARZEN; gestielt (14) | 1 | | 2 | | | | | | | 1 | 2 | | | | 3 | 2 |
| Allgemeines; ABUSUS, Vergiftung; Arsen (23) | | 1 | | | 2 | | | 1 | 2 | | 1 | | | 1 | | |
| Allgemeines; SPEISEN und Getränke; Äpfel; agg. (21) | 1 | 1 | 1 | | 1 | | 1 | | | | 1 | 1 | 1 | | | |
| Allgemeines; SPEISEN und Getränke; Bier; Verlangen (65) | 1 | 3 | | 1 | 1 | 2 | 2 | 2 | 2 | 1 | | 1 | 2 | 3 | | 1 |
| Brust; HERZKLOPFEN; Wein (2) | | | | | | | | | | | | | | 2 | | |
| FRÖHLICHKEIT, Heiterkeit, Ausgelassenheit, ...(6) | 2 | | 1 | 1 | | | | | | | | | | | | |
| Schlaf; ERWACHEN; Mitternacht; nach; 3 Uhr (63) | 1 | 3 | 1 | 1 | | 1 | | 1 | | 1 | | 1 | | 3 | 1 | |
| Zähne; KARIES, Verfall, hohl (102) | 3 | 2 | 2 | 2 | 2 | 1 | 2 | 1 | 3 | 2 | 1 | 1 | 3 | 2 | 2 | 1 |
| SCHLAF; agg.; während; nachmittags, Siesta (22) | | 2 | | | 1 | 2 | 2 | 2 | | | | | 1 | | | |
| Gemüt; TRÄUME; Fliegen (17) | | | 1 | | | | | | | | | | 1 | | | |
| TAUBHEITSGEFÜHL, Empfindungslosigkeit; Finger; ...(14) | | 2 | 1 | | 1 | | 1 | | 1 | | | | | | | |
| Kopf; LEEREGEFÜHL, wie hohl (99) | 1 | 2 | 1 | 1 | 3 | 1 | 2 | 2 | | | 1 | 2 | 1 | 1 | | |
| TUMOREN, gutartige; Lipom, Fettgeschwulst (19) | | | | 2 | 1 | | | 1 | | | 2 | | 3 | | | 1 |
| Feminin; LEUKORRHÖ; übelriechend; Fischlake, wie (8) | 1 | | | | | | | | | | 1 | | | | | 1 |

**Abb. 8.2** Repertorisation der Erstanamnese der Patientin mit ulzeriertem Basaliom [P328]

die Zahnschmerzen, die bereits nach regulären Füllungen auftreten. Bei Wurzelbehandlungen kann der Zahn nach der Behandlung noch schmerzen – deshalb ist die Rubrik dafür nicht geeignet.

- Brust; Herzklopfen; nachts (65): Diese Rubrik ist wertvoll für nächtliches Herzklopfen und von anderen Modalitäten abzugrenzen.
- Auge; Gerstenkörner (85): Wird bei Gerstenkörnern verwendet, wichtig ist auch die Rubrik bei wiederkehrenden Gerstenkörnern – Auge; Gerstenkörner; rezidivierend (15).
- Gesicht; Hautausschläge; Vesicula; Lippen; Fieberblasen (21): Diese Rubrik wird bei Herpes der Lippen herangezogen.
- Brust; Verletzungen; Mammae, der (6): Hier handelt es sich um eine kleine, wertvolle Rubrik mit zuverlässigen Arzneimitteln.
- Brust; Induration; Mammae; Menses; vor (5): Diese Rubrik ist angezeigt, wenn vor der Menses die Brüste verhärtet/induriert werden.
- Allgemeines; Speisen und Getränke; Süßigkeiten; Verlangen (101): Wird als Rubrik verwendet, wenn ein auffallendes Süßverlangen vorliegt.
- Feminin; Entzündung; Gonorrhö (73): Dies ist eine Rubrik für Folgen von Gonorrhö: Da es sich um eine sykotische Prägung handelt, ist die Rubrik wichtig.

- Extremitäten; Exostose (31): Bei der Patientin handelt es sich um eine Exostose im Mundraum. Diese Rubrik fungiert als Analogrubrik, da es für die Lokalisation Kiefer keine Rubrik gibt.
- Feminin; Leukorrhö; gelb (131): Dies ist eine verlässliche Rubrik für gelben Ausfluss.
- Brust; Herzklopfen; Liegen, im; Seite; links (46): Hier handelt es sich um ein hochwertiges Symptom.
- Äußerer Hals; Warzen (10): Diese kleine Rubrik ist verlässlich, ebenso die Rubrik, welche die Art der Warze abbildet – Haut; Warzen; gestielt (14).
- Allgemeines; Abusus, Vergiftung; Arsen (23): Diese Rubrik wird herangezogen, weil eine Zahnwurzelbehandlung mit Arsenicum album durchgeführt wurde und Arsenicum album einen Bezug zur Genese eines Basalioms aufweist.
- Allgemeines; Speisen und Getränke; Äpfel; agg. (21): Patienten mit Heuschnupfen beschreiben dieses Symptom relativ häufig.
- Allgemeines; Speisen und Getränke; Bier; Verlangen (65): Abzugrenzen ist diese Rubrik von der Rubrik – Verlangen Bitteres –, da manche Patienten Bier wegen des bitteren Geschmacks bevorzugen.
- Brust; Herzklopfen; Wein (2): Hier handelt es sich um eine kleine Rubrik mit dem auffallenden Symptom des Herzklopfens nach Weingenuss.
- Gemüt; Fröhlichkeit, Heiterkeit, Ausgelassenheit, Lustigkeit; Neigung zu; donnert und blitzt, wenn es (6): Da nur wenige Patienten von Gewitter fasziniert sind, ist diese Rubrik als verlässlich einzustufen – vorausgesetzt, es geht über eine bloße und evtl. geringe Faszination hinaus.
- Schlaf; Erwachen; Mitternacht; nach; 3 Uhr (63): Aufwachzeiten sind verlässliche Rubriken.
- Zähne; Karies, Verfall, hohl (102): Diese Rubrik ist zu unterscheiden von schnell auftretendem Karies: Zähne; KARIES, Verfall, hohl; rasch (14).
- Allgemeines; Schlaf; agg.; während; nachmittags, Siesta (22): Ein Mittagsschlaf sollte erholsam sein, andernfalls ist der nicht erholsame Mittagsschlaf ein verwertbares Symptom.
- Gemüt; Träume; Fliegen (17): Dies ist ein auffallendes Symptom.
- Extremitäten; Taubheitsgefühl, Empfindungslosigkeit; Finger; morgens (14): Dieses Symptom wird immer wieder von Patienten berichtet, die kleine Rubrik darf nicht als Ausschlussrubrik benutzt werden.
- Kopf; Leeregefühl, wie hohl (99): Diese Rubrik bildet das Leeregefühl im Kopf ab.
- Allgemeines; Tumoren, gutartige; Lipom, Fettgeschwulst (19): Diese Lipomrubrik ist, wie die eigene klinische Erfahrung zeigt, verlässlich.
- Feminin; Leukorrhö; übelriechend; Fischlake, wie (8): Dies ist eine hochwertige und kleine Rubrik, die aufgeführten Mittel heilen zuverlässig, insofern keine tiefer liegende Pathologie, wie z. B. eine schwere Infektion, ein Tumorgeschehen, besteht.

**!** Sepia wird als Konstitutionsmittel und Tumormittel gewählt. Es entspricht der Totalität der Symptome und ist zudem ein wichtiges Basaliommittel und ein Antisykotikum.

## 8.5 Herangehensweise von Dario Spinedi

### 8.5.1 Auswertung der Anamnese

#### Aktuelle Leiden und Beschwerden

- Basaliom im Sternumbereich (Erstdiagnose 1994), nach Einnahme von Carcinosinum. Seit einem Jahr blutet das Basaliom.
- Aktuell leidet die Patientin nachts an Magenbrennen, sie verspürt Hitze im Magen.
- Es bestehen Hitzewallungen mit Schweiß nachts.
- Chronische Verstopfung, der Stuhl besteht aus kleinen Bällchen.
- Im Nacken bestehen HWS-Probleme (nach Schleudertrauma).
- Rezidivierende Pickel am Kinn.

Die Patientin hat verschiedene homöopathische Mittel eingenommen, mehrmals Silicea, das bei verschiedenen Beschwerden geholfen hat. Auch Thuja hat zeitweise einige Beschwerden gebessert. Unter Carcinosinum ist das Basaliom entstanden (s. o.).

#### Beobachtete Zeichen

- Spider-Nävus am Unterlid
- Pickel am Kinn
- Teleangiektasien an Nase und Wangen

- Lipom am rechten Unterarm
- Kleine gestielte Wärzchen am Hals und unter den Brüsten
- Blumenkohlartige Warzen unter den Brüsten seit der Schwangerschaft

### Persönliche Anamnese

- Ein früherer Partner hatte eine Gonorrhö.
- Chlamydieninfektion nach der Schwangerschaft bei einem jüngeren Partner.
- Ein Mann, mit dem sie eine Beziehung hatte, hatte auch eine Gonorrhö.
- 20-jährig, Trichomonaden, der Partner hatte zuvor eine Gonorrhö.
- 35-jährig, nach den Chlamydien ist eine Bartholinitis aufgetreten.
- 38-jährig, nach Mononukleose nahm sie Carcinosinum C200 ein, danach Entwicklung des Basalioms.
- 50-jährig – es entwickelte sich ein chronischer fischig riechender Ausfluss, danach PAP III.
- 51-jährig, wurde eine Operation des Uterus wegen vieler Myome durchgeführt, danach beginnt das Basaliom zu bluten.

### Andere Beschwerden in der Vergangenheit

- Herzrhythmusstörungen mit Herzklopfen im Bett
- Herpes labialis
- Rezidivierende Halsentzündungen
- Nicht angegangene Pockenimpfung
- Früher Ausschlag am Dekolleté mit Kortisonsalbe behandelt

### Familienanamnese

Wir finden viele Krebsfälle, vor allem bei den Frauen der Herkunftsfamilie – und dort im Genitalbereich.

## 8.5.2 Vorgehen

Aus den **beobachteten Zeichen,** aus der **persönlichen** und aus der **Familienanamnese** lässt sich bereits eine stark (miasmatische) **sykotische Belastung** erahnen. Es ist eine allgemeine Beobachtung, dass die miasmatische Belastung am besten zu erkennen ist aus

- den beobachteten (miasmatischen) Zeichen,
- der persönlichen Anamnese,
- der Familienanamnese,
- der Sozialanamnese: Es handelt sich um eine Frau, die mehrere Beziehungen mit verschiedenen Männern gehabt hat. Seit 2000 ist sie verheiratet. Sie hat einen Sohn aus einer vorherigen Beziehung.

## 8.5.3 Repertorisationen

Bei einer Supervision werden in der Repertorisation in der Regel die einzelnen Symptome getrennt und unter bestimmten Gesichtspunkten neu bewertet: hierarchisch, nach der Totalität und nach kleinen Rubriken.

### Auffallende Symptome nach Paragraf 153, Analyse nach kleinen Rubriken

(➤ Abb. 8.3)

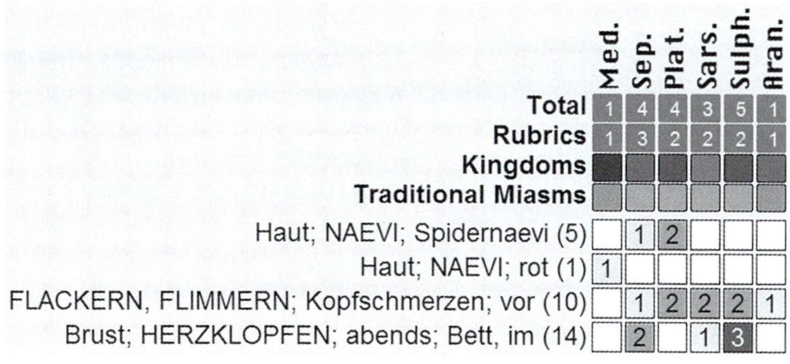

| | Med. | Sep. | Plat. | Sars. | Sulph. | Aran. |
|---|---|---|---|---|---|---|
| Total | 1 | 4 | 4 | 3 | 5 | 1 |
| Rubrics | 1 | 3 | 2 | 2 | 2 | 1 |
| Kingdoms | | | | | | |
| Traditional Miasms | | | | | | |
| Haut; NAEVI; Spidernaevi (5) | | 1 | 2 | | | |
| Haut; NAEVI; rot (1) | 1 | | | | | |
| FLACKERN, FLIMMERN; Kopfschmerzen; vor (10) | | 1 | 2 | 2 | 2 | 1 |
| Brust; HERZKLOPFEN; abends; Bett, im (14) | | 2 | | 1 | 3 | |

**Abb. 8.3** §-153-Symptome [P328]

## Gut beobachtete Geistes- und Gemütssymptome

(➤ Abb. 8.4)

| | Sep. | Lyc. | Nat-m. | Puls. | Kali-br. | Calc. | Con. | Sil. | Thuj. | Carc. | Med. |
|---|---|---|---|---|---|---|---|---|---|---|---|
| **Total** | 7 | 6 | 6 | 6 | 5 | 4 | 4 | 4 | 4 | 3 | 5 |
| **Rubrics** | 4 | 4 | 3 | 3 | 3 | 3 | 3 | 3 | 3 | 3 | 2 |
| **Kingdoms** | | | | | | | | | | | |
| **Traditional Miasms** | | | | | | | | | | | |
| Gemüt; WEINEN; Menses; vor (10) | 1 | 2 | | 2 | | | 1 | | | | |
| Gemüt; BESCHÄFTIGUNG, Ablenkung; amel. (51) | 3 | 1 | | 1 | 2 | 1 | 2 | 1 | 1 | 1 | |
| Gemüt; WEINEN; leicht (27) | 2 | 1 | 2 | 3 | 2 | 2 | | 1 | | 1 | 1 |
| ANGST; Vorahnung, ängstliche; Verabredung bevorsteht, wenn eine (13) | | 2 | 3 | | | | | 2 | 2 | 1 | 4 |
| DELUSION, Täuschungen, Einbildungen; Schweben, in der Luft (64) | 1 | | 1 | | 1 | 1 | 1 | | 1 | | |

**Abb. 8.4** Geistes- und Gemütssymptome [P328]

## Allgemeinsymptome

(➤ Abb. 8.5)

| | Thuj. | Sep. | Sil. | Nit-ac. | Graph. | Sulph. | Med. | Calc. | Lyc. | Phos. | Nat-m. |
|---|---|---|---|---|---|---|---|---|---|---|---|
| **Total** | 28 | 22 | 20 | 20 | 16 | 19 | 17 | 16 | 15 | 11 | 13 |
| **Rubrics** | 15 | 14 | 11 | 10 | 10 | 9 | 9 | 9 | 9 | 8 | 7 |
| **Kingdoms** | | | | | | | | | | | |
| **Traditional Miasms** | | | | | | | | | | | |
| Gesicht; HAUTAUSSCHLÄGE; Pickel; Kinn (34) | 1 | 1 | 1 | 1 | | | | 1 | 2 | | |
| TUMOREN, gutartige; Lipom, Fettgeschwulst (19) | 2 | | | | 1 | | 1 | 2 | | 1 | |
| Feminin; TUMOREN; Uterus; Fibrom, Myom (85) | 2 | 3 | 2 | 2 | 1 | 1 | 1 | 3 | 2 | 3 | |
| Stuhl; SCHAFSKOT, wie (68) | 2 | 2 | 1 | 3 | 2 | 3 | | 1 | 1 | 1 | 3 |
| HAUTAUSSCHLÄGE; Vesicula; Lippen; Fieberblasen (21) | 1 | 1 | | | 2 | | 1 | 1 | | 1 | 2 |
| Hals; ENTZÜNDUNG; Tonsillen; rezidivierend (34) | 1 | 1 | 2 | 2 | 1 | 1 | | | 1 | | 1 |
| Allgemeines; IMPFUNG; nach (36) | 4 | 1 | 4 | | 1 | 4 | 2 | | | 1 | |
| Allgemeines; GONORRHÖ; unterdrückt (47) | 3 | 1 | 1 | 2 | 1 | 3 | 3 | 2 | | | 2 |
| Allgemeines; SYKOSE (184) | 4 | 3 | 2 | 3 | 2 | 2 | 3 | 2 | 2 | 1 | 2 |
| Feminin; LEUKORRHÖ; Allgemein; ständig, chronisch (34) | 1 | 2 | 2 | 2 | 2 | 2 | | 1 | | | |
| Feminin; LEUKORRHÖ; übelriechend; Fischlake, wie (8) | 1 | 1 | | | | | 1 | | | | |
| Haut; WARZEN; blumenkohlartig (3) | 1 | | | 1 | | | | | | | |
| Haut; WARZEN; gestielt (14) | 2 | 1 | 1 | 3 | | | 2 | | 2 | | |
| KÄLTE; Fuß; abends; Bett, im, und beim Zubettgehen; ...(38) | 1 | 3 | 3 | 1 | 3 | 1 | | 3 | 1 | 2 | |
| Allgemeines; LUFT; Meeresluft; amel. (27) | | 1 | 1 | | | | 3 | | 1 | | 2 |
| Allgemeines; SPEISEN und Getränke; Zwiebeln; agg. (18) | 2 | 1 | | | | 2 | | | 3 | 1 | 1 |

**Abb. 8.5** Allgemeinsymptome [P328]

8

## Totalität der Symptome

(➤ Abb. 8.6)

| | Sep. | Thuj. | Lyc. | Sil. | Sulph. | Med. | Nat-m. | Nit-ac. | Calc. |
|---|---|---|---|---|---|---|---|---|---|
| **Total** | 33 | 33 | 24 | 24 | 24 | 23 | 23 | 22 | 21 |
| **Rubrics** | 21 | 19 | 14 | 14 | 11 | 12 | 12 | 11 | 13 |
| **Kingdoms** | | | | | | | | | |
| **Traditional Miasms** | | | | | | | | | |
| Haut; NAEVI; Spidernaevi (5) | 1 | 1 | | | | | | | |
| Haut; NAEVI; rot (1) | | | | | | 1 | | | |
| Sehen; FLACKERN, FLIMMERN; Kopfschmerzen; vor (10) | 1 | | | | 2 | | 2 | | |
| Brust; HERZKLOPFEN; abends; Bett, im (14) | 2 | | 3 | | 3 | | 2 | 2 | 1 |
| Gemüt; WEINEN; Menses; vor (10) | 1 | | 2 | | | | | | |
| Gemüt; BESCHÄFTIGUNG, Ablenkung; amel. (51) | 3 | 1 | 1 | 1 | | | | | 1 |
| Gemüt; WEINEN; leicht (27) | 2 | | 1 | 1 | | 1 | 2 | | 2 |
| Gemüt; ANGST; Vorahnung, ängstliche; Verabredung bevorsteht, wenn eine (13) | | 2 | 2 | 2 | | 4 | 3 | | |
| Gemüt; DELUSION, Täuschungen, Einbildungen; Schweben, in der Luft (64) | 1 | 1 | | | | | 1 | | 1 |
| Gesicht; HAUTAUSSCHLÄGE; Pickel; Kinn (34) | 1 | 1 | 2 | 1 | | | | 1 | 1 |
| Allgemeines; TUMOREN, gutartige; Lipom, Fettgeschwulst (19) | | 2 | | | | 1 | | | 2 |
| Feminin; TUMOREN; Uterus; Fibrom, Myom (85) | 3 | 2 | 2 | 2 | 1 | 1 | | 2 | 3 |
| Stuhl; SCHAFSKOT, wie (68) | 2 | 2 | 1 | 1 | 3 | | 3 | 3 | 1 |
| Gesicht; HAUTAUSSCHLÄGE; Vesicula; Lippen; Fieberblasen (21) | 1 | 1 | | | | 1 | 2 | | 1 |
| Hals; ENTZÜNDUNG; Tonsillen; rezidivierend (34) | 1 | 1 | 1 | 2 | 1 | | 1 | 2 | |
| Allgemeines; IMPFUNG; nach (36) | 1 | 4 | | 4 | 4 | 2 | | | |
| Allgemeines; GONORRHÖ; unterdrückt (47) | 1 | 3 | | 1 | 3 | 3 | 2 | 2 | 2 |
| Allgemeines; SYKOSE (184) | 3 | 4 | 2 | 2 | 2 | 3 | 2 | 3 | 2 |
| Feminin; LEUKORRHÖ; Allgemein; ständig, chronisch (34) | 2 | 1 | | 2 | 2 | | | 2 | 1 |
| Feminin; LEUKORRHÖ; übelriechend; Fischlake, wie (8) | 1 | 1 | | | | 1 | | | |
| Haut; WARZEN; blumenkohlartig (3) | | 1 | | | | | | 1 | |
| Haut; WARZEN; gestielt (14) | 1 | 2 | 2 | 1 | | 2 | | 3 | |
| Extremitäten; KÄLTE; Fuß; abends; Bett, im, und beim Zubettgehen; agg. (38) | 3 | 1 | 1 | 3 | 1 | | | 1 | 3 |
| Allgemeines; LUFT; Meeresluft; amel. (27) | 1 | | 1 | 1 | | 3 | 2 | | |
| Allgemeines; SPEISEN und Getränke; Zwiebeln; agg. (18) | 1 | 2 | 3 | | 2 | | 1 | | |

**Abb. 8.6** Totalität der Symptome [P328]

## Analyse nach kleinen Rubriken

➤ Abb. 8.7)

Die Fallanalyse und Repertorisation ergeben folgende Hypothesen:

- Es liegt eine **stark sykotische Belastung** vor.
- Die Totalität der Symptome ergibt als wichtigste Mittel:
  - Sepia
  - Thuja und
  - Medorrhinum
  - Evtl. Sulfur wegen unterdrückten Hautausschlags mit Kortison

**!** Um eine gute Grundlage für eine Supervision zu haben, müssen die Symptome nach ihrem zeitlichen Verlauf und ihrer Gewichtung geordnet werden. Dies ist bei langjährigen Behandlungen sehr wichtig und erfordert ein zeitintensives Studium des Fallverlaufs und der Materia medica. Auch die miasmatischen Aspekte müssen in die Fallbetrachtung einbezogen werden.

*Verordnung* (12.2.2008): Sepia Q3.

| | Thuj. | Med. | Sep. | Nit-ac. | Lyc. | Plat. | Ran-b. | Nat-m. | Carb-u. | Phos. | Lach. |
|---|---|---|---|---|---|---|---|---|---|---|---|
| **Total** | 33 | 23 | 33 | 22 | 24 | 10 | 1 | 23 | 7 | 16 | 13 |
| **Rubrics** | 19 | 12 | 21 | 11 | 14 | 8 | 1 | 12 | 5 | 11 | 8 |
| **Kingdoms** | | | | | | | | | | | |
| **Traditional Miasms** | | | | | | | | | | | |
| Haut; NAEVI; Spidernaevi (5) | 1 | | 1 | | | 2 | | | 1 | | 1 |
| Haut; NAEVI; rot (1) | | 1 | | | | | | | | | |
| Sehen; FLACKERN, FLIMMERN; Kopfschmerzen; vor (10) | | | 1 | | | 2 | | 2 | | | |
| Brust; HERZKLOPFEN; abends; Bett, im (14) | | | 2 | 2 | 3 | | | 2 | | 2 | |
| Gemüt; WEINEN; Menses; vor (10) | | | 1 | | 2 | | | | | 2 | |
| Gemüt; BESCHÄFTIGUNG, Ablenkung; amel. (51) | 1 | | 3 | | 1 | | | | | | 1 |
| Gemüt; WEINEN; leicht (27) | | 1 | 2 | | 1 | 1 | | 2 | | | |
| Gemüt; ANGST; Vorahnung, ängstliche; Verabredung bevorsteht, wenn eine (13) | 2 | 4 | | | 2 | | | 3 | 2 | | |
| Gemüt; DELUSION, Täuschungen, Einbildungen; Schweben, in der Luft (64) | 1 | | 1 | | | | | 1 | | 1 | 2 |
| Gesicht; HAUTAUSSCHLÄGE; Pickel; Kinn (34) | 1 | | 1 | 1 | 2 | | | | | | |
| Allgemeines; TUMOREN, gutartige; Lipom, Fettgeschwulst (19) | 2 | 1 | | | | | | | | 1 | |
| Feminin; TUMOREN; Uterus; Fibrom, Myom (85) | 2 | 1 | 3 | 2 | 2 | 1 | | | | 3 | 2 |
| Stuhl; SCHAFSKOT, wie (68) | 2 | | 2 | 3 | 1 | 1 | | 3 | | 1 | 2 |
| Gesicht; HAUTAUSSCHLÄGE; Vesicula; Lippen; Fieberblasen (21) | 1 | 1 | 1 | | | | | 2 | | 1 | |
| Hals; ENTZÜNDUNG; Tonsillen; rezidivierend (34) | 1 | | 1 | 2 | 1 | | | 1 | | | 1 |
| Allgemeines; IMPFUNG; nach (36) | 4 | 2 | 1 | | | | | | | 1 | |
| Allgemeines; GONORRHÖ; unterdrückt (47) | 3 | 3 | 1 | 2 | | | | 2 | | | |
| Allgemeines; SYKOSE (184) | 4 | 3 | 3 | 3 | 2 | 1 | | 2 | 1 | 1 | 2 |
| Feminin; LEUKORRHÖ; Allgemein; ständig, chronisch (34) | 1 | | 2 | 2 | | 1 | | | | | 2 |
| Feminin; LEUKORRHÖ; übelriechend; Fischlake, wie (8) | 1 | 1 | 1 | | | | | | | | |
| Haut; WARZEN; blumenkohlartig (3) | 1 | | | 1 | | | 1 | | | | |
| Haut; WARZEN; gestielt (14) | 2 | 2 | 1 | 3 | 2 | | | | | | |
| Extremitäten; KÄLTE; Fuß; abends; Bett, im, und beim Zubettgehen; agg. (38) | 1 | | 3 | 1 | 1 | | | | 2 | 2 | |
| Allgemeines; LUFT; Meeresluft; amel. (27) | | 3 | 1 | | 1 | 1 | | 2 | | | |
| Allgemeines; SPEISEN und Getränke; Zwiebeln; agg. (18) | 2 | | 1 | | 3 | | | 1 | 1 | 1 | |

**Abb. 8.7** Analyse nach kleinen Rubriken [P328]

## 8.6 Behandlungsverlauf während der HIT

Verlauf zwischen dem ersten und siebten Tag: Nach der Einnahme von Sepia Q3 verschlechtert sich die Stimmung, das **Basaliom** blutet mehr und ist deutlich erhabener. Die Patientin berichtet von einem **zweigeteilten Harnstrahl** und von einem zentimetergroßen **Kondylom** im Schamlippenbereich (➤ Abb. 8.8). Gliederschmerzen treten auf. Da die Patientin schlecht schläft und es ihr auch psychisch nicht gut geht – sie ist etwas traurig und muss oft weinen, sie sagt: „Das kann doch nicht das richtige Mittel sein!" Nach drei Tagen (15.2.2008) wird Thuja Q3 verabreicht.

**!**

Auch wenn Sepia aufgrund der Totalität der Symptome und der Anamnese das Konstitutionsmittel ist, wirkt es nicht gut – weder auf das Basaliom noch auf die weiteren körperlichen Beschwerden und die Psyche. Die sykotische Belastung scheint so ausgeprägt zu sein, dass Thuja als wichtigstes sykotisches Mittel indiziert ist.

Nach der ersten Gabe von Thuja Q3 wird die Patientin ruhiger, das Basaliom blutet nachts nicht mehr, die Verdauung ist etwas besser, die Gliederschmerzen bestehen nicht mehr. Nach drei Tagen unter Thuja Q3 ist das **Basaliom** abgegrenzter. Die Patientin wird mit Thuja Q4 aus der HIT entlassen – sie war auf eigenen Wunsch nur eine Woche unter der homöopathischen Intensivbeobachtung.

## 8.7 Behandlungsverlauf nach der HIT

Unter der Einnahme von Thuja Q4 bis Thuja Q8 bessert und stabilisiert sich das seelische Befinden der Patientin, zudem geht die **Basaliomblutung** zurück. Unter Thuja Q8 verschlechtert sich der psychische Zustand. Das in der Größe unveränderte Basaliom blutet wieder, außerdem kommt es zum **Wachstum** im **Randbereich des Basalioms** (➤ Abb. 8.9). Die Patientin klagt über Magenschmerzen, die um zwei Uhr nachts auftreten, über nächtliches Schwitzen, Schwellung der Oberlider, Erwachen um zwei Uhr nachts. Außerdem fallen ihr manche Wörter nicht ein, sie leidet an einem Brennen im Magen nach Trinken und Herzklopfen morgens.

*Verordnung:* Am 17.6.2008 wird Medorrhinum M verordnet. Innerhalb von 30 Tagen wird das Basaliom deutlich kleiner (➤ Abb. 8.10).

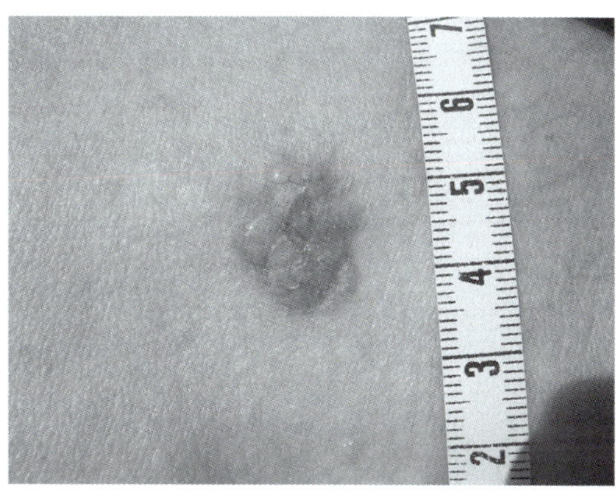


**Abb. 8.9** Größer gewordenes Basaliom [X400]

| | Thuj. | Med. | Aur. | Sulph. | Chim. | Merc-c. |
|---|---|---|---|---|---|---|
| Total | 5 | 1 | 1 | 1 | 1 | 3 |
| Rubrics | 2 | 1 | 1 | 1 | 1 | 1 |
| Kingdoms | | | | | | |
| Traditional Miasms | | | | | | |
| Feminin; KONDYLOME; Labien (4) | 2 | 1 | 1 | 1 | | |
| Blase; HARNENTLEERUNG; gespaltener Strahl (14) | 3 | | | | 1 | 3 |

**Abb. 8.8** Repertorisation der sykotischen Symptome [P328]

8

**!**

Medorrhinum wird nie als Q-Potenz verschrieben, sondern nur als C-Potenz, vorzugsweise in der C200 oder M. Nach Künzli sollte eine Nosode bei guter Indikation in der M gegeben werden.

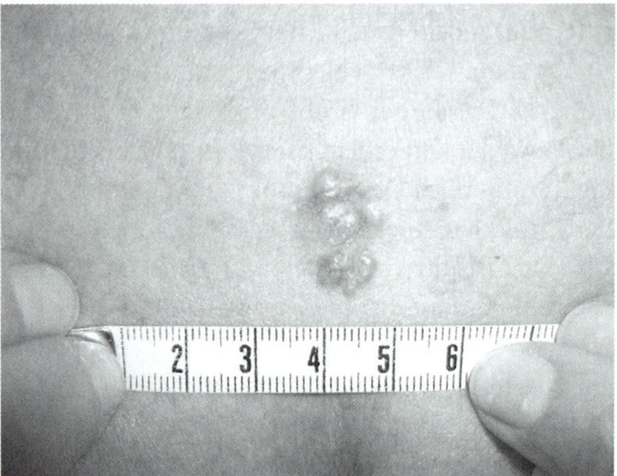


**Abb. 8.10** Basaliom, das nach der Gabe von Medorrhinum kleiner geworden ist [X400]

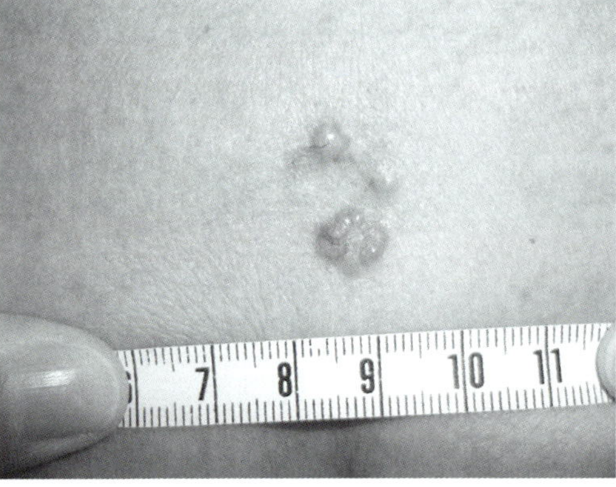


**Abb. 8.11** Basaliom, das erneut kleiner geworden ist [X400]

Im August 2008 sprechen die konstitutionellen Symptome nach wie vor für Sepia, da das Basaliom aber unter Medorrhinum kleiner geworden ist, wird das Mittel nach der Kent-Skala weiter verordnet.

- 13.08.2008 Medorrhinum M
- 16.09.2008 Medorrhinum XM
- 11.12.2008 Medorrhinum XM

Das Basaliom wird weiter kleiner (➤ Abb. 8.11).
*Verordnung* (18.12.2008): Medorrhinum CM.

## 8.7.1 Rückgang des Basalioms (2009–2010)

Am 9.2.2009 kommt es zu einem akuten Infekt, die Patientin nimmt zunächst Phosphor C30 ein und einen Monat später Belladonna C200 (März 2009) wegen folgenden Symptomen: Fieber, Ohrgeräusche mit Schwindel, Husten mit Besserung auf Schlucken, blutende rektale Fissur, Leeregefühl im Kopf, warme Räume verschlechtern, frische Luft bessert, Schwellungsgefühl im Kehlkopf.

Im März 2009 nimmt die Patientin während eines Infekts eigenmächtig verschiedene Homöopathika ein, das **Basaliom** wird **schlechter.** Sie berichtet von wiederkehrenden **Gerstenkörnern** an den Unterlidern, von einer **Exostose** am **Unterkiefer,** die schon länger besteht, ferner von einer **Schwellung** des rechten **Fußes** und **Brennen** des **Magens,** das nach dem Erwachen nachts auftritt (➤ Abb. 8.12).

*Verordnung:* Der Patientin wird im März 2009 Sulfur C200 verordnet, um den Fall zu klären: Sulfur ist auch ein wichtiges Komplementärmittel zu Medorrhinum.

| | Sulph. | Graph. | Sil. | Phos. | Puls. | Lyc. | Hyper. | Staph. |
|---|---|---|---|---|---|---|---|---|
| **Total** | 11 | 8 | 8 | 7 | 7 | 6 | 5 | 6 |
| **Rubrics** | 7 | 4 | 4 | 4 | 4 | 4 | 4 | 3 |
| **Kingdoms** | | | | | | | | |
| **Traditional Miasms** | | | | | | | | |
| Auge; GERSTENKÖRNER (85) | 3 | 3 | 2 | 1 | 3 | 3 | 1 | 3 |
| Auge; GERSTENKÖRNER; rezidivierend (15) | 3 | 2 | 2 | | 1 | 1 | | 2 |
| Auge; GERSTENKÖRNER; Lider; Unterlider (20) | 1 | 2 | | 2 | 1 | | 2 | |
| Allgemeines; EXOSTOSE (45) | 1 | 1 | 3 | 3 | 2 | 1 | | 1 |
| Extremitäten; SCHWELLUNG; Fuß; rechts (16) | 1 | | | 1 | | 1 | | |
| Magen; SCHMERZEN; Brennen; nachts (10) | 1 | | 1 | | | | 1 | |
| Magen; SCHMERZEN; Brennen; Erwachen, nach dem (3) | 1 | | | | | | 1 | |

**Abb. 8.12** Repertorisation der Gerstenkörner und anderer charakteristischer Symptome [P328]

> **!**
>
> **Kommentar Spinedi** Die Repertorisation der vordergründigen Symptome weist auf Sulfur hin, was im Therapieplan bereits vorgesehen war wegen des unterdrückten Hautausschlages mit Kortison. An diesem Fall lässt sich gut aufzeigen, dass man den Weg zurückgehen und alle Knoten auflösen muss, die zur Entstehung des Tumors geführt haben.

*Verordnungen:* Das Basaliom ist kleiner geworden, die Patientin erhält erneut Sulfur C200, ebenso im Juli 2009, worauf sich das Basaliom weiter verkleinert. Im August 2009 geht es der Patientin sowohl psychisch als auch körperlich besser. In den nächsten Wochen wird Sulfur als M verabreicht und in den nächsten neun Monaten (bis Mai 2010) nach der Kent-Skala – XM, XM, CM, CM – fortgeführt Das Basaliom ist im März 2010 kleiner geworden (➤ Abb. 8.13).

Im August 2010 unter Sulfur C30 (Vorgehen nach Kent-Skala – die Potenzen werden nach Gabe der CM-Potenz wieder beginnend mit der C30 verabreicht, s. Kasten) wirkt das Basaliom etwas schuppiger, aber auch abgeflachter. Sulfur wird als C30 im Oktober wiederholt.

Da sich der Zustand des **Basaliom verschlechtert**, wird erneut Medorrhinum (November 2010) verordnet, woraufhin das Basaliom bis Februar 2011 (➤ Abb. 8.14) kleiner wird und die Patientin wieder Medorrhinum M erhält. Anzumerken ist, dass die konstitutionellen Symptome immer wieder auf Sepia hinweisen.

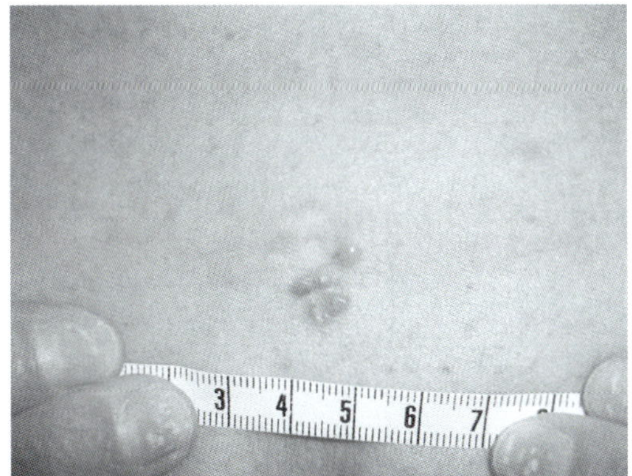


**Abb. 8.13** Basaliom, das wieder kleiner geworden ist [X400]

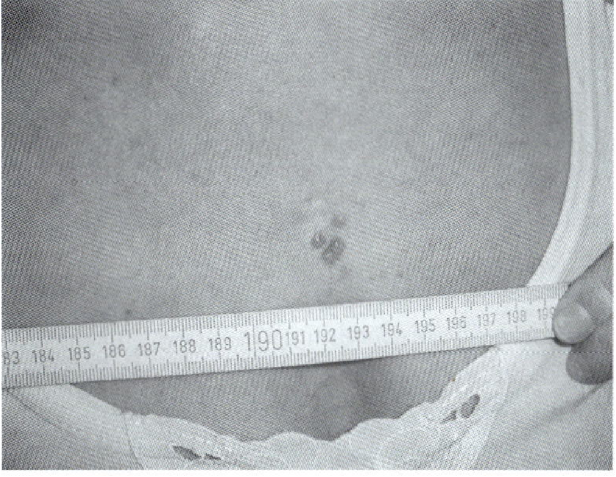


**Abb. 8.14** Basaliom nach Sulfur und Medorrhinum [X400]

> **!**
>
> **Kent-Skala:** Ein Mittel derselben Potenzstufe wird immer zweimal wiederholt, bevor auf die nächste Potenzstufe gegangen wird. Also:
> - C30, C30
> - C200, C200
> - C1000, C1000 (M, M)
> - C10000, C10000 (XM, XM)
> - C100000, C100000 (CM, CM)
> - Gefolgt von der C30, erneut wieder beginnend
>
> Die C30, C200, C1000 und C10000 wirken jeweils mindestens 35 Tage, die C100000 drei Monate und die C1000000 ein Jahr.
>
> Nach Künzli kann in seltenen Fällen ein Mittel bei sehr guter Wirksamkeit des Mittels einer Potenzstufe ein drittes Mal gegeben werden – nach eigener Beobachtung ist die Wirkung bei der dritten Gabe nicht immer zuverlässig.



## 8.7.2 Zwischenanamnese – Grundmittel Medorrhinum? (2011)

Nach fünf Monaten (19.4.2011) stellt sich die Patientin zu einem längeren Anamnesegespräch vor: Das **Basaliom** ist etwas kleiner, es blutet nicht mehr. Die Patientin hat weiße Flecken auf den Nägeln und eine Landkartenzunge. Die Stimmung ist noch wechselhaft, insgesamt aber gut. Der Magen ist besser geworden, das Herzklopfen besteht nicht mehr. Die Fibrome am Hals sind etwas besser. Die Warze an der Schamlippe ist unverändert. Das Lipom ist am rechten Unterarm noch da. Auch das Augenflimmern und die Kopfschmerzen bestehen noch.

**!**

Es ist auffallend, dass viele sykotische Symptome vorliegen, womit Thuja führend ist, doch insbesondere unter Medorrhinum und Sulfur hat sich das Basaliom verkleinert. Als Grundmittel kommt nach wie vor Sepia infrage, das allerdings keine Wirkung zeigte. Es zeigt sich, dass wohl Medorrhinum das Grundmittel ist (s. u.).

*Verordnungen:* Medorrhinum M (dritte Gabe [s. o.]), weil es der Patientin unter Medorrhinum M so gut ging. Vier Monate später (08/2011) Medorrhinum XM. Das Basaliom wird kleiner. Danach wird Medorrhinum aufsteigend verschrieben (11/2011 Medorrhinum XM; 01/2012 Medorrhinum M).

### 8.7.3 Konstitutionelle Symptome – Sepia (2012–2013)

Im Februar 2012 kommt es zu Symptomen einer **hormonellen Dysfunktion,** mittlerweile ist die Patientin seit vier Jahren in homöopathischer Behandlung. Sie hat einen **Hautausschlag** an den Oberlidern, **Flimmern vor Kopfschmerz.** Die braune **Alterswarze** wächst im Brustbereich. Sie hat **kalte Füße abends im Bett.** Da es den Anschein hat, dass nun die sykotische Ebene mit Medorrhinum abgetragen ist – es kommen deutliche konstitutionelle Symptome von Sepia zum Vorschein –, wird innerhalb der nächsten fünf Monate Sepia M verschrieben, dann Thuja M, M, danach Sepia M (➤ Abb. 8.15). Das **Basaliom** verändert sich nicht, die Alterswarze wird blasser.

*Verordnung* (Oktober 2012): Medorrhinum M (➤ Abb. 8.16).

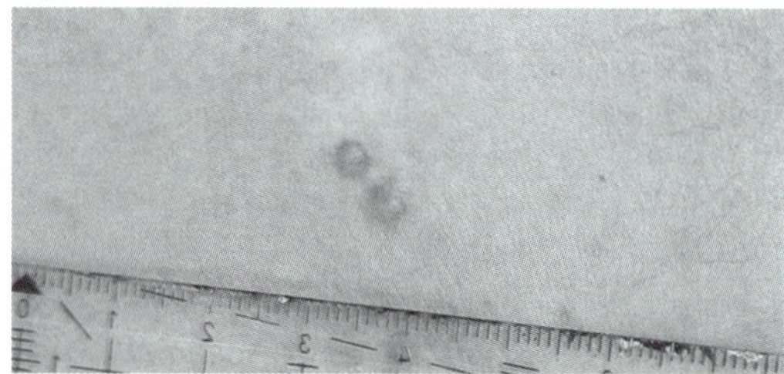

**Abb. 8.16** Zustand des Basalioms nach erneuter Medorrhinum-Gabe [X400]

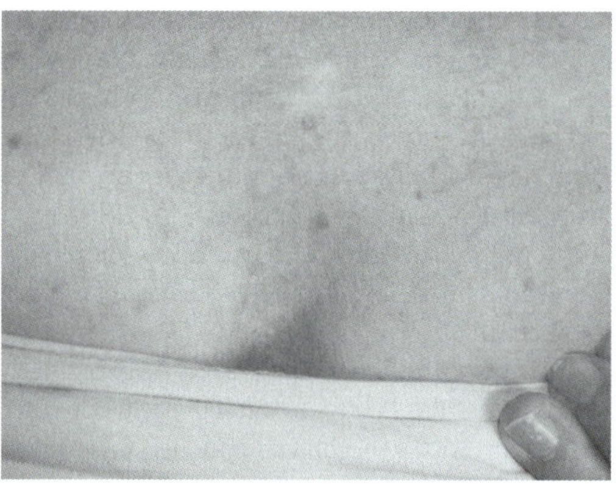

**Abb. 8.17** Kleiner gewordenes Basaliom [X400]

Anfang Juli 2013: Das **Basaliom** wird kleiner (➤ Abb. 8.17), trotzdem sind immer wieder deutliche Sepia-Symptome vorhanden. Die Patientin weist immer wieder darauf hin, dass sie Medorrhinum nicht gerne einnimmt, da es ihr hierunter neben körperlichen Beschwerden auch psychisch nicht gut geht.

*Verordnung:* Sepia M.

| | Sep. | Sulph. | Merc. | Graph. | Sil. | Thuj. | Lyc. | Nat-m. | Med. |
|---|---|---|---|---|---|---|---|---|---|
| **Total** | 10 | 7 | 5 | 10 | 8 | 8 | 7 | 6 | 2 |
| **Rubrics** | 6 | 5 | 5 | 4 | 4 | 4 | 4 | 4 | 2 |
| **Kingdoms** | | | | | | | | | |
| **Traditional Miasms** | | | | | | | | | |
| Auge; HAUTAUSSCHLÄGE; Lider (35) | 1 | 1 | 1 | 3 | 1 | 3 | | 2 | 1 |
| HAUTAUSSCHLÄGE; rot; untere Gliedmaßen (9) | | | 1 | | | | | 1 | |
| Sehen; FLACKERN, FLIMMERN; Kopfschmerzen; vor (10) | 1 | 2 | | 2 | | | | 2 | |
| Haut; NAEVI (39) | 2 | 2 | 1 | 2 | 2 | 2 | 2 | | 1 |
| Brust; VERFÄRBUNG; braune Punkte; Mammae, auf (5) | 2 | | | | | | 1 | | |
| Allgemeines; KARZINOMATÖSE Leiden; Epitheliom (62) | 1 | 1 | 1 | | 2 | 2 | 3 | 1 | |
| KÄLTE; Fuß; abends; Bett, im, und beim Zubettgehen ...(38) | 3 | 1 | 1 | 3 | 3 | 1 | 1 | | |

**Abb. 8.15** Repertorisation der konstitutionellen Symptome mit Hinweisen auf Sepia [P328]

### 8.7.4 Pyogenes Granulom unter Sepia

Ende Juli 2013 entwickelt sich unter Sepia M ein pyogenes Granulom des Fingers (➤ Abb. 8.18), eine entzündliche Hyperplasie, die Genese des Tumors ist unklar, er kann durch lokale Reizungen, traumatische Verletzungen, bestimmte Arzneimittel oder auch hormonelle Veränderungen entstehen. Diskutiert wird eine Gefäßfehlbildung. Eine spontane Remission trifft in der Regel nur in der Schwangerschaft auf, die schulmedizinische Therapie besteht in der chirurgischen Entfernung/Laserung, Kryotherapie.

### 8.7.5 Abweichung von der Kent-Skala – schnelle Mittelfolgen

Aufgrund verschiedener Symptome – auch wegen des Granuloms – wird nun Thuja XM, Lachesis C200 und Sulfur C200 verschrieben, in kurzen Abständen (jeweils nach einer bis zwei Wochen), da die Patientin auf eine chirurgische Entfernung drängt und wegen den Blutungen um ihren Finger Sorge hat.

August 2013: Da keines der Mittel wirkt, wird Medorrhinum M als dritte Gabe innerhalb der C1000-Potenzreihe gegeben. Das Arzneimittel wirkt nicht, allerdings hatte die Patientin Kaffee getrunken, was aber als eher marginal zu deuten ist (Kaffee antidotiert nicht immer: Die Arzneiwahl erscheint sicher, sodass selbst bei Kaffeegenuss eine Arzneimittelwirkung zu erwarten gewesen wäre).

*Verordnung:* Um in Erfahrung zu bringen, welche mögliche Wirkung Medorrhinum wirklich hat, wird im September 2013 Medorrhinum XM gegeben, obwohl Medorrhinum M noch nicht 35 Tage gewirkt hat: Das pyogene **Granulom** wird **kleiner** (➤ Abb. 8.19). Einige Wochen später (18.10.2013): Das Basaliom ist bis auf einen Rest deutlich kleiner (➤ Abb. 8.20).

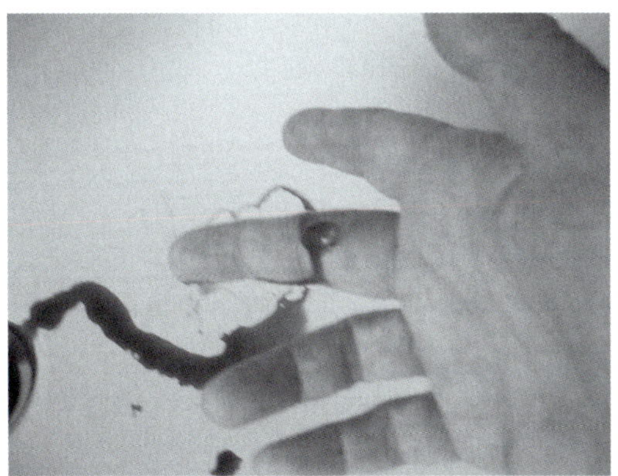

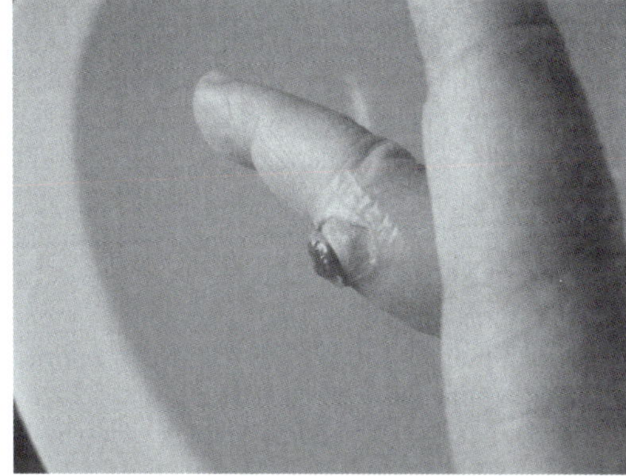

**Abb. 8.18** Pyogenes Granulom, links mit Blutung [X400]

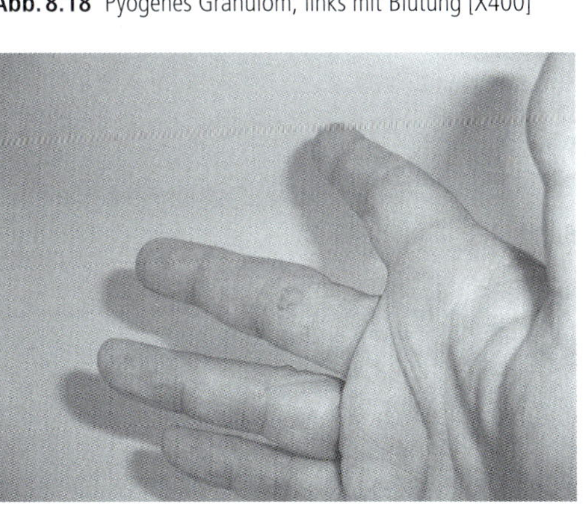

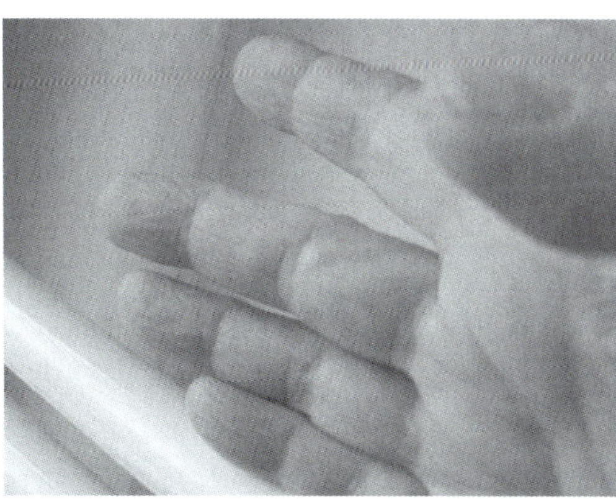

**Abb. 8.19** Rückgang des pyogenen Granuloms unter Medorrhinum [X400]

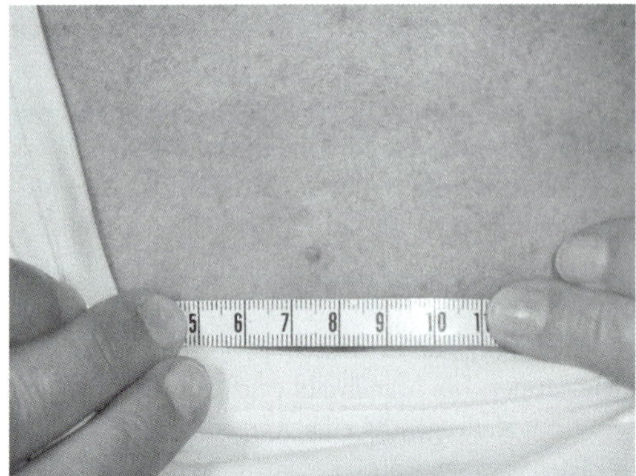

**Abb. 8.20** Basaliom nach Medorrhinum [X400]

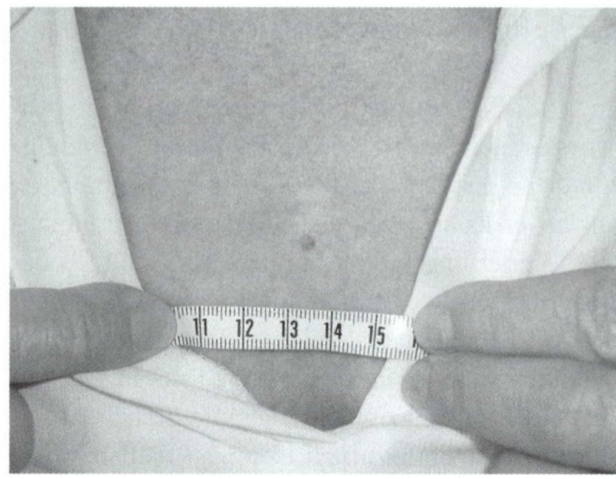

**Abb. 8.21** Stabiles Basaliom [X400]

03/2014: Verordnung Medorrhinum XM, das pyogene **Granulom** besteht nicht mehr. Das **Basaliom** hingegen ist noch **vorhanden.**

5/2014: Gabe von Sulfur C200 aufgrund folgender Symptom: Die Patientin empfindet, dass die Zeit zu schnell vergehe. „Was in der letzten Zeit auch ist, ist das Gefühl, keine Zeit zu haben, die Zeit vergeht zu schnell. Ich weiß aber nicht, ob das pathologisch ist.“ (Rubrik: Gemüt; Delusion, Täuschungen, Einbildungen; Zeit; vergeht zu; schnell [4]: Cocculus [zweiwertig], Sulphur, Thea [zweiwertig], Theridion). Die Patientin träumt von Feuer, hat Herzklopfen abends im Bett und Übelkeit nachts. Sie muss sich zurücklehnen, um Stuhlgang erleichtern zu können – ein deutliches Medorrhinum-Symptom (Medorrhinum als einziges Mittel in der Rubrik: Rektum; Obstipation; zurücklehnen, muss sich zur Entleerung weit [1]: Medorrhinum [zweiwertig]). Das Basaliom ist unverändert (➤ Abb. 8.21).



9/2014 Erneute Verordnung von Sulfur C200. Bis zum März 2015 ist das Basaliom stabil, es tritt allerdings neben dem Basaliom eine kleine Warze auf, die Stimmung wird wieder depressiver. *Verordnungen:* Sie erhält Medorrhinum C200. In den nächsten acht Monaten bekommt die Patientin noch mehrere Gaben von Medorrhinum, worunter das Basaliom nach und nach kleiner wird:

- 5/2015: Das Basaliom wird kleiner, die konstitutionellen Symptome wie z. B. die Herzrhythmusstörungen gehen zurück. Verordnung Medorrhinum C200.

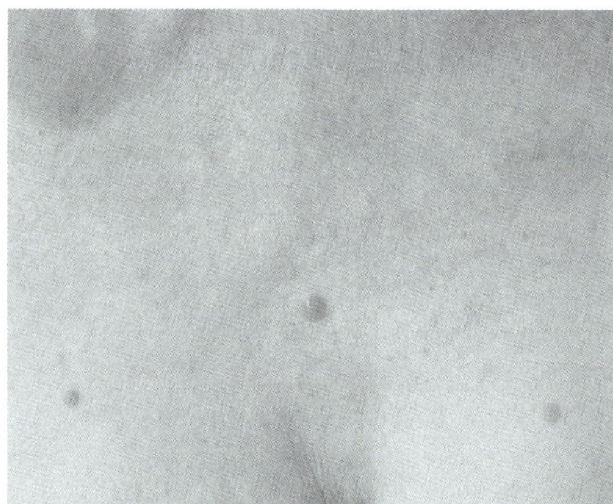

**Abb. 8.22** Kleiner Basaliomrest [X400]

- 6/2015 Medorrhinum M. Die Warze neben dem Basaliom ist verschwunden. Das Basaliom ist eher etwas kleiner.
- 10/2015 Aufgrund einer Entzündung der Bartholin-Drüsen erhält die Patientin Thuja XM. Darunter wächst das Basaliom bis zum Dezember 2015 erneut, weswegen sie Medorrhinum M erhält.

Im März 2016 treten unter Medorrhinum M die Herzbeschwerden wieder auf, die zwischenzeitlich nicht mehr bestanden. Das Gedächtnis ist schlechter geworden, das Basaliom ist etwas flacher. Die Patientin erhält Sulfur C200 als Komplement zu Medorrhinum im März 2016. Im Juli 2016 Medorrhinum XM, das Basaliom bleibt klein (➤ Abb. 8.22). Im Verlauf von 2017 erhält sie vor allem Thuja als C-Potenz.

Im November 2017 ist das Basaliom komplett verschwunden (➤ Abb. 8.23)

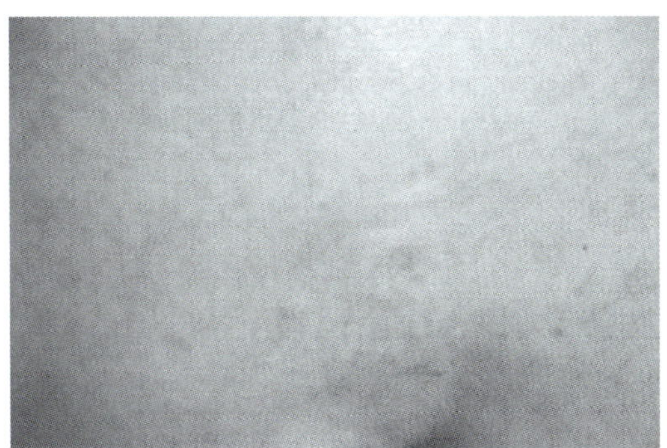

**Abb. 8.23** Komplette Remission des Basalioms [X400]

## 8.8 Beurteilung

Die Patientin kommt mit einem ulzerierten Basaliom in die homöopathische Behandlung. Als Grund- bzw. konstitutionelles Mittel lag Sepia vor, auffallend war eine hohe sykotische Belastung, die Thuja und Medorrhinum hervortreten ließen. Unter Sepia und Thuja kam es zu einer Größenzunahme des Basalioms. Erst Medorrhinum sowie intermittierend Sulfur verkleinerten das Basaliom deutlich.

Nach erneuter Gabe von Sepia besserten sich zwar viele körperliche wie seelische Symptome, allerdings entwickelte sich ein pyogenes Granulom, das wiederum erst unter Medorrhinum verschwand. Somit war die vorherige, wenn auch gut gewählte Gabe von Sepia, wieder infrage gestellt.

Dem miasmatischen Schichtenmodell zufolge sollte die sykotische Ebene mit Medorrhinum und Thuja abgetragen werden – bei deutlichen Hinweisen für Sepia, das klar indiziert war, aber mehrmals wirkungslos blieb. Der Entstehungszeitraum des Basalioms lag bei 14 Jahren, inwiefern Carcinosinum einen negativen Einfluss hatte, lässt sich nicht sagen, allerdings kann sich nach eigener Erfahrung und Erfahrungen in der Clinica Santa Croce Carcinosinum bei einer aktiven Tumorerkrankung negativ auswirken. Bei Berücksichtigung des langen Entstehungszeitraums ist auch beim Heilungsprozess hier von einer langsamen Regression auszugehen.

Im November 2017 ist das Basaliom komplett ausgeheilt.

!

**Kommentar Spinedi** An diesem Fall lässt sich sehen, dass die **erworbene Sykose** und die **Unterdrückung von Hautausschlägen** wesentlich beteiligt sein können am Entstehen einer Krebserkrankung. Außerdem lässt sich erkennen, dass die Operation dieses Basalioms nur die Spitze des Eisberges beseitigt und nicht die wunderbare Arbeit geleistet hätte, die durch die homöopathischen Arzneimittel erzielt wurde. Man vergesse nicht, dass sich dieses Basaliom langsam innerhalb von 14 Jahren entwickelt hat. Das Verschwinden des Basalioms zeigt nun an, dass im Inneren des Körpers Ruhe zurückgekehrt ist.
Künzli sagte übrigens, dass Medorrhinum ein Mittel ist, das für eine Kur geeignet ist, d. h., der Patient kann in vereinzelten Fällen unter der alleinigen Wirkung von Medorrhinum gesund werden. Dies gilt nicht – so die Erfahrung von Künzli – für andere Nosoden, die meist ein Ergänzungsmittel brauchen, um die Kur zu beenden.

## 8.9 Materia medica und Arzneimitteldifferenzierung

### 8.9.1 Sepia

Sepia ist eines der wichtigsten Arzneimittel für Basaliome und wirkt bei konstitutioneller Verschreibung gut und anhaltend. Der Schwerpunkt der Wirkung liegt vor allem im hormonellen Bereich (bei Frauen) sowie im Bereich der Psyche, die erstaunlicherweise unter Sepia bei der Patientin schlechter wurde. Bei der Patientin überzeugte es in der Wirkung trotz klarer Indikation nicht, wie es sich auch mit dem Auftreten des pyogenen Granuloms unter Sepia zeigte. Unter dem passenden Mittel hätte es nicht auftreten dürfen.

### 8.9.2 Thuja occidentalis

Thuja ist neben Medorrhinum das wichtigste Antisykotikum. Sykotische Einflüsse können durch Chlamydien und Gonorrhö erworben werden, wie dies bei der Patientin aufgetreten ist. Thuja eignet sich zur Behandlung der Warzen, der braunen Alterswarzen, des Basalioms und des fischigen Ausflusses. Aufgeführt im Arzneimittelbild sind ebenfalls die Genese der Gonorrhö und die Chlamydieninfektion.

### 8.9.3 Medorrhinum

Medorrhinum ist eines der wichtigsten Mittel nach einer Gonorrhö und oft auch nach einer Chlamydieninfektion (hier ist häufiger Thuja indiziert). Medorrhinum eignet sich wie auch Thuja zur Behandlung von Lipomen. Medorrhinum ist auch bei anderen Erkrankungen oft indiziert, wie z. B. bei chronisch entzündlichen Darmerkrankungen und rheumatischen Erkrankungen, wo es als Zwischenmittel den Fallverlauf öffnet.

### 8.9.4 Sulfur

Sulfur ist ein Komplementärmittel zu Medorrhinum und war nicht aus konstitutionellen Aspekten heraus verschrieben worden. Sulfur klärt, wie Hahnemann es beschrieben hat, den Fallverlauf, wenn der Patient früher viele Arzneimittel, meist auch in zeitlich engen Abständen, eingenommen hat – seien es allopathische oder homöopathische. Zudem lag in diesem Fall der früher durch Kortison unterdrückte Hautausschlag vor.

### 8.9.5 Lachesis

Lachesis wurde beim pyogenen Granulom verordnet – das Arzneimittelbild hat einen deutlichen Bezug zur Pathologie und Genese eines pyogenen Granuloms: Diskutiert wird eine Proliferation von Blutgefäßen, die typischen roten oder braun-roten Knoten entwickeln sich rasch und sondern eine dunkle Blutung ab. Die Läsion ist benigne. Lachesis zeigte keine Wirkung.

## 8.10 Anmerkung und Kritik

Anzumerken ist, dass es sich bei dem Basaliom um eine klinische Diagnose handelt, eine histologische Untersuchung ist nicht erfolgt, morphologisch liegt eindeutig ein Basaliom vor. In einem sehr engen, zeitlich begrenzten Behandlungsfenster wurde hinsichtlich des Basaliomrückgangs eine homöopathische Behandlung begonnen, die auch gelang. Bei anatomisch prekären Lokalisationen ist das Vorgehen entsprechend anzupassen, um eine chirurgische Therapie nicht zu übersehen. Auch gibt es unter der Hautoberfläche wachsende Basaliomtypen, die einer klinisch-sichtbaren Kontrolle nicht so gut zugänglich sind.

**LITERATUR**

Altmeyer P. Die Online Enzyklopädie der Dermatologie, Venerologie, Allergologie und Umweltmedizin. http://www.enzyklopaedie-dermatologie.de/artikel?id=622, Zugriff am 2.11.2016.

Lehrke P. Homöopathische Krebsbehandlung. Ulzeriertes Basaliom und metastasiertes Melanom. AHZ 259 2014; (4): 29–36. Dr. Spinedi supervidierte den Fallverlauf für ein Seminar in Yerevan, Armenien vom 30.04.–3.5.2015.

8

# KAPITEL 9

Philipp Lehrke

# Akute myeloische Leukämie (AML) mit Stammzelltransplantation (44-jähriger Mann)

## 9.1 Übersicht

**ÜBERSICHT**

Im vorliegenden Fall eines 44-jährigen Patienten wird eine komplementär zur schulmedizinischen Therapie durchgeführte homöopathische Behandlung einer akuten myeloischen Leukämie (AML) nach zweimaliger Stammzelltransplantation dargestellt.
Zum Zeitpunkt der Erstanamnese war es zuvor bereits zu einem Rezidiv der AML gekommen, sodass eine zweite Blutstammzelltransplantation durchgeführt wurde, gefolgt von einer Graft-versus-Host-Disease (GvHD). Die klinische Remission konnte mit Arsenicum album und vor allem Phosphorus erhalten werden, es kam zu einem kompletten Rückgang der GvHD unter weiterer schulmedizinischer Behandlung. Eine schwere Varizelleninfektion des Auges führte zu einem fast totalen bzw. partiellen Sehverlust beim Patienten. Unter Phosphorus sowie Rhus toxicodendron mit Augenoperationen bzw. antiviraler Therapie konnte ein Erhalt der Restsehfähigkeit des einen Auges erzielt werden. Die Lebensqualität und Belastungsfähigkeit des Patienten befinden sich in einem hervorragenden Zustand. Die homöopathische Behandlung fand von 2010–2017 statt. Der Patient ist noch in Behandlung.

## 9.2 Schulmedizinische Aspekte – Leukämie

Die akute myeloische Leukämie (AML) ist im Wesentlichen eine Erkrankung des höheren Lebensalters, Männer sowie Patienten mit genetischen Erkrankungen (z. B. Down-Syndrom) sind häufiger betroffen. Ionisierende Strahlungen, Belastungen mit Benzol wie nach Zytostatika können die Entwicklung einer AML begünstigen. Häufig besteht eine Beziehung zu einem myelodysplastischen Syndrom (MDS, hierbei ist der Blutbildungsprozess gestört, das MDS kommt vor allem bei über 60-Jährigen vor und kann in eine AML übergehen).

Die Behandlung erfolgt mit Chemotherapie, manchmal bei unzureichender Remission bzw. bei Risikofaktoren, gefolgt von einer allogenen oder autologen Stammzelltransplantation. Mit der Chemotherapie gelingt im jungen Erwachsenenalter bei ca. 70 % der Patienten eine komplette Remission, bei älteren Patienten deutlich weniger. Die Rückfallrate ist jedoch hoch, sodass hier die allogene Stammzelltransplantation in Betracht gezogen wird (Büchner et al. 2016).

Eine Knochenmark- oder Stammzelltransplantation kann zu einer **Graft-versus-Host-Disease (GvHD)** führen, bei der es zu einer immunologischen Reaktion des Transplantats auf den Empfängerorganismus kommt. Hier handelt es sich um eine in der Regel akut oder protrahiert einsetzende Reaktion des Spenderimmunsystems gegen Gewebe des Empfängers. Am häufigsten betroffen sind **Haut, Augen, Mundschleimhaut, Speicheldrüsen, genitale Schleimhäute, Darm, Leber, Faszien oder Lunge.**

**DIAGNOSTIK UND THERAPIE**

Bei dem Patienten lagen folgende schulmedizinische Diagnosen vor und es waren folgende Therapiemaßnahmen durchgeführt worden.

- AML mit Mehrliniendysplasie (nach WHO): ED 07/2006, molekulare Diagnostik: FLT3 und NPM I negativ
- Fremd-allogene, periphere Blutstammzelltransplantation am 29.11.2006
- 1/2010 Rezidiv der AML mit 18 % Blasten im Knochenmark und Anämie, DLI-Gaben ohne Erfolg, 6/2010 60 % Blasten in der KMP
- 7/2010 Induktionstherapie mit u. a. AraC/Idarubicin, Treosulfan
- Fremd-allogene, periphere Blutstammzelltransplantation am 23.7.2010 von einem anderen Spender
- Akute Haut-GvHD Stadium I, insgesamt Grad I, ED 30.3.2007

- Medikation: Sandimmun® (25-0-25 mg), Innohep® 0,5 ml (1-mal/d s. c.), L-Thyroxin 125 µg (1-0-0)
- Eigenanamnese: Hyperthyreose ED 04/2007, Heuschnupfen seit 20 Jahren. OSG Fraktur links mit OP 1982. Größe 1,84 m, Gewicht 62 kg

## 9.3 Homöopathische Anamnese

**VERLAUFSPARAMETER**

Bei dem Patienten konnten folgende Parameter ausgemacht und für die Verlaufskontrolle der homöopathischen Behandlung festgelegt werden.

- Objektive körperliche Zeichen: trockene Haut, GvHD-Reaktion
- Verlaufsparameter:
  - Allgemeine Energie
  - Schlaf
  - Gewicht
  - Frieren
  - Stuhlgang trocken
  - Blitze beim Sehen
  - Husten
  - Taubheitsgefühl der Fußsohle

### 9.3.1 Spontanbericht

Der zum Zeitpunkt der Erstanamnese 44-jährige Patient kommt zur unterstützenden homöopathischen Behandlung nach einer zweiten Stammzelltransplantation infolge eines Rezidivs einer AML. Seine Genesung kommt nicht richtig in Gang, er hat eine **Anämie** bei einem Hb von 9,4 g/dl, zudem besteht trotz Hinzunahme von Astronautennahrung ein starker **Gewichtsverlust,** den sich die Ärzte nicht erklären können. Früher wog der Patient 78 kg, jetzt nur noch 62 kg, er friert deswegen ständig und muss sich ins Bett legen, um sich aufzuwärmen. „Es ist eine Kälte, die ich nicht loswerde, die Schulmedizin ist nach der zweiten Transplantation sowieso am Ende." Der Patient leidet zudem an **kalten Händen** und **Kälteschauern** am Bauch, weswegen er die Arme vor dem Bauch verschränkt. Seine Leistungsfähigkeit ist stark eingeschränkt. Er hat starken Durst auf saure Fruchtgetränke wie Orangensaft. Die Haut ist extrem trocken, wie bei einem Reptil.

Im Juni 2010 kam es zu einer **retinalen Einblutung,** da die Thrombozyten auf 7000 (Norm 150–450 Tsd/µl je nach Labor) gefallen waren. Das Sehfeld flimmerte, wie das „Ameisenrennen" im Fernsehen, hinzu kamen hell-dunkle Blitze bei Tageslicht.

Sobald der Patient in die Kälte geht, kommt ein helles Sekret aus der Nase. Der Husten ist trocken, er ist vermehrt beim Aufrichten vom Bett. Vor einer Woche erhielt der Patient Innohep® wegen einer oberflächlichen, schmerzhaften **Thrombose** der linken Wade. Er empfindet jetzt einen Stillstand in der Behandlung.

### 9.3.2 Tumoranamnese

Im Rahmen einer Blutbildkontrolle, die 2006 durchgeführt wurde, zeigten sich Auffälligkeiten, die in der Erstdiagnose AML mündeten. Unter der ersten Chemo 11/2006 mit AraC hat der Patient stündlich erbrochen, daraufhin entwickelten sich der Gewichtsverlust und die trockene Haut. Es erfolgte die fremd-allogene, periphere Blutstammzelltransplantation am 29.11.2006. Es konnte eine komplette Remission erreicht werden. Ein halbes Jahr später (April 2007) wurde eine **Hyperthyreose** bei Schilddrüsenautonomie mit starkem Gewichtsverlust diagnostiziert – eine Hashimoto-Thyreoiditis konnte nicht bestätigt werden. Es erfolgte die Medikation mit Thiamazol. Ein Monat später (Mai 2007) zeigte sich eine **GvHD** mit Rötung im Schienbeinbereich, die unter Kortison verging.

Im November 2007 kam es zu einem Donor-Chimärismus von 96 %, deswegen wurde mit Spenderlymphozyten bis November 2008 begonnen. Es ging gut damit, er konnte wieder Sport machen. März 2009 konnte eine komplette Remission festgestellt werden, 99,8 % XX, XY 3 %. Im Januar 2010 kam es zum Rezidiv mit 18 % Blasten in der Knochenmarkspunktion (KMP) und einer Anämie. Die DLI-Gabe der Spenderin blieb ohne Erfolg, Gabe von Rituximab und AraC/Idarubicin, Treosulfan. Im Juli 2010 erfolgte die zweite fremd-allogene periphere Blutstammzelltransplantation (PBSCT), die er überstanden hat, aber sich nicht noch einmal solch einer Behandlung unterziehen möchte. Seit 2–3 Wochen leidet er unter Taubheitsgefühlen der Fußsohle und Zehen.

### 9.3.3 Vorgeschichte

Der Patient leidet seit 20 Jahren an **Heuschnupfen,** bei dem phasenweise Augenjucken auftritt. Asthmatische Beschwerden, d. h. ein Engegefühl der Bronchien kommt alle 3–4 Jahre vor. OSG-Fraktur links mit OP 1982.

**Familienanamnese:** Der Patient hat zwei gesunde Söhne. Eine seiner beiden Schwestern leidet an Hypothyreose und seit einem Jahr an Alopecia areata, die sich inzwischen zu einer kompletten Alopezie entwickelt hat. Bei der Mutter trat mit 73 Jahren Polycythaemia vera auf, die mit Aderlässen behandelt wurde. Auftreten von Demenz in der Familie der Mutter. Der Vater leidet wie auch seine Tochter an totalem Haarausfall.

### 9.3.4 Soziale Anamnese

Der Patient ist seit 1997 verheiratet, seit eineinhalb Jahren getrennt lebend. Die Ehe war nicht sehr glücklich und entwickelte sich auseinander. Die Trennung war zunächst erleichternd, „für die Erkrankung bei mir spielte die Trennung keine Rolle“. Der Patient ist Pharmazeut und leitet eine Apotheke. „Die finanziellen Sorgen mit der Apotheke und dem Hauskauf haben am ehesten die Leukämie mit ausgelöst, da es für mich ein Dauerstress war.“

### 9.3.5 Vegetative Anamnese

Der Appetit des Patienten ist vermindert, die Gewichtsabnahme besteht seit der Behandlung/Transplantation. Urin/Urinieren sind ohne Auffälligkeiten. Er hat nur jeden zweiten bis dritten Tag Stuhlgang, der Stuhl ist sehr trocken, der Patient muss schmerzhaft pressen.

### 9.3.6 Gelenkte Befragung

- Der Patient muss aufgrund seiner hellen Haut in der Sonne aufpassen.
- Vor der Erstdiagnose der AML ist selten Fieber aufgetreten.
- Als Kind litt er unter ausgeprägter Reiseübelkeit beim Autofahren, die bis heute anhält, allerdings deutlich schwächer, auch beim Segeln als Jugendlicher hatte er solche Beschwerden.
- Der Patient hat Verlangen nach Pasta, Fleisch und Süßspeisen, seit Kurzem auch auf Saures. Schokolade verursacht Sodbrennen, trotzdem isst er diese gerne.
- Eiscreme mag er nicht mehr gerne, da sie ihm wegen seines ständigen Fröstelns zu kalt ist.
- Auf Impfungen sind keine besonderen Reaktionen aufgetreten, nach der zweiten Transplantation hat er sich gegen den Rat der Onkologen nicht mehr impfen lassen, da er der Meinung war, dass dies sein Immunsystem negativ beeinflusst und dies als möglichen Cofaktor für sein Rezidiv sah.
- Der Schlaf ist gut, die Unterlage soll hart sein.
- Die Körpertemperatur war vor der Erkrankung normal.
- Bei sehr hartem Stuhlgang ist Blut am Toilettenpapier.
- Dem Patienten ist beim Aufstehen vom Liegen schwindelig, er empfindet dies als eine Art „Schwummrigsein“, dabei flimmert es ihm vor den Augen.

!

Bei der Erstanamnese fällt das ausgeprägte Frösteln des Patienten mit der inneren Kälte auf, das mit der Erkrankung einhergeht. Bereits jetzt ist an „kalte Mittel“ zu denken. Der Patient wirkt von der Psyche her sehr gedrückt. Auffallend ist, dass er während der Anamnese immer wieder hustet.

#### Haut

Als Kind hatte der Patient Warzen an der Fußsohle, die weggeätzt wurden. Als Jugendlicher hatte er auch in der Nähe des Daumennagels eine Warze, die von selbst verging.

#### Psyche

- „Ich fresse viel in mich rein, mein Gesamtzustand stimmt mich unzufrieden und die Genesung geht nicht voran, das Frieren ist dabei sehr lästig!“

- Seinen Charakter beschreibt der Patient als introvertiert, ruhig und ausgeglichen, er will niemanden zur Last fallen, Gefühle kann er schwer äußern.
- Er ist gerne allein, aber auch gerne in Gesellschaft. Wegen der vielen Kundenkontakte ist er dann doch ganz froh, wenn er seine Ruhe hat.
- Trauer zeigt er nicht, Trost kommt selten vor. „Ich begrabe meine Gefühle ziemlich tief drinnen."
- Der Ordnungssinn ist sehr stark ausgeprägt.
- Der Patient hat Angst, dass er die Leukämie nicht los wird, und er hat Angst um das Geschäft.
- Auf die „Zauberstabfrage" (➤ 2.1.2) nach den drei Wünschen antwortet der Patient, dass er sein Körpergewicht wiedererlangen möchte und nicht mehr friert, dass er wieder zur Ehe zurückfindet und dass er sich den dritten Wunsch aufheben möchte.

### Körperliche Untersuchung

In der körperlichen Untersuchung zeigen sich ein reduzierter Ernährungs- und Allgemeinzustand. Die Haut ist sehr trocken, internistisch und neurologisch bestehen keine Auffälligkeiten.

!

Gesamteindruck: Der Patient wirkt durch die finanzielle Situation in seiner beruflichen Lage sehr angespannt, was in Anbetracht der Schwere der Erkrankung mit unsicherer Prognose nachvollziehbar ist.

9

## 9.4 Repertorisation

Die Repertorisation (➤ Abb. 9.1) erfolgte mit dem Complete Repertorium in der Version 4.5. Das konstitutionelle Mittel erschließt sich nicht direkt, der Patient wirkt vom konstitutionellen Aspekt her am ehesten wie Lycopodium. Wegen der Leukämie und der retinalen Einblutung erscheint Phosphorus als Leukämiemittel vorrangig. Die psychische Verschlossenheit und der Kummer um die eheliche Situation lassen an Natrium muriaticum denken – dies ist in der Repertorisation in der Totalität führend. Die Genauigkeit des Patienten und seine starke Verfrorenheit werden am besten durch Arsenicum album abgebildet – differenzialdiagnostisch ist hier Natrium arsenicosum in Betracht zu ziehen.

Stellt man die Pathologie in den Vordergrund – die Leukämie, Chemotherapie und zweimalige Transplantation mit GvHD –, ist Phosphorus als Krebsmittel führend.

Wichtige und **richtungsweisende Rubriken** sind:

- Allgemeines; Leukämie (45): Dies ist die führende Rubrik bei Leukämien.
- Auge; Hämorrhagie; Retina (22): Diese Rubrik steht für die Einblutung in die Netzhaut bzw. in den Netzhautbereich. Phosphorus ist hier eines der wichtigsten Mittel in Verbindung mit Krebserkrankungen, ganz unabhängig davon, um welche Art der Krebserkrankung es sich handelt.
- Allgemeines; Hitze; Lebenswärme, Mangel an (218): Das anhaltende und auffällige Frösteln wird durch diese Rubrik repräsentiert.
- Stuhl; knotig, klumpig (118) sowie Stuhl; trocken (116): Diese Rubriken bilden den trockenen, knotigen Stuhlgang ab.
- Allgemeines; Speisen und Getränke; Nüsse, verlangt (4): Geukens sieht in der Rubrik ein auffallendes Symptom für Sepia, auch wenn sich Sepia beim Patienten nicht erschließt.
- Sehen; Flackern, Flimmern (134) und Sehen; Blitze (31): Flimmern und Blitze vor den Augen, die auch in Verbindung mit einer Blutung auftreten, sind individuelle und hochwertige Symptome.
- Nase; Absonderungen; wässrig; Freien, im (19): Dies ist ein auffallendes Symptom im Bereich der Sekrete.
- Husten; Aufstehen; Bett, aus dem (31): Wird als Rubrik genommen, da es über die Hustenmodalität ein individuelles Symptom darstellt.
- Extremitäten; Venenentzündung im Wochenbett, Phlegmasia alba (62): Diese Rubrik ist geeignet bei Thrombophlebitis sowie für eine tiefe Beinvenenthrombose. Im englischen Complete 4.5 wird die Rubrik Extremities; milk leg, phlegmasia alba dolens, phlebitis (63) genannt. Die Rubriken Allgemeines; Thrombose (21) und Extremitäten; Thrombose, untere Gliedmaßen (11) sind im deutschen Complete 4.5 unvollständig und nicht die führenden Thromboserubriken.

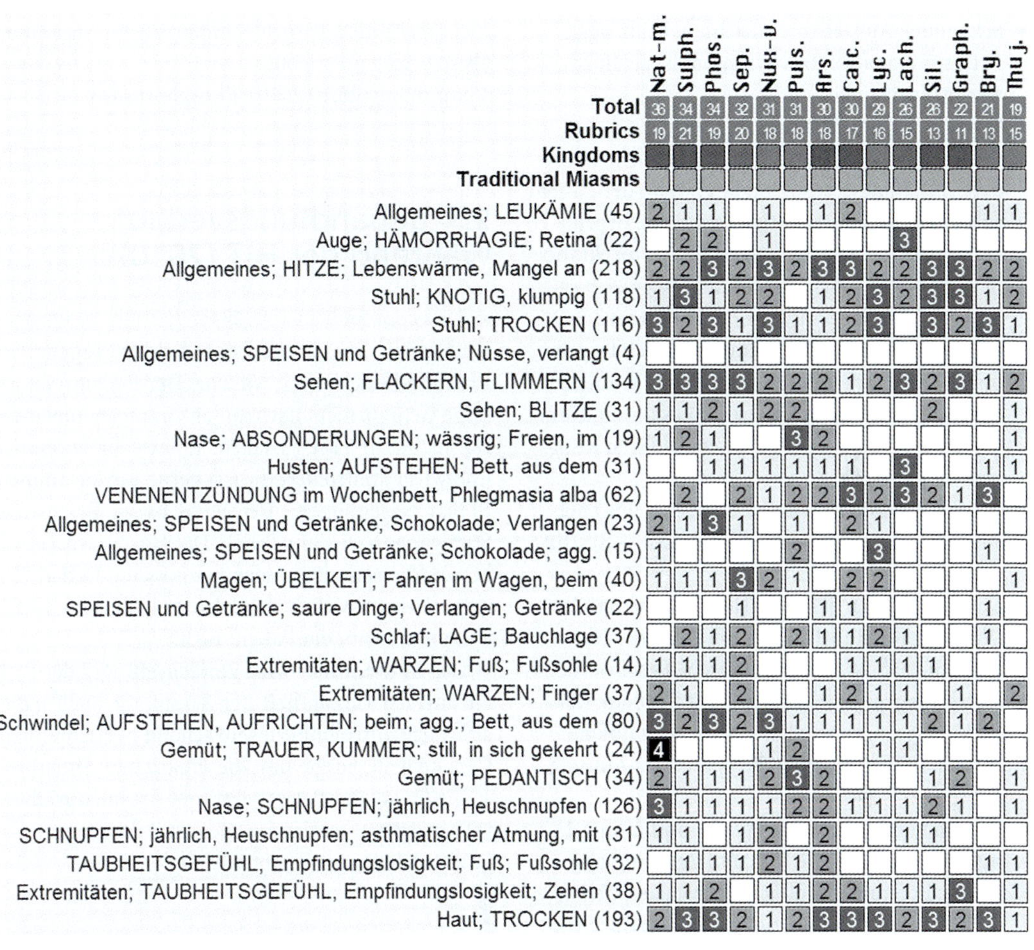

| | Nat-m. | Sulph. | Phos. | Sep. | Nux-v. | Puls. | Ars. | Calc. | Lyc. | Lach. | Sil. | Graph. | Bry. | Thuj. |
|---|---|---|---|---|---|---|---|---|---|---|---|---|---|---|
| **Total** | 36 | 34 | 34 | 32 | 31 | 31 | 30 | 30 | 29 | 26 | 26 | 22 | 21 | 19 |
| **Rubrics** | 19 | 21 | 19 | 20 | 18 | 18 | 18 | 17 | 16 | 15 | 13 | 11 | 13 | 15 |
| **Kingdoms** | | | | | | | | | | | | | | |
| **Traditional Miasms** | | | | | | | | | | | | | | |
| Allgemeines; LEUKÄMIE (45) | 2 | 1 | 1 | | 1 | | 1 | 2 | | | | | 1 | 1 |
| Auge; HÄMORRHAGIE; Retina (22) | | 2 | 2 | | 1 | | | | | 3 | | | | |
| Allgemeines; HITZE; Lebenswärme, Mangel an (218) | 2 | 2 | 3 | 2 | 3 | 2 | 3 | 3 | 2 | 2 | 3 | 3 | 2 | 2 |
| Stuhl; KNOTIG, klumpig (118) | 1 | 3 | 1 | 2 | 2 | | 1 | 2 | 3 | 2 | 3 | 3 | 1 | 2 |
| Stuhl; TROCKEN (116) | 3 | 2 | 3 | 1 | 3 | 1 | 1 | 2 | 3 | | 3 | 2 | 3 | 1 |
| Allgemeines; SPEISEN und Getränke; Nüsse, verlangt (4) | | | | 1 | | | | | | | | | | |
| Sehen; FLACKERN, FLIMMERN (134) | 3 | 3 | 3 | 3 | 2 | 2 | 2 | 1 | 2 | 3 | 2 | 3 | 1 | 2 |
| Sehen; BLITZE (31) | 1 | 1 | 2 | 1 | 2 | 2 | | | | | 2 | | | 1 |
| Nase; ABSONDERUNGEN; wässrig; Freien, im (19) | 1 | 2 | 1 | | | 3 | 2 | | | | | | | 1 |
| Husten; AUFSTEHEN; Bett, aus dem (31) | | | 1 | 1 | 1 | 1 | 1 | 1 | | 3 | | | 1 | 1 |
| VENENENTZÜNDUNG im Wochenbett, Phlegmasia alba (62) | | 2 | | 2 | 1 | 2 | 2 | 3 | 2 | 3 | 2 | 1 | 3 | |
| Allgemeines; SPEISEN und Getränke; Schokolade; Verlangen (23) | 2 | 1 | 3 | 1 | | 1 | | 2 | 1 | | | | | |
| Allgemeines; SPEISEN und Getränke; Schokolade; agg. (15) | 1 | | | | | 2 | | | 3 | | | | 1 | |
| Magen; ÜBELKEIT; Fahren im Wagen, beim (40) | 1 | 1 | 1 | 3 | 2 | 1 | | 2 | 2 | | | | | 1 |
| SPEISEN und Getränke; saure Dinge; Verlangen; Getränke (22) | | | | 1 | | | 1 | 1 | | | | | 1 | |
| Schlaf; LAGE; Bauchlage (37) | | 2 | 1 | 2 | | 2 | 1 | 1 | 2 | 1 | | | 1 | |
| Extremitäten; WARZEN; Fuß; Fußsohle (14) | 1 | 1 | 1 | 2 | | | | 1 | 1 | 1 | 1 | | | |
| Extremitäten; WARZEN; Finger (37) | 2 | 1 | | 2 | | | 1 | 2 | 1 | 1 | | 1 | | 2 |
| Schwindel; AUFSTEHEN, AUFRICHTEN; beim; agg.; Bett, aus dem (80) | 3 | 2 | 3 | 2 | 3 | 1 | 1 | 1 | 1 | 1 | 2 | 1 | 2 | |
| Gemüt; TRAUER, KUMMER; still, in sich gekehrt (24) | 4 | | | | 1 | 2 | | | 1 | 1 | | | | |
| Gemüt; PEDANTISCH (34) | 2 | 1 | 1 | 1 | 2 | 3 | 2 | | | | 1 | 2 | | 1 |
| Nase; SCHNUPFEN; jährlich, Heuschnupfen (126) | 3 | 1 | 1 | 1 | 1 | 2 | 2 | 1 | 1 | 1 | 2 | 1 | | 1 |
| SCHNUPFEN; jährlich, Heuschnupfen; asthmatischer Atmung, mit (31) | 1 | 1 | | 1 | 2 | | 2 | | | 1 | 1 | | | |
| TAUBHEITSGEFÜHL, Empfindungslosigkeit; Fuß; Fußsohle (32) | | 1 | 1 | 1 | 2 | 1 | 2 | | | | | | 1 | 1 |
| Extremitäten; TAUBHEITSGEFÜHL, Empfindungslosigkeit; Zehen (38) | 1 | 1 | 2 | | 1 | 1 | 2 | 2 | 1 | 1 | 1 | 3 | | 1 |
| Haut; TROCKEN (193) | 2 | 3 | 3 | 2 | 1 | 2 | 3 | 3 | 3 | 2 | 3 | 2 | 3 | 1 |

**Abb. 9.1** Repertorisation der Erstanamnese des Patienten mit AML [P328]

**!**

Unter einer gut laufenden Q-Potenz sollte keine tiefe Beinvenenthrombose (TBVT) auftreten, auch wenn das selten beobachtet wird, es sei denn, sie ist traumatisch durch eine Verletzung oder OP bedingt oder es handelt sich um eine Portthrombose. Wenn unter einer laufenden Q-Potenz eine TBVT auftritt, ist das Mittel nicht richtig gewählt. Es kann jedoch später bei indizierten Symptomen wieder zum Tragen kommen.

- Allgemeines; Speisen und Getränke; Schokolade; Verlangen (23): Beim Patienten gibt es zum einen ein Schokoladenverlangen, zum anderen eine Schokoladenunverträglichkeit: Allgemeines; Speisen und Getränke; Schokolade; agg. (15). Diese Gleichzeitigkeit macht die Symptome hochwertig.
- Magen; Übelkeit; Fahren im Wagen, beim (40): Obwohl die Reiseübelkeit nur in der Kindheit auftrat, wird diese Rubrik herangezogen.
- Allgemeines; Speisen und Getränke; saure Dinge; Verlangen; Getränke (22): Hier handelt es sich um ein auffallendes Verlangen im Hinblick auf Nahrungsmittel.
- Schlaf; Lage; Bauchlage (37): Dies ist ein objektives Symptom und wird deswegen mit aufgenommen.
- Extremitäten; Warzen; Fuß; Fußsohle (14): Thuja ist als bewährtes sykotisches Mittel und Hauptmittel bei Warzen im CR 4.5 nicht aufgeführt, deckt das Symptom aber natürlich mit ab, ebenso steht – Extremitäten; Warzen; Finger (37) für die Warzen an Fingern.

- Schwindel; Aufstehen, Aufrichten; beim; agg.; Bett, aus dem (80): Das Symptom ist als hochwertig einzustufen.
- Gemüt; Trauer, Kummer; still, in sich gekehrt (24): Stiller Kummer erschließt sich nicht sofort in der Anamnese, insbesondere, wenn der Patient ruhig ist und seine Emotionen rational begründet, sodass der Kummer an sich nicht direkt thematisiert wird. Doch die Gefühle lassen sich erfragen: „Wie ist es mit Kummer bei Ihnen? Es gibt Menschen, die den Kummer in sich tragen und es nicht mit anderen besprechen, es mit sich ausmachen. Gehören Sie dazu? Was für ein Kummer ist das und warum behalten Sie ihren Kummer für sich?"
- Gemüt; pedantisch (34): Diese Rubrik wird herangezogen bei gewissenhaftem Umgang mit Dingen im alltäglichen Leben.
- Nase; Schnupfen; jährlich, Heuschnupfen (126): Diese (große) Rubrik bildet die Diagnose Heuschnupfen ab. Wenn asthmatische Beschwerden im Vordergrund stehen, kann die folgende Rubrik herangezogen werden – Nase; Schnupfen; jährlich, Heuschnupfen; asthmatischer Atmung, mit (31).
- Extremitäten; Taubheitsgefühl, Empfindungslosigkeit; Fuß; Fußsohle (32) und Extremitäten; Taubheitsgefühl, Empfindungslosigkeit; Zehen (38). Dies sind hochwertige Rubriken. Das Symptom tritt oft nach einer Chemotherapie auf.
- Haut; trocken (193): Die Rubrik wird im Fall des Patienten für die trockene Haut genommen, die bei ihm infolge der GvHD sehr trocken und damit ein individuelles Symptom darstellt, auch wenn die Rubrik sehr groß ist und damit sehr viele Mittel abbildet.

9

!

Phosphorus wird als führendes Tumormittel gewählt: Das Grundmittel ist schwierig einzuschätzen, richtungsweisend sind neben der Totalität der Symptome die Leukämie und die retinale Blutung. Schon hier zeigen sich das zusätzliche Leukämiemittel Natrium muriaticum sowie aufgrund der Verfrorenheit des Patienten Arsenicum album.

Die Prognose wäre beim Patienten bei einem erneuten Leukämierezidiv infaust, er sagt von sich aus, dass er eine erneute schulmedizinische Therapie nicht mehr in Anspruch nehmen möchte, da er diese als so belastend erlebte.
*Verordnung* (26.10.2010): Phosphorus Q3.

## 9.5 Behandlungsverlauf während der HIT (2010)

Reaktionen in den nächsten **beiden Tagen:** Das **Frösteln** besteht nach wie vor. Der Patient gibt an, seine Gefühle nicht nach außen zu tragen, um anderen nicht zur Last zu fallen. Er ist sehr ordentlich und wirkt kontrolliert. Er isst gerne warme Suppen. Er hat Nasenflügeln. Der Stuhl ist zu Beginn des Stuhlgangs hart, dann weich. Der Husten wird etwas besser, die Nase läuft noch beim Essen. In den Fingerspitzen entwickelt sich leichtes Kribbeln – dieses Symptom kennt der Patient nicht.

Das **Arzneimittel wird gewechselt,** weil der Patient mit der Gesamtheit der Symptome auch näher an Arsenicum album zu sein scheint (Verfrorenheit, Genauigkeit, Sorge um die finanzielle Situation). *Verordnung:* Der Patient wird mit Arsenicum album Q3 aus der HIT entlassen und stand damit nur 5 Tage unter der Intensivbeobachtung.

!

Unter Phosphorus Q3 tritt ein Prüfungssymptom von Phosphorus auf: das Kribbeln der Fingerspitzen. Da der Patient dieses Symptom vorher nicht kannte, ist es ein hochwertiges Symptom. Es verweist darauf, dass die Dosierung zu hoch oder das Mittel falsch war. Auf die Primärindizien („Symptome der ersten Tage") ist besonders zu achten, weswegen die Intensivbeobachtung auch so wichtig ist.

## 9.6 Behandlungsverlauf nach der HIT

Unter der Einnahme von Arsenicum album Q3 geht es dem Patienten gut: „Meine Umwelt hat mir gesagt, dass ich eine bessere Gesichtsfarbe habe und allgemein einen besseren Eindruck mache. Ich spüre, dass ich mehr Energie habe und aktiver bin." Der Patient liegt wie in der letzten Zeit häufig auch nach der Arzneimitteleinnahme von Arsenicum album weiterhin zwei bis drei Stunden tagsüber im Bett: Er **friert nach wie vor,** aber die Kälteschauer lassen insgesamt nach, sodass Arsenicum album Q4 fortgeführt wird.

Mittlerweile wurde eine **GvHD (Stadium 3)** diagnostiziert und eine Behandlung mit Decortin H® als Stoßtherapie eingeleitet, worunter sich das Hautbild mit **juckendem Ausschlag** im Hand- und vor allem **Oberkörperbereich** bessert. Der **Schnupfen** mit klarem Sekret besteht nach wie vor und wird durch Essen, Anstrengung und Kälte verschlechtert (➤ Abb. 9.2). Erfreulich sind die Gewichtszunahme und eine bessere Energie, der Schlaf ist immer noch beeinträchtigt, die Energie tagsüber ist allerdings besser.

*Verordnung:* Wegen der Kortisongabe, der GvHD sowie des wässrigen Sekrets beim Essen wird Nux vomica C200 gegeben.

Unter Nux vomica C200 bessern sich die Beschwerden innerhalb der nächsten vier Tage nicht. Der Juckreiz tritt vor allem abends im Bett auf, sobald dem Patienten warm wird.

**!**

Die Intervision mit Spinedi ergibt folgende Sachverhalte: Im Hinblick auf die homöopathische Behandlung der Leukämie gibt es noch nicht viele Erfahrungen. Es ist ein Versuch wert, auf Nux vomica als Q-Potenz zu wechseln wegen der vielen Medikamente und der früheren Chemotherapie – vorausgesetzt, es gibt weitere auf das Mittel verweisende Symptome.

*Verordnungen:* Unter Wechsel auf Nux vomica Q3 geht es eine Woche nach Verschreibung deutlich besser. Die GvHD, wenn auch unter Kortisonmedikation, ist deutlich besser geworden. Der Appetit ist besser. Unter Fortführung von Nux vomica bis zur Q6 nimmt die Leistungsfähigkeit zu, zudem hat der Patient zugenommen (73 kg) und das Frieren hat sich etwas gebessert.

**!**

Nux vomica ist bei der homöopathischen Behandlung von Folgen der Chemotherapie mit Stammzelltransplantation ein sehr wichtiges Mittel, wie inzwischen nach dem Hinweis von Spinedi viele Fallverläufe verifiziert haben. Nux vomica hilft tief und anhaltend – es ist generell ein Mittel für die Folgen von „Medikamentenabusus", wird meist aber nach einiger Zeit vom „Haupt-" bzw. „Tumormittel" abgelöst. Im Fall des Patienten ist dies bei zunehmenden Beinödemen nötig.

### 9.6.1 Beinödeme und Muskelkrämpfe (2011)

Die Konsultation am 22.2.2011 ergibt folgende Symptome: Der Patient erwacht nachts mit starkem Juckreiz, das Gewicht ist auf 78 kg gestiegen, jedoch bestehen starke **Wassereinlagerungen an den Beinen.**

*Verordnung:* Da Arsenicum album keinen Bezug zum nächtlichen Juckreiz und Husten bei Anstren-

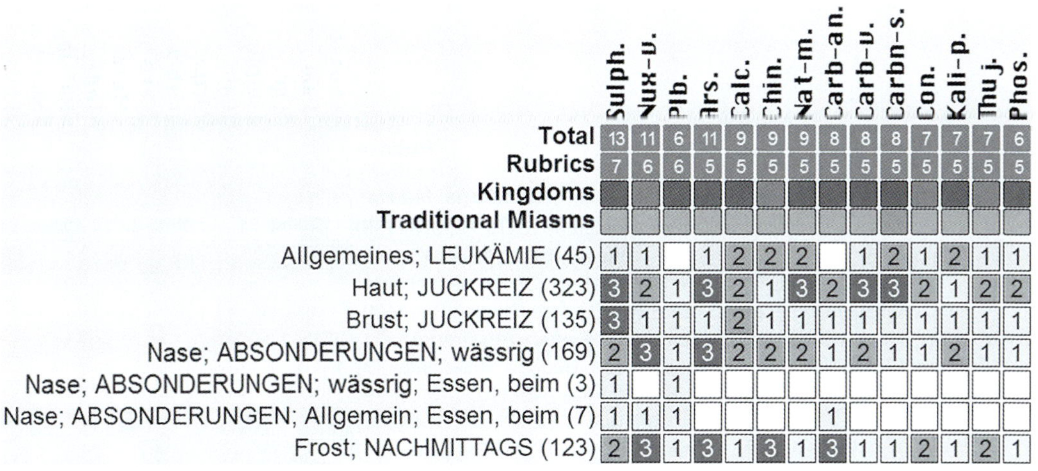

| | Sulph. | Nux-v. | Plb. | Ars. | Calc. | Chin. | Nat-m. | Carb-an. | Carb-v. | Carbn-s. | Con. | Kali-p. | Thuj. | Phos. |
|---|---|---|---|---|---|---|---|---|---|---|---|---|---|---|
| **Total** | 13 | 11 | 6 | 11 | 9 | 9 | 9 | 8 | 8 | 8 | 7 | 7 | 7 | 6 |
| **Rubrics** | 7 | 6 | 6 | 5 | 5 | 5 | 5 | 5 | 5 | 5 | 5 | 5 | 5 | 5 |
| **Kingdoms** | | | | | | | | | | | | | | |
| **Traditional Miasms** | | | | | | | | | | | | | | |
| Allgemeines; LEUKÄMIE (45) | 1 | 1 | | 1 | 2 | 2 | 2 | | 1 | 2 | 1 | 2 | 1 | 1 |
| Haut; JUCKREIZ (323) | 3 | 2 | 1 | 3 | 2 | 1 | 3 | 2 | 3 | 3 | 2 | 1 | 2 | 2 |
| Brust; JUCKREIZ (135) | 3 | 1 | 1 | 1 | 2 | 1 | 1 | 1 | 1 | 1 | 1 | 1 | 1 | 1 |
| Nase; ABSONDERUNGEN; wässrig (169) | 2 | 3 | 1 | 3 | 2 | 2 | 2 | 1 | 2 | 1 | 1 | 2 | 1 | 1 |
| Nase; ABSONDERUNGEN; wässrig; Essen, beim (3) | 1 | | 1 | | | | | | | | | | | |
| Nase; ABSONDERUNGEN; Allgemein; Essen, beim (7) | 1 | 1 | 1 | | | | | 1 | | | | | | |
| Frost; NACHMITTAGS (123) | 2 | 3 | 1 | 3 | 1 | 3 | 1 | 3 | 1 | 1 | 2 | 1 | 2 | 1 |

**Abb. 9.2** Repertorisation der GvHD und anderer charakteristischer Symptome [P328]

gung hat, wird zu Phosphorus Q4 – beides sind Symptome von Phosphorus – gewechselt.

Unter Phosphorus Q4 entwickeln sich starke **Muskelschmerzen,** der Patient kann sein Bein im Bett nicht ausstrecken. Er hat eine Art Muskelkater und **stechende Schmerzen** bei Bewegung, das **Beugen** der **Beine bessert.** Zudem ist **Fieber** (bis 38,7 °C) aufgetreten (➤ Abb. 9.3). Im Fitnessstudio überanstrengte er sich. Der Hausarzt verschreibt das Antibiotikum Tavanic®, womit er sicherheitshalber wegen einem CRP von 20 (Norm < 0,5) beginnt, eine stationäre Einweisung wünschte der Patient nicht. *Verordnung:* Rhus toxicodendron C200 als Einzelgabe.

Nach vier Tagen berichtet der Patient, dass Rhus toxicodendron sehr gut geholfen hat. Das Fieber konnte sehr schnell gesenkt werden, auch die Muskelschmerzen bestehen nicht mehr. Der Patient leidet nur noch unter dem Frieren.

Am 9. März 2011 stellt sich der Patient erneut in der Praxis vor. Er sieht deutlich besser aus als bei der Erstkonsultation. Das **Frieren** besteht noch, er muss wegen der GvHD nur 6 mg Decortin H® einnehmen, aus Sicht der Uniklinik ist das eine sehr geringe Dosis, was anzeigt, dass Decortin® und das homöopathische Arzneimittel gut zusammenwirken. Wegen der Beinödeme erhält er das Diuretikum Torasemid 10 mg täglich.

Der Patient berichtet, dass er eine UV-A-Behandlung für die **Hautschuppung** begonnen hat. Auffallend ist, dass er die Beine beim Infekt aus ungeklärter Ursache nicht durchstrecken konnte. Insgesamt geht es ihm unter Phosphorus Q4 sehr gut, der Schlaf ist deutlich besser geworden. Die Psyche ist ausgeglichener.

**!**

Das Symptom des Oberschenkelschmerzes beim Strecken der Beine ist ein Arsenicum-album-Symptom, für Phosphorus ist dieses Symptom im Arzneimittelbild nicht aufgeführt. Unter Arsenicum album – so der zeitliche Zusammenhang – ist die GvHD der Haut entstanden: Allerdings kann die Homöopathie dieses Geschehen so schnell nicht beeinflusst haben, zumal die GvHD im Rahmen des regulären Verlaufs der Leukämie häufig auftritt. Außerdem ist die Prognose der Leukämie unter einer GvHD etwas verbessert, da das neue Immunsystem auch gegen eventuell vorhandene Tumorzellen aktiv ist (Graft-versus-Malignom-Effekt).

*Verordnungen:* Etwa vier Wochen später (im März 2011) kann der Patient nicht mehr schmecken und riechen, woraufhin Nux vomica Q7 gegeben wird, da es ein auffallendes Symptom darstellt. Darunter werden die Energie und der Geruchssinn besser, doch nach wie vor bestehen die Schmerzen in den Beinen, die sich durch Strecken der Beine bessern und die **Beinödeme.**

Nach zehn Tagen wird das Arzneimittel gewechselt: Auch unter Arsenicum album Q5 tritt keine Besserung auf, die **Fingergelenke** schmerzen, sind **gerötet** und **geschwollen,** es wird vonseiten der konventionellen Medizin zunächst MTX und Kortison in höherer Dosis empfohlen. Allerdings wird mit der Verabreichung von MTX noch gewartet, da aus

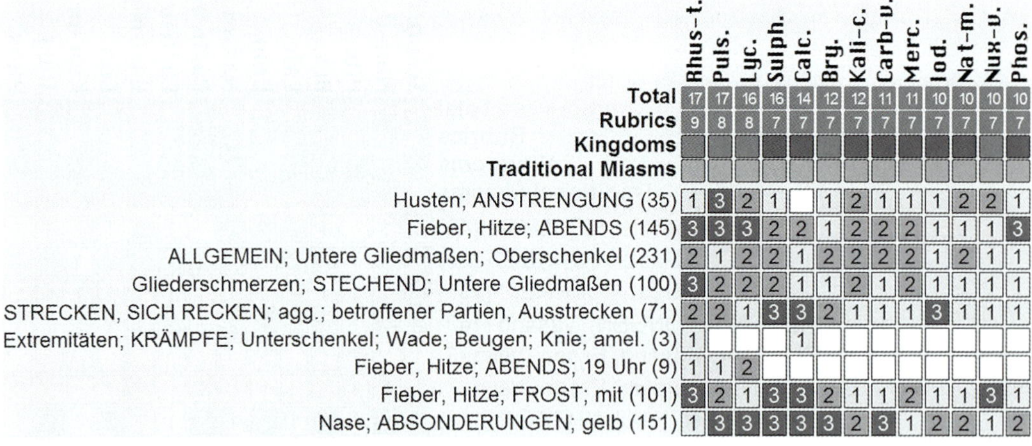

| | Rhus-t. | Puls. | Lyc. | Sulph. | Calc. | Bry. | Kali-c. | Carb-v. | Merc. | Iod. | Nat-m. | Nux-v. | Phos. |
|---|---|---|---|---|---|---|---|---|---|---|---|---|---|
| **Total** | 17 | 17 | 16 | 16 | 14 | 12 | 12 | 11 | 11 | 10 | 10 | 10 | 10 |
| **Rubrics** | 9 | 8 | 8 | 7 | 7 | 7 | 7 | 7 | 7 | 7 | 7 | 7 | 7 |
| **Kingdoms** | | | | | | | | | | | | | |
| **Traditional Miasms** | | | | | | | | | | | | | |
| Husten; ANSTRENGUNG (35) | 1 | 3 | 2 | 1 | | 1 | 2 | 1 | 1 | 1 | 2 | 2 | 1 |
| Fieber, Hitze; ABENDS (145) | 3 | 3 | 3 | 2 | 2 | 1 | 2 | 2 | 2 | 1 | 1 | 1 | 3 |
| ALLGEMEIN; Untere Gliedmaßen; Oberschenkel (231) | 2 | 1 | 2 | 2 | 1 | 2 | 2 | 2 | 2 | 1 | 2 | 1 | 1 |
| Gliederschmerzen; STECHEND; Untere Gliedmaßen (100) | 3 | 2 | 2 | 2 | 1 | 1 | 2 | 1 | 2 | 1 | 1 | 1 | 1 |
| STRECKEN, SICH RECKEN; agg.; betroffener Partien, Ausstrecken (71) | 2 | 2 | 1 | 3 | 3 | 2 | 1 | 1 | 1 | 3 | 1 | 1 | 1 |
| Extremitäten; KRÄMPFE; Unterschenkel; Wade; Beugen; Knie; amel. (3) | 1 | | | | 1 | | | | | | | | |
| Fieber, Hitze; ABENDS; 19 Uhr (9) | 1 | 1 | 2 | | | | | | | | | | |
| Fieber, Hitze; FROST; mit (101) | 3 | 2 | 1 | 3 | 3 | 2 | 1 | 1 | 2 | 1 | 1 | 3 | 1 |
| Nase; ABSONDERUNGEN; gelb (151) | 1 | 3 | 3 | 3 | 3 | 3 | 2 | 3 | 1 | 2 | 2 | 1 | 2 |

**Abb. 9.3** Repertorisation der Muskelschmerzen, des akuten Infekts und anderer charakteristischer Symptome [P328]

| | Rhus-t. | Colch. | Calc. | Hep. | Lyc. | Nit-ac. | Led. | Puls. | Kali-c. | Med. |
|---|---|---|---|---|---|---|---|---|---|---|
| Total | 9 | 8 | 6 | 6 | 6 | 6 | 5 | 5 | 4 | 4 |
| Rubrics | 5 | 4 | 4 | 4 | 4 | 4 | 4 | 4 | 4 | 4 |
| Kingdoms | | | | | | | | | | |
| Traditional Miasms | | | | | | | | | | |
| Extremitäten; SCHWELLUNG; Finger (112) | 3 | 1 | 1 | 1 | 2 | 2 | 1 | 2 | 1 | 1 |
| Extremitäten; SCHWELLUNG; Hand (162) | 2 | 3 | 2 | 2 | 2 | 2 | 1 | 1 | 1 | 1 |
| Extremitäten; ENTZÜNDUNG; Finger (50) | 1 | 1 | 1 | 2 | 1 | 1 | 1 | 1 | 1 | 1 |
| ALLGEMEIN; Obere Gliedmaßen; Finger; Bewegen; beim (5) | 1 | | | 1 | | 1 | | | 1 | |
| ALLGEMEIN; Obere Gliedmaßen; Finger; rheumatisch (33) | 2 | 3 | 2 | | 1 | | 2 | 1 | | 1 |

**Abb. 9.4** Repertorisation der Fingerbeschwerden [P328]

Sicht der Schulmedizin noch unklar ist, um welche Erkrankung es sich handelt. Homöopathisch bekommt der Patient zunächst Rhus toxicodendron (➤ Abb. 9.4), was nicht bessert, dann nimmt er Arsenicum album Q6 ein.

!

Auffallend ist bis zu diesem Zeitpunkt, welcher Stellenwert Rhus toxicodendron in der Repertorisation der Totalität der Symptome zukommt. Doch es zeigt trotz guter Indikation keine deutliche Besserung: Wenn ein gut indiziertes homöopathisches Mittel nicht wirkt, kann dies ein Hinweis auf eine schwerwiegendere und tiefer liegende Pathologie sein.

## 9.6.2 Varizellen mit schweren Komplikationen

Am 19.5.2011 sind Varizellen über den ganzen Körper verteilt, der Patient war als Kind bereits an Varizellen erkrankt – die Effloreszenzen schmerzen, wenn man darauf liegt, die Gelenke sind mittlerweile besser geworden, es sind keine Schmerzmittel mehr erforderlich.

Die vorherigen angezeigten Verschreibungen von Rhus toxicodendron lassen sich jetzt durch die Windpockenerkrankung, für die Rhus toxicodendron eines der Hauptmittel ist, einordnen. Die Varizelleninfektion ist jedoch zu schwerwiegend und das Immunsystem zu schwach, um eine erneute Infektion nach der AML mit Rezidiv und den Transplantationen zu verhindern.
*Verordnungen:* Es wird Rhus toxicodendron C200, gefolgt von Arsenicum album Q7, verschrieben, aufgrund des geschwächten Immunsystems mit gleichzeitiger Gabe von Aciclovir. Darunter geht es rasch besser. Durch die Windpockenerkrankung bessert sich die **GvHD-Reaktion der Haut** überraschend schnell.

!

Eine akute Erkrankung kann eine chronische Erkrankung bessern: Diese Beobachtung – sie ist nicht nur in der Hering-Regel beinhaltet – besagt, dass sich eine Heilung von oben nach unten, von innen nach außen und in der umgekehrten Reihenfolge ihres Auftretens vollzieht. Sie hat auch Implikationen für die homöopathische Behandlung. Es ist wichtig, die Akuterkrankung mit dem passenden und somit tiefer liegenden Mittel zu behandeln und es sollte idealerweise auf immunsupprimierende und/oder fiebersenkende Maßnahmen verzichtet werden. Im Fall des Patienten war aufgrund der Schwere der Grunderkrankung bzw. Behandlung Aciclovir dringend angeraten, nach einer Stammzell- oder Knochenmarktransplantation darf kein Risiko eingegangen werden, im Fall des Verzichts auf MTX war der ärztliche Rat jedoch retrospektiv gesehen angemessen.

Im Juni 2011 werden die **Augen sehr trocken,** die Kortisondosierung liegt bei 15 mg/d. Die Sonne brennt in den Augen im Tagesverlauf, Lesen geht schlechter und die **Akkommodation** ist **gestört** und verlangsamt, er kann Dinge nicht sofort „scharf stellen". An den **Fingerspitzen** entstehen **Risse.** *Verordnungen:* Es wird auf Natrium muriaticum Q3 gewechselt (➤ Abb. 9.5), die Symptome sind zwar deutlich, erschließen aber die dahinter liegende Pathologie noch nicht, differenzialdiagnostisch kommt

9

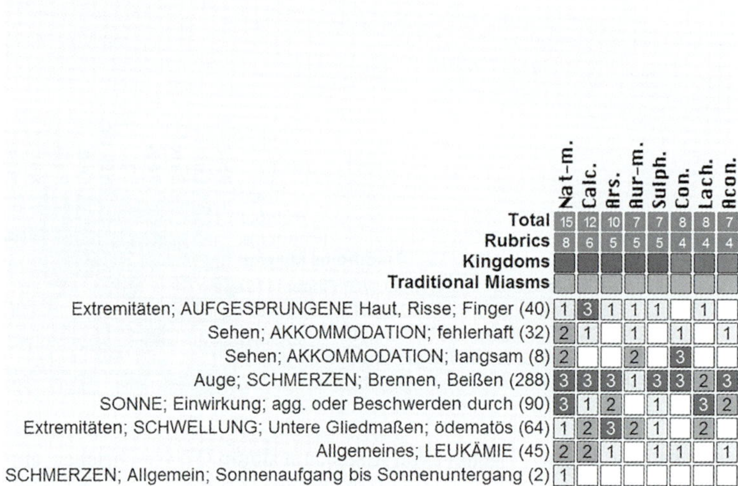

| | Nat-m. | Calc. | Ars. | Aur-m. | Sulph. | Con. | Lach. | Acon. |
|---|---|---|---|---|---|---|---|---|
| Total | 15 | 12 | 10 | 7 | 7 | 8 | 8 | 7 |
| Rubrics | 8 | 6 | 5 | 5 | 5 | 4 | 4 | 4 |
| Kingdoms | | | | | | | | |
| Traditional Miasms | | | | | | | | |
| Extremitäten; AUFGESPRUNGENE Haut, Risse; Finger (40) | 1 | 3 | 1 | 1 | 1 | | 1 | |
| Sehen; AKKOMMODATION; fehlerhaft (32) | 2 | 1 | | 1 | | 1 | | 1 |
| Sehen; AKKOMMODATION; langsam (8) | 2 | | | 2 | | 3 | | |
| Auge; SCHMERZEN; Brennen, Beißen (288) | 3 | 3 | 3 | 1 | 3 | 3 | 2 | 3 |
| SONNE; Einwirkung; agg. oder Beschwerden durch (90) | 3 | 1 | 2 | | 1 | | 3 | 2 |
| Extremitäten; SCHWELLUNG; Untere Gliedmaßen; ödematös (64) | 1 | 2 | 3 | 2 | 1 | | 2 | |
| Allgemeines; LEUKÄMIE (45) | 2 | 2 | 1 | | 1 | 1 | | 1 |
| SCHMERZEN; Allgemein; Sonnenaufgang bis Sonnenuntergang (2) | 1 | | | | | | | |

**Abb. 9.5** Repertorisation der Akkommodationsstörungen und anderer charakteristischer Symptome [P328]

Natriumarsenicosum in Betracht, Arsenicum album steht an dritter Stelle, Natrium muriaticum an erster Stelle der Repertorisation, sodass sich über die Kombination Natrium arsenicosum erschließt.

Es entwickelt sich am Tag der Einnahme um 15 Uhr Fieber mit Schüttelfrost, außerdem nimmt die Beinschwellung zu. Die Symptome verweisen auf Apis, was daraufhin als Komplementärmittel zu Natrium muriaticum verordnet wird.
*Verordnung:* Apis C200.

## 9.6.3 Optikusneuritis und Netzhautablösung

Knapp drei Wochen nach der Verordnung von Apis ist der Patient in der Uniklinik, da während des Türkeiurlaubs auf dem **rechten Auge ein Schleier** entstanden und alles dunkel geworden ist. Die Augenklinik geht von einer peri-ischämischen Optikusneuritis aus (PION). Das linke Auge ist bei nur 50 % Sehfähigkeit ebenso betroffen, auf dem rechten Auge kann der Patient so gut wie gar nichts sehen. Eine GvHD der Augen ist nicht ausgeschlossen. Der Ringfinger ist dicker und schmerzt bei Bewegung.
*Verordnung:* Der Patient erhält vorsorglich Aciclovir wegen eines möglichen Virusinfekts und von homöopathischer Seite Natrium arsenicosum Q3.

Unter dem vorherigen Wechsel auf Natrium arsenicosum Q3 gibt es keine deutliche Veränderung, jedoch im Bericht am 5.8.2011 ist es bis dahin zu einer **Netzhautablösung** gekommen, die operiert werden musste. In der Lumbalpunktion zeigten sich Varizellenviren, sodass die Augenerkrankung aufgrund einer **Varizelleninfektion** besteht.
*Verordnungen:* Wegen der Netzhautablösung im Zusammenhang mit der VZV-Infektion wird zunächst Rhus toxicodendron C200 gegeben, gefolgt von Phosphorus Q5 (➤ Abb. 9.6).

Der Patient meldet sich erst zwei Monate später (Oktober 2011) wieder. Das linke Auge hat eine Sehfähigkeit von 30–40 %, der Patient kann mit dem Auge lesen, das rechte Auge ist komplett ausgefallen, deshalb kann er nicht mehr arbeiten. Beide Augen erlitten somit eine Netzhautablösung, VZV wurde im Kammerwasser nachgewiesen.
*Verordnung:* Phosphorus Q6. Die erste Netzhautablösung führte zur Verschreibung von Phosphorus, die zweite Netzhautablösung folgte vier Wochen nach der Einnahme der Q-Potenz, also außerhalb der Wirkzeit von Phosphorus, sodass Phosphorus nicht stützend sein konnte, retrospektiv wäre die Gabe von Rhus toxicodendron in häufigeren Gaben sinnvoll gewesen. Differenzialdiagnostisch erschließt sich noch Thuja aufgrund der Analogrubrik: Auge; Entzündung; Retinitis; leukämisch (2): Natrium sulfuricum, Thuja.

9

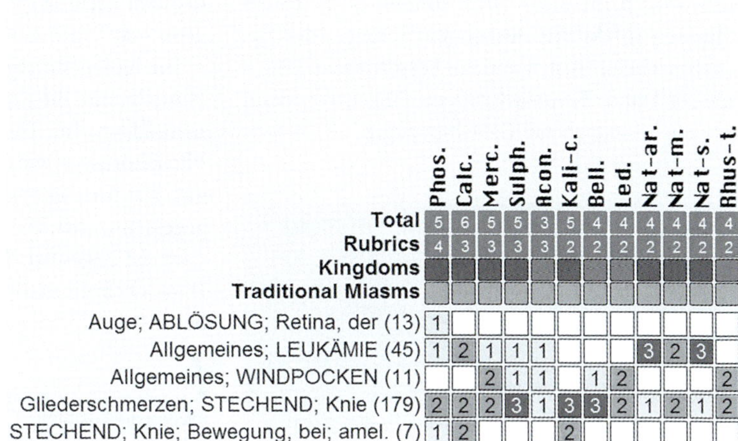

| | Phos. | Calc. | Merc. | Sulph. | Acon. | Kali-c. | Bell. | Led. | Nat-ar. | Nat-m. | Nat-s. | Rhus-t. |
|---|---|---|---|---|---|---|---|---|---|---|---|---|
| Total | 5 | 6 | 5 | 5 | 3 | 5 | 4 | 4 | 4 | 4 | 4 | 4 |
| Rubrics | 4 | 3 | 3 | 3 | 3 | 2 | 2 | 2 | 2 | 2 | 2 | 2 |
| Kingdoms | | | | | | | | | | | | |
| Traditional Miasms | | | | | | | | | | | | |
| Auge; ABLÖSUNG; Retina, der (13) | 1 | | | | | | | | | | | |
| Allgemeines; LEUKÄMIE (45) | 1 | 2 | 1 | 1 | 1 | | | | 3 | 2 | 3 | |
| Allgemeines; WINDPOCKEN (11) | | | 2 | 1 | 1 | | 1 | 2 | | | | 2 |
| Gliederschmerzen; STECHEND; Knie (179) | 2 | 2 | 2 | 3 | 1 | 3 | 3 | 2 | 1 | 2 | 1 | 2 |
| STECHEND; Knie; Bewegung, bei; amel. (7) | 1 | 2 | | | | 2 | | | | | | |

**Abb. 9.6** Repertorisation der Netzhautablösung, der Varizelleninfektion und anderer charakteristischer Symptome [P328]

### Stabilisierung des Auges unter Phosphorus (2012)

Im November 2011 geht es dem Patienten wieder besser nach der erneuten Einnahme von Phosphorus, der Schlaf ist besser, das Auge ist stabil geblieben. Das **Frieren** ist im Vergleich zum Winter im Vorjahr besser. Die **GvHD** besteht nach wie vor, sie hat sich jedoch unter der Fotopherese etwas gebessert. *Verordnung:* Wegen der erneut anstehenden **Augen-OP** wird Symphytum C200 gegeben, am Folgetag wird Phosphorus Q8 verordnet.

Die Operation verläuft gut, die Linse des Auges wird ersetzt. Es besteht noch Husten bei Anstrengung mit einem gelegentlichen Stechen im Rippenbereich bei tiefer Einatmung und beim Niesen, Bewegung bessert.
*Verordnungen:* Aufgrund der Totalität werden erneut Rhus toxicodendron C200 wegen der VZV-Entzündung sowie Phosphorus Q9 eingesetzt. Die zweite Augenoperation verläuft Anfang 2012 gut (postoperativ Einnahme von Symphytum C200). Danach tritt eine virale Konjunktivitis auf, die sich auf Rhus toxicodendron C200 bessert. Da seit einigen Wochen Husten beim Gehen vom Kalten ins Warme besteht, wird bei Phosphorus Q10 verblieben. Auffallend ist die Wirkung der Q-Potenz auf den Schlaf: Sobald die Q-Potenz aufgebraucht ist und der Patient einige Tage kein Arzneimittel einnimmt, wird der Schlaf schlechter.

Im Verlauf des Jahres 2012 wird Phosphorus in aufsteigenden Q-Potenzen Q11–13 verabreicht – Phosphorus ist das wichtigste Mittel für **Folgen nach Netzhautablösung** – da der Schlaf aber unter der Q13 schlechter wird, wird die Q-Potenz auf den dritten Becher verdünnt. Erst unter Nux vomica Q8 im Juni 2012 wird der Schlaf besser. Kortison ist mittlerweile auf 7,5 mg reduziert. Avena sativa 15 Tropfen zur Nacht als Urtinktur bessert den Schlaf. Unter Phosphorus Q14–22, je aus dem dritten Glas verabreicht, geht es dem Patienten gut: Der Schlaf wird besser, ebenso die Haut, Phosphorus Q wird unterbrochen von einer Zwischengabe von Rhus toxicodendron C200 bei Hautrissen in der Handfläche aufgrund der GvHD. „Der Professor der Uniklinik war ganz erstaunt, wie gut meine Haut aussieht, das Ergebnis der Fotopherese ist sehr gut, damit hat er nicht gerechnet."

Die Knochenmarkspunktion in regelmäßigen Abständen ist ohne Befund. Das Frieren ist komplett verschwunden. Da eine milde GvHD der Augenbecherzellen auftritt, werden Ciclosporin-Augentropfen gegeben.

## 9.6.4 Akute Infekte (2013)

### Atemwegsinfekt

Anfang 2013 – der Patient nimmt immer noch Phosphorus als Q-Potenz ein – geht es weiter gut.

*Verordnung:* Im März 2013 kommt es zu einem schweren **Infekt** mit stechendem Schmerz der linken Brust beim Husten und mit Besserung auf Druck mit der Hand. Bryonia C200 als Einzelgabe, dann verkleppert in täglicher Gabe hilft zügig.

**!**

- Verklepperte Einnahme einer C-Potenz: Drei Globuli in einen Becher mit Wasser auflösen, davon nach vorherigem Umrühren einen Teelöffel einnehmen. Dadurch kann die Wirkung des bis dahin gut wirkenden Mittels oftmals erhalten werden.
- Die verklepperte Einnahme sollte nur in Ausnahmefällen erfolgen, da in der Regel die Einzelgabe der C-Potenz helfen sollte. Auch wenn das Mittel gut indiziert und zunächst gut wirksam war, aber zu kurz gewirkt hat, ist zu fragen, ob das Arzneimittel richtig gewählt war.

Der Infekt ist nun doch schwerwiegender, der Hb ist bis auf 9,5 g/dl gesunken. Unter Bryonia C200 verkleppert bessert sich der stechende Schmerz, der Patient nimmt außerdem Paracodein ein, weil der Husten nachts nicht auszuhalten ist. Aufgrund der Paracodeinmedikation wird Nux vomica Q9–10 verschrieben, darunter nimmt die Kraft zu und das verlorene Gewicht von bis zu zwei Kilogramm wird schnell wieder aufgeholt.

*Verordnung:* Das Kortison ist im Mai 2013 weiter auf 5 mg/d reduziert. Phosphorus Q24–27 wird aus dem dritten Glas bis Juli 2013 fortgeführt.

## Herpes zoster

Es kommt überraschend zu einem Herpes zoster im Bereich des linken **Bauchnabelbereichs** mit Schmerzen, die bis in den Rücken ausstrahlen. Das Virostatikum Valtrex® wurde zwei bis drei Monate zuvor abgesetzt, jetzt wird Aciclovir verordnet sowie eine Kontrolle der Augen empfohlen (welche ohne Befund sind).

*Verordnung:* Da der Zoster unter der Medikation mit Phosphorus auftritt, wird Arsenicum album Q8–9 aus folgenden Gründen gegeben: Arsenicum album ist ein antidotierendes Komplementärmittel zu Phosphorus und eines der Hauptmittel bei Gürtelrose. Zusammen mit Aciclovir vergeht die Gürtelrose sehr rasch, nach Auskunft der anderen behandelnden Ärzte ist sie „glimpflich“ verlaufen, als „Augenschutz“ wird Aciclovir beibehalten.

Die laufenden regelmäßigen Kontrollen sind alle ohne Befund, die Knochenmarkspunktionen immer unauffällig. Im Herbst 2013, mittlerweile unter Phosphorus bis zur Q30, geht es dem Patienten sehr gut: Die Nase läuft immer mal wieder, wenn etwas gegessen wurde. Die Haut ist noch etwas wund. Kortison ist abgesetzt. Mit Nux vomica Q11 wird die Haut noch einmal besser, auch die laufende Nase bessert sich.

**!**

Wenn die komplette Q-Potenzreihe (nach Künzli) von der Q3–30 durchlaufen ist, wird wieder mit der Einnahme des Mittels in der Q3 begonnen. Hierunter treten manchmal alte Beschwerden sehr kurzfristig wieder auf, meist gefolgt von einem erneuten anhaltenden Besserungsschub.

## Atemwegsinfekt

Unter Phosphorus Q3 tritt im Dezember 2013 ein Infekt mit Schüttelfrost mit folgenden Symptomen auf: belegte Stimme, Husten mit stechenden Schmerzen in den Bronchien und im Hals. Nux vomica Q12 bessert innerhalb von 24 Stunden.

### 9.6.5 Augensymptome, Augenmigräne (2014)

Ende 2013 und bis Mai 2014 wird Phosphorus fortgeführt in aufsteigenden Q-Potenzen bis zur Q10, einmalig unterbrochen durch die Gabe von Rhus toxicodendron 200 wegen Rückenschmerzen, die sich durch Bewegung bessern.

**!**

Nach der mehrjährigen Behandlung ist eine „Grundruhe" in den Verlauf gekommen. Dem Patienten geht es sehr gut, es treten nur noch geringe gesundheitliche Beschwerden auf, die sich durch Zwischengabe der meist gleichen Mittelgruppen gut behandeln lassen. Wenn ein Patient die Q-Potenz aufsteigend bis zur Q30 mit gutem Verlauf einnimmt und gut verträgt, ist das ein Hinweis, dass das Mittel sehr tief und gut wirkt und lange weiter tragen wird.

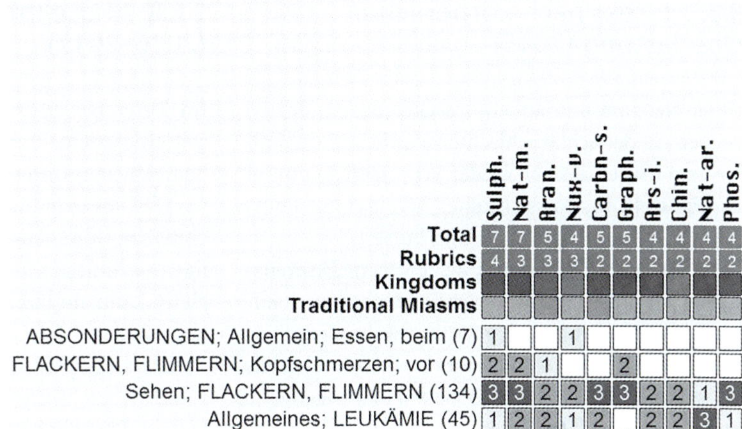

| | Sulph. | Nat-m. | Aran. | Nux-v. | Carbn-s. | Graph. | Ars-i. | Chin. | Nat-ar. | Phos. |
|---|---|---|---|---|---|---|---|---|---|---|
| **Total** | 7 | 7 | 5 | 4 | 5 | 5 | 4 | 4 | 4 | 4 |
| **Rubrics** | 4 | 3 | 3 | 3 | 2 | 2 | 2 | 2 | 2 | 2 |
| **Kingdoms** | | | | | | | | | | |
| **Traditional Miasms** | | | | | | | | | | |
| ABSONDERUNGEN; Allgemein; Essen, beim (7) | 1 | | | 1 | | | | | | |
| FLACKERN, FLIMMERN; Kopfschmerzen; vor (10) | 2 | 2 | 1 | | | 2 | | | | |
| Sehen; FLACKERN, FLIMMERN (134) | 3 | 3 | 2 | 2 | 3 | 3 | 2 | 2 | 1 | 3 |
| Allgemeines; LEUKÄMIE (45) | 1 | 2 | 2 | 1 | 2 | | 2 | 2 | 3 | 1 |

**Abb. 9.7** Repertorisation der Augensymptome und anderer charakteristischer Symptome [P328]

Im Mai 2014 kommt es zu einer „Augenmigräne" – diese Symptomatik kennt der Patient aus seiner Jugendzeit. Es ist ein **Augenflimmern,** sodass er nicht mehr richtig lesen kann. Damals folgten dem **Augenflimmern Kopfschmerzen** (➤ Abb. 9.7). Differenzialdiagnostisch ist zu Phosphorus Natrium muriaticum in Betracht zu ziehen (Sehen; Flackern, Flimmern; Kopfschmerzen; vor [10]) – die Rubrik ist eine Differenzierungsrubrik zu Phosphorus, da Phosphorus für Augenflimmern, das während der Kopfschmerzen auftritt, infrage kommt.

*Verordnung:* Da es dem Patienten insgesamt gut geht, wird bei Phosphorus verblieben, unterbrochen von zwei Gaben Nux vomica Q13–14 während eines Infekts.

Im Herbst 2014 läuft der Patient einen Halbmarathon (er bereitete sich zwei Jahre darauf vor), was ihm gut gelingt, er erhält sicherheitshalber Rhus toxicodendron Q3, um Überlastungsfolgen auch vor dem Hintergrund der früheren VZV-Infektion abzufangen. „Vor vier Jahren musste ich auf der Treppe bei meinen Eltern noch eine Pause machen."

*Verordnung:* Die „Augenmigräne" tritt immer mal wieder auf, wenn auch selten. Vor dem Hintergrund dieser Verlaufsbeobachtung der Pareeks (s. Kasten) wird Natrium muriaticum Q3 verschrieben.

**!**

Nach Alok Pareek sind bei Leukämien die Natrium-Verbindungen (Natrium muriaticum, Natrium arsenicum, Natrium sulfuricum) angezeigt, sobald es dem Patienten besser geht.

Wenn ein „Fall" gut läuft, fällt es sehr schwer, das Mittel bei gut indizierten Symptomen zu wechseln, da vor dem Hintergrund der schweren Erkrankung kein falsches Mittel gegeben werden soll. Mit der Aussage von Alok Pareek fällt die Verschreibung von Natrium muriaticum wesentlich leichter. Das Augenflimmern tritt nicht mehr auf, nachdem der Patient das Mittel Natrium muriaticum eingenommen hatte.

### 9.6.6 Impfungen

Aus Sicht der konventionellen Medizin wird empfohlen, sich nach Stammzelltransplantation wieder komplett impfen zu lassen, zunächst mit Totimpfstoffen, später mit Lebendimpfstoffen (Ljungmann et al. 2009; Weisser 2007). Der Patient möchte keine Impfung vornehmen lassen, da sich seiner Meinung nach die Impfung nach der ersten Stammzelltransplantation negativ ausgewirkt hat. Der Tetanustiter ist trotz fehlender Impfungen bei einer Kontrolle im Bereich einer aktiven Immunität.

**!**

Impfungen sind nach einer Transplantation aus schulmedizinischer Sicht klar indiziert. Der Patient entschied sich dagegen. In der Regel sollte unter Beachtung der Kontraindikationen nach einer schwerwiegenden Behandlung und Stammzelltransplantation der Impfempfehlung Folge geleistet werden, um kein Risiko einzugehen.

### 9.6.7 Infekt nach körperlicher Überlastung (2015)

Unter Natrium muriaticum bis Q6 aus dem dritten Becher (da der Schlaf schlechter wurde und sich unter dem dritten Becher wieder verbesserte), nimmt das **Frösteln** zu, das sich unter Wechsel auf Phosphorus Q13 aus dem dritten Glas bessert.

Im Februar 2015 kommt es zu einem **Hautausschlag** der linken Wade, den er von früher (vor einigen Monaten) kannte, aber nicht erwähnt hatte. Da der Hautausschlag in einer kleinen Rubrik abgebildet ist, wird Thuja M gegeben. Schlaf und allgemeine Energie bleiben darunter gut, der Ausschlag vergeht ohne weitere Maßnahme.

Unter Phosphorus Q15 tritt ein **Infekt nach körperlicher Überlastung** mit Frösteln, erhöhter Temperatur und einem allgemeinen Schwächegefühl auf – was für die Verschreibung von Rhus toxicodendron C200 als Zwischenmittel spricht. Phosphorus Q wird danach weitergegeben bis zur Q17. Da der linke Unterschenkel weiterhin geschwollen ist und sich dort ein Hautausschlag zeigt, wird Apis C200 verordnet, wodurch sich die Schwellung und der Hautausschlag bessern – Extremitäten; Hautausschläge; Unterschenkel; Wade (12).

**!**

Das Augenflimmern, früher gefolgt von Kopfschmerzen, ist eigentlich ein sicheres Ausschlusssymptom für Phosphorus. Allerdings handelt es sich um ein altes Symptom, sodass es als Heilungszeichen zu werten ist, zudem treten zunächst keine weiteren Symptome auf, die ein neues Mittel sicher indizieren.

Der Patient sagt: „Dass es mir so gut ging letztes Jahr, verdanke ich der Homöopathie." Der aktuelle Arztbrief spricht weiter von einer kompletten Remission. Wegen der anhaltenden **Augenmigräne** wird Natrium muriaticum Q7 aus dem dritten Glas aufsteigend bis zur Q14 verordnet, da die Augenmigräne aber immer wieder auftritt, wird das Mittel ab Natrium muriaticum Q13 aus fünften Becher eingenommen, das Augenflimmern tritt allerdings immer wieder unverändert auf.

### 9.6.8 Akute Infekte verschiedener Art (2016–2017)

Im Dezember 2015 kommt es zu einer **Bronchitis** mit trockenem Husten und stechendem Schmerz beim Husten. Unter Bryonia C 200, dann Phosphorus Q19 aus dem fünften Glas bessert sich die Bronchitis. Im Dezember 2015 und Januar 2016 tritt häufiger nachmittags um 17 Uhr Schüttelfrost auf. Zeitgleich kann am linken Knie ein Ausschlag beobachtet werden.

*Verordnungen:* Es wird im Januar 2016 China 200 verschrieben, worunter der Schüttelfrost nicht mehr auftritt. Phosphorus Q20 aus dem fünften Glas folgt dieser Verschreibung (Frost; nachmittags; 17 Uhr: Phosphorus [dreiwertig], China ist ebenfalls in der Rubrik aufgeführt). China ist ein wichtiges Zwischenmittel bei Leukämien und nach Stammzelltransplantationen.

Eine im April folgende **bakterielle Augenentzündung** erfordert Nux vomica C200, es werden dazu Gentamycin-Augentropfen gegeben, da keine deutliche Besserung eintritt, wird Rhus toxicodendron Q4 verordnet, darunter tritt nach 4 Tagen ein akuter Infekt mit Schüttelfrost um 17 Uhr auf mit dem Ausschlag am linken Knie, beides verschwindet nach China C200 wieder. Es ist erstaunlich, wie sowohl der Schüttelfrost als auch der Knieausschlag reproduzierbar auf China C200 verschwinden. Die Augenmigräne taucht, wenn auch selten, immer wieder mal auf.

*Verordnungen:* Natrium muriaticum Q14–16 aus dem fünften Glas wird fortgeführt. Juli 2016: Phosphorus Q21 aus dem fünften Glas, es geht ihm weiterhin sehr gut ohne Einschränkung der Lebensqualität, die GvHD besteht schon lange nicht mehr, die Leistungsfähigkeit voll da. Mit den Seheinschränkungen kann er trotzdem gut seiner Arbeit nachgehen.

Im Behandlungsjahr 2017 wurde wegen der anhaltenden Augenmigräne auf Natrium sulfuricum mit gutem Erfolg gewechselt. Der Wechsel war notwendig, da im Rahmen einer Routinekontrolle eine geringe und lokal begrenzte Retinitis auffiel.

## 9.7 Beurteilung

Der vorliegende Fall zeigt eine komplementäre homöopathische Behandlung eines Patienten mit dem Rezidiv einer Leukämie und nach zweimaliger Stammzelltransplantation mit nachfolgender GvHD. Zu Beginn der homöopathischen Anamnese erschloss sich das Grundmittel (im Sinn des konstitutionellen Mittels bzw. das Mittel, was den Patienten als Hauptmittel vor allem „tragen" wird) Phosphorus nicht sofort, wenn es auch als wichtiges Leukämiemittel führend war. Natrium muriaticum ist ebenso als Leukämiemittel in Betracht gezogen worden, zeigte sich im Verlauf jedoch erst nach mehrjähriger homöopathischer Behandlung in den indizierenden Symptomen.

Die schulmedizinische Behandlung erfolgte nach der zweiten Stammzelltransplantation fortlaufend mit Sandimmun®, aufgrund der GvHD dann mit Kortison in sehr langer Einnahme, danach ausschleichend. Die GvHD wurde zudem mit einer Fotopherese behandelt. Die GvHD ist bei dem Patienten retrospektiv klinisch als mild einzustufen, auch wenn der Verlauf langwierig war und die Kortisonmedikation und Fotopherese erforderte. Begonnen wurde mit Phosphorus, da sich jedoch schnell ein Phosphorus-Prüfungssymptom zeigte, wurde auf Arsenicum album Q3 gewechselt. Die häufigen und doch mit der Chemotherapie und Transplantation einhergehenden Medikamente erforderten Nux vomica als Q-Potenz, was das allgemeine Niveau des Patienten besserte.

Schon früh zeigten sich häufige Indikationen für die Gabe von Rhus toxicodendron, dessen Hintergrund sich nicht sofort erschloss. Es trat eine Varizelleninfektion des Auges unter laufender Immunsuppression mit nachfolgender beidseitiger Netzhautablösung auf, die zu einem starken Sehverlust führt. Natrium arsenicosum konnte die Netzhautablösung bei diesem schweren Verlauf nicht verhindern, sodass sich wiederum die Indikation für Phosphorus klar ergab.

Phosphorus konnte über viele Jahre den Patienten unterstützen, die Remission ist anhaltend und ebenso ist die GvHD der Haut aus Sicht des Onkologen überraschend gut abgeheilt. Zwischengaben von Nux vomica, Bryonia und Rhus toxicodendron konnten komplementär zu Phosphorus wirken. Infekte, auch mit Fieber, konnten mit Bryonia, Belladonna sowie Rhus toxicodendron gut behandelt werden, sodass im Grunde keine schulmedizinische Medikation erforderlich wurde.

Das Auftreten von Fieber im Rahmen eines Infektes ist als gutes prognostisches Zeichen zu sehen.

## 9.8 Materia medica und Arzneimitteldifferenzierung

### 9.8.1 Phosphorus

Phosphorus ist ein sehr wichtiges Mittel bei einer Leukämie mit den zu differenzierenden Symptomen der Blutungsneigung, schnell blauen Flecken und Petechien. Bei dem Patienten gab es bereits in der Erstanamnese durch das Symptom der retinalen Einblutung einen Hinweis auf Phosphorus. Phosphorus hat im Arzneimittelbild Flimmern und Blitze im Augenbereich, die im Zusammenhang mit einer retinalen Blutung bzw. Netzhautblutung und -ablösung stehen. Weitere mittelhinweisende Symptome waren das Verlangen nach Schokolade und Missempfindungen im Bereich der Fußsohle und Zehen.

### 9.8.2 Arsenicum album

Arsenicum album wurde dem Patienten schon sehr früh im Rahmen der HIT verabreicht, da unter Phosphorus ein Prüfungssymptom – Kribbeln der Fingerspitzen – aufgetreten war, was als Hinweis zu werten war, dass Phosphorus zum Zeitpunkt nicht das richtige Arzneimittel oder zu stark dosiert war. Arsenicum album ist neben Phosphorus eines der wichtigsten Leukämiemittel und ist ebenso angezeigt bei Anämie und Blutungen, insbesondere bei Petechien. Zudem wirkt es als Antidot zu Phosphorus, sodass eine überschießende Reaktion mit Phosphorus gestoppt werden kann.

Ein Patient, der Arsenicum album benötigt, ist sehr verfroren und hat das Verlangen nach Wärme jeglicher Art, außerdem ist er sehr gewissenhaft und besorgt um die finanzielle Situation. Als Differenzierungssymptom zu Phosphorus deckt Arsenicum album eine Thrombose im venösen System ab. Obwohl beide Arzneimittel nicht ohne Weiteres verwechselt werden können, ist es möglich, dass sie bei einer schweren Pathologie sehr eng beieinanderliegen können. Ein Differenzierungssymptom kann die Arzneimittelwahl erleichtern. Wie auch Phosphorus ist Arsenicum album angezeigt bei chemotherapiebedingter Taubheit der Füße und Fußsohlen.

### 9.8.3 Nux vomica

Nux vomica ist sowohl ein Antidot zu Phosphorus und Arsenicum album und kann außerdem als Zwischenmittel gut eingesetzt werden, um wie im Fall des Patienten die Folgen der schulmedizinischen Medikation – eine Hauptindikation für Nux vomica – abzumildern und den Fall zu klären. Zudem kam es zu mehreren Infekten, die auf Nux vomica hinwiesen. Nux vomica konnte zusamen mit Kortison beim Patienten die Haut bessern.

!

Schulmedizinische Medikamente sind kein Hindernis für den Einsatz von Homöopathika. Chemotherapie, Radiatio und immunsupprimierende Medikamente bzw. bei anderen Erkrankungen eine Immuntherapie können gut mit Q-Potenzen kombiniert werden. Die Q-Potenzen wirken trotzdem zuverlässig, zudem verbessern sie oftmals den gewünschten Effekt der schulmedizinischen Medikation und minimieren die Nebenwirkungen. Erstaunlicherweise können Q- sowie C-Potenzen durch Kaffee antidotiert werden, sodass Kaffee weggelassen werden sollte.

### 9.8.4 Rhus toxicodendron

Rhus toxicodendron ist eines der Hauptmittel nach Folgen von körperlicher sowie geistiger Überanstrengung. Das Mittel zeigte sich beim Patienten ebenso bei Infekten bereits vor dem Auftreten der Varizelleninfektion im Augenbereich – hier erfolgte der erste Einsatz des Arzneimittels. Rhus toxicodendron wäre retrospektiv sogar in häufigeren Gaben oder verkleppert angezeigt gewesen, ob damit die VZV-Infektion zu verhindern gewesen wäre, ist aufgrund der schweren Pathologie fraglich.

Rhus toxicodendron benötigt als C200 einige Tage Zeit (im Gegensatz zu einem sonst schnell wirkenden Mittel wie Belladonna), um seine Wirkung zu entfalten. Dieser Hinweis sollte den Patienten gegeben werden, damit sie ein Gefühl für die Heilungserwartung und -geschwindigkeit bekommen. Rhus toxicodendron kann auch gut als Q-Potenz gegeben werden, als C-Potenz erscheint es in der Wirkung verlässlicher.

### 9.8.5 Natrium muriaticum

Natrium muriaticum ist neben Arsenicum album und Phosphorus ein wichtiges Leukämiemittel, das sich oft erst in akuten Symptomen zeigt (Infektionen, Blutungen und andere schwere Komplikationen). Es zeigt zudem Akkommodationsstörungen, die von den Patienten bei genauem Nachfragen genau differenziert werden können. Im Fallverlauf trat das alte Natrium-muriaticum-Symptom auf – Augenflimmern vor Kopfschmerzen – ein Symptom, das als Differenzialdiagnose zu Phosphorus gilt.

Die Dres. Pareek sagen, dass die Natriumsalze angezeigt sind, sobald eine Leukämiebehandlung in eine ruhigere Phase eintritt. Dieser Hinweis half, Natrium muriaticum sicher verschreiben zu können.

### 9.8.6 Natrium arsenicosum, Natrium sulfuricum

Die Natriumsalze Natrium arsenicosum und Natrium sulfuricum sind von den Pareeks bei Leukämien noch nie verwendet worden, obwohl sie im Repertorium in der Rubrik Leukämie im dritten Grad stehen. Eigene Erfahrungen bei der Behandlung von Leukämiepatienten zeigen eine sehr gute Wirkung von z. B. Natrium arsenicosum, die bei guter Indikation teilweise über die Wirkungserwartung von Phosphorus und Arsenicum album hinausgehen. Im Fall des Patienten zeigte Natrium arsenicosum keine deutliche Besserung, da diese Phase kurz vor Ausbruch der schweren Varizelleninfektion des Auges stand, Natrium arsenicosum hat allerdings bei dieser schweren Pathologie auch nicht unbedingt seinen Wirkbereich. Der Wechsel auf Natrium sulfuricum wurde in 2017 nötig aufgrund einer lokal begrenzten Retinitis.

!

Die Pareeks geben häufig Calcium arsenicosum C30 bei Leukämie-Patienten und haben damit nach eigenen Aussagen Erfolge selbst bei schulmedizinisch unbehandelten Patienten, wie es sie in Indien aufgrund der schwierigen Situation des Gesundheitswesens häufiger gibt. Im europäischen und deutschsprachigen Raum ist eine alleinige homöopathische Behandlung einer Leukämie nicht gegeben (und schon gar nicht anzuraten), aber der Blick auf diese stützenden homöopathischen Arzneien zu erweitern.

### 9.8.7 Apis mellifica

Apis mellifica wurde wegen der Unterschenkelödeme verabreicht, die im Zusammenhang mit einem fieberhaften Infekt auftraten. Bei Ödemen, eingeschränkter Nierenfunktion und Nierenversagen ist es ein hilfreiches Mittel.

### 9.8.8 Symphytum officinale

Symphytum ist neben seiner Indikation als das „Arnica des Knochens“ das wichtigste Mittel bei Verletzungen des Auges, insbesondere der Hornhaut, es ist somit auch ein Standardmittel nach Augenoperationen. Es unterstützt den Heilungsprozess und lindert die Schmerzen schnell und zuverlässig.

### 9.8.9 Avena sativa

Avena sativa, der Hafer, wird von den Pareeks gerne als Urtinktur eingesetzt, um das Nervensystem zu unterstützen und psychische Belastungszustände zu beruhigen. Im Fall des Patienten wurde es zur Schlafregulierung gegeben. Bei wenigen Patienten wirkt es sofort, bei anderen braucht es einige Zeit, manchmal 1–2 Wochen, um seine Wirkung zu entfalten. Avena sativa sollte nur verschrieben werden, wenn die laufende Q-Potenz in der Wirkbeurteilung sicher „steht“, d. h., dass die Schlafstörungen nicht von dem Arzneimittel (oder der Dosierung) der Q-Potenz herrühren oder, sehr viel häufiger, auf ein anderes Arzneimittel verweisen.

### 9.8.10 Belladonna

Belladonna wurde beim Patienten bei akuten Infekten eingesetzt, es wirkt meist schnell und verlässlich. In der Leukämiebehandlung hat es bisher wenige Erfahrungen mit Belladonna gegeben, doch es ist als intermittierendes Mittel insbesondere bei schweren Infektionen (neben einer schulmedizinischen Therapie) oder Fieberzuständen angezeigt. Alok Pareek berichtet von einem Leukämie-Fall, bei dem sich die Tumorzellen reduzierten, nachdem er Belladonna C30 täglich über 3 Wochen gegeben hatte. Belladonna ist in der Leukämierubrik im CR 4.5 nicht enthalten.

### 9.8.11 Bryonia alba

Bryonia ist ebenso wie Belladonna ein wichtiges Akutmittel – hier bei akuten Infekten der Bronchien mit dem charakteristischen stechenden Schmerz im Bronchienbereich bzw. hinter dem Brustbein. Bryonia ist das pflanzliche Komplementärmittel zu Phosphorus und folgt auf Phosphorus sehr gut bzw. auch Phosphorus auf Bryonia.

### 9.8.12 Thuja occidentalis

Thuja erschloss sich erst spät im Behandlungsverlauf, dann auch mit einem kleinen, unscheinbaren Symptom (Hautausschlag der Wade). Beim Patienten lagen nur wenige sykotische Einflüsse vor.

### 9.8.13 China officinalis

China ist ein wichtiges Mittel bei der Leukämiebehandlung wegen des oft häufigen Blutzellverlusts bzw. „vermehrten Turnover“ der Blutzellen nach einer KMT (s. o., eigene Erfahrungen bei Leukämiepatienten). Es deckt auch die Folgen der Chemotherapie ab, die mit Flüssigkeitsverlust oder einer Anämie einhergehen. Beim Patienten verwies der wiederkehrende Schüttelfrost um 17 Uhr auf das Arzneimittel, das verlässlich wirkte.

## 9.9 Anmerkung und Kritik

Der Patient kam mit einem Rezidiv einer Leukämie nach erfolgter 2. Stammzelltransplantation in die homöopathische Behandlung. Zu Beginn der Behandlung trat eine GvHD auf, die vor allem auf die Haut beschränkt war, den Patienten aber neben den Hautläsionen wegen des Frierens auch erheblich in seiner Lebensqualität beeinträchtigte. Auf eine schulmedizinische Medikation wurde in Anbetracht der Schwere der Erkrankung nicht verzichtet und wäre auch nicht geboten, zudem liegen im europäischen Raum dazu keine verlässlichen Erfahrungen vor.

Beim Patienten zeigten sich schon früh Hinweise für Rhus toxicodendron, erst im Nachhinein erschloss sich die Pathologie einer schweren VZV-Infektion des Auges, die zum Verlust des Sehens rechts und teilweise des linken Auges führten. Die Netzhautablösung beidseits führte zur Verordnung von Phosphorus, das erst sehr viel später im Behandlungsverlauf durch Natrium muriaticum ergänzt wurde. Als altes Symptom ist das Augenflimmern als ein gutes Heilungszeichen einzuschätzen, andererseits zeigt es sich unter der homöopathischen Medikation recht unverändert. Im weiteren Behandlungsverlauf sollte es sich aber aus homöopathischer Sicht weiter reduzieren bzw. nicht mehr auftreten.

Dem Patienten geht es mittlerweile sehr gut, er lief wieder einen Halbmarathon, kann seiner Arbeit voll nachgehen, die Lebensqualität ist sehr gut.

**!**

Die Pareeks in Agra behandeln in Indien durchaus Leukämien homöopathisch bei Patienten, die z. B. keinen Zugang zu einer schulmedizinischen Therapie haben. Inwiefern die Erfolgsraten bzw. prognostischen Aussagen zu Verläufen in Indien unter einer homöopathischen Behandlung, z. B. auch durch eine nur teilweise erfolgte Diagnostik, einzuschätzen sind, ist offen, im europäischen Raum ist durch eine schulmedizinische Behandlung eine gute bis sehr gute Erfolgsrate möglich, unter komplementärer homöopathischer Behandlung können der Erfahrung nach das Ansprechen sowie die Verträglichkeit verbessert werden, sie ersetzt aber niemals die schulmedizinische Behandlung.

### LITERATUR

Büchner T, Niederwieser D, Schaich M et al. Akute myeloische Leukämie. https://www.onkopedia.com/de/onkopedia/guidelines/akute-myeloische-leukaemie-aml/@@view/html/index.html, Zugriff am 30.7.2016.

Ljungman P. et al. Vaccination of hematopoietic cell transplant recipients. Bone Marrow Transplant 2009; 44: 521–526.

Weisser M. Impfungen und Immunsuppression. Praxis 2007; 96: 457–461.

KAPITEL

# 10 Metastasiertes Pankreaskarzinom (50-jähriger Mann)

Philipp Lehrke

## 10.1 Übersicht

**ÜBERSICHT**

Im vorliegenden Fall wird eine komplementäre homöopathische Behandlung (2010–2014) eines metastasierten Pankreaskarzinoms bei einem 50-jährigen Mann dargestellt. Zum Zeitpunkt der Erstdiagnose, 3 Monate vor der Erstanamnese, gab es bereits Metastasen des Pankreaskarzinoms in der Leber. Eine schulmedizinische Therapie mit Tarceva® wurde bereits begonnen. Unter homöopathischer Behandlung mit vor allem Lycopodium und Hydrastis konnte neben der schulmedizinischen Therapie mit immer wieder einsetzender Chemotherapie, Immuntherapie sowie Bestrahlung eine teilweise Remission und sehr gute Lebensqualität über mehrere Jahre erreicht werden. Der Patient verstarb 4 Jahre nach Erstdiagnose und Beginn der homöopathischen Behandlung.

## 10.2 Schulmedizinische Aspekte – Pankreaskarzinom

Das Pankreaskarzinom ist ein sehr aggressiver und früh metastasierender Tumor. Risikofaktoren sind u. a. eine chronische Pankreatitis, Nikotinabusus, Adipositas und fettreiche Ernährung (Schulte 2013). Die Operation ist die Therapie der Wahl, allerdings bestehen ein sehr hohes Rezidivrisiko und eine nur geringe Heilungschance. Wesentliches Merkmal des Pankreaskarzinoms ist ein schlechtes Ansprechen auf verfügbare Behandlungen (Heinemann 2013). Chemotherapie und Radiatio können supportiv eingesetzt werden, ebenso Antikörper oder Tyrosinkinasehemmer. Die 5-Jahres-Überlebensrate liegt bei kurativ operierten Pankreastumoren (d. h. bei fehlendem Vorliegen von Metastasen) bei 20 % (Strobel et al. 2013). Bei metastasierten bzw. inoperablen Tumoren liegt die mittlere Überlebensdauer bei vier bis sieben Monaten, die auch mit palliativer Behandlung nicht wirklich verlängert werden kann: So beinhaltet z. B. die Kombination von Gemcitabin mit Erlotinib eine (signifikante) Verlängerung des Gesamtüberlebens auf 6,24 versus 5,91 Monate (Moore et al. 2007), die Chemotherapie mit Folfirinox auf 11,1 versus 6,8 Monate (Conroy et al. 2011), die Chemotherapie mit Gemcitabin/nab-Paclitaxel auf 8,7 Monate (Goldstein et al. 2015).

**DIAGNOSTIK UND THERAPIE**

Bei dem Patienten lagen folgende schulmedizinischen Diagnosen vor und es waren folgende Therapiemaßnahmen durchgeführt worden.

- Metastasiertes Pankreaskarzinom ED 12/2009 pT3 pN1 M1 (Leber)
- Chemotherapie mit Gemzar® und Tarceva®
- Medikation: Kreon® 25000 IE (2-2-2), Pantoprazol 20 (1-0-1), Mirtazapin 15 mg (0-0-0-1), Clexane® 40 mg s. c., Dimethicon b. B., Imodium® 2 mg (b. B. – derzeit 2–3-mal/d), Minocyclin (2-mal 100 mg/d)
- Eigenanamnese: Keuchhusten 4. und 6. Lebensjahr. Zustand nach Hepatitis A 9. Lebensjahr, Zustand nach Appendektomie, 23. Lebensjahr OSG-Fraktur links mit Operation. Meniskus OP links 2005. Rhinitis allergica. Gewicht 85 kg, Größe 1,78 m

## 10.3 Homöopathische Anamnese

**VERLAUFSPARAMETER**

Bei dem Patienten konnten folgende Parameter ausgemacht und für die Verlaufskontrolle der homöopathischen Behandlung festgelegt werden.

- Objektive körperliche Zeichen: Zahneindrücke Zunge, Durchfallfrequenz
- Verlaufsparameter:
  - Schlaf
  - Allgemeine Energie

- Häufigkeit der Durchfälle
- Imodium® – Einnahmehäufigkeit
- Kältegefühl im Bauch
- Zahneindrücke der Zunge
- Appetit (0 = sehr guter Appetit)

### 10.3.1 Tumoranamnese und Spontanbericht

Bei dem 50-jährigen Patienten wurde vor drei Monaten ein hepatisch metastasiertes Pankreaskarzinom diagnostiziert. Sechs bis acht Wochen zuvor war bei dem Patienten Durchfall aufgetreten: Der Stuhlgang erfolgte täglich zehn- bis elfmal, der Stuhl war gelblich ockerfarben, stinkend und enthielt Unverdautes. Orangensaft verschlechterte den Durchfall, der Patient war insgesamt sehr geschwächt.

Der Patient litt auch an einem innerlichen Kältegefühl im Bauchraum, das von dort zur Brust zog, dieses Kältegefühl wird durch die Chemotherapie mit Gemcitabin verstärkt. Das kürzlich zugelassene Medikament Tarceva® (Erlotinib, Tyrosinkinaseinhibitor) ruft als Nebenwirkungen sowohl Akne im Gesicht als auch Durchfall hervor, bei Blähungen kann Stuhlgang mitkommen.

Unter Gemzar® und Tarveca® hat sich der Tumor auf ein Drittel der ursprünglichen Größe reduziert, der Tumormarker ist von 1200 auf 120 gesunken. Der Stuhl ist jetzt immer noch fettig und weich. Dem Patienten wurde eigentlich prognostiziert, dass er das in wenigen Wochen bevorstehende Weihnachten 2009 nicht erleben würde.

### 10.3.2 Vorgeschichte

Der Patient musste als Vierjähriger wegen Keuchhusten sechs Monate im Krankenhaus bleiben. Als Neunjähriger erkrankte er an Hepatitis A. Operationen waren erfolgt am oberen Sprunggelenk und am Meniskus – jeweils links. Nach einer Mumpserkrankung ist Infertilität aufgetreten, durch Biopsie bestätigt. Ferner bestehen folgende Symptome: Rhinitis allergica mit Gräserallergie im Juni/Juli; einmalig Mallorca-Akne nach Sonnenexposition; Leberhämangiom; Zystitis mit Urethritis vor drei Jahren, antibiotische Behandlung; Zustand nach Neuritis vestibularis mit Drehschwindel beim Drehen vom Kopf nach links.

**Familienanamnese:** Psoriasis beim zweieiigen Zwillingsbruder. Die Schwester des Patienten ist mit 14 Jahren an einer Hirnblutung verstorben, die Mutter 75-jährig infolge eines Cor pulmonale, der Vater ist an einem Bronchialkarzinom verstorben.

### 10.3.3 Soziale Anamnese

Der Patient ist seit Kurzem in zweiter Ehe verheiratet. Er hat keine Kinder. Er ist Radiologe und als Chefarzt in einer Klinik tätig. Eine Strahlenbelastung lag in den Messungen nach eigenen Auskünften auch nach früheren durchgeführten Durchleuchtungen nicht vor.

### 10.3.4 Vegetative Anamnese

Der Patient hat verminderten Appetit und ist sehr schnell satt. Infolge der Diarrhö hat er 15 kg abgenommen (von 93 auf 78 kg), nach der Chemotherapie wiegt er wieder 85 kg. Der Urin und das Urinieren sind unauffällig.

### 10.3.5 Gelenkte Befragung

- Der Patient ist gerne in der Sonne und Wärme. Während der Anamnese ist er fröstelnder als früher.
- Er hat ein Verlangen nach kalten Getränken und hat früher schnell getrunken.
- Er mag gerne Eis essen, er liebt daran vor allem das Kalte und isst dann das Eis besonders schnell, um die Kälte zu genießen.
- Hinsichtlich seiner Nahrungsmittelvorlieben und -abneigungen lässt sich Folgendes aussagen: Er isst gerne Eier, was jetzt Durchfall verursacht. Verlangen nach Schokolade, Saures lässt Aufstoßen. Sehr gerne Gewürztes. Fettiges macht seit Kurzem Darmprobleme. Sehr gerne Salziges und Bitteres. Auf Zwiebeln bekommt er Blähungen, auf Melone und Zwiebeln muss er aufstoßen.
- Bei Kälte entwickeln sich in der Nase blutige Krusten.

- Der Patient schläft auf dem Bauch mit dem Arm unter dem Kopf.
- Die Pockenimpfung ging nicht an. Letzte Grippeimpfung 2008, nach jeder Grippeimpfung hat er mit Durchfall reagiert.
- Wachstumsschmerzen an der Wirbelsäule hatte er als 14-Jähriger.
- Die Warzen an der linken Fußsohle hat er selbst mit dem Skalpell mehrmals weggeschabt. Er hat Warzen am Handrücken rechts und Daumen rechts.
- Ein Café-au-lait-Fleck ist seit der Geburt am rechten Unterarm.
- Der Patient hat so gut wie nie Fieber gehabt, nur 2008 war eine fieberhafte Grippe aufgetreten.

### Haut

Die Akne im Gesicht ist medikamentenbedingt (Tarceva®). Im letzten Urlaub ist öfter ein Panaritium am Finger aufgetreten. Ein Großzehennagel wuchs einmalig ein und wurde entfernt.

### Psyche

- Der Patient leidet unter Flugangst, obwohl er selbst einen Flugschein hat. Als Kind hatte er Angst vor Einbrechern.
- Charakter: Er beschreibt sich als interessiert, aktiv, sehr musisch, er mag Sport und Musik gerne. Er kann auch ungeduldig oder cholerisch sein, wenn etwas nicht läuft. Laut seiner Ehefrau ist er gesellig, hilfsbereit, altruistisch, er kann auch egoistisch und nachtragend sein. Der Patient würde selbst gerne die Ungeduld und das Cholerische an sich ändern.
- Trost tut sehr gut.
- Zornig bei Unehrlichkeit.
- Das Freudigste ist die Ehe mit seiner Frau, das Traurigste der Tod der Eltern.
- Sein Mitgefühl ist unterschiedlich, je nach Person.
- Hellsichtigkeit kennt er als Déjà-vu-Gefühl, dass er eine Situation schon einmal erlebt hat.
- Er findet es schwer, sich auf Widerspruch einzulassen. Er selbst widerspricht auch gerne.
- Großer Ehrgeiz.
- Schnelles Tempo beim Essen und Arbeiten.
- Auf die „Zauberstabfrage" (➤ 2.1.2) nach den drei Wünschen antwortet er, dass er sich Gesundheit wünscht, für die Familie ein sorgenfreies Leben und mehr Ehrlichkeit unter den Menschen.
- Er hat sich psychotherapeutische Unterstützung nach der Trennung von der ersten Ehefrau geholt, auch jetzt während der Erkrankung.

### Körperliche Untersuchung

Feststellen lässt sich ein guter Ernährungs- und Allgemeinzustand, am Körperstamm und an den Armen zeigt sich Akne. An der Zunge befinden sich Zahneindrücke. Am Hinterkopf ist ein Atherom. Internistisch und neurologisch ansonsten ohne Befund.

**!**

> Der Patient wirkt während der Erstanamnese im März 2010 gefasst trotz der Diagnose, die konventionelle Therapie wurde bereits begonnen, der Patient ist sich der Diagnose und Prognose bewusst, ihm wurde prognostiziert, dass er Weihnachten 2009 nicht erleben würde.

## 10.4 Repertorisation

Die Repertorisation (➤ Abb. 10.1) erfolgte mit dem Complete Repertorium in der Version 4.5. Das Grundmittel ist nicht ganz sicher zu bestimmen, es könnte Phosphor, differenzialdiagnostisch Lycopodium sein. Wegen der Mumpserkrankung sowie des Aufstoßens auf Melone und Gurke scheint Pulsatilla als Mittel wichtig zu sein. Auffallend sind viele sykotische Symptome, die Thuja erschließen.

Stellt man die Pathologie in den Vordergrund – das hepatisch metastasierte Pankreaskarzinom, die gelb-ockerfarbenen Fettstühle, das Verlangen nach Kaltem und Eiscreme, die Wachstumsschmerzen als Jugendlicher – dann ist Phosphorus als konstitutionelles und Tumormittel führend.

Wichtige und **richtungsweisende Rubriken:**

- Abdomen; Tumoren; Leber, karzinomatös (31): Dies ist die verlässliche Rubrik für Lebermetastasen.

| | Phos. | Puls. | Sulph. | Ars. | Calc. | Nat-m. | Thuj. | Lyc. | Lach. | Sil. | Rhus-t. | Bell. |
|---|---|---|---|---|---|---|---|---|---|---|---|---|
| **Total** | 42 | 41 | 33 | 32 | 31 | 30 | 26 | 25 | 28 | 24 | 23 | 21 |
| **Rubrics** | 25 | 21 | 21 | 20 | 18 | 18 | 17 | 16 | 14 | 14 | 14 | 14 |
| **Kingdoms** | | | | | | | | | | | | |
| **Traditional Miasms** | | | | | | | | | | | | |
| Abdomen; TUMOREN; Leber, karzinomatös (31) | 1 | | 1 | 1 | | | | 1 | 1 | 1 | | 1 |
| Abdomen; PANKREASBESCHWERDEN (33) | 2 | 1 | 1 | 1 | 2 | | 1 | | | | | 1 |
| Stuhl; FETTIG; öliges Aussehen, fäkulent (8) | 2 | | | | | | 1 | | | | | |
| Stuhl; UNVERDAUT (104) | 3 | 2 | 2 | 3 | 3 | | 1 | 2 | 1 | 2 | 2 | |
| Abdomen; KÄLTEGEFÜHL (139) | 2 | 2 | 2 | 2 | 2 | 1 | | 1 | 2 | | 1 | 1 |
| Gemüt; TROST, ZUSPRUCH; amel. (12) | 2 | 3 | | 1 | | | | | | | | |
| Allgemeines; KEUCHHUSTEN, Beschwerden nach (6) | | | | | | | | | | | | |
| Maskulin; ENTZÜNDUNG; Hoden, Orchitis (86) | 1 | 3 | 1 | 2 | | 2 | 1 | 2 | | 1 | 3 | 2 |
| Gesicht; ENTZÜNDUNG; Parotis; Metastasen; Hoden, zu den (9) | | 3 | | 2 | | 1 | | | | | 1 | |
| Allgemeines; SONNE; Einwirkung; agg. oder Beschwerden durch (90) | | 3 | 1 | 2 | 1 | 3 | 1 | 1 | 3 | | 1 | 3 |
| Allgemeines; IMPFUNG; nach (36) | 1 | | 4 | 2 | | | 4 | | | 4 | 1 | 2 |
| SPEISEN und Getränke; kalte; Getränke, Wasser; Verlangen; eiskalte (12) | 2 | | | | | 1 | | | | | | |
| Allgemeines; SPEISEN und Getränke; Speiseeis; Verlangen (14) | 3 | 1 | 1 | | 2 | 1 | | | | 2 | | |
| Allgemeines; SPEISEN und Getränke; Eier; Verlangen (18) | | 2 | | | 2 | | | | | 1 | | |
| Allgemeines; SPEISEN und Getränke; Schokolade; Verlangen (23) | 3 | 1 | 1 | | 2 | 2 | | 1 | | | | |
| Allgemeines; SPEISEN und Getränke; fette und gehaltvolle Speisen; agg. (81) | 1 | 3 | 2 | 2 | 1 | 1 | 2 | 2 | | 1 | | 1 |
| SPEISEN und Getränke; Salz oder salzige Nahrung; Verlangen (59) | 3 | | 1 | | 2 | 3 | 2 | | | 1 | | |
| Allgemeines; SPEISEN und Getränke; Melonen; agg. (4) | | 1 | | 1 | | | | | | | | |
| Allgemeines; SPEISEN und Getränke; Gurken; agg. (9) | | 1 | | 1 | | 2 | | | | | 2 | |
| Nase; HAUTAUSSCHLÄGE, innen; krustig (22) | 1 | 3 | | | | | | 2 | 3 | | | |
| Extremitäten; NÄGEL; Beschwerden der; eingewachsene; Zehennägel (27) | | | 2 | | | 2 | 2 | | 3 | 3 | | |
| Extremitäten; PANARITIUM, NAGELBETTEITERUNG; Panaritium (76) | 1 | 1 | 2 | 2 | 2 | 2 | 1 | 2 | 2 | 3 | 2 | |
| Schlaf; LAGE; Arme, Hände; Kopf; unter (26) | 1 | 2 | | 1 | | | | | | | 1 | 1 |
| Extremitäten; WARZEN; Fuß; Fußsohle (14) | 1 | | 1 | | 1 | 1 | | 1 | 1 | 1 | | |
| Extremitäten; WARZEN; Hand (46) | 1 | | 3 | 1 | 3 | 2 | 3 | 2 | 2 | 1 | 2 | |
| Extremitäten; WARZEN; Hand; Handrücken (6) | | | | 1 | | | 1 | | | | | |
| Extremitäten; WARZEN; Finger; Daumen (7) | | | | | | | 1 | | 1 | | | |
| Extremitäten; VERFÄRBUNG; braun; Unterarm, umschriebene Stellen (2) | | | | | | | 1 | | | | | |
| Mund; EINDRÜCKE, KERBEN, GERIFFELT; Zunge (43) | | 1 | | 3 | 1 | | | | | | 3 | |
| Allgemeines; TUMOREN, gutartige; Lipom, Fettgeschwulst (19) | 1 | | | | 2 | | 2 | | | | | 3 |
| ALLGEMEIN; Untere Gliedmaßen; Unterschenkel; Wachstumsschmerzen (22) | 3 | | | | | | | | | | | 1 |
| Schwindel; DREHEN; Kreis; im, wie (91) | 2 | 3 | 1 | | 2 | 1 | 1 | 2 | | | 1 | 2 |
| Gemüt; FURCHT; hochgelegenen Orten, vor (18) | 1 | 1 | 1 | | 1 | 1 | | | | | | |
| Gemüt; WIDERSPRECHEN, Neigung zu (47) | 1 | | 1 | 2 | | | | 2 | 3 | | | 1 |
| Gemüt; EHRGEIZ, STREBEN, AMBITIONEN; sehr ehrgeizig (37) | 1 | 1 | 1 | 1 | 1 | 1 | | 1 | 2 | 1 | | |
| Gemüt; EILE, Hast; Neigung zu; Essen, beim (26) | | | 1 | | | | | 1 | 2 | | 2 | 1 |
| Magen; RUKTUS, RÜLPSEN, AUFSCHWULKEN; Allgemein; Essen; nach (115) | 2 | 3 | 3 | 1 | 1 | 3 | 1 | 2 | 2 | 2 | 1 | 1 |

**Abb. 10.1** Repertorisation der Erstanamnese des Patienten mit metastasiertem Pankreaskarzinom [P328]



- Abdomen; Pankreasbeschwerden (33): Es gibt keine Rubrik für ein Pankreaskarzinom. Diese Rubrik für Pankreasbeschwerden kann herangezogen werden.
- Stuhl; fettig; öliges Aussehen, fäkulent (8): Dies ist eine kleine, hochwertige und verlässliche Rubrik bei fettigem Stuhlgang. Bei einer Pankreaspathologie handelt es sich um ein pathognomonisches Symptom, die Rubrik kann trotzdem herangezogen werden.
- Stuhl; unverdaut (104): Diese Rubrik kommt infrage bei Unverdautem im Stuhl.

- Abdomen; Kältegefühl (139): Hier handelt es sich um ein auffallendes Symptom, das durch diese Rubrik abgebildet wird.
- Gemüt; Trost, Zuspruch; amel. (12): Dies ist die Rubrik, wenn bereits der kleinste Trost bessert.
- Allgemeines; Keuchhusten, Beschwerden nach (6): Diese Rubrik wird der Vollständigkeit halber ausgewählt, da der Keuchhusten langwierig verlaufen ist und einen Klinikaufenthalt notwendig machte.
- Maskulin; Entzündung; Hoden, Orchitis (86): Diese Rubrik eignet sich für eine Entzündung des Hodens im Rahmen der Mumpserkrankung – ebenso die Rubrik für andere Mumpskomplikationen – Gesicht; Entzündung; Parotis; Metastasen; Hoden, zu den (9).
- Allgemeines; Sonne; Einwirkung; agg. oder Beschwerden durch (90): Der Patient mag zwar Sonne, allerdings lag einmalig eine Mallorca-Akne vor, was auffallend ist.
- Allgemeines; Impfung; nach (36): Die Pockenimpfung ist nicht angegangen, zudem ist nach der Grippeimpfung immer Durchfall aufgetreten.
- Allgemeines; Speisen und Getränke; kalte; Getränke, Wasser; Verlangen; eiskalte (12): Diese Rubrik ist klein und verlässlich – ebenso die Rubrik: Allgemeines; Speisen und Getränke; Speiseeis; Verlangen (14). Beide Rubriken haben sich in der Praxis bewährt.
- Allgemeines; Speisen und Getränke; Eier; Verlangen (18): Die Rubrik, dass Eier Durchfall verursachen, wäre noch zu ergänzen.
- Allgemeines; Speisen und Getränke; Schokolade; Verlangen (23) und – Allgemeines; Speisen und Getränke; fette und gehaltvolle Speisen; agg. (81): In beiden Fällen handelt es sich um auffallende Nahrungsgelüste.
- Allgemeines; Speisen und Getränke; Salz oder salzige Nahrung; Verlangen (59): Die Angewohnheit des Nachsalzens reicht nicht immer aus, um diese Rubrik zu benutzen, es muss ein deutliches Salzverlangen vorhanden sein.
- Allgemeines; Speisen und Getränke; Melonen; agg. (4): Diese kleine Rubrik wird herangezogen, da zwei wichtige Polychreste, Arsenicum album und Phosphorus, aufgeführt sind. Die Rubrik Allgemeines; Speisen und Getränke; Gurken; agg. (9) wird ebenso berücksichtigt.
- Nase; Hautausschläge, innen; krustig (22) – Extremitäten; Nägel; Beschwerden der; eingewachsene; Zehennägel (27): Die Rubrik für eingewachsene Zehennägel scheint nicht vollständig zu sein, da die in der klinischen Anwendung bewährten Arzneimittel hier nicht enthalten sind.
- Extremitäten; Panaritium, Nagelbetteiterung; Panaritium (76): Das Panaritium kam nur einmalig vor, da es ein objektives Symptom ist, wird es als Rubrik mit aufgenommen.
- Schlaf; Lage; Arme, Hände; Kopf; unter (26): Diese Rubrik kennzeichnet eine auffallende Schlafposition.
- Extremitäten; Warzen; Fuß; Fußsohle (14): Diese Rubrik wird bei Fußsohlenwarzen herangezogen, ebenso folgende Rubriken – Extremitäten; Warzen; Hand (46), Extremitäten; Warzen; Hand; Handrücken (6) und Extremitäten; Warzen; Finger; Daumen (7).
- Extremitäten; Verfärbung; braun; Unterarm, umschriebene Stellen (2): Dies ist eine kleine Rubrik, die ein verlässliches Thuja-Symptom abbildet.
- Mund; Eindrücke, Kerben, geriffelt; Zunge (43): Wird bei Zahneindrücken der Zunge berücksichtigt.
- Allgemeines; Tumoren, gutartige; Lipom, Fettgeschwulst (19): Diese Lipomrubrik im Repertorium ist sehr verlässlich.
- Gliederschmerzen; Allgemein; Untere Gliedmaßen; Unterschenkel; Wachstumsschmerzen (22): Hier ist ein §-153-Symptom abgebildet, die Rubrik ist deswegen sehr wertvoll.
- Schwindel; Drehen; Kreis; im, wie (91): Dieses objektive Symptom ist ein auffallendes Symptom. Schwindelsymptome sollten immer mit aufgenommen werden.
- Gemüt; Furcht; hochgelegenen Orten, vor (18): Rubrik für Höhenangst. Obwohl das Symptom etwas im Widerspruch zu dem gemachten Flugschein steht, wird diese Rubrik herangezogen.
- Gemüt; Widersprechen, Neigung zu (47): Abgebildet wird durch diese Rubrik das Verhalten des Patienten, dass er Widerspruch erträgt, aber selbst gerne widerspricht.
- Gemüt; Ehrgeiz, Streben, Ambitionen; sehr ehrgeizig (37): Diese Rubrik wird bei auffallendem Ehrgeiz gewählt, der allerdings auch herausragend sein muss.

- Gemüt; Eile, Hast; Neigung zu; Essen, beim (26): Dies ist die führende Rubrik für hastiges Essen.
- Magen; Ruktus, Rülpsen, Aufschwulken; Allgemein; Essen; nach (115): Diese Rubrik wird bei Aufstoßen nach dem Essen herangezogen.

!

Phosphorus wird als führendes Tumormittel gewählt: Das Grundmittel könnte auch, wie aus der Repertorisation (➤ Abb. 10.1) ersichtlich, Lycopodium sein. Allerdings zeigt Phosphorus aus der klinischen Erfahrung eine große und tiefe Wirkung bei Pankreaskarzinomen. Der Patient ist Radiologe und war nach eigenen Angaben keiner erhöhten Strahlung ausgesetzt: die Prüfplakette zeigte keine bzw. kaum eine radioaktive Belastung. Anzumerken ist, dass das Pankreas als Organ sehr empfindlich auf Strahlung reagiert.

*Verordnung* (10.3.2010): Phosphorus Q3.

## 10.5 Behandlungsverlauf während der HIT (2010)

Der Patient ergänzt am Folgetag, dass er Unverdautes im Stuhl kennt, er gerne kalte Getränke mag, aber dadurch Durchfall bekommt. Er hat weiße Querstreifen am Großzehennagel (als Hinweis auf Arsenicum album).

Bereits seit Mitte 2009 und somit vor der Erstdiagnose der Erkrankung besteht das innere Kältegefühl im Bauch. Der Patient berichtet von mehrfachen hellsichtigen Träumen. Als 16-Jähriger hatte er ein Schockerlebnis, als seine gleichaltrige Freundin am Zuckerkoma verstarb. Den Schock spürte er an der Stelle, an welcher der Tumor jetzt lokalisiert ist. Diese Angabe des Patienten bestätigt u. a. das Arzneimittel Phosphorus: Es ist ein wichtiges Mittel für ein Schockerlebnis, das im oberen Bauchraum gespürt wird.

10

Nach der ersten Einnahme von Phosphorus geht es dem Patienten gut, er hat gut geschlafen, das Kältegefühl im Bauch besteht nicht mehr. Er hat Schmerzen im Bereich der Wirbelsäule, auch in dem Bereich, in dem er früher die Wachstumsschmerzen verspürt hat. In der zweiten Nacht nach der Einnahme sind die Füße im Bett so warm, dass er sie unter der Bettdecke herausstreckt. Nach einer Woche unter Phosphorus Q3 geht es dem Patienten nach wie vor gut: Kurzfristig hatte er Herzklopfen, das sich gebessert hatte durch Liegen auf der rechten und schlechter wurde durch Liegen auf der linken Seite. Nach wie vor besteht das Kältegefühl im Bauch nicht mehr, er empfindet dort sogar zum ersten Mal ein Wärmegefühl. Der Stuhl ist weniger wässrig, geformter und er hat nur noch 2–3-mal/Tag Stuhlgang. Der Patient wird nach dreizehn Tagen aus der Intensivtherapie mit Phosphorus Q4 entlassen.

!

Phosphorus scheint gut zu wirken: Konstitutionelle Phosphorus-Symptome, die zuvor bestanden haben (Wachstumsschmerzen sowie das Herzklopfen mit Verschlechterung beim Linksliegen), sind kurzfristig aufgetreten, bestehen aber nicht mehr. Unter Q-Potenzen kann solch ein Geschehen auch als minimale „Erstverschlimmerung" verstanden werden. Eine Verdünnung aus dem dritten oder fünften Becher wird nicht angeordnet, da die anderen Kernsymptome gebessert sind.

## 10.6 Behandlungsverlauf nach der HIT

### 10.6.1 Rückgang des Tumors

In den nächsten zwei Monaten (bis Mai 2010) unter Phosphorus Q5–8 entwickelt sich die Symptomatik wie folgt: Im Rahmen der nächsten Chemotherapie Ende März 2010 tritt wieder das **Kältegefühl** im Bauch auf. Der **Durchfall** nimmt kurzfristig zu. Außerdem verspürt der Patient **Herzklopfen** abends im Bett beim Liegen auf der linken Seite, er träumt von einer Explosion und von Hunden. Das Abdomen-CT ergibt: Der Tumor ist kleiner geworden, die Lebermetastase minimal geschrumpft.

*Verordnungen:* Pulsatilla C200 (18.5.2010), da er aufgrund einer Verkühlung ein **Brennen** beim **Wasserlassen** verspürt wie bei einer Prostatitis. Der Schmerz zieht auch in den Hoden und dem Genitale. Der Patient nimmt begleitend ein Antibiotikum (Ciprofloxacin) ein und reagiert darauf mit Darmkoliken, die sich bessern, sobald er sich über die Sofalehne beugt. Die Diagnostik ergibt einen **Harnstein** links, er bekommt eine Harnleiter-Schiene gelegt. Begleitend zur konventionellen Therapie werden als homöopathische Arzneimittel Colocynthis C200 und dann Cantharis C200, verordnet – Cantharis hilft gut. Unter Fortführung von Phosphorus Q8 im Juni 2010 tritt eine Ekchymose im Auge auf – ein Symptom, das der Patient von früher kennt. Die rechte Großzehe wächst etwas ein und ist entzündet. Der Appetit ist sehr gut, die Chemotherapie wird bis auf die Müdigkeit gut vertragen. Da es sich hierbei um alte Symptome handelt, wird bei Phosphorus verblieben (Phosphorus Q9).

## Lebersymptomatik

Als Zwischengaben erhält der Patient Nux vomica Q3 zum einen wegen zunehmenden Leberdrucks, zum anderen als Komplementärmittel zu Phosphorus. Er erhält auch als Zwischengabe Bryonia C200 wegen intermittierender Leberbeschwerden beim tiefen Einatmen sowie wegen der Schulterbeschwerden rechts, die als Projektion des Leberschmerzes zu sehen sind.

## Tumorprogression

Im Juli 2010, unter Phosphorus Q9–11, ist der Tumormarker auf 263 gestiegen, die Chemotherapie musste wegen des Nierensteins und Durchfalls ausgesetzt werden. In der Bildgebung zeigt sich ein **auffälliger Lymphknoten** zwischen Leber und Thoraxwand sowie ein beginnendes Infiltrat im rechten Unterlappen. Der Tumor ist kleiner geworden und die Lebermetastase ist kaum noch zu sehen.

**!**

Der Rückgang des Tumors (➤ Abb. 10.2) und der Lebermetastase (➤ Abb. 10.3) sind zunächst als positiv zu werten, allerdings bestehen anhaltende Schmerzen, außerdem ist der Tumormarker gestiegen und es ist ein auffälliger Lymphknoten zu sehen.

*Verordnungen:* Die Schmerzen unter dem rechten Rippenbogen nehmen zu. Der Patient erhält als Lebermittel Chelidonium C30 sowie Carduus marianus Urtinktur (2 × 5 Tr.) gefolgt von Bryonia C200. Vier Wochen später (August 2010) steigt der Tumormarker auf 471.

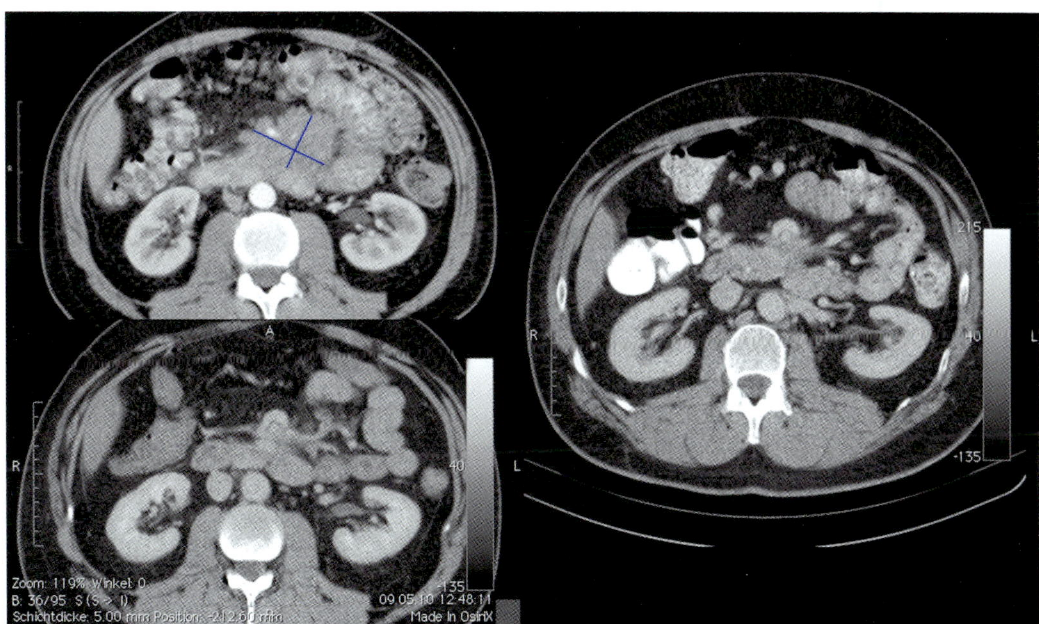


**Abb. 10.2** Pankreaskarzinom a) bei Erstdiagnose; b) Größe des Tumors 5/2010; c) aktuelle Größe 7/2010 des Tumors [T922]

10

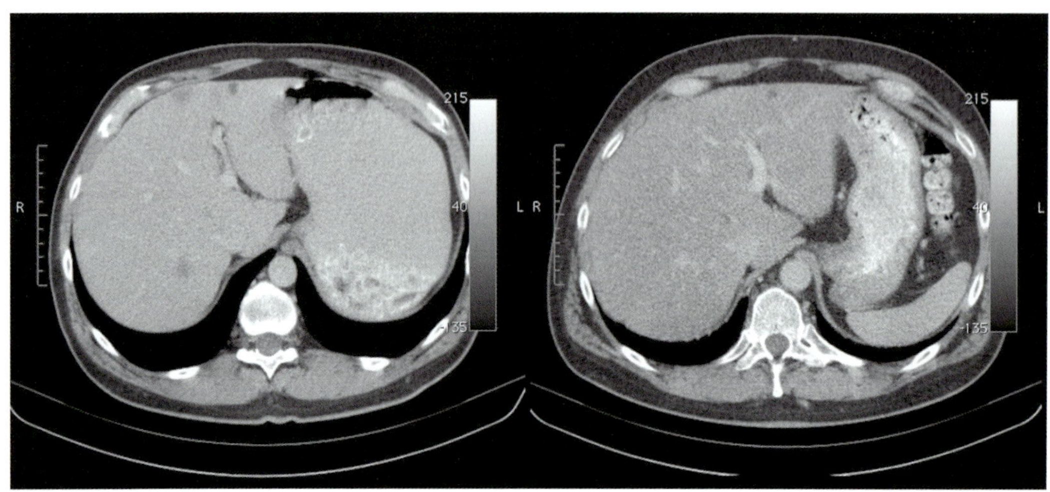


**Abb. 10.3** Lebermetastase. 1. Bild 6.12.2009 – Lebermetastase bei Erstdiagnose. 2. Bild rechts aktuell: Zu erkennen ist als kleine dunkle Zone eine Zyste, unverändert zur Voruntersuchung auf dem ersten Bild. Die Metastase liegt rechts im Leberlappen 4 subkapsulär ventral und ist der flaue Herd im ersten Bild (linkes Bild). Sie ist aktuell im rechten Bild nicht zu erkennen. [T922]

Nach Absetzen von Tarceva® aufgrund der Tumorprogression wird die Haut besser, es bessern sich ebenfalls die Entzündungen an den Extremitäten (Großzehe, Finger). Die Bildgebung zeigt eine kleinknotige **Peritonealkarzinose** und einen **Aszites.**
*Verordnungen:* Der Patient nimmt am 13.9.2010 als Zwischengabe Thuja C200 ein, da Phosphorus nicht mehr weiter bessert, wobei auch die Chemotherapie, ablesbar an der Zunahme der Tumormarker, nicht mehr zu wirken scheint. Thuja soll als Zwischenmittel die Wirkung von Phosphorus verbessern. Als Medikation der konventionellen Medizin wird die Chemotherapie Folfirinox mit einer Dosis von 75 %, dann im Verlauf 100 % verordnet. Die Schmerzen bessern sich etwas, allerdings ist der Tumor unter der konventionellen Therapie und Phosphorus größer geworden, deshalb wird nach der Zwischengabe von Thuja das Arzneimittel gewechselt und Lycopodium Q3–4 verordnet. Der Patient erwähnt selbst, dass er Durchfall bekomme, sobald er Bier trinke. Unter Lycopodium verträgt er Bier dieses Mal auf dem Oktoberfest erstaunlich gut.

10

Die Chemotherapie wird allerdings nicht gut vertragen, es entwickelt sich eine **Polyneuropathie** an den **Extremitäten.** Lycopodium wird bis November 2010 zur Q9 fortgeführt, die Chemo schlägt an, die Schmerzen unter dem rechten Rippenbogen werden weniger, der Patient unternimmt eine längere Wanderung. Der **Tumormarker sinkt** im November 2010 auf 320 kU/l (Vorwert 23.8.2010 bei 471 kU/l). Anzumerken ist, dass die Zahneindrücke, die beim Patienten bestehen – im Arzneimittelbild von Lycopodium nicht vorkommen.

**!**

Unter der kontinuierlichen homöopathischen Behandlung werden objektive Symptome des Patienten, die im Arzneimittelbild des laufenden Arzneimittels nicht genannt sind, immer wieder überprüft, um weitere infrage kommende Arzneimittel in Betracht zu ziehen.

## Obstipation, Hämorrhoiden

Nach dem Mittelwechsel auf Lycopodium (25.11.2010) treten starke Blähungen auf und der Patient hat nächtlichen Stuhlgang. Nach der Chemotherapie litt der Patient an **Verstopfung** und blutenden **Hämorrhoiden.**
*Verordnung:* Diese Symptome sprechen für Hydrastis (➤ Abb. 10.4), mit dessen Einnahme der Patient eine Woche später (2.12.2010) als Q3 beginnt. Hydrastis ist eines der wichtigsten homöopathischen Arzneimittel für Pankreaskarzinome und zeigt im Arzneimittelbild im Gegensatz zu Lycopodium die Zahneindrücke der Zunge als hochwertiges Symptom. Der Arzneimittelwechsel ist erforderlich, da die Symptome der Verstopfung und blutenden Hämorrhoiden auffallend sind, selbst wenn sie unter Chemotherapie entstehen.

| | Hydr. | Ars. | Chel. | Sep. | Sulph. | Bor. | Sil. | Coll. | Merc. | Nux-v. |
|---|---|---|---|---|---|---|---|---|---|---|
| **Total** | 5 | 7 | 5 | 5 | 5 | 4 | 3 | 5 | 5 | 5 |
| **Rubrics** | 4 | 3 | 3 | 3 | 3 | 3 | 3 | 2 | 2 | 2 |
| **Kingdoms** | | | | | | | | | | |
| **Traditional Miasms** | | | | | | | | | | |
| Mund; EINDRÜCKE, KERBEN, GERIFFELT; Zunge (43) | 2 | 3 | 3 | 2 | | 1 | | | 3 | |
| Rektum; HÄMORRHOIDEN; Obstipation; mit (15) | 1 | | | | 1 | | 1 | 2 | | 2 |
| Rektum; HÄMORRHAGIE; Anus, aus dem (184) | 1 | 3 | 1 | 2 | 3 | 2 | 1 | 3 | 2 | 3 |
| Abdomen; TUMOREN; Leber, karzinomatös (31) | 1 | 1 | 1 | 1 | 1 | 1 | 1 | | | |

**Abb. 10.4** Repertorisation der Symptome der Verstopfung, der blutenden Hämorrhoiden und anderer charakteristischer Symptome [P328]

## 10.6.2 Tumormarker im Normbereich (2011)

### Nierenkolik

Im Januar 2011, unter Hydrastis Q4–5, tritt erneut eine **Nierenkolik** auf, dieses Mal rechts. Die Bildgebung zeigt ein kleines Konkrement – allerdings lassen sich keinerlei Anzeichen für eine Peritonealkarzinose und Lebermetastasen finden. Zudem ist der Tumor so klein wie nie zuvor, der **Aszites** und die epikardialen Lymphknoten sind auch kleiner geworden, der Tumormarker ist von 300 auf 94,8 gefallen. Lycopodium wäre bei der rechtsseitigen Nierenkolik indiziert, zumal sich auch ein salziges Sputum als Hinweis für Lycopodium nach der Chemo entwickelt hat, da der Tumor aber kleiner geworden ist, wird Hydrastis weiter verabreicht, inzwischen als Q6–7.

Im Februar 2011 zeigt sich ein **Analabszess,** an dem der Patient operiert werden muss. Ende Februar wird deswegen auf Lycopodium Q10–11 gewechselt. Obwohl Lycopodium im Repertorium nicht in der Rubrik „Analabszess" aufgeführt ist, muss der Mittelwechsel vollzogen werden, da es unter Hydrastis zum Analabszess kam. Zur Unterstützung der Abheilung des Abszesses, der differenzialdiagnostisch eine Fistel sein könnte (eine Fistel ist wiederum von Lycopodium gedeckt), wird täglich Myristica D3 in Ergänzung zu Lycopodium verordnet (bei gleichzeitiger Gabe einer Tiefpotenz wird sie morgens gegeben, die Q-Potenz wie sonst auch abends).

### Serologische Vollremission

April 2011: Die **Polyneuropathie** nimmt unter der Chemotherapie zu. Der Tumormarker CA 19-9 ist

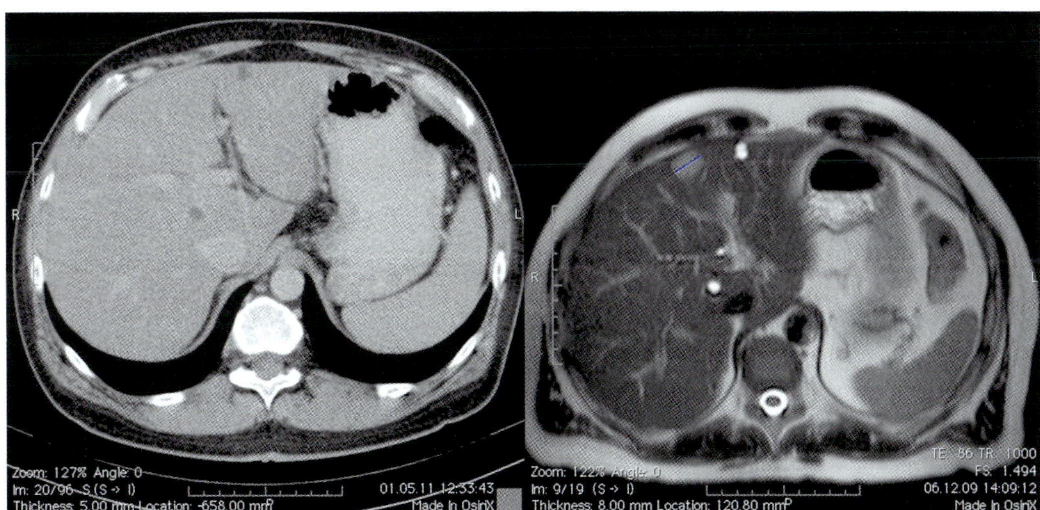


**Abb. 10.5** Die Lebermetastase ist nicht mehr nachweisbar. Links das aktuelle Bild (1.5.2011), rechts die Lebermetastase bei Erstdiagnose am 6.12.2009. [T922]

bei 26 kU/l (Norm <37), damit ist eine **serologische Vollremission** (➤ Abb. 10.5, ➤ Abb. 10.6) erreicht, die somit unter Lycopodium und Hydrastis zusammen mit der Chemotherapie unerwarteterweise erreicht werden konnte.

*Verordnung:* Lycopodium Q13–14.

Die Polyneuropathie nimmt zu. Im Mai 2011 kommt es zu Artikulationsschwierigkeiten, zudem kann der Patient seinen Kiefer schwer öffnen, die **Feinmotorik** ist etwas **beeinträchtigt,** z. B. beim Zuknöpfen des Hemdes, er geht vornübergebeugt und **bewegt** sich etwas **steif.** Er erhält wegen der ausgeprägten **Polyneuropathiesymptomatik** (➤ Abb. 10.7) Phosphorus Q14, das allerdings keine Wirkung zeigt.

Weiterhin bestehen Analbeschwerden, die sich dieses Mal als Fistel bestätigen: Die **Fistel** wird operiert. Die Chemotherapie wird mit Folfiri 75 % und Oxaliplatin 50 % fortgesetzt. Die **Leberwerte,** insbesondere die GGT, steigen von 180 auf 240 kU/l, der Patient erhält als Einmalgabe wegen der Leberaffektionen Nux vomica C200. Da Hydrastis weiterhin das homöopathische passende Tumormittel ist (unter der laufenden Chemotherapie können die Leberwerte steigen) und Phosphorus nur intermittierend die Polyneuropathie abfangen sollte, wird Hydrastis Q9–12 weiter verabreicht.

## 10.6.3 Akute Diarrhö – symptomatische Zwischenmittel

Am 18.7.2011 tritt infolge des Verzehrs von verdorbenem Käse um 22–23 Uhr **Fieber** auf mit Schüttel-

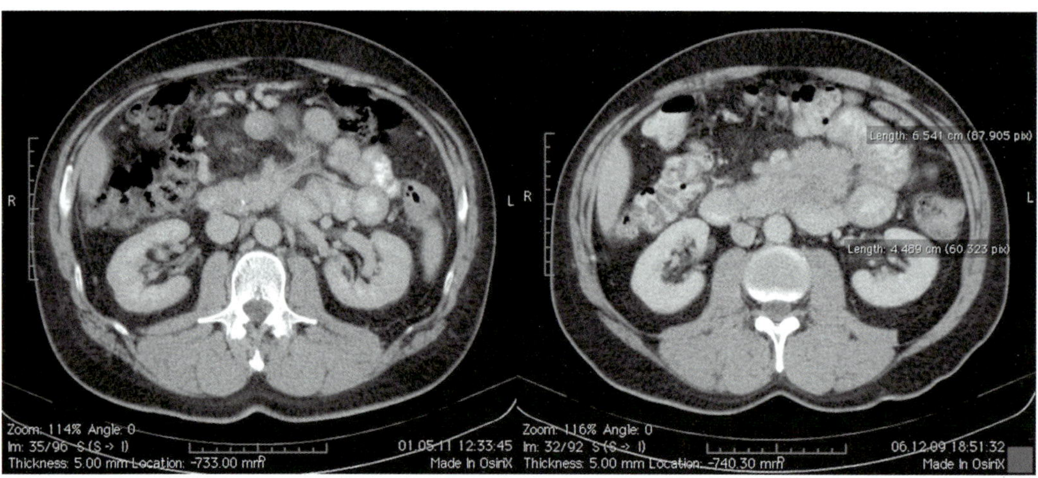


**Abb. 10.6** Der Tumor selbst ist deutlich geschrumpft, links aktuell, kaum messbar, weil er die Mesenterialwurzel rafft, und rechts der Originalbefund bei Diagnosestellung am 6.12.2009. Damit korreliert die Serologie mit der noch sichtbaren Morphologie. [T922]

| | Phos. | Rhus-t. | Caust. | Lach. | Apis | Calc. | Graph. | Lyc. | Carbn-s. | Nux-v. |
|---|---|---|---|---|---|---|---|---|---|---|
| **Total** | 8 | 8 | 7 | 6 | 4 | 4 | 4 | 4 | 3 | 5 |
| **Rubrics** | 4 | 4 | 3 | 3 | 3 | 3 | 3 | 3 | 3 | 2 |
| **Kingdoms** | | | | | | | | | | |
| **Traditional Miasms** | | | | | | | | | | |
| TAUBHEITSGEFÜHL, Empfindungslosigkeit; Finger; Fingerspitzen (41) | 3 | 1 | 2 | 2 | 2 | | 1 | 1 | 1 | |
| Extremitäten; ATAXIE (99) | 2 | 1 | 2 | 2 | 1 | 2 | 2 | 1 | 1 | 2 |
| Extremitäten; STEIFHEIT; bewegen; Beginn, zu (10) | 2 | 3 | | | | 1 | | 2 | | |
| Gesicht; STEIFHEIT; Unterkiefer (67) | 1 | 3 | 3 | 2 | 1 | 1 | 1 | | 1 | 3 |

**Abb. 10.7** Repertorisation der Symptome der Polyneuropathie [P328]

frost, Darmkrämpfen und Diarrhö. Im Bauch verspürt der Patient Hitze, er bekommt als Akutmittel Arsenicum album C200 als Einzelgabe. Als Antibiotika nimmer er Ciprobay® und Clarithromycin ein, bei späteren **antibiotikaassoziierten Durchfällen** Arsenicum album Q3.

Unter der Diarrhö öffnet sich die **Fistel** wieder und wird operiert. Für die Fistel erhält der Patient erneut Myristica D3 täglich, da es klinisch zuvor unter Lycopodium besser ging, wird Lycopodium Q14–16 verordnet, der Tumormarker ist nur knapp über dem Normbereich und geht in der Kontrolle in den Normbereich. Der Patient sagt: „Ich sehe das als ein Wunder, dass der Tumor so zurückgegangen ist."

Die **Polyneuropathie** besteht immer noch. Außerdem hat der Patient zähen bronchialen Schleim, der sich wie Gummi zieht. Die Zahneindrücke lassen sich immer noch beobachten. Hier handelt es sich um hochwertige Hydrastis-Symptome. Der Patient kann seiner ärztlichen Tätigkeit nachgehen und reisen, was er sehr genießt.

Unter Irinotecan, als Teil der Chemotherapie Folfirinox, bekommt der Patient zum ersten Mal eine **Urtikaria,** die begleitend mit Belladonna und Rhus toxicodendron neben der schulmedizinischen Medikation behandelt wird. Der Tumormarker steigt leicht von 37 auf 45,8 kU/l an (N<37), weswegen wieder auf Hydrastis Q12 gewechselt wird. Wegen des Anstiegs der Tumormarker entscheidet sich der Patient für eine Bestrahlung des Pankreaskarzinoms, die Ende Oktober 2011 beginnt, begleitend mit 5-Fluoruracil als Dauerinfusion für fünf Tage.

**!**

Zur Bestrahlungsbegleitung erhält der Patient Radium bromatum C30, ein Globulus alle drei Tage, an den anderen beiden Tagen nimmt er die Q-Potenz ein, Hydrastis Q13–15.

### 10.6.4 Carcinosinum

Von einem „Heiler" wird dem Patienten die Einnahme von Carcinosinum C1000 (zweimal pro Woche) empfohlen. Der Patient fragt bei mir nach, ob er das Mittel einnehmen kann, doch ich rate ihm ab und er hält sich daran.

**!**

Eine Einnahme von Carcinosinum während einer aktiven Krebserkrankung ist sehr kritisch zu sehen, da das Krebsgeschehen dadurch negativ beeinflusst werden kann. Wir (Lehrke und Wurster) sehen immer wieder negative Wirkungen von Carcinosinum (von anderen Homöopathen verschrieben) auf das Tumorgeschehen und raten von der Einnahme von Carcinosinum bei aktiven Krebserkrankungen ab. Besonders kritisch zu sehen sind standardmäßige, nicht individualisierte und häufige Verschreibungen von Carcinosinum.
Carcinosinum hat aber durchaus seinen Stellenwert, wenn es aufgrund individueller Symptome ausgewählt wurde (bezogen auf Carcinosinum [Foubister], die anderen direkt aus anderem Tumorgewebe hergestellten Arzneimittel von Carcinosinum haben sich nach den Pareeks nicht bewährt).

November bis Dezember 2011: Dem Patienten geht es sehr gut, er verträgt die Radiatio mit Radium bromatum gut und wird Ende Dezember erneut an der Fistel operiert, er bekommt postoperativ Arnica C200.

### 10.6.5 Myelosuppression unter Chemotherapie (2012)

Am 2.1.2012 ist der Tumormarker bei 45 kU/l. Beim tiefen Einatmen hat der Patient Schmerzen im Bereich des rechten Rippenbogens, es ist eine Art Muskelkater. Der Patient erhält Lycopodium Q19–20 und, um die Wirkung von Hydrastis zu erhalten, begleitend Hydrastis D12 2× täglich.

Der Tumormarker steigt auf 50. Dem Patienten werden deswegen als neue Chemotherapeutika nab-Paclitaxel und Gemzar® verabreicht. Im Februar 2012 leidet er an folgenden Symptomen: **Fieber** nachmittags, roter Kopf, Stechen im Xiphoidbereich, ferner zeigt sich, dass **Bier** wieder seinen Zustand verschlechtert, der Patient von **wilden Tieren träumt,** ein **Druckgefühl** auf der Brust beim **Gähnen** besteht. Die Fistel verheilt nur langsam, **Fettiges** tut nicht **gut,** was zu Sulfur Q3–5 führt (➤ Abb. 10.8).

Die Blutwerte werden schlechter, die Fistel verheilt nicht, dem Patienten geht es allgemein nicht gut: Am 15.3.2012 wird Thuja C200 gegeben, da es stagniert, die Chemotherapie muss aufgrund der Myelosuppression auf 60 % reduziert werden. Thuja

| | Sulph. | Lyc. | Nux-v. | Bry. | Sil. | Puls. | Phos. | Bell. |
|---|---|---|---|---|---|---|---|---|
| **Total** | 18 | 15 | 10 | 11 | 11 | 12 | 10 | 9 |
| **Rubrics** | 10 | 8 | 7 | 6 | 6 | 5 | 5 | 5 |
| **Kingdoms** | | | | | | | | |
| **Traditional Miasms** | | | | | | | | |
| Gesicht; VERFÄRBUNG; rot; Flecke (69) | 3 | 2 | 1 | 2 | 2 | | 3 | 3 |
| Fieber, Hitze; NACHMITTAGS (127) | 1 | 2 | 1 | 2 | 2 | 3 | 3 | 3 |
| Allgemeines; SPEISEN und Getränke; Brot; agg. (46) | 2 | 2 | 2 | 3 | | 3 | 1 | |
| Brust; SCHMERZEN; Stechen; Sternum; Schwertfortsatz (2) | 1 | | | | | | | |
| Allgemeines; SPEISEN und Getränke; Bier; agg. (50) | 2 | 2 | 3 | 2 | 2 | 2 | | 1 |
| Rektum; DIARRHÖ; Bier; nach (9) | 3 | 2 | | | | | | |
| Gemüt; TRÄUME; Tiere; wilde (6) | 1 | 1 | 1 | | 1 | | | |
| Brust; BEKLEMMUNG; Gähnen; agg. (1) | 1 | | | | | | | |
| Rektum; FISTEL (51) | 2 | 2 | 1 | 1 | 3 | 1 | 2 | 1 |
| SPEISEN und Getränke; fette und gehaltvolle Speisen; agg. (81) | 2 | 2 | 1 | 1 | 1 | 3 | 1 | 1 |

**Abb. 10.8** Repertorisation der Fiebersymptome und anderer charakteristischer Symptome [P328]

| | Thuj. | Sil. | Calc. | Sulph. | Graph. | Bell. | Caust. | Lyc. | Nit-ac. | Berb. |
|---|---|---|---|---|---|---|---|---|---|---|
| **Total** | 10 | 11 | 10 | 9 | 8 | 7 | 8 | 8 | 8 | 7 |
| **Rubrics** | 7 | 5 | 5 | 5 | 5 | 5 | 4 | 4 | 4 | 4 |
| **Kingdoms** | | | | | | | | | | |
| **Traditional Miasms** | | | | | | | | | | |
| Allgemeines; SPEISEN und Getränke; Bier; agg. (50) | 1 | 2 | | 2 | | 1 | | 2 | | |
| Rektum; FISTEL (51) | 2 | 3 | 3 | 2 | 2 | 1 | 3 | 2 | 3 | 3 |
| SPEISEN und Getränke; fette und gehaltvolle Speisen; agg. (81) | 2 | 1 | 1 | 2 | 3 | 1 | 2 | 2 | 2 | |
| Rektum; FISTEL; Juckreiz, mit (1) | | | | | | | | | | 1 |
| VERFÄRBUNG; braun; Unterarm, umschriebene Stellen (2) | 1 | | | | | | | | | |
| Allgemeines; TUMOREN, gutartige; Lipom, Fettgeschwulst (19) | 2 | | 2 | | 1 | 3 | | | | |
| Allgemeines; FISTELN (84) | 1 | 3 | 3 | 2 | 1 | 1 | 2 | 2 | 2 | 2 |
| Allgemeines; FISTELN; Operation, nach (10) | 1 | 2 | 1 | 1 | 1 | | 1 | | 1 | 1 |

**Abb. 10.9** Repertorisation der Symptome der Fistel und anderer charakteristischer Symptome [P328]

10

als Zwischengabe soll die Wirkung von Sulfur als Q-Potenz weiter ermöglichen.

Unter Sulfur Q5 bekommt der Patient Herzklopfen nach dem Genuss von Alkohol – ein neues Symptom. *Verordnung*: Nux vomica Q4–5. Das erste Mal ist der Tumormarker im Mai 2012 mit begleitender Gabe von Sulfur und Zwischengaben von Nux vomica wieder auf 26,9 gesunken. Sulfur wird ab der Q6 aufsteigend. Da die Chemo bei einem niedrigen Hb von 8,5 g/dl Knöchelödeme verursacht, erhält der Patient als Zwischengabe China C200, wodurch mit Hochlegen der Beine die Ödeme verschwinden.

Mai 2012: Unter Sulfur Q7 werden die Schmerzen in der Rima ani stärker: Die **Fistel** heilt nicht wirklich. Die Repertorisation der aktuellen Symptome (➤ Abb. 10.9) ergibt Thuja, das als Q3 verordnet wird. Im Mittelpunkt der Repertorisation steht die **Fistelsymptomatik sykotischer Genese.**

Im Juli, unter Thuja Q4, wird die Fistel operiert, Staphisagria C200 wird postoperativ gegeben, die postoperativen Schmerzen sind sehr gering, er kann schon am 1. postoperativen Tag wieder sitzen. Unter Thuja Q4 kommen alte Pickel im Brust- und Hals-/Armbereich wieder, die er als Jugendlicher schon einmal hatte, es sind fast schon Milien (Milien sind nach Künzli ein Symptom für: Conium, Lycopodium, Sulfur). Inwiefern Thuja geholfen hat, lässt sich nicht sicher feststellen, auch wenn die Symptome deutlich darauf hinwiesen, wie der weitere Verlauf zeigt.

### 10.6.6 Fortschreitende Pathologie

#### Tumormarkeranstieg in der Chemotherapiepause

Im August 2012 ist der Tumormarker auf 248 gestiegen, drei Monate zuvor (30.4.2012) lag er bei 25. Während dieser drei Monate hatte der Patient eine dreimonatige Chemopause eingelegt. Da der Tumormarkerabfall vorher unter Sulfur erzielt wurde, wird Sulfur wieder als Q8 verordnet: Die Bildgebung zeigt ein Tumorwachstum (➤ Abb. 10.10) im ehemaligen Bestrahlungsgebiet und einen minimalen Aszites. Trotz aller Schwierigkeiten geht es dem Patienten sehr gut, er kann arbeiten, er hat eine gute Lebensqualität.

*Verordnung:* Unter der Zusammenschau der Symptome – **rektale Fistel,** mehrmalige Operationen der **Fistel** und in der Bildgebung ein **Infiltrat in der Lunge** – erhält der Patient Calcium phosphoricum Q3–5.

September 2012: Starker Durchfall mit Fieber tritt nach einem Urlaub in Mallorca auf. Bryonia C200 als Einzelgabe hilft zügig, das Fieber sinkt, auch die Durchfälle sistieren bis zum nachfolgenden homöopathischen Arzneimittel Sulfur Q9. Der Patient erhält wieder Folfirinox in einer Dosierung von 75 %. Er äußert zum ersten Mal, dass er Angst vor dem Tumor hat: „Der Tumor bedroht mich."

#### Tumor- und Schmerzzunahme

*Verordnung:* Der Patient bekommt Arsenicum album Q3 aufgrund folgender Symptome: bohrende **Rückenschmerzen, Bandgefühl um den Bauch, Angst vor dem Tumor, Verlangen nach warmen Getränken, Kältegefühl im Bauch:** Das Kältegefühl vergeht überraschend schnell, die Rückenschmerzen bestehen nicht mehr, der Patient kann das Oktoberfest genießen. Die **Polyneuropathie** (PNP), die im September 2010 erstmalig aufgetreten war, ist etwas weniger stark ausgeprägt.

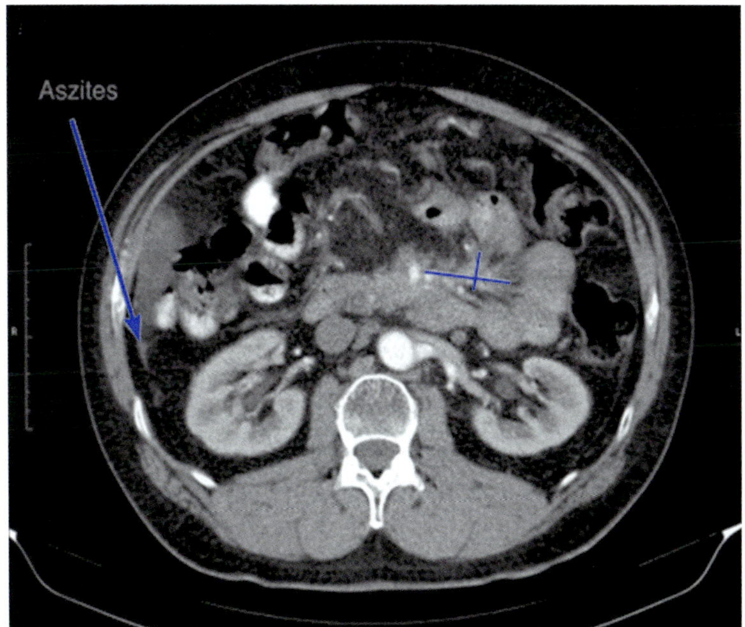


**Abb. 10.10** Tumorwachstum im ehemaligen Bestrahlungsgebiet [T922]

10

*Verordnungen:* Der Patient nimmt weiterhin Arsenicum album bis zur Q5 im Oktober 2012 ein. Am 31.10.2012 ist der Tumormarker bei 1850. Die Therapieoptionen der konventionellen Medizin sind nahezu ausgeschöpft. Der Patient erhält Hydrastis zunächst als Einmalgabe C30, dann als Q16–18. Er sagt von sich aus, dass es ihm mit diesem Mittel besser geht als mit Arsenicum album. Er beginnt eine neue Chemo mit Gemzar®, Tarceva® und Erivedge®. Die Stimmung ist trotzdem recht gut.

## Rückgang des Tumormarkers

Im Dezember 2012 hat der Patient eine starke Erkältung, das Fieber hat am Nachmittag begonnen: Zudem bestehen ziehende Gliederschmerzen, Schüttelfrost, kalte Hände und gelber Auswurf.
*Verordnung:* Obwohl die Symptome zu Lycopodium führen, wird das Hauptmittel Hydrastis bis zur Q26 beibehalten. Im Januar 2013 kommt die gute Nachricht: der Tumormarker fällt von 1800 auf 688,6. Der Patient genießt seine Urlaube und kann arbeiten, die Lebensqualität ist gut.

## Ansteigende Tumormarker und Tumorkomplikationen (2013–2014)

Im März 2013 steigt der Tumormarker wieder auf 1875, als Komplementärmittel für Hydrastis wird Lycopodium Q21–24 verändert, ergänzt von Chelidonium D6 (dreimal täglich) bei Leberbeschwerden, die zum Rücken ausstrahlen und sich durch Strecken bessern. Der Patient beginnt eine Therapie mit Teysuno®.

Mai 2013: Der Tumormarker steigt auf 2600. *Verordnungen:* Der Patient leidet unter Tumorschmerzen, die in den Rücken ausstrahlen, und erhält neben Hydrastis C30 täglich wegen der Schmerzen für zwei Tage Bryonia C200 täglich verkleppert. Die Schmerzen vergehen, Hydrastis C30 täglich wird fortgeführt. Er beginnt eine Chemotherapie mit Taxol „weekly", erwartet wird ein Ansprechen von ca. 20 %. Unter Hydrastis C30 in weiterer täglicher Einnahme nehmen die Rückenschmerzen ab.

**!** Die Tumormarker sind ein verlässlicher Indikator auch für die homöopathische Mittelgabe: Sie sind immer in einer tabellarischen Übersicht neben den homöopathischen Mitteln aufzuführen, um die Mittelwirkungen besser beurteilen zu können. Im tabellarischen Fallverlauf zeigt sich, dass die wechselweise Gabe von Hydrastis und Lycopodium immer wieder eine gute Wirkung hatte. Auch die Gabe von Hydrastis C30 tat gut, Phosphorus wirkte langfristig nicht überzeugend, unter Arsenicum album nahmen die Schmerzen ab, aber der Tumormarker stieg.

Juni 2013: die Tumorschmerzen sind vergangen, die Beschwerden der **Polyneuropathie** haben etwas zugenommen, sie sind als Nebenwirkungen der Chemotherapie allerdings geringer als unter der Therapie mit Folfirinox.
*Verordnungen:* Intermittierend tritt ein stechender Schmerz unter dem rechten Rippenbogen auf (der zur Verschreibung von Bryonia C200 führt). In seinem Urlaub tritt ein Infekt mit Fieber und starken Gliederschmerzen auf. Trotz Antibiose mit Avalox® vergeht das Fieber nicht. Zudem besteht eine **Hitze** über dem **Tumorgebiet** im Epigastrium, das Phosphorus/Thuja indiziert, da nur Nux vomica zugegen ist, nimmt der Patient Nux vomica C200, da das Fieber als Symptom auch bei Anstrengung ansteigt.

Nach seinem Urlaub wird mit Phosphorus Q15–17 fortgefahren, zusammen mit Hydrastis D12 täglich. Phosphorus ist indiziert, da der Patient ein auffallendes Hitzegefühl im Epigastrium verspürt, zudem hat er eine heisere Stimme, weißlichen Auswurf und blutige Krusten in der Nase. Der Tumormarker steigt im Juli 2013 auf 2900 an. Mittlerweile erfolgte die Umstellung auf Paclitaxel. Der Patient beginnt die Tumortherapie mit Nimotuzumab. Er arbeitet weiterhin in der Klinik.

## Tumorprogression – Tumoreinbruch in das Duodenum

Ab August 2013 geht es dem Patienten deutlich schlechter. Der Tumor ist in das Duodenum eingebrochen und **stenosiert** den **Darm** in der Pars horizontalis (➤ Abb. 10.11).

*Verordnungen:* Der Patient erhält neben Staphisagria C200 X-Ray C30 aufgrund der Stenose im Be-

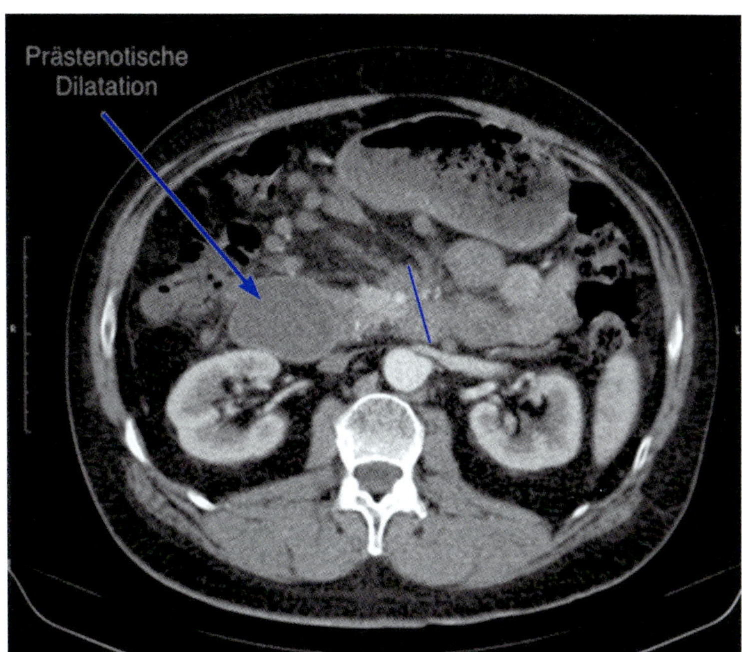


**Abb. 10.11** Tumorwachstum mit Einbruch in das Duodenum und prästenotische Dilatation [T922]

strahlungsbereich. Die notfallmäßige Operation (Gastroenterostomie mit Y-Roux-Anastomose) gelingt. Postoperativ ist der Darm wie paralysiert. Unter Opium 200 geht es dem Patienten etwas besser, doch es tritt eine Entzündung im Flankenbereich auf. Wie sich herausstellt, handelt es sich um ein infiziertes Hämatom. Er erhält Avalox® und Bryonia C200 verkleppert, darunter geht es schnell besser. Die homöopathische Therapie wird begleitend mit Phosphor Q17 und Hydrastis D12 täglich fortgesetzt, um eine optimale, organbezogene Wirkung zu erreichen.

## Tumorbedingter Subileus

Im August 2013 entwickelt sich erneut ein tumorbedingter Subileus und der Patient muss im Nahtbereich operiert werden. Anfang September 2013 hat der Tumor die Mesenterialwurzel ummauert, sodass Magen/Darm in der Funktion beeinträchtigt werden – es kommt zu starkem Erbrechen und andauernder Übelkeit.

*Verordnungen:* Es wird Opium C200 alle vier Stunden verkleppert gegeben, der Patient erhält einen Stent. Erneut wird eine Chemo mit nab-Paclitaxel begonnen. Der Tumormarker steigt auf 4900. Wegen des rezidivierenden Ileus und kalten Schweißes ist Carbo vegetabilis Q3 angezeigt. Bis Oktober 2013 kann der Patient wieder essen und nimmt zwei Kilogramm an Gewicht zu. Mit der Chemo tritt eine Heiserkeit auf, die Schmerzen nehmen um den 14.10.2013 deutlich zu. Er erhält Morphine als Fentanylpflaster. Unter Nux vomica C200 als Einzelgabe und Arsenicum album Q6 bis November 2013 folgt keine deutliche Besserung.

Der **Aszites** nimmt deutlich zu. Der Patient trinkt und isst nichts mehr.

*Verordnungen:* Der Patient erhält eine Pipac (Pressurized Intra Peritoneal Aerosol Chemotherapy) mit Cisplatin und Doxorubicin, begleitet von Arsenicum album C200 verkleppert täglich sowie Staphisagria C200. Die Situation bleibt schwierig, es kommt immer wieder zum Erbrechen, Hydrastis Q3 hilft nicht, er erhält Haldol® als Antiemetikum, trotzdem kommt es unter Haldol® (!) zu Stimmenhören und Halluzinationen. Es wird Belladonna C200 zunächst verkleppert, dann als Q3 verordnet. Im Januar 2014 fällt er in ein hyperglykämisches Koma, das intensivmedizinisch behandelt wird. Er bekommt eine Sepsis und steigende Cholestaseparameter. Er verstirbt schließlich im Februar 2014.

!

Der Patient hatte lange trotz Chemotherapie mit der begleitenden homöopathischen Behandlung eine sehr gute Lebensqualität, er konnte seiner Arbeit nachgehen, er vertrug die Vielzahl der Chemotherapien recht gut, ebenso die Bestrahlung. Ein Pankreaskarzinom ist ein sehr aggressiver Tumor, auch wenn der Eindruck bestand, es könnte auf lange Sicht genauso gut weitergehen wie zuvor.

## 10.7 Beurteilung

Der vorliegende Fall zeigt eine komplementäre homöopathische Behandlung eines Patienten mit metastasiertem Pankreaskarzinom. Bereits zu Beginn der Anamnese lag eine hepatische Metastasierung vor.

Aufgrund des Pankreaskarzinoms und der klinischen Symptome – Lebermetastasen, fettige Stühle – sowie der Folgen der Chemotherapie stand zunächst Phosphorus im Vordergrund, das zunächst gut wirkte. Die unter der Mittelgabe auftretende Nierenkolik verwies auf Lycopodium. Es kam – dies ist eine häufig auftretende Entwicklung bei einem Pankreaskarzinom – zu einer Peritonealkarzinose mit Aszites. Unter der Zwischengabe von Thuja C200, dann Lycopodium als Q-Potenz ging es insgesamt gut, ebenso unter Hydrastis bei starker Verstopfung und blutenden Hämorrhoiden. Es kam zu einer serologischen Remission mit deutlichem Tumorrückgang unter fortlaufender schulmedizinischer Tumortherapie.

Für den auftretenden Analabszess, die Fistel und Nierenkolik, wurde Lycopodium eingesetzt. Phosphorus wurde erneut geprüft bei zunehmender Polyneuropathie unter der Chemotherapie, zeigte jedoch keine Wirkung: Es wurde allerdings auch nur sehr kurz gegeben, die Situation lies ein weiteres Zuwarten unter Phosphorus nicht zu, zumal unter einer früheren Gabe von Phosphorus auch das Tumorwachstum nicht verhindert werden konnte.

Unter Hydrastis kam es zu einem Rezidiv der Analfistel, die mehrmals operativ versorgt werden musste. Lycopodium half wiederum anhaltend. Unter der Bestrahlung konnte der Tumor stabil gehalten werden, danach kam es erneut zu einem Tumormarkeranstieg, der überraschenderweise unter Sulfur mit der Chemo in den Normbereich sank. Im Verlauf wurde erneut Hydrastis als Q-Potenz bei steigenden Tumormarkern gegeben, dann als C-Potenz in täglicher Einnahme.

Dem Patienten wurde bei Erstdiagnose des Tumors Ende 2009 vorhergesagt, dass er Weihnachten 2009 nicht erleben werde. Bis Anfang August 2013 ging es ihm trotz der umfangreichen Tumortherapien gut. Der Tumor konnte über die 4 Jahre hinaus nicht in Schach gehalten werden, der Patient verstarb im Februar 2014.

!

In der Beurteilung werden des Öfteren Sätze verwendet wie: „Unter Hydrastis kam es zu einem Rezidiv der Analfistel, die mehrmals operativ versorgt werden musste. Lycopodium half wiederum anhaltend." Das bedeutet nicht, dass in dem Fall Hydrastis ursächlich für das Analfistelrezidiv ist, sondern dass Hydrastis in dieser klinisch komplexen Situation ein Analfistelrezidiv nicht verhindern konnte und den Einsatz von Lycopodium erfordert hat. Eine homöopathische Tumorbehandlung benötigt eine hohe Aufmerksamkeit und große Flexibilität mit den homöopathischen Arzneien, die sich aber innerhalb des Konzepts der Erstanamnese sehr häufig wiederfinden lassen.

## 10.8 Materia medica und Arzneimitteldifferenzierung

### 10.8.1 Phosphorus

Phosphorus ist das Hauptmittel bei Pankreaskarzinomen. Es umfasst Pankreastumoren mit den oft pathognomonischen Symptomen Fettstuhl und gelblich-orangefarbenem Stuhl. Phosphorus kann gut in Begleitung zur Chemotherapie gegeben werden, es deckt die häufig auftretende Polyneuropathie ab und hilft hier anhaltend, jedoch nicht immer bei laufender Chemotherapie unter Ausreizung des Dosismaximums der Chemotherapie. Bei Pankreaskarzinomen ist auf Hinweise für andere Arzneimittel, nicht selten Hydrastis und Lycopodium, zu achten.

### 10.8.2 Nux vomica

Nux vomica ist ein starkes Mittel zur Unterstützung bei laufender Chemotherapie, indem es die Nebenwirkungen der schulmedizinischen Medikamente abmildert. Es wirkt zudem als Antidot für Phosphorus, wobei Phosphorus bei weiterer Indikation direkt nach 1–2 Tagen danach fortgeführt werden kann. Im Fall des Patienten unterstützte es mit der Chemotherapie zuverlässig, wurde aber nicht oft gegeben.

### 10.8.3 Colocynthis

Colocynthis wurde wegen einer Nierenkolik gegeben, wobei zum Zeitpunkt der Arzneigabe die Diagnose noch nicht erkennbar war. Allerdings gab es bereits andere Symptome – kolik- und krampfartige Durchfälle, die kolikartigen Schmerzen wurden durch das Vornüberbeugen über einen harten Gegenstand gebessert und die Ruhelosigkeit während der Schmerzen – die somit Colocynthis als Arzneimittel anzeigten.

### 10.8.4 Cantharis

Cantharis ist das wichtigste Mittel bei Harnwegsinfekten. Es wirkt sowohl auf entzündliche Prozesse der Harnwege als auch auf die der Harnblase und Nieren. Bislang nicht so bekannt ist die Anwendung bei Blasentumoren.

### 10.8.5 Pulsatilla pratensis

Pulsatilla ist nach Ortega ein starkes Antisykotikum. Beim Patienten kam es wegen der früheren Mumpserkrankung in Betracht. Bei der Totalität der Symptome der Erstanamnese ist Pulsatilla an zweiter Stelle genannt. Auffallend sind die Symptome des Aufstoßens nach Melone und Gurke.

### 10.8.6 Bryonia alba

Bryonia wurde beim Patienten als Akutmittel der Schmerzen im Schulterbereich gewählt – der Head-Zone der Leber – und im Fall des Patienten der Lebermetastasen und Leberschmerzen beim Einatmen. Bryonia wirkt als C200 zuverlässig und oft anhaltend, ebenso bei den fieberhaften Infekten des Patienten.

### 10.8.7 Chelidonium majus

Chelidonium C30 ist wie Bryonia ein sehr wichtiges Lebermittel mit Ausstrahlung der Leberschmerzen zur rechten Schulter und in den Rücken. Beide Lebermittel ergänzen sich. Chelidonium C30 kann auch bei schweren Pathologien als tägliche Einzelgabe an 5 aufeinanderfolgenden Tagen gegeben werden. Chelidonium D6 kann täglich mit dem Arzneimittel, das als Q-Potenz gegeben wird, verabreicht werden. Diese beiden Mittel sollen allerdings getrennt eingenommen werden: Chelidonium D6 morgens, die Q-Potenz abends. Bei Tumoren des Gallengangsbereichs wirkt Chelidonium als Q-Potenz häufig sehr tief und gut.

### 10.8.8 Carduus marianus

Carduus marianus, die Mariendistel, ist als Urtinktur ein Mittel, um die Leber anzuregen. Es hat ein großes Heilpotenzial für Lebererkrankungen, auch bei Metastasen. Es regt den Gallenfluss an. Vorsicht ist bei einer Cholestase geboten. In der Intensivmedizin kommt Carduus marianus bei Knollenblätterpilzvergiftungen zur Anwendung.

### 10.8.9 Thuja occidentalis

Thuja wird bei sykotischen Symptomen verabreicht, beim Patienten zunächst als Einzelgabe, nachdem die Behandlung mit Phosphorus unter der initialen Chemotherapie nicht weiter griff. Im Verlauf wurde es bei der persistierenden Fistel gegeben wegen des sykotischen Miasmas.

### 10.8.10 Lycopodium

Lycopodium ist neben Phosphorus und Hydrastis ein wichtiges Arzneimittel bei Pankreaskarzinomen.

Es ist angezeigt bei Lebermetastasen und lienterischem Stuhl. Wie auch bei Phosphorus besteht eine Unverträglichkeit von Knoblauch. Patienten, die Lycopodium benötigen, vertragen keinen Widerspruch, sie sind sehr ehrgeizig und essen häufig sehr schnell.

### 10.8.11 Rhus toxicodendron

Rhus toxicodendron C200 wurde beim Patienten zur Behandlung der medikamentös bedingten Urtikaria gegeben, zeigte allerdings keine durchschlagende Wirkung.

### 10.8.12 Hydrastis canadensis

Hydrastis ist neben Lycopodium und Phosphorus das Hauptmittel beim Pankreaskarzinom. Es ist im Repertorium nicht so stark vertreten wie die Polychreste und ist oft in kleinen Rubriken „versteckt". Es wirkt gut als Q-Potenz, häufig auch sehr gut als C30 in täglicher Gabe oder nur alle 2–4 Tage – dies gilt es immer abzuwägen: unter der täglichen Gabe von Hydrastis C30 können (sehr selten) Prüfsymptome auftreten. Bei täglicher Einnahme von Hydrastis-C30-Einnahme ist die Kent-Skala außer Kraft gesetzt.

### 10.8.13 Radium bromatum

Radium bromatum wird häufig in Begleitung bei Bestrahlungen gegeben. Meist als C30 1 Globulus alle 3–4 Tage, an den anderen Tagen wird das angezeigte homöopathische Mittel gegeben. Eine Gabe von Phosphorus als Q-Potenz macht bei einer Bestrahlung selten eine Gabe von Radium bromatum notwendig, da Phosphorus die Bestrahlungssymptome meist schon abdeckt.

### 10.8.14 Myristica sebifera

Myristica D3 ist das „chirurgische Messer" in der Homöopathie. Bei einer Fistel hilft es in der D3 in täglicher Gabe, die Heilung zu unterstützen.

### 10.8.15 Arnica montana

Arnica wird nach Operationen gegeben, optimal als C200 als Einmalgabe.

### 10.8.16 Belladonna

Belladonna ist neben Bryonia ein wichtiges Akut- und Schmerz- sowie Fiebermittel. Beim Patienten wurde es gegen Halluzinationen und Stimmenhören eingesetzt, die trotz Einnahme von Haldol® aufgetreten waren.

### 10.8.17 Arsenicum album

Arsenicum album stellt sich neben die Trias bei Pankreaskarzinomen mit Phosphorus, Lycopodium und Hydrastis. Beim Patienten wurde es bei Durchfall mit Fieber nach Verzehr von verdorbenem Käse verabreicht. Bei starken Schmerzen, die später aufgetreten sind, half es nicht, wo Arsenicum album der klinisch homöopathischen Erfahrung nach sonst eine gute Wirkung zeigt.

### 10.8.18 Sulfur

Sulfur führt beim Patienten zu einer Verbesserung der Tumormarker. Es wurde verabreicht wegen folgender Symptome: stechender Schmerz im Xiphoidbereich, Verschlechterung auf Bier, Träume von wilden Tieren. Sulfur ist beim Pankreaskarzinom ein eher selten angewandtes Mittel.

### 10.8.19 China officinalis

China C200 wurde als Einzelgabe bei einem niedrigen Hämoglobin und Knöchelödemen gegeben. Leitsymptom für China sind die Folgen von Säfte- und Flüssigkeitsverlusten, auch wenn diese lange her sind. Bei Folgen einer Knochenmarksdepression wirkt es wie Nux vomica bei Folgen einer Chemotherapie – hier im Bereich des blutbildenden Systems. Es wird nicht häufig eingesetzt, die Symptome sollten deutlich auf China hinweisen.

### 10.8.20 Calcium phosphoricum

Calcium phosphoricum ist bei Pankreaskarzinomen ein höchst seltenes Mittel, das aufgrund der rektalen Fistel und der Folgen der Fisteloperation verordnet wurde. Es hat folgendes Symptom als einziges Mittel: Fistel nach Operation, auch alternierend mit Thorax-/Lungenbeschwerden.

### 10.8.21 X-Ray

X-Ray ist neben Phosphorus und Radium bromatum ein sehr wichtiges Bestrahlungsmittel. X-Ray hilft bei Stenosen und Verklebungen nach einer Strahlentherapie – beim Patienten bei der Stenose des Duodenums. Solche hochakuten Pathologien erfordern immer eine chirurgische Intervention, sodass die Wirkung von X-Ray nicht wirklich beurteilt werden kann.

### 10.8.22 Staphisagria

Staphisagria kommt wie Arnica bei Operationen im Bauchbereich zur Anwendung, es hilft, die postoperativen Schmerzen zu lindern und die Heilung zu fördern.

### 10.8.23 Opium

Opium ist ein hervorragendes (Sub-)Ileusmittel und wirkt zuverlässig. Es lindert den Schmerz und lässt den inaktiven Darm wieder arbeiten, kann aber die Hauptursache des Ileus, wie Vernarbungen/Verwachsungen etc., nicht beseitigen. Es ist auch angezeigt bei paralytischem Ileus nach Operationen oder bei Invaginationen. Es wird als C200 in der Einzelgabe gegeben, ggf. auch verkleppert, hier sollte auch Plumbum metallicum in Erwägung gezogen werden.

### 10.8.24 Carbo vegetabilis

Carbo vegetabilis ist das pflanzliche Komplementärmittel zu Phosphorus und ist neben Opium ein sehr wichtiges Magen-Darm- und Tumormittel, auch bei Ileus, wenn es wahlanzeigende Symptome gibt wie hier z. B. den kalten Schweiß.

## 10.9 Anmerkung und Kritik

Anzumerken ist, dass der Patient eine Vielzahl an onkologischen Therapien erhielt, die zum damaligen Zeitpunkt sehr neu waren oder sich in der Zulassungsphase befanden. Auch wenn die schulmedizinische Therapie des Pankreaskarzinoms sehr schwierig ist, zeigt sich unter komplementärer homöopathischer Behandlung immer wieder eine gute Lebensqualität und bessere Verträglichkeit der schulmedizinischen Therapie. Eine alleinige homöopathische Behandlung des Pankreaskarzinoms wird von einigen Patienten gewünscht und ist in sehr wenigen Einzelfällen (in palliativen Therapiesituationen) auch mit Erfolg möglich. Dieser Fallverlauf zeigt, dass die Kombination aus Schulmedizin und Homöopathie lohnenswert ist. Bei möglicher kurativer Intention eines Pankreaskarzinoms sollte die schulmedizinische Therapie jedoch immer durchgeführt werden bei genauer Indikationsstellung und Überprüfung der realistischen Chancen.

## LITERATUR


Conroy F, Desseigne M, Ychou O et al. Groupe Tumeurs Digestives of Unicancer. PRODIGE Intergroup: FOLFIRINOX versus gemcitabine for metastatic pancreatic cancer. N Engl J Med. 2011; 364 (19): 1817–25. doi:10.1056/NEJMoa1011923.

Goldstein D, El-Maraghi RH, Hammel P. et al. nab-Paclitaxel plus gemcitabine for metastatic pancreatic cancer. long-term survival from a phase III trial. J Natl Cancer Inst. 2015; 107 (2). pii: dju413. doi:10.1093/jnci/dju413.

Heinemann V. Evidenz der Chemotherapie beim fortgeschrittenen Pankreaskarzinom. In: HG et al. Erkrankungen des Pankreas: Evidenz in Diagnostik, Therapie und Langzeitverlauf. Heidelberg: Springer, 2013.

Moore MJ, Goldstein D, Hamm J et al. National Cancer Institute of Canada Clinical Trials Group: Erlotinib plus gemcitabine compared with gemcitabine alone in patients with advanced pancreatic cancer: a phase III trial of the National Cancer Institute of Canada Clinical Trials Group. J Clin Oncol. 2007; 25 (15):1960–6. PMID 17452677.

Schulte N. Epidemiologie und Karzinogenese des Pankreaskarzinoms. In: Beger HG et al. Erkrankungen des Pankreas: Evidenz in Diagnostik, Therapie und Langzeitverlauf. Heidelberg: Springer, 2013.

Strobel O, Werner J. Langzeitverlauf nach operativer Tumorentfernung und Chemotherapie des duktalen Pankreaskarzinoms. In: Beger HG et al. Erkrankungen des Pankreas: Evidenz in Diagnostik, Therapie und Langzeitverlauf. Heidelberg: Springer, 2013.

KAPITEL

# 11 Metastasiertes Melanom (50-jähriger Mann)

Philipp Lehrke

## 11.1 Übersicht

**ÜBERSICHT**

Im vorliegenden Fall wird eine alleinige homöopathische Behandlung eines axillär metastasierten malignen Melanoms bei einem 50-jährigen Mann dargestellt. Die Behandlung erfolgte zwischen 2008 und 2012 und ab 2015, er befindet sich in laufender Weiterbehandlung. Zum Zeitpunkt der Erstanamnese war das ulzerierte Melanom der linken Schulter bereits reseziert. Die Lymphknotenbiopsie war positiv, eine Lymphknotenentfernung und Interferontherapie wurde vom Patienten abgelehnt. Unter Natrium muriaticum und Arsenicum album konnte eine anhaltende Remission erreicht werden. Nach fünfjähriger Behandlung pausierte der Patient bei gutem Wohlbefinden die Behandlung (Lehrke 2014). Nach weiteren drei Jahren kam es zu einem auffälligen Hauttumor mit einem möglichen Melanomrezidiv, der Tumor wurde reseziert. Der Patient nahm die homöopathische Behandlung wieder auf, es wurden zunächst Arsenicum album und Thuja verschrieben, 2016–2017 auch Phosphor, worunter es dem Patienten bei Rezidivfreiheit sehr gut geht. Im vorliegenden Fall wird die Supervisionsarbeit von Spinedi dargestellt, deshalb wird Innerhalb der Darstellung des Verlaufs von der Struktur der anderen Fallverläufe abgewichen.

## 11.2 Schulmedizinische Aspekte – malignes Melanom

Das maligne Melanom ist ein hochmaligner Tumor der Melanozyten der Haut, der ebenso an Schleimhäuten, dem Auge und seltener im Zentralnervensystem, den inneren Organen und dem Anusbereich auftritt (Garbe 2006, 2008). Das maligne Melanom hat eine ansteigende Inzidenz. Frühere bösartige Erkrankungen, heller Teint/Haarfarbe, viele Nävi, hohe UV-Belastung (Sonnenbrand) sowie immunsupprimierende Medikamente erhöhen das Risiko, an einem Melanom zu erkranken. Das Melanom kann früh und aggressiv metastasieren. Die Prognose ist abhängig von der Tumordicke, der Mitoserate, der Melanomart, dem Tumorort und Geschlecht.

Neben der regulären Tumorklassifikation gibt der Clark-Level die Tumortiefe in Bezug auf die Hautschicht an. Bei oberflächlichen Tumoren liegt eine sehr gute Prognose vor, bei fortgeschrittenen bzw. metastasierten Tumoren ist die Prognose oft infaust. Die 5-Jahres-Überlebensrate ist stadienabhängig zwischen 10 und 90 %.

Die Exzision des kompletten Tumors ist die Therapie der Wahl, eine Nachoperation wird oft zur Vergrößerung des Sicherheitsabstandes zum Tumor erforderlich.

- Bei Lymphknotenmetastasen oder größeren/tieferen Melanomen wird eine adjuvante Therapie mit Interferon durchgeführt, die Ergebnisse sind fraglich hinsichtlich des Gesamtüberlebens, ein Rezidiv kann verzögert werden.
- Bei Metastasen in Haut, Lymphknoten und inneren Organen ist die Heilungschance deutlich vermindert.

Therapiekonzepte bestehen aus einer Chemotherapie, Strahlentherapie und als neuere Ansätze mit BRAF-Inhibitoren. Mit monoklonalen Antikörpern wie z. B. Ipilimumab scheinen positive Therapieansätze bei fortgeschrittenen und metastasierten Melanomen gegeben zu sein.

**DIAGNOSTIK UND THERAPIE**

Bei dem Patienten lagen folgende schulmedizinische Diagnosen vor und es waren folgende Therapiemaßnahmen durchgeführt worden.

- Noduläres ulzeriertes malignes Melanom der Schulter links (Tumordicke nach Breslow 4 mm, Clark Level IV)
- Sentinel Node Biopsy axillär links am 27.11.2007, Histologie positiv

- Exzision zweier suspekter NZN Oberarm links und Wange links
- Medikation: keine
- Eigenanamnese: rezidivierende Nasennebenhöhlenentzündungen. Größe: 1,78 m; Gewicht: 80 kg

## 11.3 Homöopathische Anamnese

### 11.3.1 Tumoranamnese

Der zum Zeitpunkt der Erstanamnese 50-jährige Patient kommt zur homöopathischen Behandlung eines malignen Melanoms mit einer gesicherten Lymphknotenmetastase. Schon im Sommer 2007 bemerkte er einen wachsenden Leberfleck an der linken Schulter, der im September 2007 zu bluten begann. Der Hautarzt meinte, es sei eine harmlose Warze, schickte die Biopsie aber ein, die Histologie ergab ein malignes Melanom. Es erfolgte die Nachexzision mit Entfernung von 2 Lymphknoten und zwei weiteren suspekten Nävi, ein Lymphknoten war mit Mikrometastasen durchsetzt, weswegen die komplette Lymphknotenentfernung der Axilla empfohlen wurde. Diesen Eingriff lehnte der Patient ab, ebenso die Interferontherapie. Dem Patienten wurde von schulmedizinischer Seite gesagt, dass er in einem halben Jahr (Ostern 2008) nicht mehr leben wird, wenn er die Operation und Interferontherapie nicht vornehmen lässt.

Seit dem Melanom schwitzt der Patient besonders stark, der Schweiß ist übel riechend, stechend, säuerlich und hinterlässt weißliche oder gelbliche Flecken am Schlafanzug. Weitere Symptome sind: unruhiger Schlaf, breiiger Durchfall vor der OP, was nach der OP in einen normalen Stuhlgang umschlug. Er wirkt lethargisch.

### 11.3.2 Spontanbericht

Sinusitiden treten immer in der kalten Jahreszeit auf: Es kommt zu folgenden Symptomen: zunächst zu Halsschmerzen, laufender Nase und Fotophobie mit eingeschränktem Sehen, dann eitrigem und blutigem Nasensekret, spontanem Nasenbluten. Der Patient wird schnell heiser, die Stimme kann bei vielem Reden auch wegbleiben.

### 11.3.3 Vorgeschichte

Als 16-Jähriger wurde eine braune Warze am Hals entfernt. Herpes an der Oberlippe ist bislang nur einmal aufgetreten.

**Familienanamnese:** Die Großmutter mütterlicherseits ist im Alter von 57 Jahren an Pankreaskarzinom verstorben, der Vater an Asbestlunge. Der Großvater väterlicherseits hatte Tuberkulose, an der er mit Anfang 50 verstarb. Der Bruder der Mutter hat Suizid begangen, ein weiterer Bruder der Mutter leidet an einer psychischen Erkrankung.

### 11.3.4 Soziale Anamnese

Der Patient ist ledig, er hat keine Partnerin. Die letzte Partnerschaft hat er mit Anfang 20 gelebt, er ist heterosexuell. Er ist im Veranstaltungsbereich tätig und einer hohen zeitlichen Belastung ausgesetzt, er fühlt sich im Beruf ungerecht behandelt. Nach der Bundeswehr hat der Patient Elektrotechnik studiert, er hat das Studium allerdings nicht abgeschlossen und eine Lehre als Elektromonteur absolviert. Er ist mit „Elektrosachen" aufgewachsen, auch bis 400 V, hat jedoch keine Empfindlichkeit auf Elektrosmog wahrgenommen.

### 11.3.5 Vegetative Anamnese

Der Appetit ist gut, das Gewicht ist konstant. Bei Stuhl und Urin bestehen keine Auffälligkeiten.

### 11.3.6 Gelenkte Befragung

- Der Patient verträgt nass-kaltes Wetter wegen seiner Stirnhöhlen nicht, die er dann sogleich spürt.
- Wetterwechsel, sowohl von warm nach kalt als auch umgekehrt, verursacht eine allgemeine Schlappheit. Die Narbe der Melanom-OP schmerzt bei Wetterwechsel.

- Sonne wird gut vertragen, allerdings besteht eine schmerzhafte Lichtempfindlichkeit in den Augen, auch bei Tageslicht.
- Der Patient friert häufig und leidet an kalten Füßen.
- Milchprodukte verursachen Durchfall.
- Er trinkt in großen Schlucken, kalte Getränke kann er nicht zu sich nehmen, die Getränke sollen immer auf dem Heizkörper stehen, ein Schluck kaltes Wasser kann Magenschmerzen hervorrufen, deswegen kann er auch kein Eis verzehren.
- Enge Kleidung am Hals und Bauch kann der Patient nicht leiden.
- Der Patient schläft auf der rechten Seite, erwacht dann morgens auf der linken Seite, die Rückenlage kann er beim Einschlafen nicht einnehmen. Laut Zahnarzt knirscht er im Schlaf mit den Zähnen.
- Träume beim Wachstum des Melanoms: Der Patient träumt davon, Schritte von seinem Onkel zu hören, der vor zehn Jahren verstorben ist. Zu ihm hatte er ein enges Verhältnis. Im Traum stand der Onkel vor ihm mit einem schwarzen Anzug und schaute ihn an, als wollte er ihm eine Botschaft mitteilen.
- Im Winter zeigen sich Schuppen in den Haaren und auf der Kopfhaut.
- Manchmal leidet er an trockenem Mund.

## Haut

Der Patient hat brüchige Nägel, ein Nagel splittert seitlich ab. An der linken Stirn ist ein Lipom zu sehen.

## Psyche

- Der Patient beschreibt sich – nach seinem Charakter gefragt – als sehr penibel, genau, gewissenhaft und pünktlich. Alles muss genau geordnet sein in organisatorischer und zeitlicher Hinsicht.
- Durch das Melanom ist der Patient sehr „reinlich“ geworden, er musste sich mehrmals am Tag die Hände waschen, oft grundlos, aber auch wenn er anderen die Hand geschüttelt hat. Er hat dann das Gefühl, die Hände der anderen seien schmutzig und er möchte sich nicht anstecken. Die Symptomatik begann mit dem Wachstum des Melanoms vor der Exzision vor etwa einem halben Jahr (Händewaschen bis zu zwei- bis dreimal pro Stunde) und verschwand mit der Operation.
- Der Patient kann gut alleine sein, fühlt sich aber auch in Gesellschaft wohl.
- Er möchte beim Weinen lieber alleine sei. Trost tut gut.
- Er hat Angst davor, wie es weitergeht. Außerdem hat er Angst vor Hunden durch negative Erfahrungen als Kind. Im Wasser ist ihm unwohl.
- Der Patient wird zornig bei Ungerechtigkeiten.
- Das freudigste Ereignis in seinem Leben ist, dass seine Mutter und Schwester noch leben, das Schmerzhafteste war der Tod des Onkels.
- Das Mitgefühl des Patienten ist sehr ausgeprägt.
- Er beschreibt sich selbst als sehr religiös und betet regelmäßig.
- Die Zauberstabfrage (➤ 2.1.2) nach den drei Wünschen beantwortet er damit, dass er gesund werden möchte, dass es beruflich gut weitergeht und dass er ein gutes Verhältnis zu seiner Mutter und den Menschen in seinem Umfeld hat.
- Als Krebsgenese sieht er seine Psyche mit ursächlich: „Ich fresse Dinge in mich rein und kann nicht abschalten.“

## Körperliche Untersuchung

In der körperlichen Untersuchung zeigen sich an der Zunge Zahneindrücke. Die Narbe des resezierten Melanoms ist deutlich gerötet, fast schon bläulich, der Axillabereich links ist druckschmerzhaft (➤ Abb. 11.1). Der Körper ist kaltschweißig, der Schweiß riecht etwas. Internistisch und neurologisch bestehen keine weiteren Auffälligkeiten.

Die Anamnese ist zwar mit dem Patienten gut zu führen, doch mir erschließt sich kein deutliches Grund- bzw. Tumormittel, was sehr selten der Fall ist.

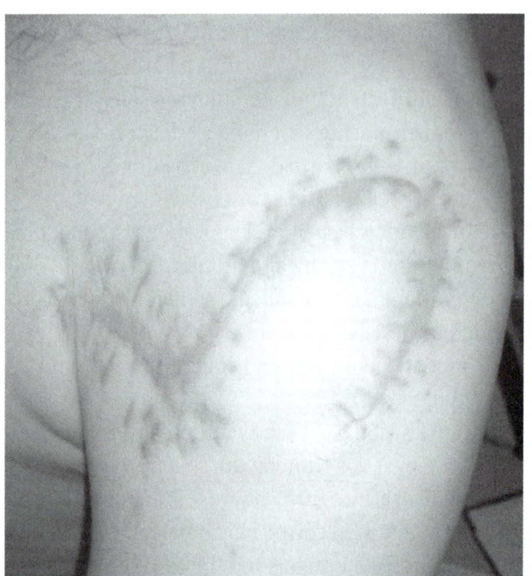

**Abb. 11.1** Linke Schulter nach Resektion des Melanoms [P328]

**VERLAUFSPARAMETER**

Bei dem Patienten konnten folgende Parameter ausgemacht und für die Verlaufskontrolle der homöopathischen Behandlung festgelegt werden.

- Objektive körperliche Zeichen: Nasenbluten, Herpes, Heiserkeit, Nachtschweiß, Schweißgeruch/-verfärbung, kalte Füße, Zahneindrücke Zunge
- Verlaufsparameter:
  - Schlaf
  - Allgemeine Energie
  - Fotophobie
  - Nasenbluten
  - Heiserkeit
  - Herpes
  - Nachtschweiß
  - Schweiß allg., Geruch, Verfärbung
  - Fröstelig, kalte Füße
  - Wetterwechsel verschlechtert
  - Schmerzen Narbe
  - Zahneindrücke
  - Schockzustand

## 11.4 Repertorisation

Die Repertorisation (➤ Abb. 11.2) erfolgte mit dem Complete Repertorium in der Version 4.5. Die Analyse der Totalität der Symptome ergibt Arsenicum album gefolgt von Sulfur. Es zeigt sich eine schwierige Mittelbestimmung zu Behandlungsbeginn, beide Arzneimittel schienen mir nicht stimmig mit dem Gesamteindruck des Patienten: Auch wenn rückblickend die Arzneimittel relativ klar zu erkennen sind, war es nach der Erstanamnese nicht leicht, das angezeigte Mittel zu bestimmen.

Wichtige und **richtungsweisende Rubriken:**

- Allgemeines; karzinomatöse Leiden; melanotisch (6): Diese Melanomrubrik im Complete 4.5 ist unvollständig, die wenigen Mittel sind jedoch nach der klinischen Erfahrung verlässlich. Die Rubrik im Complete 2011 führt folgende Arzneimittel auf: Allgemeines; KREBS und krebsartige Leiden; melanotisch (36): Acet-ac., Arg-n. [dreiwertig], Ars., Ars-i., Ars-s-f., Calc-ar., Carb-ac., Carc., Card-m., Caust., Chel., Cinnb., Cund., Fl-ac., Gali., Graph., Interf., Iod., Kali-ar., Lach. [dreiwertig], Merc., Nat-m., Nit-ac., Petr., Ph-ac., Rad-br., Sang., Scroph-n., Sil., Sol, Squil., Sul-i., Sulph., Thuj., Thul., X-Ray.
- Gemüt; zwanghafte Verhaltensstörungen (22): Beim Patienten war es auffällig, dass sein Waschzwang der Hände mit dem Wachstum des Melanoms auftrat, wodurch das Symptom hochwertig wird. Zu verwenden ist ebenfalls die Rubrik – Gemüt; Waschen; ständig, wäscht sich; Hände, die (14).
- Gemüt; Furcht; Krankheit, vor einer; drohender; ansteckend, epidemisch, Infektion (12): Die Angst davor, sich anzustecken, war eine ebenfalls neue Verhaltensweise, die der Patient zuvor so nicht kannte.
- Allgemeines; Jahreszeit; Winter; agg. (85): Diese Rubrik wird bei Verschlechterungen im Winter bzw. durch Kälte herangezogen.
- Auge; Photophobie; Tageslicht (49): Dies ist ein auffallendes Symptom, da es bereits bei normalem Tageslicht auftritt.
- Nase; Nasenbluten (296): Diese Rubrik wird zwar berücksichtigt, sie ist aber zu groß und unspezifisch.
- Sprechen & Stimme; Stimme; Heiserkeit (302): Diese Rubrik ist sehr groß und sollte deshalb noch differenziert werden: Tritt die Heiserkeit abhängig vom Tagesverlauf auf, von der Temperatur, von Tätigkeiten wie Sprechen?
- Äußerer Hals; Warzen (10): Diese Rubrik ist klein und zuverlässig.

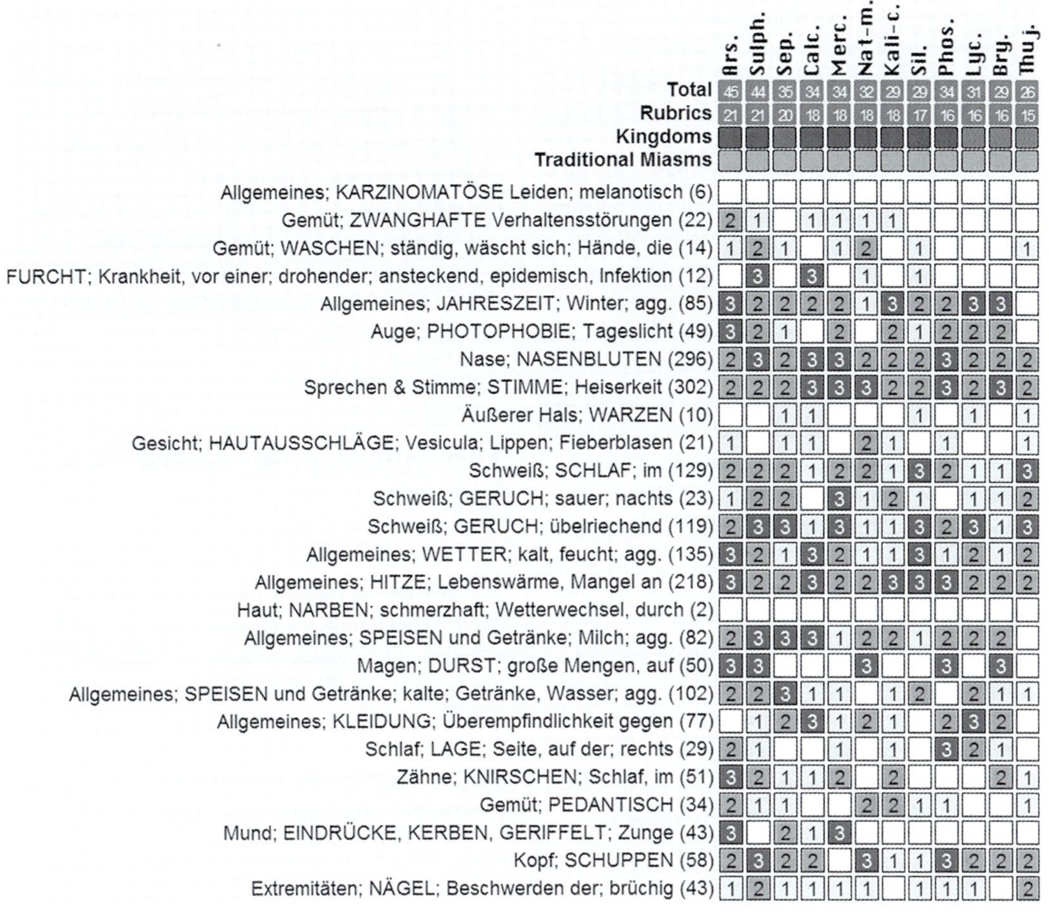

| | Ars. | Sulph. | Sep. | Calc. | Merc. | Nat-m. | Kali-c. | Sil. | Phos. | Lyc. | Bry. | Thuj. |
|---|---|---|---|---|---|---|---|---|---|---|---|---|
| **Total** | 45 | 44 | 35 | 34 | 34 | 32 | 29 | 29 | 34 | 31 | 29 | 26 |
| **Rubrics** | 21 | 21 | 20 | 18 | 18 | 18 | 18 | 17 | 16 | 16 | 16 | 15 |
| **Kingdoms** | | | | | | | | | | | | |
| **Traditional Miasms** | | | | | | | | | | | | |
| Allgemeines; KARZINOMATÖSE Leiden; melanotisch (6) | | | | | | | | | | | | |
| Gemüt; ZWANGHAFTE Verhaltensstörungen (22) | 2 | 1 | | 1 | 1 | 1 | 1 | | | | | |
| Gemüt; WASCHEN; ständig, wäscht sich; Hände, die (14) | 1 | 2 | 1 | | 1 | 2 | | 1 | | | | 1 |
| FURCHT; Krankheit, vor einer; drohender; ansteckend, epidemisch, Infektion (12) | | 3 | | 3 | | 1 | | 1 | | | | |
| Allgemeines; JAHRESZEIT; Winter; agg. (85) | 3 | 2 | 2 | 2 | 2 | 1 | 3 | 2 | 2 | 3 | 3 | |
| Auge; PHOTOPHOBIE; Tageslicht (49) | 3 | 2 | 1 | | 2 | | 2 | 1 | 2 | 2 | 2 | |
| Nase; NASENBLUTEN (296) | 2 | 3 | 2 | 3 | 3 | 2 | 2 | 2 | 3 | 2 | 2 | 2 |
| Sprechen & Stimme; STIMME; Heiserkeit (302) | 2 | 2 | 2 | 3 | 3 | 3 | 2 | 2 | 3 | 2 | 3 | 2 |
| Äußerer Hals; WARZEN (10) | | | 1 | 1 | | | | 1 | | 1 | | 1 |
| Gesicht; HAUTAUSSCHLÄGE; Vesicula; Lippen; Fieberblasen (21) | 1 | | 1 | 1 | | 2 | 1 | | 1 | | | 1 |
| Schweiß; SCHLAF; im (129) | 2 | 2 | 2 | 1 | 2 | 2 | 1 | 3 | 2 | 1 | 1 | 3 |
| Schweiß; GERUCH; sauer; nachts (23) | 1 | 2 | 2 | | 3 | 1 | 2 | 1 | | 1 | 1 | 2 |
| Schweiß; GERUCH; übelriechend (119) | 2 | 3 | 3 | 1 | 3 | 1 | 1 | 3 | 2 | 3 | 1 | 3 |
| Allgemeines; WETTER; kalt, feucht; agg. (135) | 3 | 2 | 1 | 3 | 2 | 1 | 1 | 3 | 1 | 2 | 1 | 2 |
| Allgemeines; HITZE; Lebenswärme, Mangel an (218) | 3 | 2 | 2 | 3 | 2 | 2 | 3 | 3 | 3 | 2 | 2 | 2 |
| Haut; NARBEN; schmerzhaft; Wetterwechsel, durch (2) | | | | | | | | | | | | |
| Allgemeines; SPEISEN und Getränke; Milch; agg. (82) | 2 | 3 | 3 | 3 | 1 | 2 | 2 | 1 | 2 | 2 | 2 | |
| Magen; DURST; große Mengen, auf (50) | 3 | 3 | | | | 3 | | | 3 | | 3 | |
| Allgemeines; SPEISEN und Getränke; kalte; Getränke, Wasser; agg. (102) | 2 | 2 | 3 | 1 | 1 | | 1 | 2 | | 2 | 1 | 1 |
| Allgemeines; KLEIDUNG; Überempfindlichkeit gegen (77) | | 1 | 2 | 3 | 1 | 2 | 1 | | 2 | 3 | 2 | |
| Schlaf; LAGE; Seite, auf der; rechts (29) | 2 | 1 | | | 1 | | 1 | | 3 | 2 | 1 | |
| Zähne; KNIRSCHEN; Schlaf, im (51) | 3 | 2 | 1 | 1 | 2 | | 2 | | | | 2 | 1 |
| Gemüt; PEDANTISCH (34) | 2 | 1 | 1 | | | 2 | 2 | 1 | 1 | | | 1 |
| Mund; EINDRÜCKE, KERBEN, GERIFFELT; Zunge (43) | 3 | | 2 | 1 | 3 | | | | | | | |
| Kopf; SCHUPPEN (58) | 2 | 3 | 2 | 2 | | 3 | 1 | 1 | 3 | 2 | 2 | 2 |
| Extremitäten; NÄGEL; Beschwerden der; brüchig (43) | 1 | 2 | 1 | 1 | 1 | 1 | | 1 | 1 | 1 | | 2 |

**Abb. 11.2** Repertorisation der Erstanamnese des Patienten mit metastasiertem Melanom [P328]

- Gesicht; Hautausschläge; Vesicula; Lippen; Fieberblasen (21): Dies ist eine wichtige Rubrik bei Herpes.
- Schweiß; Schlaf; im (129): Neben dieser für Nachtschweiß geeigneten Rubrik empfehlen sich im Hinblick auf die Schweißmodalitäten des Patienten folgende Rubriken – Schweiß; Geruch; sauer; nachts (23) und – Schweiß; Geruch; übelriechend (119).
- Allgemeines; Wetter; kalt, feucht; agg. (135): Diese Rubrik beschreibt die Modalität der Verschlechterung bei nass-kaltem Wetter.
- Allgemeines; Hitze; Lebenswärme, Mangel an (218): Diese Rubrik ist angezeigt bei verfrorenen Menschen.
- Haut; Narben; schmerzhaft; Wetterwechsel, durch (2): Diese Rubrik enthält nur zwei Mittel und ist deshalb zu klein. Sie wird trotzdem der Vollständigkeit halber aufgenommen.
- Allgemeines; Speisen und Getränke; Milch; agg. (82): Genannt sind die Arzneimittel, die eine Verschlechterung durch Milch hervorrufen.
- Magen; Durst; große Mengen, auf (50): Dies ist ein auffallendes Symptom beim Patienten und hinsichtlich der tatsächlichen Trinkmenge immer zu erfragen.
- Allgemeines; Speisen und Getränke; kalte; Getränke, Wasser; agg. (102): Diese bei Unverträglichkeit von kalten Getränken geeignete Rubrik kann evtl. durch die folgende spezifischere Rubrik ergänzt bzw. ersetzt werden – Magen; Schmerzen; Allgemein; kalt, Kälte; Getränken, nach (43).
- Allgemeines; Kleidung; Überempfindlichkeit gegen (77): Diese Rubrik ist geeignet bei Unverträg-

lichkeit von enger Kleidung. Falls kein Schal, Rollkragenpullover oder geschlossene Blusen bzw. Hemden vertragen werden, ist folgende Rubrik heranzuziehen, im Halsbereich zu finden unter – Äußerer Hals; Kleidung agg. (40).

- Schlaf; Lage; Seite, auf der; rechts (29): Diese Rubrik repräsentiert das Verlangen, auf der rechten Seite zu schlafen. Kann eine Seite oder Position während des Einschlafens gar nicht eingenommen werden, dann ist diese Rubrik als hochwertig zu sehen, die eigentliche Schlafposition wird dann als Rubrik nicht mehr (unbedingt) berücksichtigt.
- Zähne; Knirschen; Schlaf, im (51): Dies ist die geeignete Rubrik bei Zähneknirschen im Schlaf. Oft wird dieses Verhalten von Patienten angegeben, weil es der Zahnarzt festgestellt hat: Dies ist jedoch kein Kriterium, dieses Merkmal als Symptom zu berücksichtigen. Wichtiger ist es, wenn es dem Patienten selbst oder seinem/seiner Partner/Partnerin auffällt.
- Gemüt; pedantisch (34): Diese und die nachfolgende Rubrik sind zu berücksichtigen bei einem gewissenhaften Menschen: Gemüt; gewissenhaft in Bezug auf Kleinigkeiten (79).
- Mund; Eindrücke, Kerben, geriffelt; Zunge (43): Zahneindrücke an der Zunge sind ein häufiges, aber objektives Symptom (und verändern sich selten unter der homöopathischen Behandlung). Durch die Verlaufsparameteraufnahme lernt der Patient seine Zunge hinsichtlich des Belags, Auffälligkeiten o. Ä. zu beobachten, woraus sich wiederum gute und objektive Symptome ergeben.
- Kopf; Schuppen (58): Dieses Symptom wird als objektives Symptom mit aufgenommen.
- Extremitäten; Nägel; Beschwerden der; brüchig (43): Dies ist ein ebenso wichtiges, objektives Symptom.

## 11.5 Herangehensweise von Spinedi

Um das infrage kommende Arzneimittel genauer differenzieren und den mehrjährigen Verlauf besser abbilden zu können, werden verschiedene Symptomgruppen abgebildet.

### 11.5.1 Gut beobachtete Geistes- und Gemütssymptome (➤ Abb. 11.3)

| | Ars. | Sulph. | Nat-m. | Calc. | Plat. | Thuj. | Sil. | Lyc. |
|---|---|---|---|---|---|---|---|---|
| **Total** | 15 | 12 | 10 | 10 | 9 | 9 | 8 | 8 |
| **Rubrics** | 6 | 7 | 7 | 5 | 6 | 5 | 6 | 4 |
| **Kingdoms** | | | | | | | | |
| **Traditional Miasms** | | | | | | | | |
| Gemüt; FURCHT; Krebserkrankung, vor (25) | 3 | | 1 | 3 | 3 | | | |
| Gemüt; TRÄUME; tot; Menschen (94) | 3 | 2 | | 2 | 1 | 3 | 1 | 1 |
| Gemüt; DELUSION, Täuschungen, Einbildungen; tot; Personen, sieht tote (60) | 2 | 1 | 1 | 1 | 2 | 1 | 1 | |
| BESCHWERDEN durch; Unstimmigkeiten zwischen; Vorgesetzten und Untergebenen (8) | | 1 | 1 | | | | | 2 |
| Gemüt; BESCHWERDEN durch; Zorn, Verärgerung; unterdrückten, durch (20) | | | 2 | | | | | 3 |
| Gemüt; GEWISSENHAFT in bezug auf Kleinigkeiten (79) | 4 | 2 | | 1 | 1 | 3 | 3 | 2 |
| Gemüt; PEDANTISCH (34) | 2 | 1 | 2 | | 1 | 1 | 1 | |
| Gemüt; WASCHEN; ständig, wäscht sich; Hände, die (14) | 1 | 2 | 2 | | 1 | 1 | 1 | |
| Gemüt; FURCHT; Krankheit, vor einer; drohender; ansteckend, epidemisch, Infektion (12) | | 3 | 1 | 3 | | | 1 | |

**Abb. 11.3** Repertorisation der Geistes- und Gemütssymptome [P328]

### 11.5.2 Allgemeinsymptome (➤ Abb. 11.4)

| | Ars. | Merc. | Lyc. | Sep. | Sulph. | Nit-ac. | Bry. | Graph. | Thuj. |
|---|---|---|---|---|---|---|---|---|---|
| Total | 29 | 25 | 23 | 21 | 21 | 20 | 20 | 20 | 19 |
| Rubrics | 14 | 12 | 13 | 12 | 10 | 12 | 11 | 10 | 11 |
| Kingdoms | | | | | | | | | |
| Traditional Miasms | | | | | | | | | |
| Haut; WARZEN; braun (2) | | | | 2 | | | | | 2 |
| Äußerer Hals; WARZEN (10) | | | 1 | 1 | | 1 | | | 1 |
| Haut; WARZEN; unterdrückt; Beschwerden nach (5) | | 1 | | | | 1 | | | 2 |
| Schweiß; STARK; nachts (94) | 2 | 3 | 2 | | 3 | 3 | 2 | 1 | 3 |
| Schweiß; GERUCH; übelriechend; nachts (25) | 1 | 3 | 2 | 2 | | 1 | | 1 | 1 |
| Schweiß; GERUCH; sauer; nachts (23) | 1 | 3 | 1 | 2 | 2 | 1 | 1 | 2 | 2 |
| Schweiß; VERFÄRBT die Wäsche; gelb (28) | 1 | 3 | 1 | | | | 1 | 3 | 2 |
| Auge; PHOTOPHOBIE; Tageslicht (49) | 3 | 2 | 2 | 1 | 2 | 1 | 2 | 3 | |
| Allgemeines; HITZE; Lebenswärme, Mangel an (218) | 3 | 2 | 2 | 2 | 2 | 3 | 2 | 3 | 2 |
| Haut; NARBEN; schmerzhaft (37) | 1 | | | 1 | 1 | 2 | | 1 | 1 |
| Allgemeines; SPEISEN und Getränke; Milch; agg. (82) | 2 | 1 | 2 | 3 | 3 | 3 | 2 | | |
| SPEISEN und Getränke; warme; Getränke; Verlangen (41) | 3 | | 2 | | 2 | | 3 | 1 | |
| SCHMERZEN; Allgemein; kalt, Kälte; Getränken, nach (43) | 3 | | 2 | | | 1 | 1 | 2 | |
| Allgemeines; SPEISEN und Getränke; Eis; agg. (17) | 3 | | | | | | 2 | | |
| Allgemeines; KLEIDUNG; Druck von; agg. (44) | | 1 | 3 | 2 | 2 | 1 | 2 | | |
| Zähne; KNIRSCHEN (103) | 2 | 2 | 2 | 2 | 2 | | 2 | | 1 |
| Mund; EINDRÜCKE, KERBEN, GERIFFELT; Zunge (43) | 3 | 3 | | 2 | | | | | |
| NÄGEL; Beschwerden der; brüchig; Fingernägel (43) | 1 | 1 | 1 | 1 | 2 | 2 | | 3 | 2 |

**Abb. 11.4** Repertorisation der Allgemeinsymptome [P328]

### 11.5.3 Totalität der Symptome (➤ Abb. 11.5)

| | Ars. | Sulph. | Lyc. | Thuj. | Graph. | Merc. | Nit-ac. | Sep. | Calc. |
|---|---|---|---|---|---|---|---|---|---|
| Total | 44 | 33 | 31 | 28 | 27 | 27 | 26 | 26 | 25 |
| Rubrics | 20 | 17 | 17 | 16 | 15 | 14 | 17 | 17 | 13 |
| Kingdoms | | | | | | | | | |
| Traditional Miasms | | | | | | | | | |
| Gemüt; FURCHT; Krebserkrankung, vor (25) | 3 | | | | | | 2 | 1 | 3 |
| Gemüt; TRÄUME; tot; Menschen (94) | 3 | 2 | 1 | 3 | 2 | | 1 | | 2 |
| Gemüt; DELUSION, Täuschungen, Einbildungen; tot; Personen, sieht tote (60) | 2 | 1 | | 1 | 1 | | 1 | | 1 |
| BESCHWERDEN durch; Unstimmigkeiten zwischen; Vorgesetzten und ...(8) | | 1 | 2 | | 1 | 1 | 1 | | |
| Gemüt; BESCHWERDEN durch; Zorn, Verärgerung; unterdrückten, durch (20) | | | 3 | | | | | 1 | |
| Gemüt; GEWISSENHAFT in Bezug auf Kleinigkeiten (79) | 4 | 2 | 2 | 3 | 1 | | 1 | 1 | 1 |
| Gemüt; PEDANTISCH (34) | 2 | 1 | | 1 | 2 | | | 1 | |
| Gemüt; WASCHEN; ständig, wäscht sich; Hände, die (14) | 1 | 2 | | 1 | | 1 | | 1 | |
| FURCHT; Krankheit, vor einer; drohender; ansteckend, epidemisch, ...(12) | | 3 | | | | | | | 3 |
| Haut; WARZEN; braun (2) | | | | 2 | | | | 2 | |
| Äußerer Hals; WARZEN (10) | | | 1 | 1 | | | 1 | 1 | 1 |
| Haut; WARZEN; unterdrückt; Beschwerden nach (5) | | | | 2 | | 1 | 1 | | |
| Schweiß; STARK; nachts (94) | 2 | 3 | 2 | 3 | 1 | 3 | 3 | | |
| Schweiß; GERUCH; übelriechend; nachts (25) | 1 | | 2 | 1 | 1 | 3 | 1 | 2 | |
| Schweiß; GERUCH; sauer; nachts (23) | 1 | 2 | 1 | 2 | 2 | 3 | 1 | 2 | |
| Schweiß; VERFÄRBT die Wäsche; gelb (28) | 1 | | 1 | 2 | 3 | 3 | | | |
| Auge; PHOTOPHOBIE; Tageslicht (49) | 3 | 2 | 2 | | 3 | 2 | 1 | 1 | |
| Allgemeines; HITZE; Lebenswärme, Mangel an (218) | 3 | 2 | 2 | 2 | 3 | 2 | 3 | 2 | 3 |
| Haut; NARBEN; schmerzhaft (37) | 1 | 1 | | 1 | 1 | | 2 | 1 | |
| Allgemeines; SPEISEN und Getränke; Milch; agg. (82) | 2 | 3 | 2 | | | 1 | 3 | 3 | 3 |
| Allgemeines; SPEISEN und Getränke; warme; Getränke; Verlangen (41) | 3 | 2 | 2 | | 1 | | | | |
| Magen; SCHMERZEN; Allgemein; kalt, Kälte; Getränken, nach (43) | 3 | | 2 | | 2 | | 1 | | 1 |
| Allgemeines; SPEISEN und Getränke; Eis; agg. (17) | 3 | | | | | | | | |
| Allgemeines; KLEIDUNG; Druck von; agg. (44) | | 2 | 3 | | | 1 | 1 | 2 | 3 |
| Zähne; KNIRSCHEN (103) | 2 | 2 | 2 | 1 | | 2 | | 2 | 2 |
| Mund; EINDRÜCKE, KERBEN, GERIFFELT; Zunge (43) | 3 | | | | | 3 | | 2 | 1 |
| Extremitäten; NÄGEL; Beschwerden der; brüchig; Fingernägel (43) | 1 | 2 | 1 | 2 | 3 | 1 | 2 | 1 | 1 |

**Abb. 11.5** Repertorisation der Totalität der Symptome [P328]

Zu sehen ist, dass sich die Repertorisation der Totalität (➤ Abb. 11.5) der Symptome mit der ursprünglichen Repertorisation der Erstanamnese (➤ Abb. 11.2) deckt.

Anmerkung: Die Supervision von Spinedi erfolgte retrospektiv in Kenntnis des mehrjährigen Verlaufs. Bei der Erstverordnung lag Spinedis Mittelwahl also noch nicht vor.

!

**Kommentar Spinedi** Das vordergründige aktuelle Beschwerdebild und die Totalität der Symptome ergeben als Arzneimittel Arsenicum album. Die miasmatische Betrachtung anhand der Familienvorgeschichte zeigt eher eine syphilitische Komponente, was auch für Arsenicum sprechen würde. Numerisch an zweiter Stelle steht Sulfur (manchmal indiziert bei Patienten, die schon viele homöopathische Mittel bekommen haben, um eine Blockade zu entfernen), danach folgen Lycopodium und Thuja (beide Arzneimittel haben eine starke Wirkung bei Melanomen).

11

| | Lach. | Sep. | Arg-n. | Rhus-t. | Ferr. | Ph-ac. | Thuj. |
|---|---|---|---|---|---|---|---|
| Total | 6 | 5 | 4 | 3 | 2 | 2 | 2 |
| Rubrics | 3 | 2 | 2 | 2 | 2 | 2 | 2 |
| Kingdoms | | | | | | | |
| Traditional Miasms | | | | | | | |
| KARZINOMATÖSE Leiden; melanotisch (6) | 2 | | 2 | | | 1 | |
| Haut; NARBEN; blau (10) | 1 | 2 | | 1 | 1 | | 1 |
| Gemüt; RELIGIÖSE Neigungen (72) | 3 | 3 | 2 | 2 | 1 | 1 | 1 |

**Abb. 11.6** Repertorisation der auffallenden klinischen Symptome [P328]

*Verordnung:* Bei der Erstverordnung ist das Ergebnis der Repertorisation ein anderes als der Gesamteindruck des Patienten. Aufgrund der klinisch-homöopathischen Erfahrung wird mit Lachesis Q3 begonnen (➤ Abb. 11.6): Der Patient hat ein malignes **Melanom,** die **Narbe** ist sehr rot, zudem ist der Patient sehr **religiös.**

**Kommentar Spinedi** Die Symptome sind wichtiger als der Gesamteindruck des Patienten. Jedes Konstitutionsmittel kann im Lauf einer bestimmten Lebenssituation angezeigt sein. Während des Behandlungsbeginns sollte man sich nicht zu sehr von der Diagnose und den klinischen Rubriken leiten lassen. Maßgeblich sind die Symptome, die speziell während der Krankheitsentstehung aufgetreten sind: In diesem Fall handelt es sich um deutliche **Symptome von** Arsenicum album.

## 11.6 Behandlungsverlauf während der HIT (2008)

Innerhalb von neun Tagen entwickeln sich unter Lachesis Q3 folgende Symptome:

- Einseitig rotes **Ohr**
- **Träume von Verstorbenen**
- Leckt die Lippen immer wieder
- **Schlaflosigkeit** nach 3 Uhr nachts
- **Sehr gewissenhaft**
- **Schwitzt im Schlaf**
- Schaumiger Urin

Zu ergänzen ist aus der Anamnese: Der Patient träumt von Verstorbenen, er hat eine rote Narbe, er ist lichtempfindlich, **wäscht** sich die **Hände,** hat Angst vor Ansteckung, er erwacht um 3 Uhr nachts, hat Durst auf große Mengen, er ist an einer Beziehung zu Frauen nicht interessiert. Meine Repertorisation (➤ Abb. 11.7) ergibt mit der Totalität Natrium muriaticum, gefolgt von Sulfur und an dritter Stelle Arsenicum album.

### Repertorisation durch Spinedi

**Kommentar Spinedi** Bei der Repertorisation der Totalität der Symptome (➤ Abb. 11.8) steht Natrium muriaticum erst an fünfter Stelle und Arsenicum album an erster Stelle.

*Verordnung:* Ausgehend von der ersten Repertorisation ergibt sich als Verordnung Natrium muriaticum Q3. Der Patient ergänzt nach der ersten Einnahme von Natrium muriaticum, dass er schon immer gerne die Speisen nachsalzt, der Salzkonsum allerdings sein Schwitzen negativ beeinflusst. Er benötigt eine harte Matratze im Bett. Er ist Einzelgänger und wünscht sich nicht unbedingt eine Partnerschaft. Durch diese Merkmale wird Natrium muriaticum noch einmal bestätigt, auch auf der Ebene der Allgemeinsymptome.

Tag 9–14 der HIT: Die Gesamtenergie des Patienten ist besser, er braucht sich nachmittags nicht mehr hinzulegen. Der Schlaf wird jedoch schlechter, er schläft zwischen 1–3 Uhr maximal zwei Stunden. *Verordnung:* Natrium muriaticum Q3 wird aus dem fünften Becher gegeben, da der Schlaf schlechter wird.

| | Nat-m. | Sulph. | Ars. | Chin. | Phos. | Thu j. |
|---|---|---|---|---|---|---|
| Total | 19 | 21 | 19 | 14 | 13 | 13 |
| Rubrics | 12 | 10 | 9 | 7 | 7 | 7 |
| Kingdoms | | | | | | |
| Traditional Miasms | | | | | | |
| Ohr; VERFÄRBUNG; gerötet; einseitig (16) | 1 | | | 1 | | |
| Gemüt; TRÄUME; tot; Menschen (94) | | 2 | 3 | | 2 | 3 |
| Gemüt; WASCHEN; ständig, wäscht sich; Hände, die (14) | 2 | 2 | 1 | | | 1 |
| FURCHT; Krankheit, vor einer; drohender; ansteckend, epidemisch, Infektion (12) | 1 | 3 | | | | |
| Harn; SCHAUMBILDEND (52) | 1 | | 1 | 2 | 2 | 1 |
| Auge; PHOTOPHOBIE (213) | 3 | 3 | 3 | 3 | 2 | 1 |
| Haut; NARBEN; rot, werden (11) | 1 | | | | | |
| Gesicht; LECKEN der Lippen (25) | 1 | 1 | 1 | 1 | | |
| Schlaf; SCHLAFLOSIGKEIT; Mitternacht; nach; 3 Uhr; nach (40) | 1 | 3 | 3 | 2 | | 3 |
| Gemüt; PEDANTISCH (34) | 2 | 1 | 2 | | 1 | 1 |
| Schweiß; SCHLAF; im (129) | 2 | 2 | 2 | 3 | 2 | 3 |
| Magen; DURST; große Mengen, auf (50) | 3 | 3 | 3 | 2 | 3 | |
| Gemüt; AVERSION, ABNEIGUNG GEGEN; Frauen (16) | 1 | 1 | | | 1 | |

**Abb. 11.7** Repertorisation der unter Lachesis neu aufgetretenen Symptome [P328]

**!**

**Kommentar Spinedi** Nach Beginn der Kur mit Natrium muriaticum ist der Patient sehr zufrieden: „Ich habe mich geöffnet, ich bin nicht mehr so steif." **Bedeutung:** Man kann oft beobachten, dass Natrium eine beruhigende Wirkung auf das Gemüt hat, ohne jedoch tief genug zu wirken.

Unter Natrium muriaticum Q3 aus dem fünften Glas wird die Narbe weniger rot. Der Nachtschweiß wird weniger. Der Schlaf wird besser. Er wird mit Nat-m Q4 aus dem fünften Glas ambulant entlassen.

## 11.7 Behandlungsverlauf nach der HIT

### 11.7.1 Infekte

Im Februar 2008 tritt unter Natrium muriaticum Q4 ein **fieberhafter Infekt** mit **Kopfschmerzen** über dem rechten Auge auf: Weitere Symptome sind: stechende Halsschmerzen, zunehmende Lichtempfindlichkeit, Kopfschmerz, der sich beim Bücken ver-

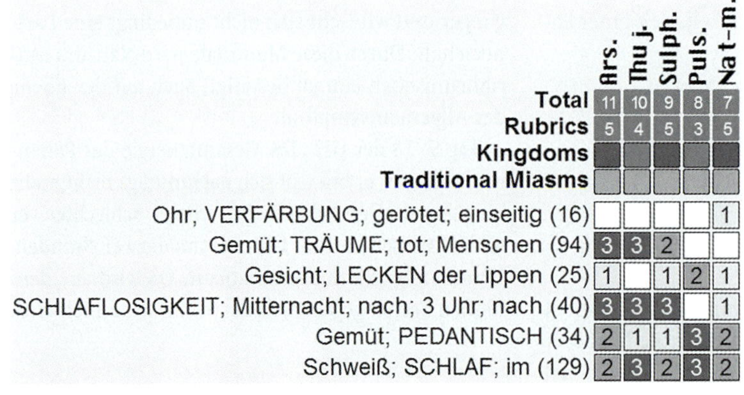

| | Ars. | Thu j. | Sulph. | Puls. | Nat-m. |
|---|---|---|---|---|---|
| Total | 11 | 10 | 9 | 8 | 7 |
| Rubrics | 5 | 4 | 5 | 3 | 5 |
| Kingdoms | | | | | |
| Traditional Miasms | | | | | |
| Ohr; VERFÄRBUNG; gerötet; einseitig (16) | | | | | 1 |
| Gemüt; TRÄUME; tot; Menschen (94) | 3 | 3 | 2 | | |
| Gesicht; LECKEN der Lippen (25) | 1 | | 1 | 2 | 1 |
| SCHLAFLOSIGKEIT; Mitternacht; nach; 3 Uhr; nach (40) | 3 | 3 | 3 | | 1 |
| Gemüt; PEDANTISCH (34) | 2 | 1 | 1 | 3 | 2 |
| Schweiß; SCHLAF; im (129) | 2 | 3 | 2 | 3 | 2 |

**Abb. 11.8** Repertorisation der Totalität der Symptome nach Spinedi [P328]

11

schlechtert, blutiges Sekret aus der Nase und Verlangen nach kalten Getränken.
*Verordnung:* Unter Bryonia C200 bessert sich der Zustand innerhalb von einer Woche, obwohl die Gesamtenergie noch nicht gut ist und der Patient eher eine Art Schwäche verspürt.

Ende Februar 2008 zeigt sich erneut ein **Infekt** mit folgenden Symptomen: Rauschen im Ohr, Knieschmerzen, wunder Ausschlag hinter dem Ohr, Kopfschmerzen beim Fieber und kalte Füße. *Verordnungen:* Die Verschreibung von Belladonna 200 hilft nach drei Tagen, allerdings schwitzt der Patient stark, die Lichtempfindlichkeit hat sich etwas gebessert. Natrium muriaticum Q wird in aufsteigenden Q-Potenzen fortgeführt, die Gesamtenergie wurde durch die Infekte etwas geschwächt.

!

Auch wenn eine schnelle Wirkung erwartet und erwünscht wird, brauchen manche Infekte ihre Zeit, um abzuheilen: Das heißt nicht, dass das homöopathische Arzneimittel nicht gewirkt hat. Vielmehr ist der Prozess der Infektentwicklung mit nachfolgender Genesung ein gutes Zeichen dafür, dass das Immunsystem des Patienten durch die Fieberentwicklung in Gang kommt.

!

**Kommentar Spinedi** Meiner Meinung nach hat man das Gefühl, dass Natrium muriaticum noch nicht das geeignete Arzneimittel ist und das auf folgenden Gründen:

- Der Schlaf wurde unruhiger – wenn der Schlaf durch ein Mittel gestört wird, ist die Wahl des Mittels infrage zu stellen
- Langwierige und wiederholte Infekte lassen sich nicht immer als positive Immunreaktion interpretieren.

Die störende Fotophobie (s. u.) hat sich nie unter der Therapie mit Natrium muriaticum gebessert.

!

In diesem Fall sind die Infekte mit der Fieberreaktion als positiv zu sehen, da das Immunsystem wieder zu arbeiten beginnt – auf eine gesunde Art und Weise. Langwierige Infekte hingegen sind nach Spinedi ein Zeichen für eine schlechtere Immunabwehr, was aber hier aus meiner Sicht nicht der Fall ist. Ich stimme mit Spinedi überein, dass die Veränderungen bezüglich des Schlafes und der Fotophobie gegen Natrium muriaticum sprechen. Wie Spinedi im folgenden Kommentar sagt, dass sich unter einem Simillimum alle Symptome bessern sollten, ist das vor allem bei unkomplizierten Fällen möglich, bei komplizierten Tumorfällen nicht immer direkt.
Wie bereits erwähnt, sind die Supervisionskommentare von Dario Spinedi nicht während der laufenden Behandlung entstanden, sondern rückblickend in Kenntnis des mehrjährigen Verlaufs.

Im weiteren Verlauf des Jahres 2008 treten erneut Träume von Verstorbenen auf, die Lichtempfindlichkeit nimmt zu, Natrium muriaticum wird fortgeführt, ab der Q10 wird das Arzneimittel aus dem fünften Glas alle zwei Tage eingenommen.

!

**Kommentar Spinedi** Die Entwicklung der Symptome zeigt, dass Natrium muriaticum nicht das indizierte Simillimum ist, denn unter einem Simillimum sollten sich alle Symptome bessern.

### 11.7.2 Stabilisierungsphase – erneut fieberhafter Infekt

Im August 2008 tritt erneut ein fieberhafter Infekt mit **Stirnhöhlenbeteiligung, Nasenbluten, bronchialen Beschwerden** und Halsschmerzen auf. Der Patient erhält Belladonna C200. Nach zwei Tagen bestehen weder Husten noch Schleimbildung. Die Einnahme von Natrium muriaticum Q10 erfolgt jeden dritten Tag. Im August 2008 sind CT/MRT ohne Befund, es gab keine Hinweise für ein Rezidiv.

Im Oktober 2008 träumt der Patient von einem schwarzen Hund. Er erinnert sich daran, dass der Großvater an Tbc verstorben war. Er träumt auch wieder von Verstorbenen.
*Verordnung:* Es erfolgt die Gabe von Tuberculinum M. Kurz vor der Einnahme tritt erneut ein hochfieberhafter Infekt mit Stirn- und Kieferhöhlenvereiterung auf. Nach der Einnahme von Tuberculinum M geht es viel besser – es war als Zwischenmittel sehr hilfreich.

Anfang 2009 befindet sich der Patient in einer stationären Rehabilitation: Die anderen Patienten – auch sie leiden an einem malignen Melanom – sagen ihm, dass er bald sterben werde, weil sein Tumor im Clarke-Stadium IV diagnostiziert wurde. Der Patient nimmt aufgrund dieses Erlebnisses massiv an Gewicht ab und verfällt in eine Art Schockstarre. Er hat folgenden Traum: „Ein Mitarbeiter einer Firma hatte sich des Diebstahls von Werkzeugen und Material schuldig gemacht und wurde vom Firmeninhaber auf frischer Tat ertappt. Kurzerhand wurde ihm vor Ort der Prozess gemacht. Er wurde zum Tode verurteilt. Die Strafe wurde sofort durch Erhängen vollzogen. Danach bin ich aufgewacht.“

## Diarrhö – erste Verschreibung von Arsenicum album (2009)

Der Patient meldet sich damit erst im Februar 2009 und erhält Aconitum C200 wegen des **Schocks.** Er meldet sich drei Tage später, da er an einem akuten Darminfekt leidet mit wässrigem, gelbem **Durchfall,** und erhält Arsenicum C200 als Einzelgabe (➤ Abb. 11.9).

Darunter vergeht der Durchfall sehr schnell, die danach folgende Kieferhöhlenentzündung verbleibt nur 2 Tage.

**!**

**Kommentar Spinedi** Es wurde jetzt zum Glück Arsenicum verschrieben, das bereits zu Behandlungsbeginn angezeigt gewesen wäre.

*Verordnung:* 2009 sind CT/MRT ohne Befund. Im Verlauf dieses Jahres bekommt der Patient Q-Potenzen von Natrium muriaticum alle 2 Tage (bis zur Q16 im Oktober 2009).

Im Oktober 2009 kommt es zu einem erneuten **Nasennebenhöhleninfekt** mit der bekannten **Fotophobie,** gelben Nasenabsonderung, **Fieber** um 12 und 13 Uhr (➤ Abb. 11.10). Auch die Zeit des Fiebers ist ein hochwertiges Arsenicum-Symptom.

*Verordnung:* Um dieses Mal die Wirkung von Arsenicum album besser prüfen zu können, wird es als Q3–6 verordnet. Die Durchsicht der Verlaufsparameter zeigt, dass sich zuvor alle Symptome gebessert haben außer der Fotophobie, die nach wie vor besteht. Sie bessert sich prompt und anhaltend unter Arsenicum album ab der Q5.

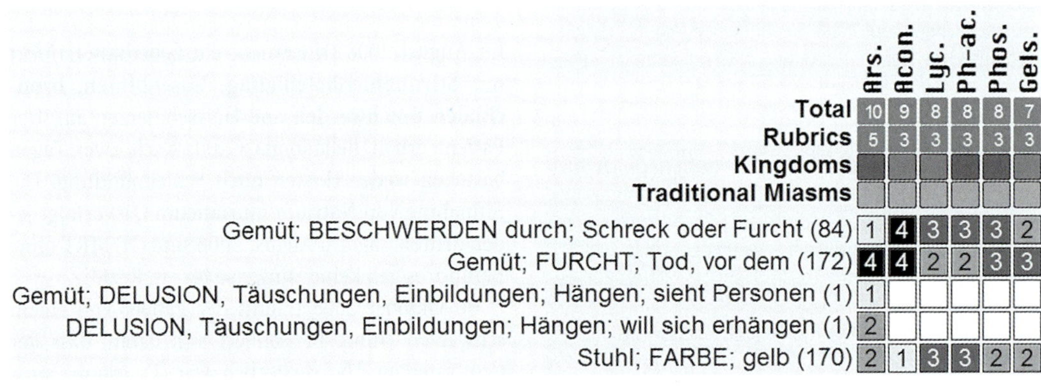

| | Ars. | Acon. | Lyc. | Ph-ac. | Phos. | Gels. |
|---|---|---|---|---|---|---|
| Total | 10 | 9 | 8 | 8 | 8 | 7 |
| Rubrics | 5 | 3 | 3 | 3 | 3 | 3 |
| Kingdoms | | | | | | |
| Traditional Miasms | | | | | | |
| Gemüt; BESCHWERDEN durch; Schreck oder Furcht (84) | 1 | 4 | 3 | 3 | 3 | 2 |
| Gemüt; FURCHT; Tod, vor dem (172) | 4 | 4 | 2 | 2 | 3 | 3 |
| Gemüt; DELUSION, Täuschungen, Einbildungen; Hängen; sieht Personen (1) | 1 | | | | | |
| DELUSION, Täuschungen, Einbildungen; Hängen; will sich erhängen (1) | 2 | | | | | |
| Stuhl; FARBE; gelb (170) | 2 | 1 | 3 | 3 | 2 | 2 |

**Abb. 11.9** Repertorisation der Gemütssymptome und anderer charakteristischer Symptome [P328]

| | Ars. | Lyc. | Sulph. | Sil. | Calc. | Hep. | Hydr. |
|---|---|---|---|---|---|---|---|
| Total | 8 | 8 | 8 | 8 | 7 | 7 | 7 |
| Rubrics | 5 | 4 | 4 | 3 | 3 | 3 | 2 |
| Kingdoms | | | | | | | |
| Traditional Miasms | | | | | | | |
| Nase; NEBENHÖLEN, Beschwerden der (47) | 1 | 1 | 1 | 4 | 1 | 2 | 4 |
| Nase; ABSONDERUNGEN; gelb (151) | 2 | 3 | 3 | 2 | 3 | 3 | 3 |
| Auge; PHOTOPHOBIE (213) | 3 | 3 | 3 | 2 | 3 | 2 | |
| Fieber, Hitze; MITTAGS (9) | 1 | | 1 | | | | |
| Fieber, Hitze; NACHMITTAGS; 13 Uhr (6) | 1 | 1 | | | | | |

**Abb. 11.10** Repertorisation der Infektsymptome unter Berücksichtigung der Fieberzeiten [P328]

**!**

**Kommentar Spinedi** Diese Reaktion zeigt die tiefe Wirkung von Arsenicum album. Das Arzneimittel bessert nicht nur die akuten Beschwerden, sondern auch die chronischen Beschwerden des Patienten.

## Übermäßiger Schweiß in der Leistenregion (2010)

Bis September 2010 erhält der Patient Arsenicum album aufsteigend bis zur Q11, er wird also fast ein Jahr mit diesem Arzneimittel behandelt. Im September 2010 schwitzt er in der Leiste – ein Symptom, das erstmals auftritt (Rubrik: Abdomen; Schweiß; Leistenregion [6]); um Arsenicum album durch die Gabe eines Komplementärmittels zu unterstützen, wird Thuja Q3 verordnet. Der Schweiß in der Leistenregion ist ein sehr auffallendes Symptom – hier reicht es als hinweisendes Symptom aus, um Thuja zu verschreiben.

## Fieberhafter Infekt unter Thuja als Q-Potenz

Unter Thuja Q3 entwickelt sich erneut ein hochfieberhafter Infekt. Der Patient sagt: „Das Mittel hat voll eingeschlagen!“ Es zeigen sich folgende Symptome: starke **Fotophobie** mit Fieber, Nasenbluten, Kopfschmerzen über dem rechten Auge und einseitige **Hitze** des **Ohrs** (➤ Abb. 11.11).
*Verordnung:* Belladonna C200 wird verabreicht. Innerhalb von drei bis fünf Tagen geht es dem Patienten besser.

**!**

Nach meiner Erfahrung können unter der Einnahme von Thuja als Q-Potenzen vergleichsweise häufig fieberhafte Infekte auftreten, was grundsätzlich ein gutes Zeichen ist. Falls der Infekt allerdings zu heftig ausfällt, sollte bei den Folgeverordnungen von Thuja dann bevorzugt die C-Potenz eingesetzt werden, z. B. als C200 oder M.

*Verordnung:* Der Schweiß der Leiste besteht weiterhin, weshalb ab Oktober 2010 mit Thuja Q4–8 fortgefahren wird, da Thuja häufig als Gabe einer einzelnen Q-Potenz-Charge (hier als Q3) seine Wirkung noch nicht entfalten kann.

## Anhaltende Remission (2011)

Januar 2011: CT und MRT ohne Rezidivnachweis. Im März 2011 bestehen folgende Symptome: einseitig rotes Ohr, Träume von einem Hausbrand, Nasenbluten, Fotophobie. Beim Lesen verspürt der Patient Kopfschmerzen. Es werden zwei **Hautveränderungen** festgestellt, die entfernt werden sollen (und ohne Befund sind). Natrium muriaticum Q17 wird aus dem ersten Glas täglich gegeben, da darunter das Melanom hauptsächlich stabil verblieben ist.

## Morbus Dupuytren

Im April 2011 berichtet der Patient von einem Dupuytren, der bei genauerem Nachfragen schon im ersten homöopathischen Behandlungsjahr aufgetreten ist. Damit zeigt sich rückblickend, dass die Syko-

| | Nat-m. | Merc. | Sulph. | Bell. | Chin. | Graph. | Ars. |
|---|---|---|---|---|---|---|---|
| **Total** | 10 | 9 | 9 | 8 | 8 | 8 | 8 |
| **Rubrics** | 5 | 5 | 5 | 4 | 4 | 4 | 3 |
| **Kingdoms** | | | | | | | |
| **Traditional Miasms** | | | | | | | |
| Ohr; VERFÄRBUNG; gerötet; einseitig (16) | 1 | | | | 1 | | |
| Auge; PHOTOPHOBIE (213) | 3 | 3 | 3 | 3 | 3 | 3 | 3 |
| Auge; PHOTOPHOBIE; Tageslicht (49) | | 2 | 2 | 1 | 3 | 3 | 3 |
| Kopfschmerzen; ALLGEMEIN; Lesen; agg. (57) | 3 | 1 | 1 | | | | |
| Gemüt; TRÄUME; Feuer (76) | 2 | 1 | 2 | 2 | 1 | 1 | 2 |
| Nase; NASENBLUTEN; nachts (34) | 1 | 2 | 1 | 2 | | 1 | |

**Abb. 11.11** Repertorisation der Infektsymptome, die sich unter Thuja entwickelt haben [P328]

| | Thuj. | Caust. | Calc. | Lyc. | Bar-c. | Rhus-t. | Nat-m. |
|---|---|---|---|---|---|---|---|
| **Total** | 11 | 10 | 9 | 7 | 7 | 7 | 6 |
| **Rubrics** | 6 | 6 | 5 | 6 | 4 | 4 | 5 |
| **Kingdoms** | | | | | | | |
| **Traditional Miasms** | | | | | | | |
| Extremitäten; WARZEN; Finger (37) | 2 | 2 | 2 | 1 | 2 | 2 | 2 |
| Extremitäten; WARZEN; Finger; Zeigefinger (3) | 1 | 2 | | 1 | | | |
| Haut; WARZEN; schmerzhaft (34) | 2 | 2 | 2 | 1 | 1 | 1 | 1 |
| Rücken; SCHMERZEN; Allgemein; Sitzen, im; agg. (109) | 2 | 2 | 2 | 2 | 1 | 3 | 1 |
| KONTRAKTION der Muskeln und Sehnen; Hand; Handsehnen; Handbeuger, Dupuytrenkontraktur (14) | | 1 | | 1 | | | 1 |
| Rücken; HAUTAUSSCHLÄGE; Furunkel (52) | 2 | 1 | 1 | 1 | | 1 | 1 |
| Allgemeines; TUMOREN, gutartige; Lipom, Fettgeschwulst (19) | 2 | | 2 | | 3 | | |

**Abb. 11.12** Repertorisation der Warze, des Morbus Dupuytren und anderer charakteristischer Symptome [P328]

se aktiviert wurde. Der Patient hat auch viele Haare auf dem Rücken – ein Symptom, das für die Verschreibung von Thuja spricht (➤ Abb. 11.12). Er hat eine schmerzhafte **Warze** am **Zeigefinger.** Das **Lipom** an der Stirn ist noch vorhanden. Am **Rücken** hat er ein mögliches **Furunkel.** Insgesamt ist seit 2008 kein Melanomrezidiv aufgetreten.

*Verordnung:* Der Patient erhält Thuja C200 als Einzelgabe, um keine erneut heftige Reaktion auf Thuja als Q-Potenz hervorzurufen. Es geht gut damit. Natrium muriaticum wird als tragendes Tumormittel bis zur Q23 aus dem dritten Glas fortgeführt, wobei Ende 2011 eine Einzelgabe Medorrhinum M gegeben wird (nächtliches Beißen auf die Zunge im Schlaf, Nachtschweiß zunehmend).

## Behandlungsunterbrechung (2012)

Der Patient wünscht Mitte 2012 – es sind inzwischen fast fünf Jahre seit dem Behandlungsbeginn vergangen – eine Unterbrechung der homöopathischen Behandlung, da er sich gesund und vor allem geheilt fühlt. Regelmäßige Nachfragen ergeben, dass es dem Patienten gut geht, er arbeitet wieder und lebt in einer glücklichen und stabilen Beziehung zu einer Frau.

**!**

**Kommentar Spinedi** Die homöopathische Behandlung ist sehr ausdauernd und sorgfältig erfolgt, es ist Dr. Lehrke gelungen, diesem Patienten mit einer ungünstigen Prognose zu heilen. Man sollte in diesen Fällen immer zuerst die Totalität der Symptome berücksichtigen und darauf aufbauend eine sorgfältige Analyse durchführen:

- Was ist vordergründig zu behandeln?
- Welches Mittel ist das mögliche Konstitutionsmittel?
- Gibt es mögliche antimiasmatische Arzneimittel?

## 11.7.3 Wiederaufnahme der Therapie nach drei Jahren (2015)

Der Patient meldet sich wieder im Juli 2015 mit einer längeren persönlichen Vorstellung in der Praxis. Er hat an der linken Halsseite ein **Muttermal** bemerkt, was sich verändert hat, es wurde dunkler bis ins Schwarze gehend und asymmetrischer sowie juckend. Die Histologie ergab einen grenzwertigen Befund, ein malignes Melanom wurde für möglich gehalten: Es wurde eine epidermotrope Melanommetastase exzidiert, differenzialdiagnostisch lag ein dermaler Nävus mit ungewöhnlichen Atypien vor mit einer histologisch ausgesprochen schwierigen Grenzziehung zu einem malignen Melanom.

### Anamnese und Verordnung

Der Patient möchte schon bei Beginn der Anamnese das Fenster geschlossen haben, weil er die Zugluft als unangenehm empfindet. Seit einem Jahr empfindet er seine Arbeitssituation als sehr belastend. Im Januar 2014 sind **Schilddrüsenprobleme** aufgetreten – der Umfang der Schilddrüse hat sich verdoppelt – der Patient hat schlechter Luft bekommen und wurde sehr heiser. Die Operation der knotigen Struma war komplikationslos. Seitdem nimmt er L-Thyroxin 200 µg täglich ein. Nach dem Tod seiner Mutter vor etwa einem Jahr (2014) wurde der Patient depressiv, weswegen er eine Reha machte. Die Beziehung zur 7 Jahre jüngeren Partnerin verläuft schon seit mehreren Jahren (seit 2012) stabil, was nach der langen Zeit ohne Partnerin positiv zu werten ist.

2014 ist im Bereich der **Haut** mit Pickeln (u. a im Rückenbereich) eine Entzündung aufgetreten, die sich histologisch als **Pseudolymphom** darstellte, weitere pickelähnliche Hautveränderungen am Rücken wurden somit im gleichen Bereich eingeordnet. Der **Dupuytren** hat minimal zugenommen. Seit einem Jahr waren die Kiefernhöhlen nicht mehr entzündet.

Der **Perfektionismus** des Patienten hat sich im Laufe der Jahre wieder verstärkt, alles muss pünktlich erledigt sein. Er kontrolliert immer, ob alles abgeschlossen ist, ob das Licht aus ist, er wäscht sich auch wieder verstärkt die Hände, was einhergeht mit der Angst vor Ansteckung. Der Patient bezeichnet sein Verhalten selbst als zwanghaft. Dieses reduzierte sich mit der Homöopathie von 100 auf 20 %, jetzt werden diese Beschwerden vom Patienten wieder bei 100 % eingestuft. Er merkt an, dass er mit der homöopathischen Behandlung vor drei Jahren 2012 aufgehört hat, weil es ihm so gut ging.

Das **Schwitzen** besteht noch nachts im Hals- und Brustbereich, Krampfadern lassen sich ansatzweise an den Beinen beobachten. Das Erröten, worunter der Patient ab und zu leidet und das er bislang nicht als Symptom angegeben hatte, hat sich gebessert. Er war unter der homöopathischen Behandlung ausgeglichener. Im Gesichtsbereich ist eine **Rosacea** aufgetreten, weswegen er Metronidazolcreme bekommen hat. Die Rosacea wird bei scharfem Essen schlechter. Nach seinen Nahrungsmittelvorlieben befragt, gibt er an, dass er gerne deftig isst und Lust auf Fleisch hat.

Nach wie vor besteht die **Lärmempfindlichkeit,** die **Lichtempfindlichkeit** ist nicht sehr stark ausgeprägt. Die Augen schmerzen beim längeren Lesen. **Schwindel** tritt auf beim schnellen Drehen des Kopfs.

Der Patient hat **von blutig roten Totenschädeln geträumt,** ferner von einem offenen Rücken, bei dem die Wirbelsäule frei lag, und davon, dass er erschossen wird. Ebenso begegnete ihm seine Mutter im Traum. Im Schritt schwitzt er noch teilweise. Seine **Religiosität** lebt er nach wie vor, indem er die Evangelien regelmäßig studiert.

Die körperliche Untersuchung ergibt **Fibrome am Hals, sehr kalte Finger,** die Finger können sogar absterben und weiß sein, er wirkt insgesamt verfroren. Die Zunge zeigt Zahneindrücke. Der weitere internistische und neurologische Befund ist regelhaft.

Die Totalität der Symptome (➤ Abb. 11.13) ergibt Arsenicum album, differenzialdiagnostisch erschließen sich Natrium muriaticum (dafür würde auch die Struma sprechen) und Phosphor (auch wegen den Träumen von Blut).

!

Der Patient kommt nach 3-jähriger Pause wieder in die homöopathische Behandlung. Deutlich wird, wie sich innerhalb der 3-jährigen Pause verschiedene Pathologien bis hin zu einem Melanomrezidiv (wenn auch als grenzwertiger Befund) entwickelt haben. Aus diesem Grund sollte eine homöopathische Krebsbehandlung dauerhaft durchgeführt und sollten längere Pause vermieden werden.

Differenzialdiagnostisch sind Arsenicum album, Natrium muriaticum, Lycopodium und Thuja zu unterscheiden. Die **Supervisionskommentare von Spinedi** legen nahe, Arsenicum album besonders zu prüfen, was sich bei genauer Anamneseerhebung als führendes Mittel bestätigt. Auch wenn ein Arzneimittel durch die Repertorisation und die positiven Reaktionen auf die frühere Mittelgabe dem Patienten gut zu tun scheint, ist die Mittelgabe immer zu hinterfragen im Hinblick darauf, ob das Mittel auf das Tumorgeschehen einwirkt – Natrium muriaticum hat einen engen Bezug zu Melanomen.

## Entwicklung und Follow-ups bei Wiederaufnahme der Behandlung

*Verordnung:* Der Patient erhält ab Juli 2015 Arsenicum album Q12–14. Darunter bessert sich die Lichtempfindlichkeit. Der Dupuytren wird schmerzhaft. Der Patient träumt von Pferden. Das auftretende Kribbeln der Fußsohle ist als Hinweis auf Natrium muriaticum zu sehen (Extremitäten; Jucken; Füße; Fußsohlen [79]). Der Patient träumt von einem Pferd, das ihn in den Oberarm beißt, wo die Melanomnarbe sitzt, Blut sieht er nicht, dieses Symptom könnte ein Phosphor-Hinweis sein (Geist, Gemüt;

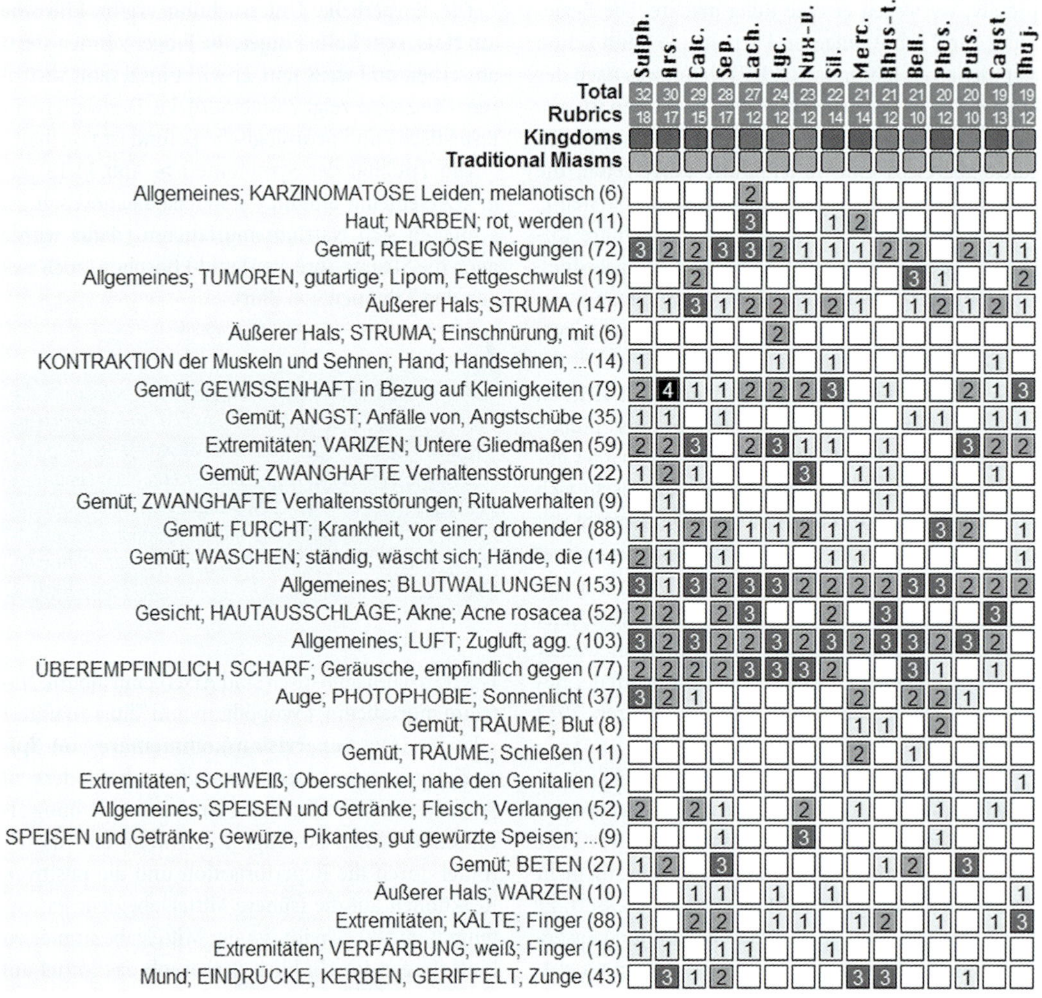

| | Sulph. | Ars. | Calc. | Sep. | Lach. | Lyc. | Nux-v. | Sil. | Merc. | Rhus-t. | Bell. | Phos. | Puls. | Caust. | Thuj. |
|---|---|---|---|---|---|---|---|---|---|---|---|---|---|---|---|
| **Total** | 32 | 30 | 29 | 28 | 27 | 24 | 23 | 22 | 21 | 21 | 21 | 20 | 20 | 19 | 19 |
| **Rubrics** | 18 | 17 | 15 | 17 | 12 | 12 | 12 | 14 | 14 | 12 | 10 | 12 | 10 | 13 | 12 |
| **Kingdoms** | | | | | | | | | | | | | | | |
| **Traditional Miasms** | | | | | | | | | | | | | | | |
| Allgemeines; KARZINOMATÖSE Leiden; melanotisch (6) | | | | | 2 | | | | | | | | | | |
| Haut; NARBEN; rot, werden (11) | | | | | 3 | | | 1 | 2 | | | | | | |
| Gemüt; RELIGIÖSE Neigungen (72) | 3 | 2 | 2 | 3 | 3 | 2 | 1 | 1 | 1 | 2 | 2 | | 2 | 1 | 1 |
| Allgemeines; TUMOREN, gutartige; Lipom, Fettgeschwulst (19) | | | 2 | | | | | | | | 3 | 1 | | | 2 |
| Äußerer Hals; STRUMA (147) | 1 | 1 | 3 | 1 | 2 | 2 | 1 | 2 | 1 | | 1 | 2 | 1 | 2 | 1 |
| Äußerer Hals; STRUMA; Einschnürung, mit (6) | | | | | | 2 | | | | | | | | | |
| KONTRAKTION der Muskeln und Sehnen; Hand; Handsehnen; ...(14) | 1 | | | | | 1 | | 1 | | | | | | 1 | |
| Gemüt; GEWISSENHAFT in Bezug auf Kleinigkeiten (79) | 2 | 4 | 1 | 1 | 2 | 2 | 2 | 3 | | 1 | | | 2 | 1 | 3 |
| Gemüt; ANGST; Anfälle von, Angstschübe (35) | 1 | 1 | | 1 | | | | | | | 1 | 1 | | 1 | 1 |
| Extremitäten; VARIZEN; Untere Gliedmaßen (59) | 2 | 2 | 3 | | 2 | 3 | 1 | 1 | | 1 | | | 3 | 2 | 2 |
| Gemüt; ZWANGHAFTE Verhaltensstörungen (22) | 1 | 2 | 1 | | | | 3 | | 1 | 1 | | | | 1 | |
| Gemüt; ZWANGHAFTE Verhaltensstörungen; Ritualverhalten (9) | | 1 | | | | | | | | 1 | | | | | |
| Gemüt; FURCHT; Krankheit, vor einer; drohender (88) | 1 | 1 | 2 | 2 | 1 | 1 | 2 | 1 | 1 | | | 3 | 2 | | 1 |
| Gemüt; WASCHEN; ständig, wäscht sich; Hände, die (14) | 2 | 1 | | 1 | | | | 1 | 1 | | | | | | 1 |
| Allgemeines; BLUTWALLUNGEN (153) | 3 | 1 | 3 | 2 | 3 | 3 | 2 | 2 | 2 | 2 | 3 | 3 | 2 | 2 | 2 |
| Gesicht; HAUTAUSSCHLÄGE; Akne; Acne rosacea (52) | 2 | 2 | | 2 | 3 | | | 2 | | 3 | | | | 3 | |
| Allgemeines; LUFT; Zugluft; agg. (103) | 3 | 2 | 3 | 2 | 2 | 3 | 2 | 3 | 2 | 3 | 3 | 2 | 3 | 2 | |
| ÜBEREMPFINDLICH, SCHARF; Geräusche, empfindlich gegen (77) | 2 | 2 | 2 | 2 | 3 | 3 | 3 | 2 | | | 3 | 1 | | 1 | |
| Auge; PHOTOPHOBIE; Sonnenlicht (37) | 3 | 2 | 1 | | | | | | 2 | | 2 | 2 | 1 | | |
| Gemüt; TRÄUME; Blut (8) | | | | | | | | | 1 | 1 | | 2 | | | |
| Gemüt; TRÄUME; Schießen (11) | | | | | | | | | 2 | | 1 | | | | |
| Extremitäten; SCHWEIß; Oberschenkel; nahe den Genitalien (2) | | | | | | | | | | | | | | | 1 |
| Allgemeines; SPEISEN und Getränke; Fleisch; Verlangen (52) | 2 | | 2 | 1 | | | 2 | | 1 | | | 1 | | 1 | |
| SPEISEN und Getränke; Gewürze, Pikantes, gut gewürzte Speisen; ...(9) | | | | 1 | | | 3 | | | | | 1 | | | |
| Gemüt; BETEN (27) | 1 | 2 | | 3 | | | | | | 1 | 2 | | 3 | | |
| Äußerer Hals; WARZEN (10) | | | 1 | 1 | | 1 | | 1 | | | | | | | 1 |
| Extremitäten; KÄLTE; Finger (88) | 1 | | 2 | 2 | | 1 | 1 | | 1 | 2 | | 1 | | 1 | 3 |
| Extremitäten; VERFÄRBUNG; weiß; Finger (16) | 1 | 1 | | 1 | 1 | | | 1 | | | | | | | |
| Mund; EINDRÜCKE, KERBEN, GERIFFELT; Zunge (43) | | 3 | 1 | 2 | | | | | 3 | 3 | | | 1 | | |

**Abb. 11.13** Repertorisation der Totalität der Symptome [P328]

Träume, Trauminhalte; Pferde; gebissen von; wilden schwarzen Pferd, von einem [1]: Phosphor).

Im Verlauf des Oktobers 2015 wird der Dupuytren besser, der Patient spürt eine Verhärtung der Fußsohle im Bereich des Kribbelns. Auch die Lichtempfindlichkeit bessert sich, wobei aufgrund der **Verhärtung** der **Fußsohle** – ein Arsen-Symptom – Arsenicum album verdünnt und aus dem dritten Becher gegeben wird. Der Patient erwähnt erst später, dass es sich hierbei um ein pseudoneues Symptom handelt, da es bereits vor 15 bis 20 Jahren aufgetreten ist. (Extremitäten; Induration; Fußsohlen (1): Arsenicum album. Das Mittel ist dort dreiwertig aufgeführt.

*Verordnung:* Unter Arsenicum album, mittlerweile in der Q17, juckt und sticht die Fußsohlenwarze auffallend: Dieses auffallende **Warzensymptom** muss beachtet werden, um in Erfahrung zu bringen, ob es zum neuen Mittel passt. Der Patient erhält Thuja M. Salbe und Pflaster, die er von der Hautklinik bekommen hat, soll er nicht anwenden, da aus Sicht der Homöopathie die Gefahr besteht, dass die Warzen durch diese Applikationen unterdrückt werden und somit die Wirkung von Thuja nicht richtig beurteilt werden kann (was mit ihm so besprochen wird). Das Jucken und der Schmerz der Warze vergehen prompt unter Thuja, somit ist die

Wirkung gut. Thuja M wird im Dezember 2015 nach sechs Wochen wiederholt.

!

Bei äußeren Unterdrückungen, z. B. bei Warzenbehandlungen, fehlt das Symptom für die weitere Mittelwahl und zur Überprüfung der Wirkung des Arzneimittels. Unterdrückungen können außerdem, das ist gravierender, den Behandlungsverlauf und die Beurteilung „verschleiern" und letztlich auch zu einem Tiefertreten der Pathologie führen.

## Schluckbeschwerden (2016–2017)

Am 13.1.2016 träumt der Patient von Hinrichtungen, Erschießungen, von Toten und von Blut, der Bluttraum ist ein deutlicher Hinweis auf Phosphorus.

*Verordnungen:* Es ist zu erinnern, dass der Patient großen Elektrobelastungen ausgesetzt war, wodurch häufig zu einem späteren Zeitpunkt Phosphorus indiziert sein kann. Da es unter Thuja gut geht, wird Thuja nach der Kent-Skala fortgeführt: Thuja XM am 29.1.2016.

Im März 2016 treten **Schluckschwierigkeiten** auf: Der Patient verschluckt sich seit etwa vier Wochen häufiger beim Essen und Trinken, beim Husten ist etwas Blut dabei. Er hat ein Verlangen nach **warmen Speisen.** Da die Schluckschwierigkeiten mit dem blutigen Auswurf ein alarmierendes Symptom sind, wird auf Arsenicum album Q18 aus dem dritten Glas gewechselt. Das Schlucken wird leicht besser, der Patient bekommt jedoch häufiger Nasenbluten. Einerseits ist bei ihm Arsenicum album ein gutes Mittel gewesen, andererseits ist Arsenicum album als Arzneimittel nicht aufgeführt für das Symptom „Bluttraum".

*Verordnung:* Um die Wirkung von Phosphorus zu prüfen, das mittlerweile viele Symptome abdeckt, wird Phosphorus Q3 verabreicht.

!

Phosphorus ist ein Arzneimittel, welches bei der Behandlung von Melanomen eine genaue Beobachtung und sichere Indikation erfordert. Es kann in seltenen Melanom-Fällen indiziert sein und gut wirken, allerdings gibt es Einzelfälle, in denen, so hat es den Anschein, Phosphorus eine rasch fortschreitende Metastasierung nicht aufhalten konnte. Dieser Prozess spiegelt allerdings auch die Natur der hochmalignen metastasierten Melanomerkrankung wider. Phosphorus sollte also sehr gut auf seine Indikation hin überprüft werden.

Unter Phosphorus Q3–6 bessern sich die Schluckbeschwerden in den nächsten drei Monaten, die Fußsohlenwarze beginnt wieder zu jucken. Eine bereits zu Beginn der Beschwerden veranlasste Diagnostik ergibt bis dahin unauffällige Befunde (Röntgenbreischluck, HNO-Untersuchung). Es wird von Vernarbungen nach der Schilddrüsen-OP ausgegangen, weswegen der Patient Arnica M als Verletzungsmittel erhält – das Schlucken wird noch einmal verbessert.

Hieran zeigt sich auch, wie wichtig eine saubere konventionelle Diagnostik ist, nicht nur um eine Pathologie auszuschließen, sondern um auch Hinweise für das indizierte Mittel zu erhalten, in diesem Fall Arnica.

Im Juni 2016 erhält der Patient wieder Thuja XM, gefolgt von Thuja C200 2-malig im Abstand von 5 Wochen. Im Oktober 2016 bekommt er starkes dunkles Nasenbluten, was spontan auftritt. Das Nasenbluten sistiert unter Wiederaufnahme von Phosphorus Q7–8, das Schlucken wird noch einmal besser. Auch in 2017 wird Phosphorus fortgeführt.

!

**Kommentar Spinedi** (Dieser Kommentar von Dario Spinedi umfasst den Zeitraum bis 2012). In 80–90 % der Fälle stellt sich heraus, dass die Arzneimittel, die bei einer sorgfältigen Erstanalyse ermittelt wurden, auch tatsächlich im Laufe der Kur benötigt werden, um den Patienten zu heilen. Es gilt dann, nur noch auf die Symptome zu achten, um nach dem Similegesetz die entsprechenden Mittel zu finden. Dies kommt im Hinblick auf die Genauigkeit beinahe einer mathematischen Arbeit gleich.

- Arsenicum album und Thuja waren sehr gut indizierte Mittel.
- Natrium muriaticum schien mir eher ein Simile statt ein Simillimum zu sein.
- Lycopodium schien mir nach der Arsenicum-album- und Thuja-Phase eher angezeigt. Dies ist auch schon nach der ersten Repertorisation zu sehen.
- Alle Rubriken, in denen nicht Arsenicum album und Thuja aufgeführt sind, enthalten Lycopodium.
- Dr. Künzli sagte einmal, dass Natrium muriaticum und Lycopodium in einer gewissen Hinsicht sehr ähnlich sind.

Meine Meinung ist natürlich nicht bewiesen, sie will nur die Kollegen zum Nachdenken anregen. Ich möchte auf keinen Fall die hervorragende Arbeit von Dr. Lehrke kritisieren, durch die der Patient geheilt werden konnte. **Als Trost:** Manchmal gelingt eine Heilung auch auf Umwegen, wenn man sich bemüht, sorgfältig zu arbeiten, und die Regeln korrekt einhält.

**!**

Nachdem der Patient die homöopathische Behandlung wieder aufgenommen hat, blieben Arsenicum album sowie Thuja wichtige Mittel. Unerwarteterweise zeigte sich Phosphorus als indiziertes Mittel. Arsenicum album und Thuja stehen sich als Komplement sehr nahe. Immer wieder ist nach einer sehr langen Gabe von Arsenicum album Phosphorus indiziert, auch um Arsenicum album als Folgemittel den Weg zur Heilung wieder zu ermöglichen. Inwiefern Lycopodium in Erscheinung treten wird, ist noch abzuwarten, da es unter den vorher genannten Arzneimitteln dem Patienten sehr gut geht und zudem die Beschwerden alle reproduzierbar zurückgehen.

## 11.8 Beurteilung

Im vorliegenden Fall wird die alleinige homöopathische Behandlung eines malignen Melanoms mit einer histologisch gesicherten Lymphknotenmetastase dargestellt. Schon zu Beginn lag eine komplexe Behandlungssituation vor (Lymphknotenmetastasen, Clarke Level IV). Die Axilladissektion sowie Interferontherapie wurden vom Patienten abgelehnt, weswegen zu Beginn der Behandlung eine Aufklärung über die Prognose und schulmedizinische Behandlung eines malignen Melanoms erfolgte. Die initiale Medikation mit Lachesis war in einer schwierigen Arzneimittelwahl begründet, da die Erstanamnese das Grundmittel nicht deutlich erkennen ließ. Erstaunlich ist – und dies lässt sich unter Q-Potenzen regelmäßig beobachten – dass schon nach wenigen Tagen Symptome mit Hinweisen auf Natrium muriaticum hervortraten, was als weiterführendes Mittel den Patienten viele Jahre „trug“.

Die auftretenden hochfieberhaften Infekte sind positiv zu sehen, da das Immunsystem wieder zu reagieren begann. Dies ist als prognostisch gutes Zeichen zu werten, da fieberhafte Infekte eine Rückkehr des Körpers zu einer guten Immunabwehr darstellen. Spinedi sieht in den Infekten eventuell auch ein negatives Zeichen, was aus meiner Sicht nur auf rezidivierende Infekte mit chronifiziertem Verlauf zutrifft. „Banale“ Infekte, auch mit Fieber, sind gute Reaktionen des Immunsystems, die einen guten Verlauf oft mit bedingen.

In den Kontrollen konnte kein Rezidiv gefunden werden. Nach knapp 5-jähriger homöopathischer Behandlung folgte eine 3-jährige Behandlungspause, in der eine Struma operiert und ein Pseudolymphom der Haut diagnostiziert wurde sowie ein histologisch grenzwertig kutanes Melanomrezidiv aufgetreten war.

Unter Berücksichtigung der Supervisionskommentare von Spinedi vor der erneuten Behandlungsaufnahme 2015 durch den Patienten wurde nach der Behandlungspause Arsenicum album als Q-Potenz wieder aufgenommen, im Verlauf zeigte sich Phosphorus als neues homöopathisches Arzneimittel, zum einen als Komplement zu Arsenicum album, zum anderen könnte die Elektrobelastung des Patienten in frühen Jahren mit eine Rolle spielen, die in der vorherigen Arzneimittelwahl nicht berücksichtigt wurde. Lycopodium wurde noch nicht gegeben, sollte bei Auftreten von deutlichen Lycopodium-Symptomen aber überprüft werden, ähnlich wie schon einmal Arsenicum album mit gutem Erfolg begonnen wurde, obwohl Natrium muriaticum als Tumor- und Konstitutionsmittel sicher erschien.

## 11.9 Materia medica und Arzneimitteldifferenzierung

### 11.9.1 Lachesis

Lachesis ist eines der Hauptmittel bei malignem Melanom, beim Patienten wurde es aufgrund der folgenden Merkmale ausgewählt: Melanom, rote Narbe sowie die starke Religiosität des Patienten. Lachesis wird bei Melanomen eher weniger häufig verschrieben, es ist aber als Mittel, wenn es indiziert ist, sehr gut wirksam.

### 11.9.2 Natrium muriaticum

Natrium muriaticum ist als Salz ein langsam und tief wirkendes Mittel. Es ist neben Lachesis und Sepia ein sehr wichtiges Melanommittel. Natrium muriaticum stand beim Patienten nicht sofort im Vordergrund, erst der Umweg über Lachesis führte zum Mittel: Es traten Symptome auf, die zu Natrium muriaticum führten. So ist z. B. das einseitig rote Ohr ein hochwertiges Natrium-muriaticum-Symptom und schließt zugleich das Komplementärmittel Sepia mit ein. Weitere Natrium-muriaticum-Symptome sind: schaumiger Urin, rote Lippen und das Keloid. Auch die beim Patienten bestehenden psychischen Symptome – das zwanghafte Verhalten, die Angst vor Ansteckung – sind im Arzneimittelbild von Natrium muriaticum aufgeführt, ebenso die Abneigung gegenüber Frauen: Dieses Symptom – zu verstehen als fehlender Wunsch nach einer Beziehung – war beim Patienten sehr ausgeprägt, hatte er doch seit drei Jahrzehnten keine Beziehung. Unter Natrium muriaticum begann er wieder eine Beziehung.

### 11.9.3 Bryonia alba

Bryonia ist wie Belladonna ein Akutmittel bei Fieber. Es hat im Vergleich zu Belladonna einen starken Bezug zu den Bronchien und ist zudem ein Komplementärmittel zur Phosphorus (mit Verlangen nach kalten Getränken und viel Durst).

### 11.9.4 Belladonna

Bei Belladonna sind die Lichtempfindlichkeit sowie die fieberbedingten Kopfschmerzen mit kalten Füßen stärker ausgeprägt als bei Bryonia. Beide Mittel wirken relativ schnell. Beim Patienten allerdings dauerten die Infekte länger an, was zunächst gegen die Wirkung der Mittel zu sprechen schien. Eine gute Infektbewältigung des Körpers hinsichtlich des Fiebers heißt nicht unbedingt, dass das Fieber zügig abnimmt. Ausnahmen bilden natürlich Infektionen mit schweren Fieberverläufen (z. B. eine Pleuropneumonie), bei denen das Fieber nicht zehrend und zu lange anhaltend sein sollte, diese gilt z. B. auch für Tumorfieber (ungeachtet einer indizierten konventionellen Behandlung).

### 11.9.5 Tuberculinum

Tuberculinum wurde aufgrund der tuberkulösen Belastung in der Familie gegeben, mittelbestimmend war auch das Symptom der Angst vor Hunden. Diese Angst ist zwar traumatisch bedingt, ging beim Patienten aber nach meinem Empfinden in ihrer Intensität darüber hinaus.

### 11.9.6 Aconitum

Aconitum in der C200 oder M ist ein hervorragendes Mittel bei Schockzuständen nach Diagnosemitteilung und der damit einhergehenden Todesangst. Der Patient wurde durch die Gruppendynamik in der Reha – die Teilnehmer sprachen davon, dass der Patient aufgrund seiner Diagnose bald sterben würde – massiv eingeschüchtert und hatte große Angst, Aconitum brachte große Erleichterung.

### 11.9.7 Nux vomica

Nux vomica wirkt bei akuten Magen-Darm-Infekten sehr gut, insbesondere nach Genuss von verdorbenen Lebensmitteln.

### 11.9.8 Arsenicum album

Arsenicum album ist das Mittel der Wahl bei Folgen von verdorbenen Lebensmitteln – insbesondere nach verdorbenem Fisch und Fleisch. Hier sind bereits Einzelgaben als C30 oder C200 schnell wirksam und ausreichend. Wegweisend war zudem der Traum vom Erhängen (verwendet wurde damals allerdings die Analogrubrik der Suizidalität). Arsenicum album ist angezeigt bei Angst vor Ansteckung, bei Zwangsgedanken und Ritualen – es ist hilfreich bei Zwangserkrankungen, dann muss jedoch das zugrunde liegende Miasma und Konstitutionsmittel sorgfältig berücksichtigt werden, da auch hierfür weitere Mittel in Betracht kommen.

### 11.9.9 Thuja occidentalis

Thuja ist ein Komplementärmittel zu Arsen, es ist angezeigt bei Schwitzen in der Leiste und im Schritt – ein wichtiger Thuja-Hinweis kann bei Männern auch eine ausgeprägte Rückenbehaarung sein – ähnlich der eines „Bären“, was beim Patienten so nicht der Fall war. Beim Patienten verwiesen der Dupuytren (im CR 4.5 ist in der Rubrik Thuja nicht enthalten, ein Dupuytren ist aber klar sykotischer Genese) sowie die Warze mit den Schmerzqualitäten des Stechens und Juckens auf Thuja als Arzneimittel.

### 11.9.10 Medorrhinum

Medorrhinum ist ebenso wie Thuja ein starkes Antisykotikum. Es wurde nur wegen des auffallenden Symptoms des Zungenbeißens im Schlaf eingesetzt.

### 11.9.11 Phosphorus

Phosphor wird bei Melanomen vorsichtig verwendet und muss gut indiziert sein. Bei Elektrobelastungen durch große Spannungsfelder, Strahlungsfelder und frühere Belastung durch Radioaktivität ist Phosphorus häufig angezeigt, wo es dann zuverlässig hilft bzw. als Zwischengabe nötig werden kann. Charakteristisch sind beim Patienten die Träume von Blut sowie das Nasenbluten verschiedener Art. Phosphorus hat einen Bezug zur tuberkulösen Belastung, die in der Herkunftsfamilie zu beobachten ist.

## 11.10 Anmerkung und Kritik

Der Patient kam Anfang 2008 mit einem metastasierten Melanom in die homöopathische Behandlung. Trotz der schulmedizinischen Prognose, bis Ostern 2008 bei Verweigern der schulmedizinischen Therapie mit Axilladissektion und Interferontherapie – beide Therapieverfahren haben eine geringe Ansprechrate – nicht mehr am Leben zu sein, lebt er bis heute (2017) in einem sehr guten Allgemeinzustand, er ist tumorfrei und lebt in einer glücklichen Beziehung. Die Arzneigaben waren wechselnd, als Mittel kamen Natrium muriaticum, Arsenicum album und Thuja zum Tragen. Spinedi schätzt die Rolle von Natrium muriaticum eher als gering ein, anzumerken ist aber, dass der Patient unter Natrium muriaticum über mehrere Jahre rezidivfrei blieb.

Natürlich wäre es wünschenswert, wenn die homöopathische Behandlung nach mehreren Jahren beendet werden könnte. Die Langzeitverläufe von Patienten zeigen aber, wie wichtig eine weitere kontinuierliche Behandlung ist.

Andererseits zeigt sich in der Falldarstellung, wie essenziell die schulmedizinischen Staginguntersuchungen zur Kontrolle sind. Ohne die Exzision des Hauttumors am Hals wäre die „Borderline“-Diagnose eines Melanoms nicht entdeckt worden, was natürlich auch Konsequenzen für die homöopathische Behandlung hat (unabhängig von der Wiederaufnahme der Behandlung durch den Patienten): Die homöopathische Tumorbehandlung muss sich an den konkreten Ergebnissen messen, auch um das passende Mittel zu finden.

**!**

> Für die homöopathische Therapie ergeben sich somit Implikationen bei der Behandlung eines malignen Melanoms: Eine schulmedizinische (Früh-)Diagnostik ist geboten und eine Resektion im Gesunden anzustreben, solange es noch möglich ist.

**LITERATUR**

Garbe C. Management des Melanoms. Heidelberg: Springer, 2006.

Garbe C. et al. Therapie des Melanoms. Dtsch Arztebl 2008; 105: 845–851. doi:10.3238/arztebl.2008.0845.

Lehrke P. Homöopathische Krebsbehandlung. Ulzeriertes Basaliom und metastasiertes Melanom. AHZ 2014; 259 (4): 29–36. Dr. Spinedi supervidierte den Fallverlauf für ein Seminar in Yerevan, Armenien vom 30.4.–3.5.2015.

KAPITEL

# 12 Komplette Blasenmole (38-jährige Frau)

Philipp Lehrke

## 12.1 Übersicht

**ÜBERSICHT**

Im vorliegenden Fall wird eine alleinige homöopathische Behandlung (2007–2013) einer kompletten Blasenmole nach einer umfangreichen vorherigen schulmedizinischen Behandlung dargestellt. Zum Zeitpunkt der Erstanamnese waren bereits eine Hysteroskopie, Abrasio sowie eine Laparoskopie und dreimalige MTX-Gabe vorgenommen worden. Es sollte eine Second-Line-Chemotherapie durchgeführt werden. Unter Gabe von Sepia konnte ein rascher Rückgang des β-HCGs (reproduzierbar) und schließlich eine komplette Remission erreicht werden. Eine weitere schulmedizinische Therapie (Second-Line-Chemotherapie) war nicht mehr erforderlich.

## 12.2 Schulmedizinische Aspekte – Blasenmole

Bei der Blasenmole kommt es während der Schwangerschaft zu einer Embryonalentwicklungsstörung, wobei Plazentazotten blastenartig umgewandelt werden und sich infolgedessen die Plazentagefäße erweitern (Stauber et al. 2007). Bei der kompletten Blasenmole wird der mütterliche einfache Chromosomensatz der Eizelle verloren und der väterliche Chromosomensatz verdoppelt, sodass ein Chromosomensatz ohne mütterliches Erbgut vorhanden ist. Es entwickelt sich das Trophoblastengewebe, das in 20 % der Fälle maligne entartet und dessen Übergänge zum Chorionkarzinom fließend sind.

Die Blasenmole zeigt sich mit Symptomen einer normalen Schwangerschaft, kann aber auch mit Blutungen einhergehen. Das Chorionkarzinom ist ein infiltrativ wachsender Tumor. Der Tumor tritt bei Frauen im gebärfähigen Alter häufig nach Blasenmolen auf, seltener nach Fehlgeburten, normalen Schwangerschaften und Tubargraviditäten. Das Chorionkarzinom gilt als sehr aggressiver Tumor und metastasiert bereits früh.

**DIAGNOSTIK UND THERAPIE**

Bei der Patientin lagen folgende schulmedizinischen Diagnosen vor und es waren folgende Therapiemaßnahmen durchgeführt worden.

- Komplette Blasenmole 5/2007
- Z. n. Abruptio 2006, Z. n. 3-mal Spontanpartus – Gravida V Partus III Abortus II mit Z. n. Kürettage bei kompletter Blasenmole 5/2007
- 07/2007 Hysteroskopie, fraktionierte Abrasio und diagnostische Laparoskopie bei erneutem β-HCG-Anstieg
- 08/2007 MTX-Gabe bei Plateau-Bildung des β-HCGs, 09/2007 2. MTX-Gabe bei Plateau-Bildung des β-HCG, 10/2007 3. MTX-Gabe bei Plateau-Bildung des β-HCG, zum Zeitpunkt der Erstanamnese erneute Plateau-Bildung des β-HCG-Wertes, Second-Line-Chemotherapie angeraten
- Medikation: keine
- Eigenanamnese: Spontanpneumothorax links 1986, Nierenruptur durch Autounfall links 1981. Zustand nach Tonsillektomie. Hyperthyreose 04/2007, Heuschnupfen seit 20 Jahren. OSG-Fraktur links mit OP 1982; Größe 1,84 m, Gewicht 62 kg

## 12.3 Homöopathische Anamnese

### 12.3.1 Tumoranamnese

Die zum Zeitpunkt der Erstanamnese 38-jährige Patientin kommt zur homöopathischen Behandlung einer kompletten Blasenmole, nachdem die schulmedizinische Therapie nach ihren eigenen Angaben „versagte“ und nun eine Second-Line-Chemotherapie ansteht.

Die **Blasenmole** ist während der Schwangerschaft entdeckt worden, als festgestellt wurde, dass das β-HCG auf Werte bis 1451000 U/l angestiegen war. Die Schwangerschaft bestand seit März 2007, Ende Mai 2007 erfolgte die Ausschabung. Da der β-HCG-Wert nach der Ausschabung nicht auf 0 abgesunken war, wurde mehrmals MTX verabreicht. Es wurde jedoch nie eine Remission erzielt, nach der dritten MTX-Gabe war der β-HCG-Wert sogar angestiegen, sank dann auf 73, um danach wieder anzusteigen. Die weitere Diagnostik mittels Hysteroskopie und Laparoskopie ergab kein weiteres Trophoblastengewebe, sodass unklar war, ob noch weiteres Tumorgewebe vorliegt. Aus Sicht der Ärzte besteht die Gefahr, dass mit hoher Wahrscheinlichkeit ein **Chorionkarzinom** entstehen kann, das in 70 % der Fälle trotz Chemotherapie tödlich ist. Eine Chemotherapie kommt für die Patientin nicht in Betracht, da nicht klar ist, ob nach der Ausschabung überhaupt noch Trophoblastengewebe besteht, es könnte nach Angaben der Patientin der Fall sein, dass es sich um eine „Chemotherapie ohne Tumor" handelt.

Unter der Gabe von MTX war der Patientin ständig übel und sie war sehr schlapp, die Haare fielen in Büscheln aus. Bereits 2006 fand ein medikamentöser Schwangerschaftsabbruch statt (wegen Verdacht auf Trisomie 21), der sie seelisch belastete.

Die Patientin hat seit dem Abbruch immer noch den Eindruck, dass der **Uterus** „nicht in Ordnung ist", da dort ziehende Schmerzen bestehen und sie das Gefühl hat, als ob dort ein Luftballon sitzt. Bei der Ausschabung sah das Gewebe wie bei einer Blasenmole aus, histologisch war allerdings normales Schleimhautgewebe nachweisbar, wenn auch mit „merkwürdigem" Äußerem. Die Eierstöcke sind stark zystisch verändert und angeschwollen. Das β-HCG stagniert nun bei 200. Angeraten wird vonseiten der konventionellen Medizin eine Chemotherapie, wenn diese keinen Erfolg zeigt, soll trotz weiter bestehenden Kinderwunschs eine Hysterektomie erfolgen.

**!**

Die Situation ist komplex. Einerseits erfolgten bereits eine umfangreiche Diagnostik und Therapie, andererseits konnte der „Tumorort" der Blasenmole nicht erkannt und die Blasenmole nicht erfolgreich behandelt werden, sodass sich die Patienten erst einmal gegen eine Chemotherapie bzw. Hysterektomie entschieden hat.

### 12.3.2 Spontanbericht

Vor der Erstanamnese bestanden linksseitige Halsschmerzen, weswegen die Patientin verschiedene Homöopathika eingenommen hatte – nach Lachesis C30 und Allium cepa C30 besserte Arsenicum jodatum C30. Es besteht noch ein Taubheitsgefühl des rechten Ohrs. Während der Anamnese hat die Patientin Rückenschmerzen im ISG-Bereich, weswegen sie einmalig auch aufstehen muss und umherläuft.

### 12.3.3 Vorgeschichte

Als Kind hatte die Patientin häufig **Mittelohrentzündungen** und Anginen, wegen Letzterem wurde eine Tonsillektomie durchgeführt. Die Patientin hat drei- bis viermal jährlich Mittelohrentzündungen, es muss meist das Trommelfell aufgeschnitten werden. Die Patientin ist öfter mit Lycopodium behandelt worden, was ihren Aussagen zufolge nicht ihr Mittel sei, sie schätzt sich eher als Silicea ein, was aber jetzt nicht hilft. Die Patientin ist keine Homöopathin, kennt sich jedoch gut mit den Arzneimitteln aus.

Ihr **Scheidensekret** empfindet die Patientin als „metallisch", u. a. auch im Geruch, sowie als fischig. Weitere metallische Empfindungen und Absonderungen gibt die Patientin zunächst nicht an. Vor der Mens ist die Patientin sehr gereizt. Nach ihrer dritten Entbindung wurde ihr sechs Stunden nach der Geburt eine Rötelnimpfung verabreicht, sie wurde richtig krank und hatte heftige Entzündungen im Mund, der Kieferknochen fühlt sich an wie „zerfallen". Lycopodium, Silicea und Aurum metallicum hatten nicht geholfen.

Die **Periode** kommt alle vier bis sechs Wochen und dauert sieben Tage, ihr ist vorher übel und während der Menstruation hat sie Krämpfe. Die Blutung ist dunkel, klumpig und sehr stark, das Blut hat eine Art metallischen Geruch, es riecht unangenehm und in den letzten Tagen der Blutung fischig. Den Eisprung spürt sie deutlich als Ziehen im Unterleib, außerdem bekommt sie Pickel und sie fühlt sich gereizt. Sie hat außerdem **Kopfschmerzen** und es kann zu Sehstörungen mit bunten Punkten vor den Augen kommen, sodass sie nichts lesen kann, sie verspürt eine Art Flimmern vor den Augen. Die Patientin kennt auch andere Kopfschmerzen: Diese sind hinter dem Auge und im Stirnbereich lokalisiert und treten alle zwei bis drei Monate auf.

Wegen der rezidivierenden Mittelohrentzündungen wurde ihr zu einer Operation der Nasenscheidewand geraten. Das Ohrensekret ist extrem dunkelbraun und übel riechend, Der stechende Schmerz kann ins Ohr ausstrahlen, Wärme bessert. Mercurius solubilis hat zwei- bis dreimal bei diesen akuten Beschwerden geholfen.

Die Oberlider der Patientin sind am inneren Randwinkel geschwollen. Sie litt an rezidivierenden Blasenentzündungen mit Anfang 20, welche mit Uro-Vaxom® vergingen. Als 17-Jährige trat ein Spontanpneumothorax auf, bei dem eine Pleurodese vorgenommen wurde. Durch einen Autounfall als Zwölfjährige ist die Niere rupturiert, die Niere konnte nach der OP erhalten werden.

**Familienanamnese:** Die Patientin hat drei Kinder – zwei Töchter, vier und sechs Jahre alt, und einen neunjährigen Sohn, der Sohn hat Asthma, daran hat auch die ältere Tochter als Kleinkind gelitten. Die zwei Geschwister der Patientin leiden an Neurodermitis und hatten mehrfach Bandscheibenvorfälle. Die Mutter der Patientin hat Bluthochdruck und Leberbeschwerden. Der Vater ist an KHK erkrankt. In der Familie der Mutter sind Depressionen bekannt. Tbc beim Adoptivvater ihres Vaters.

## 12.3.4 Soziale Anamnese

Die Patientin ist verheiratet, derzeit lebt sie getrennt von ihrem Ehemann, sie hat einen neuen Lebenspartner, von dem sie schwanger wurde und mit der Blasenmole „erkrankte". Die Patientin war bis kurz vor der jetzigen Erkrankung im Verlagswesen tätig.

Vegetative Anamnese: Gewicht konstant, Urinieren und Stuhlgang ohne Auffälligkeiten.

## 12.3.5 Gelenkte Befragung

- Die Patientin verträgt feuchtes Wetter nicht gut.
- Sie ist verfroren und bekommt schnell eine Erkältung, sobald sie sich verkühlt, sie mag aber frische Luft.
- Sie mag gerne warme Getränke, hat aber generell wenig Durst.
- Sie hat eine Abneigung gegen Fett, Verlangen nach Obst, sie mag gerne Süßes. In der Schwangerschaft hatte sie Verlangen nach Essiggurken.
- Nach der Rötelnimpfung bzw. nach der dritten Schwangerschaft ist eine Mastitis aufgetreten. Alle drei Kinder wurden gestillt, dabei hat die Patientin im Verlauf des Stillens eine immer größer werdende Schwäche verspürt.
- Wunden heilen schlecht.
- Sie mag gerne Salziges, Gepökeltes.
- Sie redet im Schlaf und knirscht nachts mit den Zähnen.
- Die Patientin bekommt schnell blaue Flecken, als Kind hatte sie oft Nasenbluten in den Wachstumsphasen.
- Das rechte Nasenloch ist bei Erkältungen regelmäßig verstopft, meist tritt auch eine Mittelohrentzündung rechts auf. Verschlechterung beim Liegen auf der rechten Seite, Öffnung des Nasenlochs beim Liegen links.
- Die Patientin litt während der Schwangerschaft oft an Wadenkrämpfen.

### Haut

Eine Warze an der Wange wurde ihr als Elfjährige herausgeschnitten, es wurde ebenfalls eine Warze am Nacken entfernt. Verhärtete Pickel am Hals.

### Psyche

- Die Patientin beschreibt sich als offen, weich und zu gutgläubig.
- Momentan hat sie sich sehr von anderen zurückgezogen, sie möchte lieber alleine sein. Vor ihrer jetzigen Erkrankung hat sie Gesellschaft genossen.
- Die Patientin frisst Kummer in sich hinein. Sie mag Trost sehr gerne, kann dies aber nicht allzu lange ertragen. „Es nervt mich schnell, wenn ich bemuttert werde. Ich möchte selbstbestimmt durchs Leben gehen, auch wenn ich in meinem Kummer nicht in der Lage dazu bin, ich vergrabe mich eher tiefer, als dass ich mir helfen lasse."
- Traum: Eine große Gesellschaft, alles steht in Flammen, ich schaffe es, mich und meine Kinder

zu retten. Ein dunkelhaariger Junge taucht auf mit einem Spielflugzeug und fordert uns auf, einzusteigen. Das Kind sagt: „Vertrau mir." Wir heben ab in die Lüfte und dann wache ich auf.
- Die Patientin wird zornig, wenn Menschen wissentlich anderen wehtun.
- Das schmerzhafteste Erlebnis war bislang die Abtreibung, das freudigste Ereignis die Geburt der Kinder.
- Musik und Tanz bedeuten ihr sehr viel und heben die Stimmung.

!

Die Patientin ist zum einen sehr harmoniebedürftig und zum anderen um ihre Unabhängigkeit bemüht. Seit der Erkrankung mit der Blasenmole möchte sie lieber alleine sein. „Merkwürdig finde ich, dass ich selbst enge Freunde vor den Kopf stoße. Ich bekomme Anrufe und sage ab oder sage von vornherein, dass ich keine Lust habe."

### Körperliche Untersuchung

Es zeigt sich ein guter Ernährungs- und Allgemeinzustand. Die weichen Fingernägel reißen oft ein, es bestehen Zahneindrücke. Die rechte Brust ist laktiert. Internistisch und neurologisch bestehen keine Auffälligkeiten.

!

Gesamteindruck: Die Patientin hat rote Haare und ist groß gewachsen. Sie wirkt trotz ihrer Erkrankung gefasst und reflektiert kritisch ihre neue partnerschaftliche Situation.

**VERLAUFSPARAMETER**

Bei der Patientin konnten folgende Parameter ausgemacht und für die Verlaufskontrolle der homöopathischen Behandlung festgelegt werden.
- Objektive körperliche Zeichen: metallisches Scheidensekret, dunkelbraunes und vermehrtes Ohrenschmalz, Schwellung des inneren Randwinkels am Oberlid. Beobachten lassen sich Pickel am Hals, Zahneindrücke und eine Warze auf der rechten Bauchseite.
- Verlaufsparameter:
  - Schlaf
  - Allgemeine Energie
  - Taubheit am rechten Ohr
  - Metallisches Scheidensekret
  - Dunkelbraunes Ohrensekret
  - Vermehrtes Ohrenschmalz
  - Kreuzschmerzen
  - Schwellung des Oberlids am inneren Randwinkel
  - Zugluft verschlechtert
  - Ohrschmerz
  - Verfroren
  - Pickel am Hals
  - Rechtes Nasenloch verstopft
  - Stimmung
  - Zahneindrücke
  - Kleine fleischige Warze an der rechten Bauchseite

## 12.4 Repertorisation

Die Repertorisation (➤ Abb. 12.1) erfolgte mit dem Complete Repertorium in der Version 4.5. Das Grundmittel verweist deutlich auf Sepia, von ihrer Gestalt her ist die Patientin groß und schlank und wirkt wie auch ihre Kinder als „Phosphorikerin". Durch die Folgen der Impfung, die unterdrückten Warzen und die weichen Fingernägel erschließt sich Thuja.

Stellt man die Pathologie in den Vordergrund – die Blasenmole, die durch die Krankheit veränderte psychische Situation mit der Ablehnung von Kontakten zu Freunden, die Trennung vom Ehemann sowie die rezidivierenden Blaseninfekte –, ist Sepia als konstitutionelles sowie als Tumormittel führend. Wichtige und **richtungsweisende Rubriken:**
- Feminin; Mole, Geschwulste (20): Diese Rubrik für eine Blasenmole ist sehr verlässlich.
- Feminin; Tumoren; Ovarien (71): Dies ist die Rubrik für Ovarialtumoren.
- Hals; Schmerzen; links (39): Diese Rubrik bildet die Halsschmerzen ab.
- Ohr; Verstopfungsgefühl (144): Dies ist eine wertvolle Rubrik, wenn das Ohr „zugeht".
- Hals; Entzündung; Tonsillen; rezidivierend (34): Geeignete Rubrik bei wiederkehrenden Anginen.
- Ohr; Entzündung, Otitis; Otitis media, Mittelohrentzündung (74): Die Rubrik steht für die Mittelohrentzündungen. Die kleinere Rubrik – Ohr; Entzündung, Otitis; Otitis media, Mittelohrentzündung; rezidivierend (6) – ist verlässlich, sollte jedoch nicht als Ausschlussrubrik genommen werden.

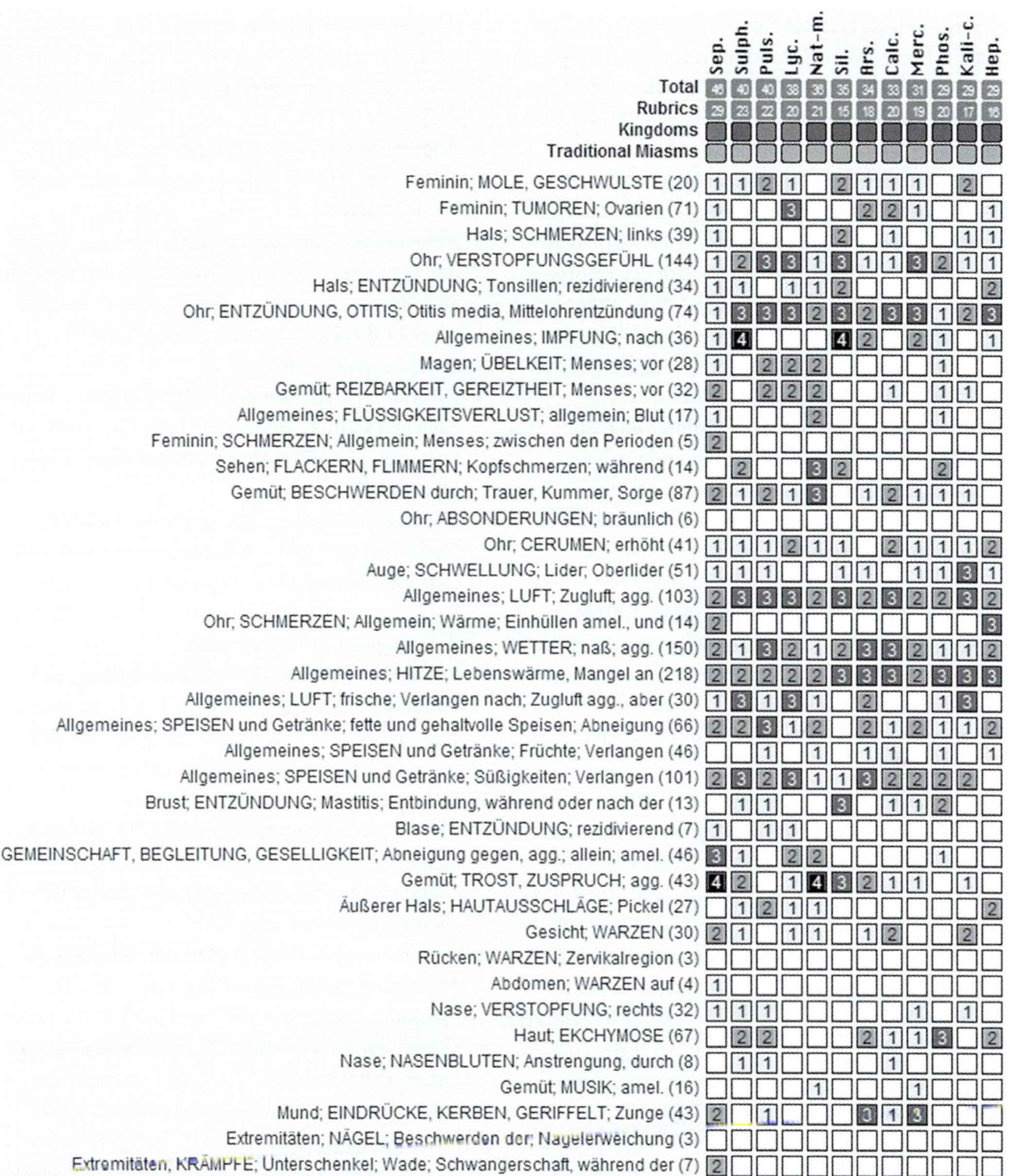

| | Sep. | Sulph. | Puls. | Lyc. | Nat-m. | Sil. | Ars. | Calc. | Merc. | Phos. | Kali-c. | Hep. |
|---|---|---|---|---|---|---|---|---|---|---|---|---|
| Total | 46 | 40 | 40 | 38 | 36 | 35 | 34 | 33 | 31 | 29 | 29 | 29 |
| Rubrics | 29 | 23 | 22 | 20 | 21 | 15 | 18 | 20 | 19 | 20 | 17 | 16 |
| Kingdoms | | | | | | | | | | | | |
| Traditional Miasms | | | | | | | | | | | | |
| Feminin; MOLE, GESCHWULSTE (20) | 1 | 1 | 2 | 1 | | 2 | 1 | 1 | 1 | | 2 | |
| Feminin; TUMOREN; Ovarien (71) | 1 | | | 3 | | | 2 | 2 | 1 | | | 1 |
| Hals; SCHMERZEN; links (39) | 1 | | | | | 2 | | 1 | | | 1 | 1 |
| Ohr; VERSTOPFUNGSGEFÜHL (144) | 1 | 2 | 3 | 3 | 1 | 3 | 1 | 1 | 3 | 2 | 1 | 1 |
| Hals; ENTZÜNDUNG; Tonsillen; rezidivierend (34) | 1 | 1 | | 1 | 1 | 2 | | | | | | 2 |
| Ohr; ENTZÜNDUNG, OTITIS; Otitis media, Mittelohrentzündung (74) | 1 | 3 | 3 | 3 | 2 | 3 | 2 | 3 | 3 | 1 | 2 | 3 |
| Allgemeines; IMPFUNG; nach (36) | 1 | 4 | | | | 4 | 2 | | 2 | 1 | | 1 |
| Magen; ÜBELKEIT; Menses; vor (28) | 1 | | 2 | 2 | 2 | | | | | 1 | | |
| Gemüt; REIZBARKEIT, GEREIZTHEIT; Menses; vor (32) | 2 | | 2 | 2 | 2 | | | 1 | | 1 | 1 | |
| Allgemeines; FLÜSSIGKEITSVERLUST; allgemein; Blut (17) | 1 | | | | 2 | | | | | 1 | | |
| Feminin; SCHMERZEN; Allgemein; Menses; zwischen den Perioden (5) | 2 | | | | | | | | | | | |
| Sehen; FLACKERN, FLIMMERN; Kopfschmerzen; während (14) | | 2 | | | 3 | 2 | | | | 2 | | |
| Gemüt; BESCHWERDEN durch; Trauer, Kummer, Sorge (87) | 2 | 1 | 2 | 1 | 3 | | 1 | 2 | 1 | 1 | 1 | |
| Ohr; ABSONDERUNGEN; bräunlich (6) | | | | | | | | | | | | |
| Ohr; CERUMEN; erhöht (41) | 1 | 1 | 1 | 2 | 1 | 1 | | 2 | 1 | 1 | 1 | 2 |
| Auge; SCHWELLUNG; Lider; Oberlider (51) | 1 | 1 | 1 | | | 1 | 1 | | 1 | 1 | 3 | 1 |
| Allgemeines; LUFT; Zugluft; agg. (103) | 2 | 3 | 3 | 3 | 2 | 3 | 2 | 3 | 2 | 2 | 3 | 2 |
| Ohr; SCHMERZEN; Allgemein; Wärme; Einhüllen amel., und (14) | 2 | | | | | | | | | | | 3 |
| Allgemeines; WETTER; naß; agg. (150) | 2 | 1 | 3 | 2 | 1 | 2 | 3 | 3 | 2 | 1 | 1 | 2 |
| Allgemeines; HITZE; Lebenswärme, Mangel an (218) | 2 | 2 | 2 | 2 | 2 | 3 | 3 | 3 | 2 | 3 | 3 | 3 |
| Allgemeines; LUFT; frische; Verlangen nach; Zugluft agg., aber (30) | 1 | 3 | 1 | 3 | 1 | | 2 | | | 1 | 3 | |
| Allgemeines; SPEISEN und Getränke; fette und gehaltvolle Speisen; Abneigung (66) | 2 | 2 | 3 | 1 | 2 | | 2 | 1 | 2 | 1 | 1 | 2 |
| Allgemeines; SPEISEN und Getränke; Früchte; Verlangen (46) | | | 1 | | 1 | | 1 | 1 | | 1 | | 1 |
| Allgemeines; SPEISEN und Getränke; Süßigkeiten; Verlangen (101) | 2 | 3 | 2 | 3 | 1 | 1 | 3 | 2 | 2 | 2 | 2 | |
| Brust; ENTZÜNDUNG; Mastitis; Entbindung, während oder nach der (13) | | 1 | 1 | | | 3 | | 1 | 1 | 2 | | |
| Blase; ENTZÜNDUNG; rezidivierend (7) | 1 | | 1 | 1 | | | | | | | | |
| GEMEINSCHAFT, BEGLEITUNG, GESELLIGKEIT; Abneigung gegen, agg.; allein; amel. (46) | 3 | 1 | | 2 | 2 | | | | | 1 | | |
| Gemüt; TROST, ZUSPRUCH; agg. (43) | 4 | 2 | | 1 | 4 | 3 | 2 | 1 | 1 | | 1 | |
| Äußerer Hals; HAUTAUSSCHLÄGE; Pickel (27) | | 1 | 2 | 1 | 1 | | | | | | | 2 |
| Gesicht; WARZEN (30) | 2 | 1 | | 1 | 1 | | 1 | 2 | | | 2 | |
| Rücken; WARZEN; Zervikalregion (3) | | | | | | | | | | | | |
| Abdomen; WARZEN auf (4) | 1 | | | | | | | | | | | |
| Nase; VERSTOPFUNG; rechts (32) | 1 | 1 | 1 | | | | | | 1 | | 1 | |
| Haut; EKCHYMOSE (67) | | 2 | 2 | | | | 2 | 1 | 1 | 3 | | 2 |
| Nase; NASENBLUTEN; Anstrengung, durch (8) | | 1 | 1 | | | | | 1 | | | | |
| Gemüt; MUSIK; amel. (16) | | | | | 1 | | | | 1 | | | |
| Mund; EINDRÜCKE, KERBEN, GERIFFELT; Zunge (43) | 2 | | 1 | | | | 3 | 1 | 3 | | | |
| Extremitäten; NÄGEL; Beschwerden der; Nagelerweichung (3) | | | | | | | | | | | | |
| Extremitäten; KRÄMPFE; Unterschenkel; Wade; Schwangerschaft, während der (7) | 2 | | | | | | | | | | | |

**Abb. 12.1** Repertorisation der Erstanamnese der Patientin mit Blasenmole [P328]

- Allgemeines; Impfung; nach (36): Bei Folgen von Impfungen ist diese Rubrik sehr verlässlich. Es sollte jedoch eine deutliche Impfreaktion vorhanden sein. So reicht z. B. ein leicht schmerzhafter Arm nach einer Tetanusimpfung nicht aus, wenn allerdings nach jeder Impfung der Arm sehr geschwollen und schmerzhaft ist, kann die Rubrik genommen werden.
- Magen; Übelkeit; Menses; vor (28): Dies ist eine verlässliche Rubrik.
- Gemüt; Reizbarkeit, Gereiztheit; Menses; vor (32): Die Reizbarkeit sollte ausgeprägt sein, damit diese Rubrik infrage kommt. Hilfreich ist die Frage, ob die Familie, der/Partner Ehemann die Reizbarkeit bemerken.

- Allgemeines; Flüssigkeitsverlust; allgemein; Blut (17): Diese Rubrik kommt infrage, wenn große Flüssigkeitsverluste vorliegen, gleich welcher Art, z. B. nach Blutungen, nach kräftezehrendem Stillen.
- Feminin; Schmerzen; Allgemein; Menses; zwischen den Perioden (5): Dies ist die führende Rubrik für den Eisprungschmerz in der Mitte des Zyklus, sie ist dafür geeignet, wenn der Eisprung schmerzhaft gespürt wird. Sie ist nicht angezeigt, wenn es sich nur um ein Ziehen handelt. In der kleinen, aber verlässlichen Rubrik sind u. a. Bryonia, Kreosotum und Sepia erhalten.
- Sehen; Flackern, Flimmern; Kopfschmerzen; während (14): In dieser kleinen und hochwertigen Rubrik sind u. a. Natrium muriaticum und Phosphor aufgeführt. Es gibt auch die Rubrik „Flimmern der Augen vor Kopfschmerzen" – hier ist nur Natrium muriaticum/Sepia genannt.
- Gemüt; Beschwerden durch; Trauer, Kummer, Sorge (87): Diese Rubrik nennt Arzneimittel, die bei Folgen von tiefen und/oder lang anhaltendem Kummer eingesetzt werden können. Der Patient kann dazu auch befragt werden, wie er den Kummer bewertet.
- Ohr; Absonderungen; bräunlich (6): Diese Rubrik ist zu differenzieren von der Rubrik – Ohr; Cerumen; braun (3), in der unter drei Arzneimitteln Conium mit aufgeführt ist: Die bräunliche Absonderung ist ein hochwertiges Conium-Symptom, wobei das Ohrenschmalz auffallend braun sein sollte. Das Symptom ist nicht immer leicht zu differenzieren.
- Ohr; Cerumen; erhöht (41): Diese Rubrik wird bei vermehrtem Ohrenschmalz herangezogen.
- Auge; Schwellung; Lider; Oberlider (51): Diese Rubrik repräsentiert die Lidschwellung, beinhaltet jedoch auch die Schwellung am inneren Oberlidrand zur Nase hin und ist ein hochwertiges Sepia-Symptom.
- Allgemeines; Luft; Zugluft; agg. (103). Hier handelt es sich um ein psorisches Symptom, es wird berücksichtigt, weil es die miasmatische Belastung wiedergibt.
- Ohr; Schmerzen; Allgemein; Wärme; Einhüllen amel., und (14): Wenn die Ohrenschmerzen durch Wärme gebessert werden, ist das die Rubrik der Wahl.
- Allgemeines; Wetter; nass; agg. (150): Diese Rubrik ist heranzuziehen, wenn eine Empfindlichkeit oder Verschlechterung auf feuchtes Wetter besteht.
- Allgemeines; Hitze; Lebenswärme, Mangel an (218): Dies ist eine Rubrik für Menschen, die sehr schnell frieren.
- Allgemeines; Luft; frische; Verlangen nach; Zugluft agg., aber (30): Diese Rubrik repräsentiert ein auffallendes Symptom – das Verlangen nach frischer Luft bei gleichzeitiger Verschlechterung durch Zugluft/kalte Luft.
- Allgemeines; Speisen und Getränke; fette und gehaltvolle Speisen; Abneigung (66): Geeignete Rubrik, wenn fettes und reichhaltiges Essen abgelehnt wird.
- Allgemeines; Speisen und Getränke; Früchte; Verlangen (46) und – Allgemeines; Speisen und Getränke; Süßigkeiten; Verlangen (101): Diese Rubriken sind in Erwägung zu ziehen, wenn die Essensgelüste auffallend sind.
- Brust; Entzündung; Mastitis; Entbindung, während oder nach der (13): Diese Rubrik ist angezeigt, wenn eine Brustentzündung mit entsprechenden Begleitsymptomen wie Fieber, starker Rötung während des Stillens auftritt.
- Blase; Entzündung; rezidivierend (7): In dieser kleinen und verlässlichen Rubrik sind vor allem Lycopodium, Pulsatilla, Sepia und Tuberculinum als wichtige Mittel aufgeführt.
- Gemüt; Gemeinschaft, Begleitung, Geselligkeit; Abneigung gegen, agg.; allein; amel. (46): Dieses Symptom kommt bei Patienten infrage, die lieber alleine sind und Gesellschaft meiden. Im Fall der Patientin hat sich das Symptom mit Auftreten der Blasenmole entwickelt und ist damit sehr hochwertig.
- Gemüt; Trost, Zuspruch; agg. (43): Um diese Rubrik berücksichtigen zu können, ist genau zu fragen: Wird Trost tatsächlich abgelehnt (somit kann diese Rubrik genommen werden) oder wird Trost nicht gewünscht, um den anderen nicht zur Last zu fallen? Dann wäre das Symptom ein Hinweis für die Rubrik – Gemüt; mitfühlend (44).
- Äußerer Hals; Hautausschläge; Pickel (27): Bei der Patientin handelt es sich um ein auffallendes Symptom, da es mit der Blasenmole auftrat.

- Gesicht; Warzen (30): Diese Rubrik steht für Warzen im Gesicht, bei anderen Lokalisationen sind folgende Rubriken zu berücksichtigen: Rücken; Warzen; Zervikalregion (3) bei Warzen im Nackenbereich und bei Warzen auf dem Bauch: Abdomen; Warzen auf (4).
- Nase; Verstopfung; rechts (32): Die geeignete Rubrik bei einseitig (rechts) wiederholt oder dauerhaft verstopftem Nasenloch.
- Haut; Ekchymose (67): Hier handelt es sich um flächenhafte kleine oder größere Einblutungen, davon abgegrenzt werden blaue Flecken und Petechien. Diese Rubrik ist verlässlich.
- Nase; Nasenbluten; Anstrengung, durch (8): Dies ist eine kleine und gute Rubrik bei Nasenbluten durch Anstrengung.
- Gemüt; Musik; amel. (16): Diese Rubrik ist angezeigt, wenn Musik bestimmte Beschwerden bessert.
- Mund; Eindrücke, Kerben, geriffelt; Zunge (43): Die Zahneindrücke an der Zunge sind oftmals nur im entspannten Zustand der Zunge zu sehen, wenn die Zunge innerhalb des Mundes verbleibt bei leicht geöffnetem Mund oder nur leicht herausgestreckt wird.
- Extremitäten; Nägel; Beschwerden der; Nagelerweichung (3): Dieses seltene Symptom kann mitunter auf Thuja hinweisen, allerdings sollte die Rubrik nur als Zusatzrubrik verwendet wird.
- Extremitäten; Krämpfe; Unterschenkel; Wade; Schwangerschaft, während der (7): Diese Rubrik ist hochwertig für Nux vomica und vor allem für Sepia.

**!**

Sepia wird als führendes Tumormittel gewählt. Es ist auch als Konstitutionsmittel angezeigt. Daraus ergibt sich in den meisten Fällen eine gute Prognose.

## 12.5 Behandlungsverlauf während der HIT

Erster Tag nach der Erstanamnese: Die aus schulmedizinischer Sicht schwierige Diagnose wird mit der Patientin besprochen, da die Gefahr eines Chorionkarzinoms besteht. Schon seit über einem halben Jahr sind die konventionellen Therapien erfolglos verlaufen, die Prognose wäre trotzdem mit einer Second-Line-Chemotherapie sehr gut. Die Patientin wünscht eine homöopathische Behandlung, es wird ein sehr kurzes Zeitfenster mit engmaschiger Kontrolle des β-HCG schon nach wenigen Tagen vereinbart, in dessen Verlauf ein Erfolg durch die homöopathische Behandlung eintreten soll, bevor eine Chemotherapie infrage kommt.

Das Urinsediment ist wolkig-weiß und gibt somit Hinweise auf Conium und Pulsatilla. Doch die anderen Symptome Pickel am Unterkiefer, Pickel im Gesicht vor der Mens und während des Eisprungs, rote Zungenspitze, fragliches Keloid einer Hautnarbe sowie die Gereiztheit vor der Mens mit Besserung durch Sport, bestätigen erneut das Konstitutions- und Tumormittel Sepia.

*Verordnung:* (12.10.2007): Sepia Q3

Einen Tag nach Verschreibung von Sepia Q3 geht es der Patientin schlechter: Sie empfindet ein Brennen und Ziehen im **Unterleib** und leidet an **Kreuzschmerzen,** die stärker geworden sind. Unmittelbar nach der Mitteleinnahme hat sie tief und fest geschlafen. Das Brennen im Unterleib ist nachts aufgetreten. Die Patientin kennt die Beschwerden in dieser Ausprägung nicht, sie kennt eher das Gefühl des Nach-unten-Ziehens im Uterus, als ob der Uterus herausfallen wollte, sodass sie die Hände auf den Unterbauch legt, um den Uterus zu stützen: Das Symptom bestand kurzzeitig nach der Mitteleinnahme gar nicht mehr.

**!**

Schon nach der ersten Gabe von Sepia zeigt sich, wie tief das Mittel wirkt: Es treten Krämpfe im Unterleib auf. Dies ist als positive Reaktion des Uterus zu sehen ist, das typische Sepia-Symptom des Herabdrängens der Uterus, das bisher nicht erhoben wurde, verschwindet kurzzeitig.

Am **zweiten Tag** nach der Einnahme von Sepia Q3 beträgt das β-HCG 72. Die Schmerzen im Unterleib sind sehr stark, „als hätte man einen Flammenwerfer in mir angeworfen". Das Brennen, so empfindet es die Patientin, geht vom unteren Rücken aus und steigt nach oben. Diese Beschwerden kennt sie allerdings seit der Blasenmole. Am Folgetag geht es viel besser, die Unterleibsbeschwerden und Kreuzschmerzen haben sich deutlich gebessert. Das Kniegelenk schmerzt bei der morgendlichen Bewegung und knackt beim Laufen, beide Symptome kennt die Patientin nicht.

Am **vierten Tag** nach Beginn mit Sepia Q3 ist der Unterleibschmerz weiter zurückgegangen. Das Ohr ist aufgegangen. Am fünften Tag geht es der Patientin psychisch besser, die Traurigkeit ist weniger geworden. Das Knie schmerzt weiterhin. Der Unterleib ist zwar noch aufgebläht, aber die Brüste mit der Milchsekretion sind kleiner geworden, es wird keine Milch mehr produziert.

Bis zum **sechsten Tag** haben sich sowohl die Stimmung als auch die Unterleibsbeschwerden weiterhin gebessert. Am Folgetag schießt wieder Milch in die Brust ein, die Unterleibsbeschwerden sind schlechter geworden. Das Auge rechts war morgens verklebt, was sonst nur bei einer Bindehautentzündung vorkommt. Die Patientin erwähnt noch einmal die Kiefernekrose, die nach der Geburt 2003 bestand und dazu geführt hatte, dass sie einen Zahn verloren hat.

!

Die kurze Symptomverschlechterung kann unter einer Q-Potenz-Behandlung in den ersten Tagen vorkommen, ist aber meist nur von kurzer Dauer (ein bis zwei bis sehr wenige Tage). Da das Mittel insgesamt sehr gut als Konstitutions- und Tumormittel passt, wird es weiter eingenommen.

Das β-HCG ist am 20.12.2007 bei 63.3: **Acht Tage** nach Beginn mit Sepia geht es der Patientin etwas besser, sie wird mit Sepia Q4 und dann folgend Q5 für ihren geplanten Urlaub nach Hause entlassen. Sie bekommt die Utensilien zur Herstellung der Q-Potenz (Q4 und Q5) mit nach Hause (braune Flasche 150 ml, Becher, je 1 TL/EL – dies wird erwähnt, da es eine spätere Behandlungsrelevanz hat).

## 12.6 Behandlungsverlauf nach der HIT (2008)

18 Tage nach Beginn der HIT (7.1.2008) berichtet die Patientin, dass der β-HCG-Wert gesunken ist (β-HCG = 8). Sie ist wesentlich ausgeglichener, das **Ohr** hat sich mit dem Sekret auf ein normales Maß reduziert, der Geruch des Ohrenschmalzes ist normal. Es bestehen **keine Unterleibschmerzen** mehr, ebenso erfolgt kein Milcheinschuss mehr, das Brustvolumen ist normal. Zum ersten Mal tritt eine Menstruation ohne Schmerzen und Stimmungsveränderungen auf. Die Stelle, an der die Warze entfernt wurde, ist geschwollen.

### 12.6.1 Positiver Einfluss auf die tumornahen Symptome

„Ich freue mich riesig über diesen Erfolg und hoffe, bei der nächsten Untersuchung auf null zu sein. Die Schulmedizin ist immerhin seit Mai an mir dran und Sie haben es in vier Wochen geschafft, eine deutliche Verbesserung zu erreichen." Unter Fortführung von Sepia Q6 gibt es keine Änderung.

*Verordnungen:* Sepia Q7: Am 22.2.2008 ist der **β-HCG-Wert** auf 5 gefallen. Es geht sonst gut. Im März 2008 tritt eine **Otitis media** rechts mit vermindertem Gehör auf, Wärme bessert, wahrscheinlich ist die Otitis eine Folge des starken Winds, der einige Tage zuvor bestanden hat.

*Verordnung:* Hepar sulfuris M unter Fortführung von Sepia Q8. „Die Ärztin sagt zum β-HCG, dass es gut ist. Die Ärzte sagen, es sei eine Spontanheilung." Unter Sepia Q8 steigt das **β-HCG** auf **8** an, was aufgrund der bisherigen guten Mittelwirkung nicht erklärbar ist: Erst bei genauem Befragen stellt sich heraus, dass die Patientin zur Zubereitung von Sepia Q6–8 die alte Flasche der Q5 verwendet hat. Sie wird angehalten, jeweils ein neues „Set" für die Q-Potenz zu nehmen. Eine kurzfristige Kontrolle soll in einer Woche stattfinden. Der Professor für Gynäkologie schlägt MTX als Behandlung vor, was die Patientin jedoch ablehnt. Aufgrund des geringen Anstiegs ist eine kurzfristige Kontrolle vertretbar, ohne weitere Maßnahmen in Betracht zu ziehen: Bei der Kontrolle ist das β-HCG nach einer Woche wieder auf 5.

!

Die Q-Potenz ist bei einer neuen Verordnung immer in einer neuen 150-ml-Flasche anzusetzen mit jeweils neuen Plastiklöffeln (Esslöffel und Teelöffel) sowie einem neuen Plastikbecher. Die Patienten sind über diesen Vorgang genau zu unterrichten. Durch die wiederholte Verwendung der vorher gebrauchten Q-Potenz Flasche und/oder

der vorherigen Plastikbestecke kann es immer wieder zu einer negativen und oft schwer interpretierbaren Veränderung der Symptome kommen. Auch die Plastiklöffel dürfen nicht vertauscht werden: Die Stammlösung mit dem Esslöffel in den Plastikbecher einfüllen, mit diesem umrühren und dann mit dem Plastikteelöffel 1 Teelöffel in den Mund nehmen. Auch hier kann es bei Abänderung der Einnahme zu Veränderungen kommen, ggf. auch zu Prüfungssymptomen des homöopathischen Arzneimittels.

Auf der linken Schulter zeigte sich im März 2008 ein kleiner Hautpilz mit einem kreisförmig roten Rand. Der Patientin wird empfohlen, keine Creme aufzutragen, um den Ausschlag nicht zu unterdrücken. Sepia Q9 wird weiter eingenommen.

### 12.6.2 Akute Erkältung

Am 16.4.2008 ist erneut eine **starke Erkältung** aufgetreten. Das Ohr knackt, es besteht dort ein dumpfes Gefühl und die Patientin hört gedämpft. Die Menstruation ist noch einmal stark gewesen, dann verging der Hautpilz an der Schulter. Die Regelmäßigkeit der Blutung, die seit Neuestem besteht, kennt die Patientin gar nicht. Die erneute Zwischengabe von Hepar sulfuris M hat der Patientin nicht geholfen. Der Unterleib hat wieder weniger Umfang und hat sich verbessert.
*Verordnung:* Sepia Q10, um auf den Tumorprozess weiter optimal einwirken zu können.

Im Verlauf vom Mai 2008 hält die **Verschleimung** von **Ohr** und **Rachen** an, was die Patientin als altes Symptom ihrer Kindheit kennt. Die Stimmungsschwankungen sind stärker geworden, die Patientin ist grundlos traurig. Die Menstruation tritt sehr regelmäßig alle 5–6 Wochen auf, das Blut ist nicht mehr so dunkel und klumpig. Das β-HCG ist unter 5 gesunken.
*Verordnung:* Mit Sepia Q11 wird fortgefahren, differenzialdiagnostisch erschließt sich schon hier Pulsatilla.

Bei der Kontrolle im Juni 2008 ist das **β-HCG** weiterhin kleiner 5. Das Genick ist sehr steif. Es ist eine heftige **Mittelohrentzündung** aufgetreten mit einer kompletten Taubheit linksseitig. Wärme bessert, der Schlaf ist durch den Druck im Ohr gestört. Verordnungen: Nach eigenständiger Einnahme von Hepar sulfuris C30 tritt keine Besserung ein. Auch nach der Einnahme von Pulsatilla C200 zeigt sich keine Besserung. Die Patientin ergänzt: Nach der Entbindung ihrer Tochter ist eine **Impfreaktion** mit Impfröteln aufgetreten. Sie berichtet außerdem vom Spontanpneumothorax der Lunge, als 17-Jährige. Ihr Großvater väterlicherseits verstarb mit 67 Jahren an einer Tbc. Sie leidet zudem unter Ischiasbeschwerden links, die ebenso nach der Entbindung aufgetreten waren.
*Verordnungen:* Tuberculinum M aufgrund der tuberkulösen Belastung und des früheren Spontanpneumothorax. Eine Mittelohrentzündung kann im homöopathischen Sinne auch ein „tuberkulöses Ventil“ sein. Die Patientin verordnet sich selbst Pulsatilla C200, das sie alle fünf Tage, insgesamt etwa drei- bis viermal, einnimmt, da sich das Ohr nicht weiter bessert. Da das β-HCG weiter kleiner 5 ist, wird mit Sepia Q12 weiter eingenommen, allerdings besteht ein vermehrtes Ziehen im Unterleib.

**!**

Nach einer Mittelgabe sollte das Mittel nachwirken, um seine Wirkung entfalten zu können. Die Patientin nahm innerhalb von drei Wochen nach Tuberculinum eigenmächtig Pulsatilla mehrmals ein, wodurch eine Differenzierung der Wirkung von Tuberculinum und Pulsatilla erschwert wurde.
Patienten sollten darauf hingewiesen werden, dass sie keine Arzneimittel eigenständig einnehmen, damit der Behandlungsverlauf richtig eingeschätzt werden kann. Bei sehr gravierenden Pathologien oder anhaltenden Schmerzen ist eine schnelle Mittelfolge selten notwendig. Wichtig ist es jedoch, die Sicherheit in der Arzneimittelwahl zu erhalten, um sich bei weiteren „Krisen“ auf bereits früher gegebene Arzneimittel verlassen zu können.

Unter Sepia Q12 tritt ein bläschenförmiger Ausschlag am Steißbein auf, einen ähnlichen Ausschlag hatte die Patientin bereits im Dezember 2007. Die Patientin verordnet sich selbst Rhus toxicodendron C200, was den Juckreiz und den Ausschlag zum Verschwinden bringt.

**!**

Eine eigenmächtige Einnahme von homöopathischen Arzneien ist bei einer verantwortungsvollen Selbstmedikation und ausreichendem Wissen des Patienten erst einmal positiv zu sehen. Bei komplexen Pathologien verschleiern sie allerdings die Beurteilung der Mittelwirkung.

Das rechte **Ohr** ist weiterhin belegt. Der **β-HCG-Wert** ist wieder auf 10 gestiegen, auch die ziehenden Schmerzen im Uterus sind wieder aufgetreten. Da die letzte Menstruation 10 Tage her ist, ist eine Schwangerschaft unwahrscheinlich.
*Verordnung:* Sepia ist nach wie vor als Tumormittel angezeigt, allerdings wirkt die Q-Potenz nicht mehr: Ich gehe davon aus, dass dies zum einen bedingt ist durch die von der Patientin vorgenommenen häufigen und rasch aufeinanderfolgenden Arzneimittelgaben und es zum anderen der Fall sein kann, dass die Q-Potenz von Sepia nicht mehr ausreichend wirkt. Deshalb verordne ich Sepia als C-Potenz in der C 200. Die Patientin soll sich nach vier Tagen melden mit neuen Laborwerten.

**!**

- Der Wechsel von einer Q- auf eine C-Potenz ist in seltenen Fällen nötig: Wenn das homöopathische Mittel als Q-Potenz nicht mehr wirkt, aber weiter indiziert ist, kann es als C200 gegeben werden. Bei Sepia kommt dies nach eigenen Erfahrungen und nach Erfahrungen in der Clinica Santa Croce sehr selten vor.
- Gute Erfahrungen liegen z. B. bei einem Prostatakarzinom mit Indikation für Conium vor: Bei einem PSA-Anstieg unter Conium als Q-Potenz trotz guter Conium-Indikation hilft oftmals die Gabe von Conium C200 als Einzelgabe. Danach kann häufig auf die Q-Potenz zurückgekehrt werden.
- Bei guter Indikation von Arsenicum album und fehlender Wirksamkeit unter Arsenicum album als Q-Potenz hilft oftmals die Verabreichung von Arsenicum album C30 oder C200. Meist wird dann bei Arsenicum album auf der C30 oder C200 verblieben.

August 2008: Unter Sepia C200 sinkt der β-HCG erfolgreich wieder auf unter 5. Die Wirkung von Sepia wird abgewartet.

### 12.6.3 Längere Behandlungsabstände (2009–2013)

Die Patientin meldet sich daraufhin erst wieder im März 2009 wegen einer Mittelohrentzündung (Verordnung von Sepia 200 und Tuberculinum M). Das β-HCG verblieb die ganze Zeit bei regelmäßigen Kontrollen auf 0.
*Verordnung* (Juli 2009): Sepia M. Die Patientin hat sich von ihrem Partner getrennt, es besteht wieder eine Annäherung an den Ehemann.

Vierzehn Monate nach der Einnahme von Sepia M (27.9.2010): „Ein β-HCG konnte nicht mehr nachgewiesen werden, die Blasenmole ist also ausgeheilt!" Nach weiteren zwei Jahren (August 2012) ist die Patientin im sechsten Monat schwanger und meldet sich wegen erneuter massiver Zahnverluste und Krampfadern, die sich homöopathisch mit Sepia und Pulsatilla innerhalb kurzer Zeit nicht beeinflussen lassen. Bei Geburt stellt sich heraus, dass ihr Sohn schwer an einer Linksherzhypoplasie erkrankt ist (Lehrke 2016). Im Oktober 2013 bekommt sie einen weiteren Sohn.

## 12.7 Beurteilung

Der vorliegende Fall zeigt eine alleinige homöopathische Behandlung einer Patientin mit einer kompletten Blasenmole, die unter konventioneller Therapie weiterhin einen erhöhten β-HCG-Wert aufwies. Eine Hysterektomie bzw. Chemotherapie wurde angeraten, von der Patientin allerdings auch aufgrund des weiter bestehenden Kinderwunsches nicht gewünscht. Unter einem vereinbarten kurzen Zeitfenster mit engmaschiger Kontrolle wurde die homöopathische Behandlung begonnen.

Unter Sepia als Q-Potenz (➤ Tab. 12.1) konnte schon innerhalb weniger Tage ein Rückgang des β-HCG-Wertes erreicht werden. Das Befinden der Patientin verbesserte sich und sie wurde aus der HIT mit Sepia als Q-Potenz entlassen. Darunter sank der β-HCG-Wert weiter bis auf 5 ab (Norm <5). Während die Patientin für die Q3, Q4 und Q5 jeweils eine neue Q-Potenz-Flasche sowie Becher und Löffel zur Zubereitung der Q-Potenz mit nach Hause erhielt, verwendete sie für die Q6 die alte Flasche der Q5, ebenso dann für die Q7–8. Der Anstieg des β-HCG-Wertes am 14.3.2008 war nicht durch eine falsche Mittelwahl zu erklären, da die Arzneimittelwahl einmal von der Anamnese und der Verlaufsbeobachtung der HIT her sehr sicher war: Es kam es zu einem sehr raschen Rückgang des β-HCG-Wertes unter der vorhergehenden Medikation mit Sepia Q. Erst nach genauem Nachfragen stellte sich die erneute Verwendung der alten Q-Potenz-Flaschen heraus.

**Tab. 12.1** Tabellarische Übersicht über die Arzneimittelgaben und die Entwicklung des β-HCG-Wertes

| Datum | Arzneimittelgabe | β-HCG-Wert |
|---|---|---|
| 12.12.2007 | Sepia Q3 | 72,5 (Norm <5) |
| 17.12.2007 | | 68,2 |
| 20.12.2007 | Sepia Q4, Sepia Q5 | 63,3 |
| 2.1.2008 | | 8 |
| 7.1.2008 | Sepia Q6 | – |
| 15.1.2008 | | 5 |
| 8.2.2008 | | 5 |
| 13.2.2008 | Sepia Q7 | – |
| 14.3.2008 | Hep s M, Sepia Q8 | 8 |
| 31.3.2008 | Sepia Q9 | – |
| 1.4.2008 | | 5 |
| 16.4.2008 | Sepia Q10 | – |
| 29.4.2008 | | <5 |
| 15.5.2008 | Sepia Q11 | – |
| 3.6.2008 | | <5 |
| 10.6.2008 | Puls 200 | – |
| 17.6.2008 | Tub M, Puls 200 | – |
| 1.7.2008 | | <5 |
| 10.7.2008 | Sepia Q12 | – |
| 7.8.2008 | | 10 |
| 8.8.2008 | Sepia 200 | – |
| 12.8.2008 | | <5 |
| 8.9.2008 | | <5 |
| 9.10.2008 | | <5 |
| 29.1.2009 | | <5 |
| 9.3.2009 | | – |
| 19.3.2009 | Tub M | – |
| 4.5.2009 | | – |
| 31.7.2009 | Sepia M | – |

**!**

Von einer direkten Einnahme aus einer von der Apotheke oder dem Arzneimittelhersteller bereits hergestellten Stammlösung ist wegen der unkontrollierten Verschüttelung beim Transport abzuraten, auch hierzu gibt es Erfahrungen mit negativen Veränderungen des Verlaufs und der Tumormarker, da die „Trennschärfe" zur Evaluierung des passenden homöopathischen Mittels hoch sein muss in Anbetracht der zu behandelnden gravierenden Pathologien. Eine einmal angesetzte Q-Potenz als Stammlösung muss an ihrem Ort verbleiben und darf nicht unkontrolliert bewegt werden.

Zu einem erneuten Anstieg des β-HCG-Wertes kam es unter Einnahme der aufsteigenden Q-Potenz mit Sepia unter der Q12, nachdem bereits eine laborchemische und klinische Remission vorlag. Mit Gabe von Sepia C200 als Einzelgabe konnte ein rascher Rückgang erreicht werden. Die Mittelohrentzündung konnte gut durch Tuberculinum verbessert werden.

Nachfolgend meldete sich die Patientin bei Entzündungen des Mittelohrs sowie später im Rahmen der Zahnverluste in der Schwangerschaft. Diese Pathologie konnte nur unbefriedigend homöopathisch behandelt werden und hätte aus Sicht des Behandlers eine engmaschigere Anbindung auch im beschwerdefreien Intervall erfordert, um nach Gabe eines Arzneimittels nach 35 Tagen nach der Kent-Skala sofort weiter behandeln zu können.

Die Patientin ist wieder mit ihrem Ehemann zusammengekommen, sie hat zwei weitere Jungen nach Remission der Blasenmole bekommen, wovon das erste Kind an einer Linksherzhypoplasie erkrankt war und daran auch im Rahmen von verschiedenen (Operations-)Komplikationen verstarb. Bei der darauffolgenden Geburt brachte sie einen gesunden Jungen zur Welt.

## 12.8 Materia medica und Arzneimitteldifferenzierung

### 12.8.1 Sepia

Sepia ist ein sehr tief wirkendes konstitutionelles und Tumormittel insbesondere bei Frauen. Es ist eines der Hauptmittel zur Behandlung der Blasenmole und heilte die Blasenmole der Patientin aus. Sepia ist ein antipsorisches und stark antisykotisches Mittel.

### 12.8.2 Pulsatilla pratensis

Pulsatilla ist ebenfalls ein wichtiges Mittel bei Blasenmole, es war bei der Patientin nur als Zwischenmittel im Rahmen der Mittelohrentzündung angezeigt. Pulsatilla ist eines der Hauptmittel bei schwangerschaftsbedingten Beschwerden.

!

Grundsätzlich sollte bei Arzneimittelgaben während der Schwangerschaft eine niedrige Potenz – wie die C30 oder, wenn das Mittel sehr gut indiziert ist, C200 gegeben werden. Künzli empfahl die Arzneimittelgabe als C30 und nicht darüber hinaus während der Phase der Organogenese im ersten Trimemon.

### 12.8.3 Tuberculinum

Tuberculinum ist als Nosode bei der Patientin passend zum tuberkulinischen Miasma mit der Belastung der Tbc in der Familie. Es ist gleichzeitig ein Mittel als „tuberkulöses Ventil“ bei Mittelohrentzündungen, wird aber hierfür selten angewendet. Als Nosode sollte die Gabe gut gewählt und hinsichtlich der Symptome passend sein.

### 12.8.4 Hepar sulfuris

Hepar sulfuris ist eines der Hauptmittel bei Mittelohrentzündungen, wenn stechende Schmerzen vorliegen, die Schmerzen zum Ohr ausstrahlen und sich bei Wärme bessern. Trotz guter Symptomindikation wirkt es nach meiner Erfahrung in der C30 oder C200 nicht immer zuverlässig, die M (= C1000) ist in der Wirkung sehr verlässlich. Wenn der Patient nur die C30 oder C200 verfügbar hat und eine Wirkung trotz guter Symptome nicht wie erwartet auftritt, kann die M kurzfristig nachgegeben werden.

## 12.9 Anmerkung und Kritik

Die Patientin kam mit einer komplexen Pathologie nach erfolgloser konventioneller Therapie. Es wurde ein enges Zeitfenster gewählt, um die Wirkung des homöopathischen Mittels evaluieren zu können. Die Pathologie der Mittelohrentzündungen sowie der Verlust der Zähne, letzteres als Zeichen eines syphilitischen Prozesses zu sehen, konnten nur bedingt beeinflusst werden, hierfür wären retrospektiv gesehen häufigere Arzneimittelgaben, vermutlich von Sepia, im beschwerdefreien Intervall notwendig gewesen.

**LITERATUR**

Lehrke P. „Die ewig geliebt werden, können nicht sterben." Linksherzhypoplasie – homöopathischer Langzeitverlauf einer schweren Pathologie. Spektrum Homöopathie 2016; 1: 76–87.

Stauber M, Weyerstahl T: Gynäkologie und Geburtshilfe. 3. A. Stuttgart: Thieme, 2007.

Philipp Lehrke

# KAPITEL 13 Metastasiertes Neuroblastom Stadium IV mit Stammzelltransplantation (fünfjähriger Junge)

## 13.1 Übersicht

**ÜBERSICHT**

Im vorliegenden Fall wird eine komplementäre homöopathische Behandlung eines fünfjährigen Jungen mit metastasiertem Neuroblastom dargestellt (2014–2017, aktuell noch in Behandlung). Die homöopathische Behandlung wird komplementär zur schulmedizinischen Behandlung – Chemotherapie, Stammzelltransplantation, Antikörpergabe – durchgeführt. Zum Zeitpunkt der Erstanamnese hatte der Junge starke Schmerzen, die durch das thorakale Neuroblastom verursacht wurden. Die Erstanamnese erfolgte wenige Tage nach Beginn der schulmedizinischen Therapie, bereits zuvor wurde von meiner Seite die Dringlichkeit der schulmedizinischen Therapie bestätigt. Unter Gabe von Phosphorus, Thuja, Lycopodium und wiederum Phosphorus verliefen die Chemotherapie, Operation sowie Stammzelltransplantation und Antikörpertherapie erfolgreich bei sehr guter Verträglichkeit. Anhand des Fallverlaufs soll das homöopathische Vorgehen bei schwer erkrankten Kindern, hier mit Stammzelltransplantation, vorgestellt werden.

## 13.2 Schulmedizinische Aspekte – Neuroblastom

Das Neuroblastom betrifft 7–8 % aller Krebserkrankungen im frühen Kindesalter und betrifft das autonome Nervengewebe im Bereich der Wirbelsäule von Kopf und Hals, im Brust-, Bauch- und Beckenraum sowie im Nebennierenbereich. In 50 % der Fälle besteht bei Erstdiagnose bereits eine Metastasierung in Lymphknoten, Knochen, Leber und Haut. Durch das Wachstum des Neuroblastoms können je nach Lokalisation des Tumors neurologische Symptome und Schmerzen auftreten. Die Operation ist die Therapie der Wahl, in fortgeschrittenen Stadien erfolgt eine neoadjuvante Chemotherapie, ggf. Operation/Radiatio und eine autologe Stammzelltransplantation.

Die Prognose ist stadienabhängig, in den Stadien I bis II besteht eine sehr gute 5-Jahres-Überlebensrate > 90 %, im Stadium III beträgt sie 75 %, im Stadium IV weniger als 20 %. Spontanheilungen sind möglich (AWMF-Leitlinie 2011; Weinstein et al. 2003). Bei Auftreten des Onkogens NMYC ist das Rezidivrisiko hoch und die Prognose schlecht.

**DIAGNOSTIK UND THERAPIE**

Bei dem Patienten lagen folgende schulmedizinischen Diagnosen vor und es waren folgende Therapiemaßnahmen durchgeführt worden.

- Neuroblastom Stadium IV intrathorakal links ED 10/2014, KM-Infiltration durch Neuroblastomzellen, NMYC nicht amplifiziert, keine 1p36-Aberration
- Thorakoskopische Tumorbiopsie 30.10.2014, Anlage eines zweilumigen Groshong-Katheters rechte V. jugularis interna, Therapie gemäß Protokoll NB 2004, Therapiearm HR
- Medikation: Ampho-Moronal® (2-2-2), Kepinol® (3-mal/Woche 600 mg), Mg ½ Beutel (1-0-1)
- Eigenanamnese: rezidivierende Petechien bei Infekten öfter gehabt (bei Dreitagefieber, Erbrechen, Fieber), Gewicht 20 kg, Größe 1,20 m.

## 13.3 Homöopathische Anamnese

### 13.3.1 Tumoranamnese

Der fünfjährige Junge kommt im November 2014 im Beisein seiner Eltern zur unterstützenden homöopathischen Behandlung bei Erstdiagnose eines metastasierten Neuroblastoms Stadium IV, es bestehen Schmerzen und ein wegen des Neuroblastoms verschobener Brustkorb. Der Junge sagt spontan, dass

13

es ihm gut geht, er aber immer wieder sehr „dolle" **Brustschmerzen** in der rechten Brust hat, die **Herzbeschwerden** hat er schon seit einem halben Jahr. Er beschreibt die Schmerzen, dass es ihm „wehtut". In der Kinderkardiologie wurde zunächst nichts gefunden, stattdessen wurden die Eltern mit der Aussage, man solle das Kind „gesund sein lassen", wieder nach Haus geschickt. Die Schmerzen sind einmal brennend, andererseits können sie auch so sein, wie es der Junge formuliert, als ob ganz viele Nägel in der Brustseite stecken würden. Die Nägel fühlen sich auf gezieltes Nachfragen nach der Temperatur warm an, sie stehen allerdings, wie eben beschrieben, nicht im Zusammenhang mit dem **brennenden Schmerz im Brustkorb,** dieser verschlimmert sich bei Bewegung. Im Schlaf hat der Junge gejammert und geschrien und Angst gehabt, dass etwas passiert. Der Junge schwitzt bei der kleinsten Bewegung. Aufgrund des **Röntgenbilds** (➤ Abb. 13.1) und des verschobenen Brustkorbs bestand bei der Kinderneurologin schon früh die Verdachtsdiagnose eines Neuroblastoms. Die Schmerzen auch im Bereich der Brust und Brustwarze waren am Anfang stechend und haben sich durch Berührung verschlechtert.

Am Kopf – wegen der Chemotherapie sind keine Haare mehr vorhanden – sind durchscheinende **Venennetze** erkennbar. Auffallend ist, dass der Junge beim Gehen/Rennen öfter hingefallen ist. Verletzungen im Brustbereich sind nicht erinnerlich. Bereits vor einem halben Jahr ist eine stärkere Bronchitis mit einer pfeifenden Atmung aufgetreten. Drosera und ein Komplexmittel/Bronchipret wurden gegeben, nachts war die pfeifende Atmung auffallend.

!

> Der Vater fragt bereits vor der Erstanamnese an, ob auch eine ausschließliche homöopathische Behandlung möglich wäre. Da zum einen das Tumorgeschehen schon sehr fortgeschritten ist, der Junge starke Schmerzen hat und zum anderen durch eine konventionelle Therapie sehr gute Behandlungsmöglichkeiten bestehen, rate ich ganz eindeutig zur konventionellen Behandlung sowie zu einer supportiven homöopathischen Behandlung.

Die Eltern entschieden sich für die Chemotherapie. Die ossären Metastasen sind vor allem in der Skapula links lokalisiert, es sind auch mehrere Lendenwirbelkörper betroffen.

### 13.3.2 Spontanbericht

Auf die Frage nach dem **Fieber** wird geantwortet: Das Fieber steigt langsam an, es wurden nie Antipyretika gegeben. Eine Woche vor der Erstanamnese

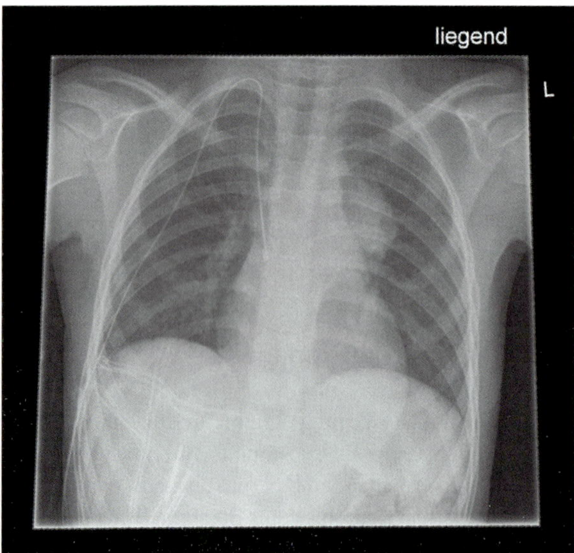


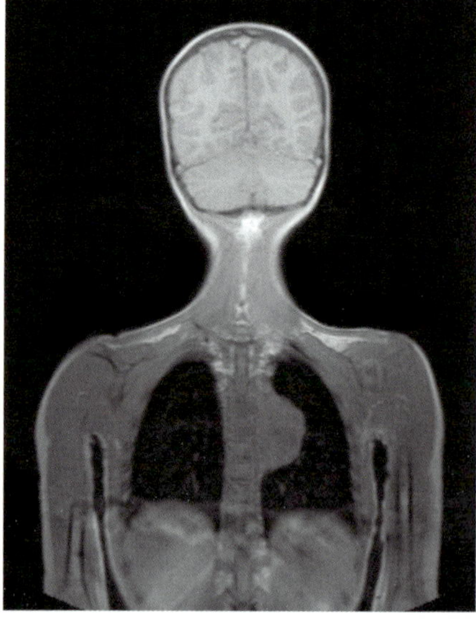

**Abb. 13.1** Röntgenthorax und MRT des Oberkörpers: Zu erkennen ist der Tumor links-thorakal mediastinal [T923]

hat der Junge mittags um 12:30 Uhr Fieber bekommen, er war im Gesicht ganz bleich, die Füße waren kalt, der Junge hatte wenig Durst.

Nach der MMR-Impfung reagierte der Junge damals mit hohem Fieber (Klinikaufenthalt) und Petechien. Die anderen Impfungen hat er an sich gut vertragen.

Die **Bauchschmerzen** bestehen bereits seit 11/2013, sie treten insbesondere immer wieder vor dem Stuhlgang auf und bessern sich durch Wärme. Der Junge leidet auch an geröteten Augen, der Augenarzt meinte, es wären „atopische Augen" bei einer Allergieneigung.

Die Füße sind oft kalt, der Junge hat öfter gelbliche Fußsohlen, auch schon vor der Chemotherapie. Er räuspert sich oft im Hals. Nach der Biopsie begann Nachtschweiß.

### 13.3.3 Vorgeschichte

Bei dem Jungen treten immer wieder **Petechien** auf, vor allem bei Fieber, so z. B. während des Dreitagefiebers Anfang 2010, auch bei Druckstellen. Wenn er z. B. erbricht, zeigen sich Petechien im Gesicht. Unter der Chemotherapie hat er etwas abgenommen.

**!**

> Die wiederkehrenden Petechien sind ein §-153-Symptom, sie traten schon bei Fieber und Infekten auf und stehen nicht im direkten Zusammenhang mit der onkologischen Erkrankung. Das homöopathische Mittel muss auf jeden Fall einen starken Bezug zu Petechien haben.

Angaben zum **Schwangerschaftsverlauf:** Die Schwangerschaft war problematisch, da die Mutter zuvor zwei Fehlgeburten, jeweils im dritten Monat, hatte. In der Schwangerschaft traten frühzeitige Wehen auf, weswegen die Mutter des Kindes viel liegen musste. Die Geburt ist normal verlaufen, Geburtsgewicht 3380 g, Größe 51 cm, Kopfumfang 35 cm. Die frühkindliche Entwicklung war regel- und zeitgerecht. Auffallend sind lange Wimpern, als Säugling hatte er nur eine Wimper.

**Familienanamnese:** Die achtjährige Schwester hat eine Hausstauballergie. Die 44-jährige Mutter leidet an Heuschnupfen, der 50-jährige Vater an Hausstauballergie. Mutter des Vaters: Schwindelanfälle, Vater des Vaters Z. n. Hepatitis B, Borreliose, die mit Antibiotika behandelt wurde. Die Großmutter mütterlicherseits hatte Brustkrebs, der Großvater mütterlicherseits Speicheldrüsenkrebs.

### 13.3.4 Soziale Anamnese

Der Junge geht in den Kindergarten. Er hat noch eine drei Jahre ältere Schwester.

### 13.3.5 Vegetative Anamnese

Es bestehen keine Probleme beim Wasserlassen, auch der Urin ist ohne Befund. Der Stuhl ist eher weich und enthält oft Unverdautes. Wenn der Junge etwas trinkt, muss er sehr schnell auf die Toilette.

### 13.3.6 Gelenkte Befragung

- Die Temperatur des Jungen ist ausgeglichen, er ist sonst eher kühl temperiert.
- Der Junge hat schnell schweißige Hände und Füße, nachts schwitzt er an Stirn, Nacken und Rücken.
- Die Sonne verträgt er gut, er bekommt aber im Sommer leicht einen Sonnenbrand.
- Er isst bevorzugt nicht gekochte Nahrungsmittel, er mag Grapefruit, Eiscreme, Saures, früher hat er auch gerne Pommes gegessen, jetzt nicht.
- Er bekommt schnell blaue Flecken, sobald er sich leicht an etwas stößt. Nasenbluten kommt nicht vor – nur einmal hat er in der Klinik Nasenbluten gehabt. Er bohrt immer im rechten Nasenloch, der „Popel" ist manchmal etwas rot.
- Der Junge kuschelt gerne zum Einschlafen. Im Schlaf hat er ab und zu einen offenen Mund.
- Träume können schlimm sein, er vergisst sie oft. Ab und zu träumt er auch von Blumenwiesen, von Piraten.
- Auf die Frage, nach welchem Elternteil er mehr kommt, wird geantwortet, dass er mehr nach seinem Vater kommt.
- Die Füße schlafen öfter ein im Sitzen oder Liegen.

## Haut

Im Alter von vier Jahren sind bei dem Jungen etwa 30 Dellwarzen aufgetreten, die von selbst vergingen. Im Sommer 2014 wurde am Fuß eine Warze ausgeschabt. Als Kind litt der Junge an Milchschorf. An der Großzehe war auch schon einmal eine Nagelbettentzündung aufgetreten, die nach Fußbädern nicht mehr bestand.

**!**

Aus Sicht der Homöopathie können topische Anwendungen und therapeutische Interventionen bei Hautläsionen, wie z. B. Eincremen von Hautausschlägen, Ätzen/Vereisen von Hautmerkmalen und hier Entfernen oder Behandeln von Warzen, zu einer Unterdrückung der tiefer liegenden Erkrankung führen. Dies heißt auch, dass das zugrunde liegende Miasma fortschreiten kann: Durch die Unterdrückung kann der Verlauf einer späteren Erkrankung verkompliziert werden. Insbesondere bei schweren Pathologien muss auf eine mögliche Unterdrückung geachtet werden, vor allem, wenn eine sykotische Belastung vorliegt, worauf, wie in diesem Fall, die Dellwarzen hinweisen.

## Psyche

Die Eltern berichten zur Psyche:

- Ihr Sohn möchte gerne „gefallen" und ist ein „pflegeleichtes" Kind. Er sucht die Nähe.
- Er möchte gerne der „Bestimmer" sein, im Kindergarten ist das nicht der Fall.
- Ihr Sohn hat Angst vor Räubern und Gespenstern, vor Gewittern, Unwetter an sich sind aber kein Problem. Er ist ein „Sonnenschein", er ist vergnügt und liebt kleine Kinder, Babys und große Jungen. Er mag lieber Gesellschaft, kann auch gerne alleine spielen. Er kann zornig werden, wenn etwas nicht klappt und schreit dann.
- Die Eltern beschreiben ihren Sohn zudem als sehr einfühlsam, er gibt z. B. schneller als die Schwester nach.
- Auf die Zauberstabsfrage (➤ 2.1.2) wünscht sich der Junge eine „Knallerpistole", einen Speer und ein Gewehr, da er gerne mit seinem Vater kämpft; er wünscht sich auch ferngesteuertes Spielzeug.
- Sein Ordnungssinn ist ausgeprägt, Stifte müssen in der gleichen Reihenfolge sein, was auffällig ist, sein Zimmer ist aber nicht immer aufgeräumt.

An Erwartungen an die homöopathische Behandlung und den Behandler werden angegeben, dass die Eltern eine zweite Meinung einholen möchten und ein alternatives und ergänzendes Therapiekonzept wünschen.

## Körperliche Untersuchung

Es besteht eine Asymmetrie der linken Thoraxhälfte neben dem Brustbein, schon am 25.10.2014 schmerzte die linke Mamille bei leichter Berührung. Internistisch und neurologisch liegen sonst altersentsprechende Normalbefunde vor.

**VERLAUFSPARAMETER**

Bei dem Patienten konnten folgende Parameter ausgemacht und für die Verlaufskontrolle der homöopathischen Behandlung festgelegt werden.

- Objektive körperliche Zeichen: Asymmetrie Thorax, gelbe Füße, kalte Füße, Unverdautes im Stuhlgang, schnell blaue Flecken, offener Mund im Schlaf.
- Verlaufsparameter:
  - Schlaf
  - Allgemeine Energie
  - Brustschmerzen
  - Asymmetrie des Thorax
  - Brustbereich-Asymmetrie
  - Gelbe Füße
  - Räuspern
  - Kalte Füße
  - Unverdautes im Stuhl
  - Schwitzen
  - Schnell blaue Flecken
  - Offener Mund im Schlaf
  - Einschlafen der Füße

# 13.4 Repertorisation

Die Repertorisation (➤ Abb. 13.2) erfolgte mit dem Complete Repertorium in der Version 4.5. Als Grundmittel erscheint Phosphorus führend, differenzialdiagnostisch erschließt sich Lycopodium. Aufgrund des Schmerzes der „warmen" Nadeln ist ggf. Arsenicum album noch in die Differenzialdiagnose mit einzubeziehen. Als Zwischenmittel zeigen sich Tuberculinum und Thuja (Reaktion auf die MMR-Impfung).

**!**

Mit Spinedi findet ein Austausch über seine Erfahrungen in der homöopathischen Neuroblastombehandlung statt. Er berichtet von seinen guten Erfahrungen bei einem Neuroblastomrezidiv eines zweieinhalb Jahre alten Mädchens mit Remission unter alleiniger homöopathischer Behandlung und mittlerweile mehrjährigem Verlauf mit folgenden Mitteln: Als Hauptmittel wurde lange Phosphorus als Q-Potenz verabreicht, dann war Thuja M sehr entscheidend, danach eine Gabe Tuberculinum C200. Der weitere Verlauf wurde mit Lycopodium als Konstitutionsmittel nach der Kent-Skala fortgeführt. Diese Inter- und Supervision gibt Sicherheit in der oft schwierig zu treffenden Arzneimittelwahl.

| | Phos. | Sil. | Lyc. | Ars. | Sulph. | Calc. | Hep. | Sep. | Puls. | Nat-m. | Thuj. | Tub. |
|---|---|---|---|---|---|---|---|---|---|---|---|---|
| **Total** | 50 | 43 | 37 | 37 | 36 | 34 | 29 | 28 | 28 | 27 | 21 | 12 |
| **Rubrics** | 27 | 23 | 21 | 19 | 21 | 23 | 18 | 17 | 15 | 18 | 13 | 9 |
| **Kingdoms** | | | | | | | | | | | | |
| **Traditional Miasms** | | | | | | | | | | | | |
| Allgemeines; SCHMERZEN; Stechen, Stiche; Nadeln, wie feine (38) | 1 | 3 | 1 | 1 | 1 | 1 | 3 | | | 1 | | |
| Brust; ENTZÜNDUNG; Bronchitis; Kindern, bei (25) | 1 | 1 | 1 | 1 | 1 | 1 | 1 | | 1 | | | |
| Allgemeines; FALLEN; Boden, zu (31) | 1 | | | 1 | | 1 | | | | | | |
| Haut; HAUTAUSSCHLÄGE; Petechien (54) | 3 | 1 | | 3 | | 1 | 1 | | | 1 | | |
| Blase; HARNENTLEERUNG; häufig; Trinken, nach (4) | 1 | | | | | | | | | | | |
| Allgemeines; IMPFUNG; nach (36) | 1 | 4 | | 2 | 4 | | 1 | 1 | | | 4 | 3 |
| Abdomen; SCHMERZEN; Allgemein; Stuhlentleerung; vor (138) | 2 | | 2 | 1 | 3 | 1 | 1 | 2 | 3 | 1 | 2 | |
| Abdomen; SCHMERZEN; Allgemein; Wärme amel. (41) | 1 | 3 | | 3 | | | | 2 | 2 | | | |
| Fieber, Hitze; NACHMITTAGS (127) | 3 | 2 | 2 | 1 | 1 | 1 | 1 | 2 | 3 | 2 | 1 | 1 |
| Gesicht; VERFÄRBUNG; blaß; Hitze, während (20) | | | 2 | 2 | | | 1 | 1 | 1 | 1 | 1 | 1 |
| Extremitäten; VERFÄRBUNG; gelblich (50) | 1 | 1 | 1 | 1 | 1 | 1 | 1 | 1 | 1 | | | |
| Extremitäten; VERFÄRBUNG; gelblich; Hand (14) | | 2 | 2 | | | | | 1 | | | | |
| Auswurf; ABHUSTEN; Schleim (59) | 2 | 2 | 2 | | 1 | 1 | 1 | 2 | | 2 | 1 | |
| Extremitäten; KÄLTE; Fuß (261) | 3 | 3 | 3 | 3 | 3 | 3 | 2 | 3 | 3 | 3 | 3 | 1 |
| Stuhl; UNVERDAUT (104) | 3 | 2 | 2 | 3 | 2 | 3 | 2 | | 2 | | 1 | 2 |
| Auge; HAAR; Wimpern; lang und seidig (4) | 1 | | | | | | | | | | | 1 |
| Auge; HAAR; Wimpern; gebogen (1) | 1 | | | | | | | | | | | |
| Allgemeines; SPEISEN und Getränke; rohe Speisen; Verlangen (15) | | 1 | | | 3 | 1 | | | | | | |
| Allgemeines; SPEISEN und Getränke; saure Dinge; Verlangen (115) | 2 | | 1 | 2 | 2 | 2 | 3 | 2 | 2 | 2 | 1 | |
| Allgemeines; SPEISEN und Getränke; Speiseeis; Verlangen (14) | 3 | 2 | | | 1 | 2 | | | 1 | 1 | | 1 |
| Haut; VERFÄRBUNG; bläulich; Flecke (67) | 3 | 1 | 2 | 2 | 2 | 1 | 2 | 2 | 2 | | 1 | |
| Nase; BOHREN, in der Nase mit dem Finger; Neigung, zu (40) | 1 | 1 | 1 | | 1 | | 1 | | | 2 | 1 | |
| GEMEINSCHAFT, BEGLEITUNG, GESELLIGKEIT; Verlangen nach (104) | 4 | 1 | 3 | 3 | 1 | 2 | 1 | 2 | 2 | 1 | | |
| Mund; OFFEN; Schlaf, im (22) | | | 2 | | | 2 | 1 | | | | | |
| Gemüt; TRÄUME; Räuber (41) | 1 | 2 | | | | | | | | 3 | | 1 |
| Haut; HAUTAUSSCHLÄGE; Molluscum; contagiosum, Dellwarze (12) | | 2 | 1 | | 2 | 1 | | | | 1 | 2 | |
| Extremitäten; WARZEN; Fuß; Fußsohle (14) | 1 | 1 | 1 | | 1 | 1 | | 2 | | 1 | | |
| Kopf; HAUTAUSSCHLÄGE; Milchschorf, Crusta lactea (68) | 3 | 3 | 1 | 1 | 1 | 2 | 3 | 1 | | 1 | | 1 |
| Extremitäten; PANARITIUM, NAGELBETTEITERUNG; Panaritium (76) | 1 | 3 | 2 | 2 | 2 | 2 | 3 | 2 | 1 | 2 | 1 | |
| Extremitäten; TAUBHEITSGEFÜHL, Empfindungslosigkeit; Fuß (152) | 3 | 1 | 3 | 3 | 1 | 2 | | 1 | 2 | 1 | 2 | |
| Gemüt; FURCHT; Gespenstern, Geistern, vor (41) | 2 | | 2 | 2 | 2 | 1 | | 1 | 2 | 1 | | |
| Gemüt; FURCHT; Blitz, vor (7) | 1 | 1 | | | | | | | | | | |
| SCHMERZEN; wund, Prellungsschmerz, zerschlagen; Mammae; ...(8) | | | | | | 1 | | | | | | |

**Abb. 13.2** Repertorisation der Symptome der Erstanamnese (metastasiertes Neuroblastom) [P328]

Wichtige und **richtungsweisende Rubriken:**

- Allgemeines; Schmerzen; Stechen, Stiche; Nadeln, wie feine (38): Diese Rubrik repräsentiert ein hochwertiges Tumorsymptom. Es sind keine „heißen" Nadelstiche, das wurde in der Erstanamnese gefragt, um die Differenzialdiagnose des Symptoms zu Arsenicum album zu treffen: Allgemeines; Schmerzen; Stechen, Stiche; Brennen, und; Nadeln, wie heiße (12), u. a. Arsenicum album 3-wertig, auch wenn durch die Beschreibung „warm" die Rubrik ggf. in Betracht gezogen werden muss.
- Brust; Entzündung; Bronchitis; Kindern, bei (25): Diese Rubrik wird bei wiederkehrenden Bronchitiden im Kindesalter herangezogen, es handelt sich um ein gutes Symptom mit Hinweis u. a. auf Phosphorus und Tuberculinum.
- Allgemeines; fallen; Boden, zu (31): Diese Rubrik bildet ein auffallendes Symptom mit dem häufigeren Hinfallen des Jungen.
- Haut; Hautausschläge; Petechien (54): Diese Rubrik wird für das Auftreten der Petechien gewählt, gleich welcher Ursache: Sie kommt auch infrage bei Petechien unter laufender Chemotherapie und begleitender Thrombozytopenie.
- Blase; Harnentleerung; häufig; Trinken, nach (4): Dies ist eine kleine Rubrik mit einem Eintrag von Phosphorus durch Boenninghausen.
- Allgemeines; Impfung; nach (36): Diese „Impfrubrik" wird berücksichtigt, weil es beim Jungen zu einem Krankenhausaufenthalt nach der MMR-Impfung kam.
- Abdomen; Schmerzen; Allgemein; Stuhlentleerung; vor (138): Dies ist ein auffallendes Schmerzsymptom und wird deshalb berücksichtigt wie auch die Rubrik für die Schmerzmodalität – Abdomen; Schmerzen; Allgemein; Wärme amel. (41).
- Fieber, Hitze; nachmittags (127): Der Fieberbeginn ist für die Zeit entscheidend, nicht die Zeit des Fiebermaximums.
- Gesicht; Verfärbung; blass; Hitze, während (20): Blässe während Fieber ist ein auffallendes Symptom.
- Extremitäten; Verfärbung; gelblich (50): Die Gelbfärbung der Fußsohle des Jungen kann nur durch diese und die nachfolgende Rubrik abgebildet werden – Extremitäten; Verfärbung; gelblich; Hand (14). Es handelt sich um ein §-153-Symptom.
- Auswurf; Abhusten; Schleim (59): Wenn Schleim hochgehustet oder gehüstelt wird bzw. der Patient sich räuspern muss, ist dies die geeignete Rubrik.
- Extremitäten; Kälte; Fuß (261): Diese Rubrik wird herangezogen (obwohl sie sehr groß ist), da sich das Symptom nicht weiter differenzieren ließ. Sie ist geeignet, um die Totalität der Symptome zu erfassen.
- Stuhl; unverdaut (104): Dieses Symptom ist insbesondere bei einem Kind auffallend. Es kann unter laufender Chemotherapie häufiger auftreten und ist dann verlässlich für die Mittelwahl. Werden Maiskörner als unverdauter Bestandteil des Stuhls angegeben, kann die Rubrik nicht genutzt werden, weil Maiskörner grundsätzlich nicht verdaut werden können.
- Auge; Haar; Wimpern; lang und seidig (4) und Auge; Haar; Wimpern; gebogen (1): Diese Rubriken kommen infrage bei langen und gebogenen Wimpern.
- Allgemeines; Speisen und Getränke; rohe Speisen; Verlangen (15): Dieses Symptom ist ebenso wie das Verlangen nach rohem Essen, insbesondere bei einem Kind, sehr auffallend.
- Allgemeines; Speisen und Getränke; saure Dinge; Verlangen (115): Diese Rubrik ist angezeigt bei Verlangen vom Saurem, ebenso die Rubrik Allgemeines; Speisen und Getränke; Speiseeis; Verlangen (14) bei Verlangen nach Eis, auch wenn das fast alle Kinder als „Merkmal" haben, das „besondere", hervortretende Verlangen ist zu erfragen und dann als Symptom zu werten.
- Haut; Verfärbung; bläulich; Flecke (67): Diese Rubrik wird nur herangezogen, wenn Patienten z. B. äußern, dass sie gar nicht wissen, woher ihre blauen Flecken kommen. Tritt ein blauer Fleck nur dann auf, wenn sich der Patient wissentlich angestoßen hat, wird die Rubrik nicht verwendet. Wenn der Patient allerdings bei jedem geringen Anstoßen blaue Flecken bekommt, ist die Rubrik einzusetzen.
- Nase; Bohren, in der Nase mit dem Finger; Neigung, zu (40): Die Rubrik wird bei dem Symptom „Bohren in der Nase" eingesetzt, wenn es auffallend ist.

- Gemüt; Gemeinschaft, Begleitung, Geselligkeit; Verlangen nach (104): Diese Rubrik kommt infrage, wenn die Nähe bzw. Gesellschaft gesucht wird.
- Mund; Offen; Schlaf, im (22): Diese kleine Rubrik scheint aus der eigenen klinischen Erfahrung heraus nicht vollständig zu sein, sie darf also nicht als Ausschlussrubrik benutzt werden.
- Gemüt; Träume; Räuber (41): Diese Rubrik wird bei Träumen von Räubern gewählt, bei dem Jungen wird es zur genauen Analyse mit aufgenommen.
- Haut; Hautausschläge; Molluscum; contagiosum, Dellwarze (12): Diese Rubrik ist klein und verlässlich. Die Warzenmittel und konstitutionellen Mittel helfen gut und zuverlässig bei Dellwarzen unter Beachtung der Totalität der Symptome.
- Extremitäten; Warzen; Fuß; Fußsohle (14): Diese Rubrik wird bei Fußwarzen herangezogen, die Rubrik ist jedoch nicht vollständig, z. B. fehlt Thuja.
- Kopf; Hautausschläge; Milchschorf, Crusta lactea (68): Diese Rubrik ist angezeigt, wenn im Kindesalter auffallend viele oder lange Milchkrusten bestanden haben.
- Extremitäten; Panaritium, Nagelbetteiterung; Panaritium (76): Die Entzündungen des Nagelbettes liegen beim Jungen schon länger zurück.
- Extremitäten; Taubheitsgefühl, Empfindungslosigkeit; Fuß (152): Diese Rubrik kommt infrage beim Einschlafen der Füße, wenn dies auffallend ist. Das Einschlafen der Füße ist ein konstitutionelles Symptom, das in verschiedenen Positionen, z. B. Sitzen, Liegen, vorkommen kann.
- Gemüt; Furcht; Gespenstern, Geistern, vor (41): Diese Rubrik und die nachfolgende Rubrik Gemüt; Furcht; Blitz, vor (7) sind kleine und verlässliche Rubriken. Der Junge äußert ganz spontan seine Angst vor Gespenstern, weshalb die Rubrik gewählt wird.
- Brust; Schmerzen; wund, Prellungsschmerz, zerschlagen; Mammae; Brustwarzen; Berührung der Kleidung agg. (8): Dieses Symptom – die Schmerzen im Brustwarzenbereich – ist auffallend.

!

Phosphorus entspricht der Totalität der Symptome im Hinblick auf das ossär metastasierte Neuroblastom, die brennenden Schmerzen, die Folgen der Chemotherapie, die Petechien ebenso bezüglich des Fiebers und der Geistes- und Gemütssymptome.

*Verordnung:* Phosphorus Q3.

## 13.5 Behandlungsverlauf während der HIT (2014)

### Symptomverbesserung und Beachtung der Primärindizien

Am **ersten Tag** der HIT ergänzt die Mutter: Als kleines Baby litt der Junge schon häufiger an Bronchitis und musste oft Antibiotika einnehmen. Inwiefern dies durch die Schimmelbelastung in der damaligen Wohnung bedingt war, muss offen bleiben. Im weiteren Gespräch mit der Mutter berichtet diese von den folgenden Symptomen ihres Sohnes: Er litt zwei- bis dreimal an einem Paukenerguss und einer Otitis media. 2011 ist eine Enteritis mit Bauchschmerzen aufgetreten. Nach der Scharlacherkrankung 2012 haben sich die Dellwarzen entwickelt. 2013 sind Bauchschmerzen aufgetreten, die mit Nasenbluten einhergingen. Es besteht zudem eine atopische Reaktion der Augen. Die körperliche Untersuchung ergibt die weiter bestehende Asymmetrie des Thorax, der rechte Fuß ist leicht gelb. Der Junge befindet sich in laufender Chemotherapie.

!

Am ersten Tag nach der Anamnese werden die Q-Potenz-Einnahme, die Verlaufsparameterliste und der Umgang damit genau erklärt. Es sollte genügend Zeit für Ergänzungen zur Anamnese eingeräumt werden, da manche Patienten erst nach der Anamnese eine genaue Beobachtung entwickeln.

Während **der nächsten beiden Tage** zeigt sich folgendes Bild: Noch vor der ersten Mitteleinnahme sind **Petechien** am Po aufgetreten. Nach der Mitteleinnahme zeigte sich, dass die Gelbfärbung der Füße zurückging, zudem hat sich das Räuspern gebessert. Am dritten Tag nach der Mitteleinnahme (29.11.) enthält der **Stuhl Schleimfäden.** Beim Essen, Trinken, Gähnen hat der Junge **Schmerzen** im **Kiefer-**

| | Carb-v. | Nux-v. | Am-c. | Meny. | Rhus-t. |
|---|---|---|---|---|---|
| Total | 2 | 2 | 3 | 3 | 3 |
| Rubrics | 2 | 2 | 1 | 1 | 1 |
| Kingdoms | | | | | |
| Traditional Miasms | | | | | |
| SCHMERZEN; Allgemein, unbestimmte anhaltende Schmerzen, Prosopalgie; Kauen, beim (82) | 1 | 1 | 3 | 3 | 3 |
| Stuhl; MUKÖS, schleimig; Schleimfäden (4) | 1 | 1 | | | |

**Abb. 13.3** Repertorisation der Kiefer- und Stuhlsymptome [P328]

**gelenk,** als ob dieses auseinandergezogen würde (➤ Abb. 13.3).

Anmerkung: Die „Primärindizien" (➤ 5.5) weisen auf Carbo vegetabilis und Nux vomica hin. Auch am Folgetag geht es dem Jungen erstaunlich gut, ihm ist im Vergleich zur ersten Chemotherapie kaum übel.

**Acht Tage** nach Beginn der homöopathischen Behandlung (3.12.2014) erfolgt die homöopathische Konsultation in der Klinik: Die schulmedizinisch verordneten Medikamente wurden nach der Einnahme wieder direkt erbrochen. Der Junge hat Schulterschmerzen rechts und muss nachts alle Stunde aufs Klo. Der Urin ist orangefarben und hat die gleiche Farbe wie die Infusionen der Chemotherapie. Die körperliche Untersuchung zeigt, dass die **Schwellung** und **Asymmetrie des Brustkorbs** zurückgegangen sind, ebenfalls die **Gelbfärbung der Füße.** Eine Gelbfärbung der Füße ist ätiologisch nicht zuzuordnen, es handelt sich jedoch um ein wichtiges konstitutionelles Symptom.

**!**

Phosphorus ist nur in der Rubrik der Gelbfärbung der Extremitäten aufgeführt und nicht spezifiziert für Hände oder Füße. Trotzdem bessert sich dieses Symptom, was neben dem Rückgang des Tumorgeschehens ein sehr gutes Zeichen ist. Es kann natürlich angeführt werden, dass der Tumorrückgang ausschließlich Folge der Chemotherapie sein könnte. Doch der Patient ist relativ fit und es haben sich die konstitutionellen Symptome, wie z. B. die gelben Füße gebessert, was ein erstes Zeichen für eine gute homöopathische Mittelwirkung ist.

## Thrombose

Am 4.12.2014 bessern sich die kalten Füße weiterhin, das Unverdaute im Stuhl ist zurückgegangen, wie auch das Schwitzen. Wärme hilft bei Schulter- und Bauchschmerzen. Um 19 Uhr ruft mich die Mutter an, dass sich am Hals eine **Thrombos**e im Bereich des zentralen Zugangs entwickelt hat.

**!**

Phosphorus ist in der Thromboserubrik nicht enthalten. Die Nebenwirkung der Chemotherapie sowie die Primärindizien verweisen auf Nux vomica, das als C200 verordnet wird. In der Klinik wird eine Blutverdünnung begonnen. Am Folgetag wird Phosphorus Q3 fortgesetzt: Die Wahl des Mittels ist nicht einfach zu treffen. Zum einen sollte unter einem passenden Mittel keine Thrombose entstehen und zum anderen tut dem Jungen das Mittel gut. Zudem kann die Thrombose eine Folge des eingebrachten Materials sein. Wie sind diese Faktoren zu bewerten? Die Entscheidung ist schwierig, zumal auch in der Repertorisation Phosphorus mit den laufenden Symptomen eher randständig vertreten ist. Der weitere Verlauf klärt diese Frage durch eine weitere Diagnostik.

Zwei Tage später (6.12.2014) berichtet die Mutter, dass sich im Herzecho und Ultraschall der Gefäße zeigte, dass die **Thrombose** schon länger bestand, also nicht unter Phosphorus als Q-Potenz entstanden ist. Die Antikoagulation mit Clexane® wird fortgeführt. Der Hb ist bei 7 g/dl, weswegen der Junge eine Bluttransfusion erhält. Am 8.12.2014 beim Besuch in der Klinik geht es dem Jungen ganz gut. Die Mutter sagt: „Wenn die Thrombose nicht gewesen wäre, wäre ich euphorisch gewesen. Der Junge ist vergnügt und trinkt, von daher ist es gut." Er hat Pickelchen am Körper und hinten am Rumpf. Die **Schwellung** des linken **Brustkorbs** geht weiterhin zurück, im rechten oberen Halsbereich zeigt sich eine venöse Stauung. Am Bauch sind kleine Pickel. Er hat ein Stechen der 4. Zehe.

Das **Stechen** der 4. Zehe ist ein auffallendes und hochwertiges Symptom und deutet auf Thuja hin (Gliederschmerzen; stechend; Zehen; vierte [10]).

!

Insbesondere die Symptome, die in den ersten Tagen der Behandlung mit Q-Potenzen auftreten, sind als sehr hochwertig zu sehen und die Rubriken im Hinblick auf die infrage kommenden Mittel genau zu analysieren. Diese **Primärindizien** (➤ 5.5) können für die spätere Mittelwahl sehr entscheidend sein.

Im Verlauf der **zweiten Woche** der HIT (vom 10.–16.12.) geht es dem Jungen besser – mittlerweile nimmt er Phosphorus Q4 ein –, das Stechen der 4. Zehe tritt nicht mehr auf, die Kiefergelenkschmerzen vergehen. Im Gesicht ist er verquollener und er lagert wegen der Chemotherapie etwas mehr Flüssigkeit ein, was nach ein paar Tagen wieder vergeht.

## 13.6 Behandlungsverlauf nach der HIT

Ab 18.12.2014 befindet sich der Junge erneut für eine Woche in der Klinik.
*Verordnung:* Er erhält wegen des Ortswechsels Phosphorus Q5 – die Q-Potenz wird bei einem Ortswechsel in einer nächst höheren Q-Potenz-Stufe verabreicht, da sie durch einen Transport unkontrolliert verschüttelt wird.

Unter Phosphorus Q5 in der Klinik lagert er wieder mehr **Wasser** ein, insbesondere im Bereich des **rechten Auges** (Auge; Schwellung; rechts [1]: Lycopodium zweiwertig), es sind sogar kurzzeitig kleine Quaddeln aufgetreten. Dass unter der Chemotherapie eine Wassereinlagerung auftreten kann, ist möglich. Auffallend aus homöopathischer Sicht ist die Schwellung im Bereich des rechten Auges mit Hinweis auf Lycopodium als einziges Mittel. Außerdem besteht eine leichte Schwellung rechts neben der Wirbelsäule oberhalb des Beckens.

Am 22.12.2014 ist das Ergebnis der neuen Bildgebung positiv zu sehen: Der **Primärtumor** ist schwächer aktiv, auf den MRT-Bildern ist er allerdings noch ähnlich groß, ein Herd am Hüftknochen besteht noch. Das Knochenmark ist in der KM-Punktion in der ersten Befundansicht frei. Der Junge ist teilweise extrem bleich und hat rote kreisrunde Ringe um die Augen. Er hat wenig Appetit, aber Verlangen nach hart gekochten Eiern – dies kennt er von früher. An der KM-Punktionsstelle sind die blauen Flecken nach einer Woche immer noch vorhanden.
*Verordnung:* Das Verlangen nach hart gekochten Eiern ist auffallend unter der Chemotherapie und ein Hinweis für Calcium carbonicum. Allerdings ist der Tumor unter der Chemotherapie sowie unter Phosphorus kleiner geworden, weswegen bei Phosphorus verblieben wird.

### 13.6.1 Rückgang des Tumorgeschehens (2015)

Zehn Tage später (1.1.2015) berichtet die Mutter, dass mikroskopisch noch **Neuroblastomzellen** vorhanden sind. Der Junge leidet mehr unter Verstopfung, nach der Chemotherapie erbricht er häufiger und er hat wenig Appetit.
*Verordnungen:* Nux vomica C200, Phosphorus Q6 wird unmittelbar am Folgetag nach der Einzelgabe fortgeführt.

Nux vomica tut dem Jungen sehr gut, der Appetit ist deutlich gebessert. Das MBICT-Szintigramm bestätigt nach wie vor den Primärtumor, sonst hat sich die Tumorsituation verbessert, laut den behandelnden Ärzten ist das ein gutes bis sehr gutes Ansprechen auf die Therapie. Die Katheterthrombose ist rückläufig. Eine Immuntherapie ist mittelfristig geplant. Der Junge hat weiter auffallende **Venennetze am Kopf.** Die **Brustasymmetrie** durch den Tumor ist weniger geworden.

!

Die Chemotherapie schlägt zwar an, aber der Erfolg ist nicht zur Gänze befriedigend, da der Primärtumor nicht wesentlich kleiner geworden ist. Allerdings wurden erst zwei von sechs Chemoblöcken gegeben, nach dem fünften Zyklus ist eine Stammzellentnahme geplant. Wegen des Verlangens von Eiern kann Calcium carbonicum differenzialdiagnostisch in Betracht gezogen werden. Von den **Primärindizien** her sind zudem Thuja und Lycopodium zu berücksichtigen. Da im Gesamtverlauf jedoch ein Tumorrückgang zu verzeichnen ist, wird bei Phosphorus verblieben.

Am 10.1.2015 ist die **Armvenenthrombose** nicht mehr zu erkennen, was ein gutes Zeichen ist und die kontinuierliche Gabe von Phosphorus bestätigt. Am

| | Hell. | Puls. | Acon. | Con. | Lyc. | Nux-v. |
|---|---|---|---|---|---|---|
| Total | 3 | 3 | 2 | 2 | 2 | 2 |
| Rubrics | 2 | 2 | 2 | 2 | 2 | 1 |
| Kingdoms | | | | | | |
| Traditional Miasms | | | | | | |
| Gliederschmerzen; DRÜCKEN; Hüfte; links (7) | 1 | 1 | 1 | 1 | 1 | |
| Gemüt; REDEN, redet; Schlaf; im (101) | 2 | 2 | 1 | 1 | 1 | 2 |

**Abb. 13.4** Repertorisation der Hüftschmerzen und des Schlafsymptoms [P328]

15.1.2015 geht es dem Jungen ganz gut, er ist weniger gereizt, was er seit dem Beginn der Chemotherapie häufiger war, er hat **drückende Schmerzen der Hüften,** links mehr als rechts (Gliederschmerzen; Drücken; Hüfte; links [7]). Im **Traum redet er** (➤ Abb. 13.4).

*Verordnung:* Die Verstopfung ist ausgeprägter, zudem besteht die Gereiztheit, weshalb erneut Nux vomica C200 verordnet wird. Die Hüftschmerzen lassen differenzialdiagnostisch auch an Lycopodium denken. Die Rubrik für die Verstopfung ist zu unspezifisch und wird von daher nicht berücksichtigt.

16.1.2015: Nux vomica hilft gut, die **Verstopfung** und die begleitenden **Bauchschmerzen** vergehen rasch. Phosphorus wird als Q8–9 fortgeführt: Die Hüftschmerzen vergehen wieder. Der Junge redet im Schlaf, er isst weiter gerne hart gekochte Eier. „Dass die Thrombose zurückging, hat alle überrascht. Wir sind glücklich, dass es ihm so gut geht! Im Spielzimmer ist er Dauergast. Es geht ihm vergleichsweise gut."

Im Februar 2015 ergibt die Bildgebung (➤ Abb. 13.5), dass **keine weiteren Metastasen** vorliegen. Der **Primärtumor** besteht nach wie vor und müsste in acht Wochen operiert werden. Der Junge ist fast schon zwanghaft mit der Ordnung, alles muss an seinem Platz sein. Er sieht nicht gut aus, ist käseweiß und hat Augenringe. Durch das Chemotherapeutikum Cisplatin hört er die hohen Frequenzen nicht mehr so gut. Nach wie vor hat er Verlangen nach Eiern.

*Verordnungen:* Er erhält Nux vomica 200 wegen den Nebenwirkungen der Chemotherapie, was auch vorher immer wieder guttat (Nux vomica ist in der Rubrik Gemüt; zwanghafte Verhaltensstörungen unter 22 Mitteln dreiwertig vertreten). Es geht danach besser. Phosphorus Q10 wird fortgeführt.

### 13.6.2 Akute Episode: analer Blutabgang

Am 10.2.2015 hat der Junge Blut am Po, auch in der Toilette lagert sich während des **Stuhlgangs helles Blut** ab.

*Verordnung:* Das Symptom des analen Blutabgangs und das Symptom der Zwanghaftigkeit führen zu

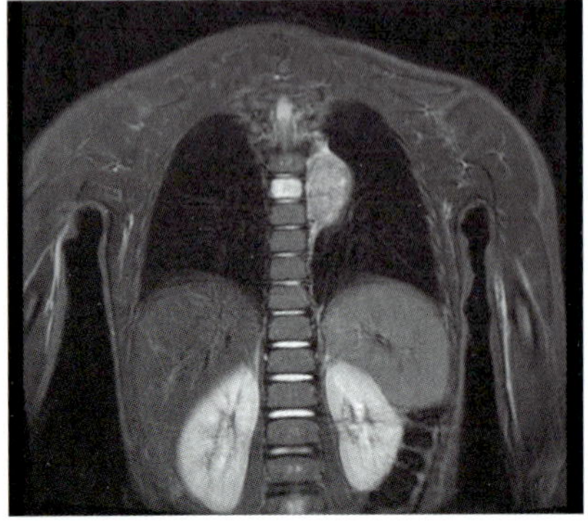

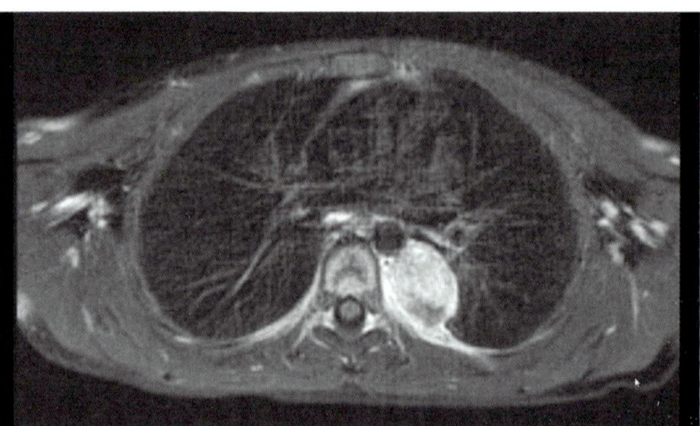

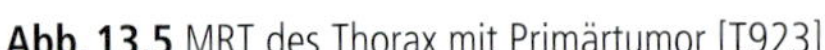

**Abb. 13.5** MRT des Thorax mit Primärtumor [T923]

Arsenicum album, das in der Q3 verordnet wird. Der Junge wird wegen der analen Blutung notfallmäßig in der Ambulanz der Kinderklinik vorgestellt, darf aber wieder nach Hause, da die Thrombozyten in Ordnung sind. Die Energie wird wieder besser, er spielt im Wohnzimmer Fußball. Es wird bei Arsenicum album verblieben, Fortführung als Q4.

!

Unter einer laufenden Q-Potenz ist ein analer Blutabgang immer ein Hinweis für ein neues Mittel, auch wenn es manchmal nur als Zwischenmittel in Betracht kommt. Die nachfolgenden Akutmittel sollten – wie auch in diesem Fall – immer einen tieferen Bezug zur Pathologie haben.

Mitte Februar bekommt der Junge **Fieber** um 13:45 Uhr unter einer Bluttransfusion, er friert. Er muss davor viel Niesen.

*Verordnungen:* Der Junge erhält China C200 als Einmalgabe wegen den zuvor erfolgten Transfusionen, was ihn etwas stabilisiert. Fieber besteht nicht mehr. Mittlerweile wurden die Stammzellen gesammelt. Arsenicum album Q4 wird fortgeführt. Zwei Wochen später (4.3.2015) treten drückende Schmerz unter der rechten Achsel auf, weswegen China C200 wiederholt wird unter Fortführung von Arsenicum album Q5. Fünf Tage später (9.3.2015) verkühlt sich der Junge beim Spaziergang. Er hat wieder Fieber, das nachts um zwei Uhr begonnen hat. Am Brustkorb, in dem Areal, in dem das Neuroblastom liegt, lassen sich Pickel beobachten. Mit Belladonna C30 als symptomatisches Fiebermittel fällt das Fieber spontan, es wird bei Arsenicum album Q5 verblieben. Die Mutter sagt: „Für die ganzen Krankenhausaufenthalte steht er schon gut da."

### 13.6.3 Zunahme der Armvenenthrombose, Petechien

Ende März, unter Arsenicum album Q6, baut sich die **Thrombose** im Armbereich wieder auf. Der Patient bekommt am rechten Unterschenkel **Petechien.**

Die Bewertung ergibt, dass auf Phosphorus Q11–12 gewechselt werden muss. Denn bei „richtiger" Mittelgabe darf sich trotz vielfältiger Einflüsse (Katheter, Chemotherapie, Transfusionen, Tumor) keine Thrombose entwickeln. Arsenicum album hat somit seine Wirkung getan und die anale Blutung beseitigt, ist aber jetzt nicht mehr im optimalen Wirkbereich, zudem traten Petechien auf, was unter der passenden Mittelgabe nicht vorkommen sollte.

Die unmittelbare Kontrolluntersuchung (noch vor Gabe von Phosphorus Q) zeigt, dass die Thrombose doch gravierender ist als angenommen.

*Verordnung:* Die Mutter möchte für dieses spezifische Problem ein spezielles homöopathisches Arzneimittel, weswegen Hamamelis, was nur in der D200 vonseiten der Mutter vorrätig ist, gegeben wird. In der Kontrolle geht der Thrombus in Richtung der V. subclavia, Hamamelis-Urtinktur (1 × 3 Tr. tgl.) wird ergänzend verordnet, von den Kinderonkologen bestehen keine Bedenken dagegen, auch wenn zu Hamamelis unter Antikoagulation, laufender Chemotherapie sowie komplex onkologischer Situation keine Erfahrungen vorliegen. Die Thrombose wird etwas kleiner; eine Lyse wird in Aussicht gestellt, sollte keine schnelle Besserung auftreten. Die Thrombose bildet sich mit der begleitenden Hamamelis-Gabe schneller zurück als erwartet.

### 13.6.4 Operation des Primärtumors

Nach dem dritten Block der Chemotherapie sind noch **maligne Zellen** im Knochenmark vorhanden und 80 % der Tumorzellen im Primärtumor aktiv. Die Anfang April 2015 durchgeführte minimalinvasive Operation des Tumors verläuft gut, der Tumor lässt sich fast „wie ein Stein" entfernen, was ohne Chemotherapie nicht möglich gewesen wäre.

Die Frage, ob eine haploidente oder autologe **Stammzelltransplantation** durchgeführt werden soll, wird unterschiedlich bewertet: In einer Klinik wird die autologe Stammzelltransplantation favorisiert, in der anderen die haploidente Transplantation, da bei autologer Transplantation nur 30 % rezidivfrei bleiben. Bei einem Rezidiv, was schwerer zu behandeln ist, bleiben ca. 20 % ohne Rückfall, mit Immuntherapie 40 %. Das **Mortalitätsrisiko** liegt bei haploidenter Transplantation bei 10 %, bei autologer Transplantation bei 3 %. Die Eltern entscheiden sich für die haploidente Transplantation.

Die **Thrombose** bildet sich weiter zurück. Die Petechien treten nicht mehr auf. Die Urtinktur von Hamamelis wird weggelassen. Im Bericht am 22.4.2015 sind die Nachrichten positiv: In der Bildgebung konnte keine Tumoraktivität mehr nachgewiesen werden, auch nicht im Knochenmark.

## 13.6.5 Phase der Stammzelltransplantation

Die Phase der Stammzelltransplantation ist auch aus homöopathischer Sicht hochkomplex. Aufgrund der möglichen Komplikationen und der Implikationen für die homöopathische Mittelwahl wird dieses Thema ausführlich erörtert.

### Petechien am Arm, Nebenwirkung von Medikamenten

Unter Phosphorus Q12 bekommt der Junge unter der Induktionstherapie (mit dem Ziel des Erreichens einer kompletten Remission und Vorbereitung auf die Stammzelltransplantation) erneut **Petechien am Arm** unter engmaschiger Überwachung mit Benutzung des Blutdruckgeräts. Das Fieber steigt um 20 Uhr, weswegen Phosphorus verdünnt aus dem dritten Becher gegeben wird. Die Petechien scheinen Folge der Chemotherapie und des mechanischen Drucks zu sein – so die Sicht auf die Dinge, sie werden nicht als Phosphorus-Symptome gewertet. Zudem liegen unter Phosphorus die besten klinisch-homöopathischen Erfahrungen bei einer Stammzelltransplantation vor. Die Petechien verblassen wieder, der Junge verträgt die Chemotherapie gut: Ein Wechsel zu einem anderen Mittel als Phosphorus wird in der Phase der Induktionstherapie von mir kritisch gesehen.

Am 30.4.2015 zeigt sich eine **heftige Hautreaktion** ähnlich wie bei einem Sonnenbrand bzw. einer Nesselsucht, die nach der Gabe des ATG (Anti-Thymozyten-Globulin) auftrat, was als Medikamentenreaktion zu deuten ist. Neben der in der Klinik verabreichten Medikation mit vor allem Kortison und Fenistil® erhält der Junge Nux vomica C200, worauf sich die Hautreaktion gut bessert.

*Verordnungen:* Unter Phosphorus Q13 aus dem dritten Becher bleibt die Haut stabil. Die Thrombose wird kleiner, allerdings muss der Junge erbrechen. Er erhält Nux vomica C200 verkleppert und eine Erhöhung der Kevatril®-Dosis. Nach der zweiten Nux-vomica-Einnahme sagt er: „Ich glaube, das hilft mir gegen die Übelkeit." Er muss künstlich ernährt werden, da er zu wenig Appetit hat. Eine Woche später (7.5.2015) erhält er die **Stammzelltransplantation,** weswegen Phosphorus Q13 aus dem dritten Glas wieder aufgenommen wird, Phosphorus hat sich in der klinischen Erfahrung bei Stammzelltransplantationen immer wieder bewährt. Die Mutter sagt: „Psychisch setzt er sich mit dem Tod auseinander, ein Mädchen von der Nachbarstation ist verstorben. Er fragt sich dann auch, wie alt er wird. Er ist der Sonnenschein der Station."

### Petechien an den Füßen

Erneut bekommt der Junge einige Tage später **Fieber** (12.5.2015). Er ist blass, der Hb ist bei 8,6 g/dl, der Stuhl ist dunkelgelb und matschig. Er erbricht schaumige, gelbe Flüssigkeit und hat **Petechien an den Füßen** – diese Symptome als Folge der Chemotherapie und Stammzelltransplantation sind nicht ungewöhnlich.

*Verordnungen:* Er erhält zunächst Nux vomica C200 verkleppert, obwohl nach der Repertorisation Arsenicum album indiziert – aber nicht vorrätig ist –, darunter geht es besser. Als die Mutter dann Arsenicum album C200 erhält, wird die verklepperte Einnahme (1 × tgl.) begonnen, da weiter Bauchschmerzen bestehen. Der Junge erhält außerdem Morphine.

Am 15.5.2015 bekommt er Zuckungen um den Mund, die Petechien vergehen. Der Stuhlgang ist gelblich und klebt am Po mit grünem Schleim. Das Fieber kommt meistens abends und wird dann medikamentös gesenkt.

*Verordnungen:* Die Repertorisation ergibt eine **Leberbelastung** mit Hinweisen für Chelidonium und Podophyllum, es wird mit Arsenicum album Q8 begonnen, worunter es „ordentlich" geht.

## Wechsel des konstitutionellen Mittels?

!

Unter einer Stammzelltransplantation kann sich das konstitutionelle Mittel verändern und sich das Grundmittel des Spenders mitunter passager durchsetzen. Die Symptome verändern sich im Fall des Jungen von Phosphorus zu Lycopodium (das Grundmittel des Vaters).

Ende Mai 2015 beginnt eine schwierige Phase: Dem Jungen geht es gut, aber die Blutzellen des Vaters/Spenders setzen sich mit den T-Zellen nicht durch, die T-Zellen sind vom Jungen selbst verblieben, also autolog. Die Mutter zweifelt daran, ob Arsenicum album als Arzneimittel richtig gewählt ist.
*Verordnungen:* Unter Fortführung von Arsenicum album wird wegen der o. g. Leberbelastung Chelidonium D3 täglich verabreicht. Die eigenen T-Zellen bleiben, weswegen am 2.6.2015 China C200 einmalig gegeben wird, um den Blutbildungsprozess anzuregen und in eine positive Richtung zu lenken. Die Blutzellen sind nach wie vor vom Spender, die T-Zellen sind autolog, ihm geht es sonst gut. Der Junge hat Lust auf Oliven, er isst weiter gerne hart gekochte Eier – allerdings ohne das Eigelb. Im Stuhl ist Unverdautes – deutliche Lycopodium-Symptome.

Am 6.6.2015 wird er nach der Transplantation entlassen, eine Infektion ist nicht aufgetreten. Die Gefahr einer Abstoßung wird auf 30 % beziffert, wenn die autologen T-Zellen bleiben. Der Junge hat große Ähnlichkeit mit seinem Vater: er hat das logisch, klar strukturierte Denken, auch vom Typus und von der Figur kommt er nach dem Vater. Er rechnet sehr gerne. Die Entscheidung ist schwierig: Einerseits geht es dem Jungen gut, andererseits übernimmt er den Konstitutionstyp des Vaters, dem eindeutig Lycopodium zuzuordnen ist.
*Verordnung:* Lycopodium Q3 und Chelidonium D3, das täglich verabreicht wird wegen der Leberbelastung durch die Chemo.

Am 8.6.2015 hat sich die Thrombose auf 5 mm halbiert. Dem Jungen geht es richtig gut. Am 12.6.2015 sind die T-Zellen fast ausschließlich autolog. Im Verlauf von Juni 2015 bleibt die Situation stabil, aber die T-Zellen bleiben autolog. Es ist die Hoffnung, dass die Spender-T-Zellen „anwachsen" sollten, was sie aber nicht tun. Am 22.6.2015 verbleibt es so. Es werden Spender-T-Zellen wie schon zuvor öfter als Stammzellboost nachgegeben, aber es ändert sich nichts. Der Druck auf die homöopathische Behandlung nimmt dadurch zu – wenn auch nicht direkt durch die Eltern des Kindes, aber es ist schwierig, die „richtige" Mittelwahl einzuschätzen und zu treffen.

!

Auf der homöopathischen Behandlung lastet ein hoher Druck – ich versuche durch das passende Mittel, die Situation der Stammzelltransplantation mit den Stammzellen des Vaters und des Jungen zu lenken, die momentan beide im Körper des Jungen „konkurrieren": Doch diese gelingt nicht, was abzulesen ist an den schnellen Mittelwechseln, die jedoch durch deutliche Symptome berechtigt zu sein scheinen. Für mich stellt sich die Frage, warum die Mittel nicht in die „gewünschte Richtung" wirken.

An der Vorhaut ist eine klebrige Substanz, die nicht zurückgeht, ein Pilz ist es nicht. Der Patient hat Schluckauf nach dem Essen.
*Verordnung:* Aufgrund der unklaren Situation und des enormen Behandlungsdrucks wird Thuja Q3 verordnet – leitend sind folgende **Symptome:** Unverdautes im Stuhl, gelber Stuhl, Schluckauf nach dem Essen, Phimose und das Sekret im Glansbereich, in der Anamnese wird die MMR-Impfung als Causa für einen Krankenhausaufenthalt genannt. Unter Thuja Q3 friert der Patient sehr stark und kommt zu den Eltern ins Bett. Am Klopapier ist etwas Blut. Ihm geht es aber „super".

Beim Hausbesuch am 1.7.2015 geht es ihm weiter gut. Er hat viele blaue Flecken vom Fußballspielen. Am Kieferwinkel lässt sich ein etwa 2,1 cm großer Lymphknoten tasten. Eier hat er gerne hart gekocht. Die Venennetze am Kopf sind durchscheinend. Er rechnet weiter sehr viel, er baut viel Lego. Die Vorhaut lässt sich nicht zurückziehen, das Sekret ist nicht mehr da.

Eine erneute autologe Transplantation wird diskutiert, erhöht aber das Risiko für eine GvHD. Seine T-Zellen sind noch da, was als eine zu schwache Chemowirkung gewertet wird. Er erhält sehr vorsichtig dosiert T-Zellen vom Vater, um keine GvHD auszulösen, ist aber sonst sehr stabil.

## Autologe T-Zellen – Phosphorus als stützendes Mittel

!

Im Telefonat mit dem Chefarzt der Klinik werden die Situation sowie der Erfolg der Transplantation besprochen: Er bezeichnet die Situation des Patienten als gut, die zusätzliche Gabe von T-Zellen kann für sechs bis neun Monate notwendig sein, bei höheren Gaben besteht die Gefahr der Abstoßungsreaktion. Falls eine solche auftreten sollte, „lässt man ihn abstoßen" und gibt evtl. autologe Zellen oder führt erneut eine haploidente Transplantation durch. Die Antikörpergabe steht noch an. Momentan müsse man Geduld haben. Er sagt, dass der derzeitige Prozess dauert und einfach läuft, ohne dass es möglich wäre, etwas zu verändern.
Dies heißt für die homöopathische Behandlung: Es wäre falsch, aufgrund des Sistierens der autologen T-Zellen (wie von der Mutter wiederholt angegeben) mit dem homöopathischen Mittel zu häufig zu wechseln. Es ist nicht realistisch, eine mutmaßliche Wirkung auf die T-Zellen zu erzielen, da der Prozess der Stammzelltransplantation autonom abläuft. Somit sind die auffälligen Symptome und der klinische Zustand des Jungen (wieder) wegweisend für die homöopathische Mittelwahl.

Die folgende **Entwicklung** innerhalb von **einem Monat** wird aufgrund der Komplexität weiterhin ausführlicher dargestellt, um nach den vorherigen Mittelwechseln die Wahl von Phosphorus deutlicher werden zu lassen.

- Juli 2015: Die Thrombozyten fallen auf 55 Tsd./µl ab. Sorge ist, dass eine Abstoßungsreaktion durch die (eigenen) autologen T-Zellen in Gang gekommen ist, da anscheinend die vorhergehende Chemotherapie zu schwach war.
  *Verordnung:* Die Situation bleibt weiter hochakut, es wird Phosphorus Q14 aus dem dritten Glas verordnet, um die mögliche Abstoßungsreaktion positiv beeinflussen zu können. Die Leukozyten sinken auf 270, Hb 10, Thrombozyten vor 1 Woche 45 Tsd., jetzt 21 Tsd. Wegen der Abstoßungsreaktion wird bei Phosphorus verblieben, das erfahrungsgemäß bei Knochenmarks-/Stammzelltransplantationen die beste Unterstützung bietet, zudem liegen sonst keine Symptome vor, die ein anderes Mittel hervortreten lassen.
- 17.7.2015: In der KM-Punktion sind die T-Zellen komplett autolog, die Spenderzellen aber noch aktiv, er erhält einen Teil seiner eigenen Stammzellen als „autologes Backup", um zu sehen, welches Immunsystem sich durchsetzt. Es ist zu 3–4 **Petechien** hinter dem Ohr gekommen, die schnell verblassen.
  *Verordnung:* Die Petechien könnten aber auch schon vor der Gabe von Phosphorus bestanden haben, weswegen Phosphorus Q15 aus dem fünften Glas gegeben wird. Die Vorhaut des Penis ist weiter phimotisch verengt.
- Im Juli 2015 geht es dem Jungen gut. Er wird „verschmuster", er mag keinen überbackenen Käse, den er vorher gern gegessen hat. Er erhält erneut seine autologen Zellen. Blutbild: Leukozyten 2–300, Hb 8,6, Thrombozyten 29.000. Er hat etwas Petechien unter den Augen, was die Klinikärzte unter den schwankenden Werten der Thrombozyten aber nicht auffallend finden.
  *Verordnung:* Zwar erschließt sich differenzialdiagnostisch Arsenicum album, aber mit der klinischen Einschätzung wird bei Phosphorus verblieben. Es geht im Juli weiter gut, er entwickelt eine Nagelbettentzündung der linken Großzehe durch etwas zu kleine Halbschuhe – dieses Symptom ist schon einmal vor der Erstdiagnose des Neuroblastoms aufgetreten. Die Untersuchung des Zehs ergibt aber eine relativ kleine Entzündung, die ohne Belang für ein homöopathisches Symptom ist. Hierin zeigt sich, wie wichtig eine körperliche Untersuchung von genannten Symptomen ist.

Für August 2015 ist der Beginn der Immuntherapie mit einem Antikörper im Rahmen einer Studie geplant. Weiter ist unklar, ob beide Immunsysteme koexistieren werden oder sich doch eines von beiden durchsetzt.

### 13.6.6 Miasmatische Verordnung

Anfang August 2015 geht es gut – der Junge erhält immer noch Phosphorus, die **Blutwerte** sind **stabil,** Hb um 7,9, Thrombozyten 79.000. Ihm wird schwindelig, wenn er sich viel bewegt oder mit dem Ball dribbelt. Die Nägel wachsen sehr schnell, er hat eine Warze am Mittelfingergrundgelenk rechts. Die **Petechien** sind weg (➤ Abb. 13.6).

*Verordnungen:* Die alten Narben der **Dellwarzen** treten mehr hervor, weswegen er Thuja M erhält. Da bei der anstehenden Immuntherapie vom Neben-

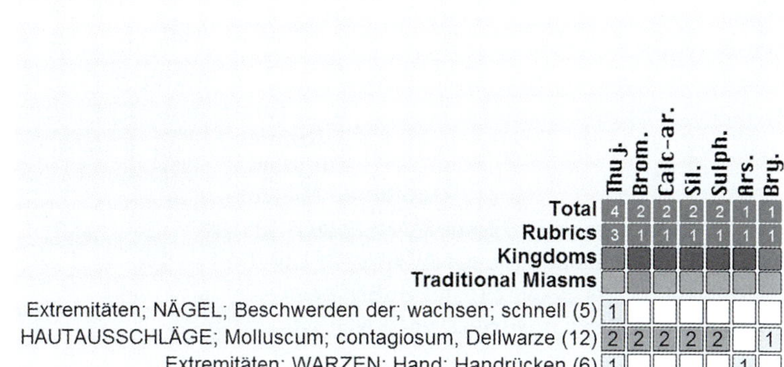

| | Thuj. | Brom. | Calc-ar. | Sil. | Sulph. | Ars. | Bry. |
|---|---|---|---|---|---|---|---|
| Total | 4 | 2 | 2 | 2 | 2 | 1 | 1 |
| Rubrics | 3 | 1 | 1 | 1 | 1 | 1 | 1 |
| Kingdoms | | | | | | | |
| Traditional Miasms | | | | | | | |
| Extremitäten; NÄGEL; Beschwerden der; wachsen; schnell (5) | 1 | | | | | | |
| HAUTAUSSCHLÄGE; Molluscum; contagiosum, Dellwarze (12) | 2 | 2 | 2 | 2 | 2 | | 1 |
| Extremitäten; WARZEN; Hand; Handrücken (6) | 1 | | | | | 1 | |

**Abb. 13.6** Repertorisation der Warzen- und Nagelsymptome [P328]

wirkungsspektrum her häufig auch Morphin gegeben wird, erhält er Nux vomica Q3, es wäre wünschenswert gewesen, Thuja wirken zu lassen, der immense Druck der klinischen Situation erfordert aber ein rasches Handeln.

Das in der Aufklärung der Eltern beschriebene Nebenwirkungsspektrum der Immuntherapie mit dem Antikörper CH14.18 zeigt vor allem Gelenkaffektionen mit entsprechenden Beschwerden, weswegen schon vorab Belladonna sowie vor allem Bryonia je als C200 als Reservemittel der Mutter empfohlen werden.

## 13.6.7 Antikörpertherapie

Nach der ersten Antikörpergabe am 11.8.2015 hat der Junge trotz hoher Schmerzmittelgaben starke Schmerzen, Atemnot und starkes Schwitzen, er hat Beulen am Kopf, in Kenntnis des Nebenwirkungsspektrums erhält er Bryonia C200 zunächst als Einmalgabe. Darunter geht es ihm am nächsten Tag wieder sehr gut, auch wenn er noch hohe Morphingaben erhält.
*Verordnungen:* Bryonia C 200 wird in den nächsten Tagen öfter wiederholt, um die positive Reaktion auf das Mittel zu erhalten.

Nach Absetzen vom Morphin bekommt er einen **Morphin-Absetzungs-Durchfall** mit gelblichem Schleim. Auffallend ist, dass der Junge auf die Antikörpergabe anfallsweise mit einer verstopften Nase niesen muss. Da er in der Klinik ist, wird Nux vomica C200 verkleppert täglich gegeben. Die Antikörpergaben sind körperlich sehr strapaziös, die Blutwerte sind stabil, Hb um 8,4, Thrombozyten 156.000, Leukozyten 300, CRP normwertig.
*Verordnung:* Nach der Klinikentlassung wird Nux vomica Q4 fortgeführt. In der KM-Punktion werden keine Neuroblastomzellen mehr nachgewiesen.

„Von der Kondition und Kraft her ist er noch nicht ganz auf dem Niveau von vor der Immuntherapie, aber er legt hier wieder Schritt für Schritt zu. Außerdem hat er ‚geistig' nochmals einen Schub nach vorne gemacht. Er baut seit zwei Tagen einen komplizierten Lego-Technik-Bagger fast alleine auf, was er so vor wenigen Wochen sicher noch nicht gekonnt hätte. Obwohl er dabei etwas angespannt ist, gibt er nicht auf." Insgesamt hat das autologe Backup also etwas im Gesamtbefinden verbessert.

### Wechsel auf Lycopodium anhand der Symptome

Am 1.9.2015 wird berichtet, dass der Junge beim Essen **fröstelt** und beim Waschen eine **Gänsehaut** bekommt, obwohl ihm nicht kalt ist (hier wird die Analogrubrik Frost beim Essen genommen). Mit der Antikörpergabe steigt immer die **Temperatur** bis 38,2 °C vor allem abends um 21 Uhr. Die Phimose ist noch da. Die Antikörpergabe toleriert er gut.
*Verordnungen:* Da sich etwas Wasser einlagert, erhält der Junge Apis D6 (2 × tgl.) sowie weiter Nux vomica Q5. Die Wassereinlagerungen werden besser. An der Großzehe ist ein roter Fleck zu beobachten. Die T-Zellen sind immer noch niedrig, der Chimärismus dreht sich langsam in Richtung

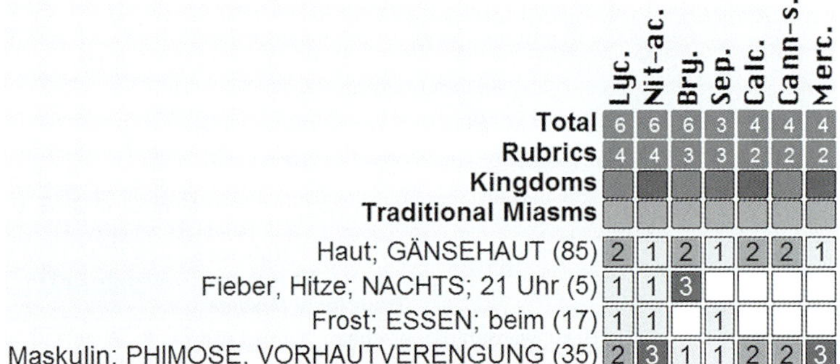

| | Lyc. | Nit-ac. | Bry. | Sep. | Calc. | Cann-s. | Merc. |
|---|---|---|---|---|---|---|---|
| Total | 6 | 6 | 6 | 3 | 4 | 4 | 4 |
| Rubrics | 4 | 4 | 3 | 3 | 2 | 2 | 2 |
| Kingdoms | | | | | | | |
| Traditional Miasms | | | | | | | |
| Haut; GÄNSEHAUT (85) | 2 | 1 | 2 | 1 | 2 | 2 | 1 |
| Fieber, Hitze; NACHTS; 21 Uhr (5) | 1 | 1 | 3 | | | | |
| Frost; ESSEN; beim (17) | 1 | 1 | | 1 | | | |
| Maskulin; PHIMOSE, VORHAUTVERENGUNG (35) | 2 | 3 | 1 | 1 | 2 | 2 | 3 |

**Abb. 13.7** Repertorisation der Haut- und Frostsymptome [P328]

autolog. Er erhält weiterhin Nux vomica, die weiteren Symptome weisen auf Lycopodium hin (➤ Abb. 13.7).

Mitte September 2015 zeigt sich am Po ein **roter Fleck,** weswegen auf Lycopodium Q4 gewechselt wird, da es ein auffallendes Symptom ist. Der Fleck an der Großzehe blutet inzwischen etwas in die Haut ein. Die Blutwerte stabilisieren sich weiterhin: Leukozyten: 5,82, Thrombozyten: 221 Tsd., Hb: 10,9. Der Junge hat einen leicht trockenen Husten, der in der Kehle sitzt und mit Räuspern und belegter Stimme einhergeht. Im Bereich der linken Achillessehne hat er Schmerzen beim Strecken des Fußes. Im Gesicht ist eine Warze sichtbar, die wie ein weißes Pünktchen aussieht.

Am 24.9.2015 stellt sich die **Warze** als eine Art Grießkorn (Milie) dar (Milien sind nach Künzli ein Zeichen für Conium, Lycopodium und Sulfur). Der Junge mag es gerne kühl im Bett und hat relativ trockene Lippen (Allgemeines; Kalt; amel.; Anwendungen (11): u. a. Bryonia, Lycopodium, Nux vomica).

Am 1.10.2015 geht es ihm „prima". Seine Ausdauer wird besser, der Husten weniger. Er mag gerne Kühles, friert aber schnell, sobald er kalte Getränke zu sich nimmt. Der Ausschlag am Po besteht noch. *Verordnungen:* Da die Immuntherapie wieder aufgenommen wird, erhält der Junge für die Klinik Nux vomica Q6, kurz vor Beginn der Immuntherapie tritt jedoch eine Erkältung auf, die mit Bryonia C200 behandelt wird, am Tag darauf gefolgt von Nux vomica Q6. Der Junge sagt daraufhin: „Das Mittel von Dr. Lehrke hat super geholfen. Nachdem ich es genommen habe, musste ich gar nicht mehr niesen und die Nase ist wieder frei."

## Immuntherapie – wechselnde kleine und hochwertige Symptome

Im folgenden Abschnitt werden die Reaktionen unter und nach der Immuntherapie weiter beschrieben. Aufgrund der Vielzahl an detaillierten, schnell wechselnden und dennoch hochwertigen Symptomen ist die Arzneimittelwahl sehr komplex. In der Verlaufsdarstellung soll vor allem deutlich gemacht werden, wie versucht wird, das indizierte Grundmittel neben den Akutmitteln zu bestimmen bzw. zu bestätigen.

Während der Phase der Immuntherapie entwickeln sich **drückende Schmerzen am Rücken** und in der Hüfte, der Bauch des Jungen zittert innerlich, er hat sehr viel Durst, scheidet aber wenig aus. Er atmet laut und stoßweise, die Sauerstoffsättigung fällt auf 94 %.
*Verordnung:* Er erhält Bryonia C200 täglich verkleppert, was ihm hilft, auch trotz der begleitenden Morphinmedikation. Da er Wasser einlagert, erhält er Apis D6 (2 × tgl.) für fünf Tage. Die Mutter hat den Eindruck, dass Bryonia sehr gut hilft, weil er sehr gut schläft.

Nach der Immuntherapie geht es gut. Als Symptome bestehen: Brennen beim Urinieren und Jucken am Penis, das Brennen beim Wasserlassen hatte er auch nach der letzten Immuntherapie. Er hustet, hat Durchfall, leicht erhöhte Temperatur.
*Verordnung:* Der Junge erhält wieder Lycopodium in der Q5. Die Symptome sind als akute Symptome oder als verspätete Immunreaktion zu sehen. Beim Hausbesuch am 15.10.2015 berichtet die Mutter, dass er eine Salbe mit Hormonen bekam, um die Vorhaut zu erweichen. Der mittlere Zeh hat an der Spitze unter

der Immuntherapie gejuckt. Er hat einen kleinen roten Fleck am Zeigefinger. Die Warze am Handrücken vom Mittelfingergrundgelenk ist noch da. Die Fingernägel wachsen nicht mehr so schnell. Die Thrombose der rechten Vene ist unverändert.

Die **Venennetze** am Körper sind nicht mehr so durchscheinend, die Augenringe sind nicht mehr so dunkel. Petechien traten keine mehr auf. Er trinkt gerne Milch, auch warme, und isst gerne hart gekochte Eier, ebenso Oliven. Er bohrt öfter in der Nase. Die Phimose besteht weiterhin. Es sind jetzt wieder mehr T-Zellen vom Spender vorhanden. Es kann sein, dass er komplett „autolog wechselt" und sein Immunsystem wieder die Funktionen übernimmt, das Immunsystem des Spenders alleine agiert oder dass es gemischt bleibt, was sehr selten ist. Lycopodium bestätigt sich in den momentanen Symptomen. Die Mutter ergänzt am Folgetag: Der Junge hat öfter abgehende Winde, der Stuhl enthält Maiskörner, ist also unverdaut. Beim abendlichen Kleiderwechsel zeigt sich an den Waden öfter Gänsehaut. Er hustet vor dem Essen. Der Fleck am Po ist weiter vorhanden, was ein Hinweis für Sulfur sein könnte. Er hustet vor dem Essen.

**!**

- Der Fallverlauf bringt eine Vielzahl von Symptomen hervor, die schwer zu bewerten sind. Es lässt sich nicht bestimmen, ob es sich dabei um Reaktionen auf Lycopodium handelt oder um konstitutionelle Symptome, die auf ein anderes Mittel hinweisen. Diese Situationen gibt es immer wieder bei der Behandlung schwerer Pathologien: Es ist wichtig, mit der größten Aufmerksamkeit alle Symptome aufzunehmen und zu bewerten. Oft ergibt sich erst nach einer gewissen Zeit das neu indizierte Mittel.
- Das Arzneimittel sollte auch nicht zu häufig gewechselt werden, um die Reaktionen klar einordnen zu können.

Anfang November 2015 beginnt wieder eine neue Immuntherapie mit den üblichen **Schmerzen** im **Nacken** und **Rücken.** Der Junge ist ungeduldiger, hat Juckreiz an den Leisten, Hüfte und Unterbauch, Gänsehaut beim Waschen, trockene Lippen. Es wird von schulmedizinischer Seite angeraten, die Phimose zu operieren. MRT und Szintigrafie sind ohne Tumornachweis!

*Verordnung:* Bryonia C200 verkleppert täglich. Dieses Mal geht es recht gut mit der Immuntherapie, der Junge hat nur kurz Fieber bis 38,5 °C um 15 Uhr, er hat dabei Durst auf Kaltes, wenn auch der Durst nicht sehr ausgeprägt ist. Im KM sind 91 % autologe Zellen. *Verordnung:* Unter der Morphin-Umstellung klagt er oft über Bauchschmerzen und Durchfall, weswegen er Nux vomica C200 erhält.

**!**

Morphingaben können eine große Belastung für den Körper sein, Nux vomica C200 kann sie reduzieren, es ist aber darauf zu achten, dass selbst bei guter Wirkung von Nux vomica der Wechsel auf das Haupt- oder Tumormittel dabei nicht übersehen wird – das Hauptmittel sollte dann nach einigen Tagen wieder aufgenommen werden.

Am 14.11.2015 bekommt er wandernde, stechende und drückende **Schmerzen** im rechten **Brustbereich** und Nacken. Er hat einen **Hautausschlag** im Brust- und Kniebereich bekommen, was häufiger durch die Interleukingabe kommt.

*Verordnung:* Bryonia C200 hilft: Es geht ihm besser, der Ausschlag verschwindet schnell. Im Knochenmark sind keine aktiven Tumorzellen mehr!

*Verordnung:* Lycopodium Q6. Der Junge bekommt einen leicht pickeligen **Ausschlag am Po.** Die Fingernägel wachsen nicht mehr ganz so schnell. Wegen des Ausschlags am Po und den doch noch, wenn auch weniger schneller wachsenden Fingernägeln kommt Thuja in Betracht.

*Verordnungen:* Da der Junge wieder die Immuntherapie erhält, wird Bryonia C200 verkleppert täglich gegeben. Im Gesichtsbereich hat er kleine weiße Bläschen bekommen, die allergisch sein könnten. Da danach Anfang Dezember die Warze an der Hand stärker auffällt, wird schließlich doch Thuja Q4 verordnet.

**!**

Festzuhalten ist, dass sich sowohl Bryonia in der Begleitung der Immuntherapie als auch Lycopodium als konstitutionelles und Tumormittel bewährt haben. Auf Thuja wird gewechselt, da die wachsende Warze in der Zusammenschau der sykotischen Thuja-Symptome der Erstanamnese deutlich darauf hinweist. Auch Spinedi hatte Thuja in der Behandlung seines Neuroblastomfalls eine entscheidende Bedeutung beigemessen.

Am 10.12.2015 wird berichtet, dass die **Füße wieder etwas gelber** geworden sind (Extremitäten; Verfärbung; gelblich; Hand (14), u.a. Lycopodium 2-wertig). Der Ausschlag am Po besteht nicht mehr. Mittlerweile hat sich das autologe Knochenmark des Jungen ganz durchgesetzt!

*Verordnungen:* Am 12.12.2015 hat der Patient leichten Schnupfen ohne Fieber, er erhält Bryonia C200 als Einmalgabe. Es geht damit am Folgetag besser, er hat aber Bauchschmerzen und etwas breiigen Stuhlgang, da er relativ bleich ist, erhält er Nux vomica C200.

Beim Hausbesuch am 15.12.2015 geht es ihm gut, der Infekt ist besser. Die **Hauterscheinungen** (Warze, rote Flecken) bestehen noch, die Füße sind schweißig.

*Verordnung:* Thuja Q4 wird fortgeführt. Der Patient drückt sich sprachlich differenzierter aus, was im Rahmen der regulären Entwicklung zu sehen ist. Die Mutter möchte ihn bald impfen lassen, da sie Sorge um eine Infektion mit einer Kinderkrankheit hat.

## Zurück im Leben – Skifahren (2016)

Erst am 6.1.2016 berichtet wieder die Mutter, dass es gut geht. Leukozyten: 3500, Thrombozyten: 175 Tsd., Hb: 12,6. Unter der Antikörpertherapie hat er wieder Fieber um 12 Uhr, das mit Frieren beginnt. In der Diskussion ist die Verwendung von Crizotinib mit 6 oder 9 Blöcken als Immuntherapie. Der Junge hat unter der Morphintherapie immer wieder einen Abfall der Sauerstoffsättigung bis 88 %, auch nach Beendigung der Immuntherapie und Morphingabe. Die Milien in der Nähe der Augen sind noch sichtbar.

*Verordnung:* Er erhält Nux vomica C200 als Einmalgabe, was innerhalb von einem Tag bessert.

Der Junge geht im Januar 2016 zum ersten Mal seit eineinhalb Jahren wieder Ski fahren. Auf die Interleukingabe reagiert er wieder mit Fieber. Er friert häufig, andererseits sucht er auch das Kühle und streckt nachts seine Füße aus dem Bett. Er hat ein Drücken am Hals auf Höhe des Kehlkopfs. Er hat sehr hohe Erwartungen an sich selbst, er will den steilen Hang alleine fahren, er will perfekt schreiben. Da in der Umgebung Scharlach aufgetreten ist, erhält er als homöopathisches Spezifikum Belladonna C200. Die Klinik empfiehlt eine temporäre Erhöhung der Megacillindosis für fünf Tage, der natürlich entsprochen wird. Die Fingernägel wachsen wieder auffallend schneller.

*Verordnung:* Er bekommt wieder Thuja Q5, da die schnell wachsenden Fingernägel ein hochwertiges Thuja-Symptom sind.

## Angst vor einem Rezidiv

Ende Januar 2016 haben die Eltern Angst vor einem Rezidiv, weil der Junge **drückende** und brennende **Schmerzen im Bauchbereich** hat. Die Lippen sind sehr rissig, die Nagelbettentzündung an der Großzehe ist wiedergekommen. Der Junge ist unruhiger und kann auch einige Zeit nicht einschlafen, tagsüber ist er nicht mehr so „zentriert".

*Verordnungen:* Da die Angst vor einem Rezidiv da ist, wenn sie auch nicht bewiesen ist, aber neue Schmerzen auftreten und der Patient unruhiger wird, wird aufgrund der Symptome auf Lycopodium Q7 gewechselt. Darunter geht es ihm nach sechs Tagen besser. Er ist wieder ruhiger geworden, die Schmerzen sind besser. Er will gerne warme Getränke. Einmalig hat er ein Zwacken an der linken Brustwarze. Nach weiteren drei Tagen (6.2.2016) tritt wieder ein Ausschlag auf, der vom Arm und Bein eher in Richtung Rumpf wandert und ebenso am Rücken und Bauch lokalisiert ist.

Bei der Immuntherapie Ende Februar 2016 erhält er, um die Nebenwirkungen abzumildern, Nux vomica C200 verkleppert (1 × tgl.). Darunter geht es ihm besser als mit Bryonia, er kann besser ausscheiden und lagert weniger Wasser ein. Nach der Immuntherapie wird Lycopodium Q8 fortgesetzt.

Im März 2016 geht es dem Jungen gut. Er kommt mehr zu Kräften, leidet allerdings öfters an kalten Füßen trotz Wollsocken. Die Leber- und Nierenwerte waren während der Immuntherapie erhöht, haben sich aber wieder gefangen. Nach Aussage der Mutter hat Nux vomica gut auf die Ausscheidung und Entwässerung eingewirkt, außerdem hat er nachts keinen Sauerstoff gebraucht. Unter Lycopodium Q8 entwickelt er eine kreisrunde leuchtende Stelle aus kleinen Pickelchen am Po und einen wunden Po.

*Verordnung:* Am 18.3.2016 wird die Immuntherapie durchgeführt, weswegen er wieder Nux vomica C200 verkleppert erhält.

### 13.6.8 Akute Episode: Influenza

Ende März (28.3.2016) entwickelt sich **Fieber** am Folgetag, der Junge erbricht Unverdautes und Galle. *Verordnungen:* Er erhält Belladonna C30. Da das Fieber am Folgetag auf 38,6 °C erneut ansteigt und er erneut erbricht, erhält er aufgrund des anhaltenden Fiebers mit Erbrechen Phosphorus Q16 aus dem fünften Glas (Phosphorus zeigte sich in dieser Zeit neben der individuell angezeigten Verschreibung als Spezifikum auch bei anderen Influenzaerkrankten), da sich Lycopodium in der jetzigen klinischen Situation als nicht tragend erwiesen hat. Da sich der Husten verschlimmert und das Fieber bis 39,2 °C steigt, er auch leicht apathisch wirkt, bringt ihn die Mutter ins Krankenhaus. Nach Flüssigkeitsgabe geht es ihm am nächsten Tag besser, auffallend ist der kurze Verlauf der anfangs heftigeren Influenzasymptomatik mit positivem Erregernachweis. Nach Entlassung aus der Klinik und der 2. Gabe von Phosphorus Q nach geht es aufwärts.

Zwei Wochen später (14.4.2016) hat der Patient immer noch Husten.
*Verordnungen:* Da in der Auskultation noch Rasselgeräusche vorhanden sind und er bleich ist und emotional dünnhäutig, erhält er Bryonia C200 als Einzelgabe, von der Klinik Bronchicum® Elixier. Am Folgetag geht es stabiler, die Atmung rasselt nicht mehr. Das bleiche und im Nachhinein registrierte gelbe Gesicht ist besser, er hat wieder rote Bäckchen, die Venen sind stärker durchscheinend. Die Immuntherapie wird verschoben, Phosphorus Q16 wird aus dem fünften Glas wieder aufgenommen.

Ende April 2016 erhält der Junge bei der Immuntherapie wieder Nux vomica C200 verkleppert in täglicher Einnahme, er toleriert sie gut, danach Wiederaufnahme von Phosphorus Q16 aus dem fünften Glas.

### 13.6.9 Prüfungssymptome durch falsche Zubereitung der Q-Potenzen

Im Verlauf vom Mai und Juni 2016 geht es ihm ganz gut, er macht eine Wanderung von sechs Kilometern. Er spürt öfter einen Druck an der linken Seite des Brustbeins, dann in den Achselhöhlen. Er hat Lust auf Saures, Zitrone, Essig. Gerne eiskalte Getränke. Er hat einige blaue Flecken vom Fußballspielen.

Anfang Juni 2016 wird der **Katheter** entfernt, er erhält Arnica C200. Die Fußsohlen sind etwas orange, ebenso die Hände. Der Stuhlgang ist orange.

**!**

Der Patient hat mehr Beschwerden im Bereich der linken Thoraxseite, trotzdem ist Phosphorus weiter als homöopathisches Mittel angezeigt. Erst bei genauerem Befragen stellt sich heraus, dass bei der Einnahme aus dem fünften Becher mit dem Esslöffel die Stammlösung zwar entnommen wird, dann aber nicht mit dem Teelöffel bis zum fünften Becher weiter verdünnt wird, sondern der Esslöffel weiter verwendet wird. Dadurch können (wenn auch sehr selten) Prüfungssymptome von Phosphorus entstehen. Die korrekte Einnahme der Q-Potenzen (Mehrglasmethode) wird noch einmal durchgesprochen:

- Die Entnahme erfolgt mit dem Esslöffel aus der Stammlösung in den ersten Becher.
- Nit dem Teelöffel wird verrührt und vom ersten in den zweiten Becher ein Teelöffel eingerührt.
- Dann wird wiederum ein Teelöffel vom zweiten in den dritten Bescher eingeführt, hier: bis zum fünften Becher.
- Aus dem fünften Becher erfolgt dann die Einnahme des Arzneimittels (1 TL).

Am 14.6.2016 ist er in der Vorwoche sehr unruhig gewesen. Er philosophiert und theoretisiert: „Kann es sein, dass ich gar nicht in echt auf der Erde bin, oder ist das ein Traum?“ Er hört und registriert aber sehr viel, als wenn Sachen ungefiltert auf ihn einströmen.
*Verordnungen:* Unter Gabe von Phosphorus Q17–18 aus dem fünften Glas tritt eine Erkältung mit leicht erhöhter Temperatur (37,3 °C) auf. Weitere Symptome sind: leichtes Seitenstechen rechts auch ohne Sport. Die Haut löst sich an der Unterseite der Fußzehen. Bryonia C200 bessert rasch.

Am 11.7.2016 geht es dem Jungen sehr gut. Er weint schnell bei schönen Liedern, insgesamt ist er psychisch sehr fit und ausgeglichen. Er mag gerne Kaltes und lässt sich eine Badewanne mit kühlem Wasser ein, obwohl es in der Wohnung nicht sehr heiß ist. Für Ende Juli ist eine Reha geplant. Erneut zeigt sich differenzialdiagnostisch Lycopodium (➤ Abb. 13.8).

| | Bry. | Lyc. | Ars. | Puls. | Sulph. | Led. | Merc. | Apis | Sec. | Thu j. | Arg-n. | Phos. |
|---|---|---|---|---|---|---|---|---|---|---|---|---|
| Total | 11 | 11 | 11 | 11 | 11 | 9 | 9 | 8 | 8 | 7 | 6 | 9 |
| Rubrics | 6 | 6 | 5 | 5 | 5 | 5 | 5 | 5 | 5 | 5 | 5 | 4 |
| Kingdoms | | | | | | | | | | | | |
| Traditional Miasms | | | | | | | | | | | | |
| SPEISEN und Getränke; warme; Getränke; Verlangen (41) | 3 | 2 | 3 | | 2 | | | | | | | |
| Extremitäten; KÄLTE; Fuß (261) | 1 | 3 | 3 | 3 | 3 | 1 | 3 | 3 | 2 | 3 | 2 | 3 |
| Gesicht; HAUTAUSSCHLÄGE (366) | 2 | 2 | 2 | 3 | 3 | 3 | 3 | 1 | 1 | 1 | 1 | 2 |
| Extremitäten; HAUTAUSSCHLÄGE; abschilfernd; Fuß (13) | | | 1 | | 1 | | 1 | | | 1 | | |
| Allgemeines; KALT; amel.; Anwendungen (11) | 1 | 1 | | 1 | | 1 | | 1 | 1 | | 1 | |
| Allgemeines; NASS; Anwendungen; amel.; kalt (31) | 2 | 1 | | 2 | | 2 | 1 | 2 | 1 | 1 | 1 | 1 |
| Haut; VERFÄRBUNG; bläulich; Flecke (67) | 2 | 2 | 2 | 2 | 2 | 2 | 1 | 1 | 3 | 1 | 1 | 3 |

**Abb. 13.8** Repertorisation der aktuellen Symptome zur Differenzialdiagnose von Lycopodium [P328]

## 13.6.10 NSE – Tumormarkerverlauf

Da am 15.7.2016 berichtet wird, dass der Tumormarker NSE am 11.5. auf 39 war, das war unter Phosphorus Q, und jetzt am 7.7.2016 bei 27 ist, wird auf Lycopodium Q9 gewechselt. Die Entscheidung ist schwierig, da der Tumormarker auch jetzt wieder unter vorwiegend Phosphorus gesunken ist, trotzdem verweisen die Symptome deutlich auf Lycopodium.

!

NSE-Verlauf: auffallend – zu Beginn unter Phosphorus und Thuja M Abfall von 20 auf 14,8/2015, dann +/– stabil. Unter Bryonia, Phosphorus Q und Nux vomica 5/2016 Anstieg auf 39 und unter Phosphorus Q weiter Abfall wieder auf 17, dann wieder seit 27 7/2016 unter Lycopodium Q Abfall auf 20/22 7–9/2016.

Sieben Tage nach Beginn mit Lycopodium Q9, danach nimmt er Q10 ein, wirkt der Junge etwas ungeschickter, er stößt öfter irgendwo an, der Schlaf ist schlechter, das Ekzem am Po hat sich verschlechtert. Trotz der Hitze von 30 °C fühlt er sich kalt an und zieht sich warm an, die Nasenspitze ist ebenfalls kalt. *Verordnungen:* Mit der Ungeschicklichkeit ist Nux vomica in Erwägung zu ziehen, die kalte Nasenspitze lässt an Carbo vegetabilis/Arsenicum album und Medorrhinum denken. Für die anstehende Reha erhält er Lycopodium Q11. Lycopodium zeigte sich in den Vorsymptomen klar indiziert, außerdem soll das Arzneimittel nicht zu häufig gewechselt werden.

Der Hautausschlag am After und an der Backe bleibt, der Junge erhält Zinkcreme, soll aber wegen der möglichen Unterdrückung durch Zink auf Bepanthensalbe® wechseln.

!

Unterdrückungen von Hautausschlägen durch Externa können die zugrunde liegende Erkrankung verschlechtern, von daher sollte von wirksamen Externa, auch pflanzlicher Art, abgesehen werden. Pflegende Hautcremes wie Calendulasalbe, Olivenölcreme, Bepanthen® unterdrücken nicht (bei Calendula ist auf ein mögliches Allergiepotenzial zu achten).

## 13.6.11 Episode akuter Infekte

Am 3.8.2016 tritt erneut ein **Infekt** mit Weinerlichkeit, Jammern im Schlaf, Fieber bis 38 °C um 21 Uhr auf. Der Junge bekommt Bryonia C200, am nächsten Tag ist eine leichte Besserung zu verzeichnen, nach fünf Tagen geht es schlechter mit erhöhter Temperatur und Ohrenschmerzen. Bryonia C200 verkleppert einmalig bringt mehr Energie und eine Besserung. Am Fuß entwickelt er an der Ferse eine Warze. Am 11.8.2016 ist der Infekt überstanden. Er bevorzugt recht **kühle Getränke** (➤ Abb. 13.9), er fühlt sich trotzdem kühl an. Lycopodium Q11 wird fortgesetzt, auch wenn beide Symptome nicht von Lycopodium gedeckt sind, um aber deutliche Symptome für ein evtl. Folgemittel zu erhalten, wird dabei geblieben.

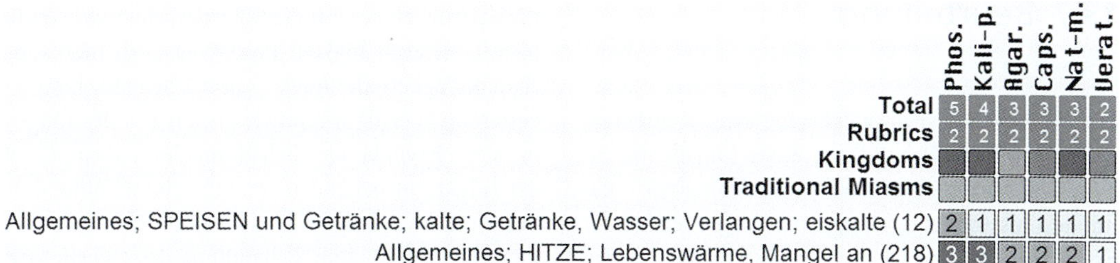


**Abb. 13.9** Repertorisation des Verlangens nach kalten Getränken und eines weiteren charakteristischen Symptoms [P328]

Am 18.8.2016 hat er rote Lippen, das rechte Knie schmerzt beim Laufen, er ist weinerlich. Im Gesicht hat er weiße Flecken, wo trockene Hautstellen waren. Er hat grünlichen Auswurf. Da der **Infekt** sich weiter hinzieht, wird wieder auf Phosphorus Q20 aus dem fünften Glas gegangen. Bis zum Bericht am 5.9.2016 ist der Infekt überstanden. Die **Haut** löst sich an der **Unterseite der Zehen** ab.

Da sehr starke Sendemasten in der Nähe der Wohnung sind, haben die Eltern die Sorge, dass die Strahlungsexposition einen negativen Einfluss auf den Erkrankungsverlauf hat. Der Junge hat öfter Angst vor Einbrechern. Phosphorus Q wird somit durch dieses Symptom und die mögliche Strahlenbelastung noch einmal bestätigt.

### 13.6.12 Anhaltende Remission (2017)

Das im September 2016 durchgeführte Staging mit Szintigramm gibt keinen Hinweis auf ein Tumorrezidiv. Der Junge ist immer wieder heiser. Im Bett sucht er den kühlen Fleck. Er hat Angst vor Räubern, Einbrechern, Entführung in seinen Träumen.

*Verordnungen:* Er erhält weiter Phosphorus Q21 aus dem fünften Glas. Ende September 2016 bekommt er erneut einen Infekt mit erhöhter Temperatur: Das Gesicht ist blass, die Temperatur beträgt 37,7 °C, der Junge hat viel Appetit und großen Durst, an den Pobacken sind rote Pickelchen mit Eiterpunkten. Das Fieber begann um 14 Uhr, bei emotionaler Anspannung bekommt der Junge häufiger erhöhte Temperatur. Lycopodium ist in der Repertorisation führend, er erhält trotzdem Bryonia, da dies in den Infektphasen immer wieder zuverlässig geholfen hat.

Bei einer erneuten ausführlichen Konsultation am 29.9.2016 sieht der Junge gut aus. Er hat Schnupfen und etwas Husten, er erwacht um sechs Uhr, obwohl er noch schlafen könnte. Im Gesicht und Schienbeinbereich zeigen sich gerötete Flecken, die einem homöopathisch genannten **Herpes circinatus** entsprechen. Die Hautärztin nennt differenzialdiagnostisch einen Pilz (der sich später in der Kultur nicht bestätigt) oder ein Granuloma anulare. Der Junge hat Pickel am Po, die Phimose ist deutlich gebessert. Er geht jetzt in die zweite Klasse und war vorher aufgrund der Therapie 20 Monate in einem geschützten Rahmen: Die Ängste sind besser geworden, nachts will er aber die ganze Nacht das Licht anhaben. Der Junge hat an der Haut durchscheinende Venennetze, die einen Hinweis auf Carcinosinum, Natrium muriaticum, Phosphorus, Silicea geben können. Die Warze am Handrücken im Fingerknöchelbereich ist noch vorhanden. Er kuschelt sehr gerne. Bei einem Streit kann er sich zur Wehr setzen. Die Mutter nennt spontan erneut die Elektrobelastung in der Nähe der Wohnung (Phosphorus). Das Symptom des Herpes circinatus ist in den Arzneimittelbildern sowohl von Lycopodium, Sulfur, Tuberculinum als auch von Phosphorus aufgeführt. Bei dem Ausschlag könnte es sich aber auch um eine Allergie handeln.

*Verordnung:* Phosphorus wird fortgeführt, worunter der Ausschlag mit nur pflegenden Salben verschwindet. Trotz dieser Salben wird Phosphorus der Hauptanteil der Wirkung zugeschrieben. Ende 2016 geht es dem Jungen sehr gut, Phosphorus wird in aufsteigenden Q-Potenzen fortgeführt, ebenso in 2017. Im Rückblick sehe ich Phosphorus als tragendes Hauptmittel.

## 13.7 Beurteilung

Der vorliegende Fall zeigt eine komplementäre homöopathische Behandlung eines Jungen mit einem metastasierten Neuroblastom. Von einer – zumindest als vorsichtige Frage bei Terminierung der Erstanamnese – zur Diskussion gestellten alleinigen homöopathischen Behandlung wurde zu Beginn abgeraten, da eine Heilung mit der konventionellen Behandlung möglich ist, es sich also um eine kurative Behandlungssituation handelt. In der Repertorisation ist Phosphorus als Grundmittel führend, Lycopodium ist differenzialdiagnostisch zu sehen. Als Zwischenmittel kommen Tuberculinum und Thuja infrage.

Es wurden folgende Maßnahmen der konventionellen Medizin durchgeführt: Chemotherapie, Operation, nachfolgend eine Chemotherapie und haploidente Stammzelltransplantation mit nachfolgender Immuntherapie. Im Verlauf kam es zu einem „autologen Switch" der T-Zellen, der während dieser Phase zunächst als kritisch zu bewerten war und zu einigen homöopathischen Mittelwechseln führte, im Nachhinein ist der autologe Switch hinsichtlich der Prognose aber als positiv zu sehen.

Die Hauptmittel waren Phosphorus und Lycopodium, als Zwischenmittel kamen neben Belladonna vor allem Bryonia und Nux vomica zum Einsatz. Auffallend ist, dass mit der Stammzelltransplantation sich einige Symptome von Phosphorus zu Lycopodium hin verschoben. Bei Stammzelltransplantationen eines Fremdspenders oder aus der Familie ist zu beobachten, dass sich das konstitutionelle Wesen des Spenders häufig mit überträgt (Lehrke 2012). Aus der Erfahrung in der Behandlung anderer Patienten mit einer Stammzelltransplantation ist der **„konstitutionelle Switch"** mit zu beachten und bei der homöopathischen Mittelwahl mit einzubeziehen. Zu einer stärkeren GvHD kam es nicht, auch weitere Komplikationen traten nicht auf. Die während der Interleukintherapie auftretenden Fieberzustände wurden vor allem mit Bryonia und Nux vomica behandelt, Bryonia ließ sich als homöopathisches Mittel schon vor Beginn der Therapie anhand der Nebenwirkungen der Fachinformation des Arzneimittels erkennen. Der Junge konnte sich von den onkologischen Therapien gut erholen und geht wieder zur Schule bei nur noch gering eingeschränkter körperlicher und kognitiver Leistungsfähigkeit. Positiv ist auch hier, dass „banale" fieberhafte Infekte auf das heilende homöopathische Spezifikum hinwiesen, im Fall des Jungen meistens Bryonia oder Belladonna, und allein damit der Infekt gut behandelt werden konnte, ohne dass weitere konventionelle Medikamente überhaupt erforderlich waren. Eine Behandlung des Fiebers bzw. Unterdrückung durch fiebersenkende Maßnahmen war nicht erforderlich und wäre auch nicht ratsam gewesen, um den positiven Effekt des körpereigenen Fiebers mit Aktivierung des Immunsystems, damit auch gegen mögliche Tumorzellen, nicht zu unterdrücken. Bei der homöopathischen Langzeitbehandlung ist das Auftreten von Fieber im Rahmen eines Infekts als gutes prognostisches Zeichen zu sehen.

## 13.8 Materia medica und Arzneimitteldifferenzierung

### Phosphorus

Phosphorus ist eines der Hauptmittel bei einem Neuroblastom und hat einen engen Bezug zur Knochenmetastasierung. Bereits bei früheren Bronchitiden sowie einer Anfälligkeit mit bronchialen Infekten auch leichterer Art zeigte sich bei dem Jungen eine starke Phosphorus-Komponente. Schon früh traten bei ihm Petechien bereits bei geringen Infekten auf, nicht nur im Rahmen der Tumorerkrankung. Bei Petechien sind Phosphorus und Arsenicum album sehr hochwertige Mittel. Auch die weiteren Symptome des Patienten – das häufige Urinieren nach Trinken, die gelben Fußsohlen und die langen Augenwimpern – sprechen für Phosphorus, wie auch die zahlreichen Ängste (z. B. Angst vor Dunkelheit, vor Einbrechern).

Phosphorus wirkt bei einer Chemotherapie und Stammzelltransplantation unterstützend, muss aber richtig dosiert werden, d. h. evtl. aus dem dritten oder fünften Becher verdünnt werden. Oft sind zur Vervollständigung der Mittelwirkung öfter Komplementärmittel wie Nux vomica, Bryonia, Arsenicum album einzusetzen, die seine Wirkung ergänzen bzw. auch antidotieren können.

## Nux vomica

Nux vomica wurde beim Auftreten der Armvenenthrombose gegeben, um die Wirkung von Phosphorus zu antidotieren, zumal zunächst unklar war, ob die Thrombose zeitlich unter der Phosphorus-Einnahme entstanden war (was sich nicht bestätigte). Zudem hilft Nux vomica bei Folgen von Chemotherapien zuverlässig und kann als Zwischengabe unter Fortführung der Q-Potenz am Folgetag gegeben werden. Allerdings sollten Nux-vomica-Symptome vorhanden sein, wie z. B. Gereiztheit, Verstopfung und Unruhe, um dieses Vorgehen zu rechtfertigen. Beim Jungen zeigten sich als weitere bestätigende Symptome eine zwanghaft anmutende Ordnungsneigung (Nux vomica dreiwertig) und die Zuwendung zu mathematischen Aufgaben. Nux vomica ist ein sehr gutes Mittel, um Arzneimittelwirkungen von schulmedizinischen Medikamenten abzumildern und aufzufangen. Beim Jungen entwickelte sich unter der Chemotherapie eine Hautreaktion/Urtikaria, die die Gabe von Nux vomica indizierte. Bei der Immuntherapie unterstützte es zuverlässig als Q-Potenz.

## Arsenicum album

Arsenicum album kann die Wirkung von Phosphorus antidotieren, aber auch ergänzen, sodass oft auch ein schneller Wechsel zwischen beiden Mitteln notwendig ist. Unter Phosphorus sollte keine Blutung auftreten, auch nicht unter einer Chemotherapie, trotzdem wird durch eine auftretende Blutung Phosphorus als grundsätzliches Tumormittel nicht immer infrage gestellt. Wenn die antidotierende Wirkung von Arsenicum album auf Phosphorus genutzt wird, sollte zuvor geprüft werden, ob die Gabengröße und/oder die Potenz von Phosphorus zu hoch gewählt waren, um die spätere Dosierung bei erneuter Anwendung von Phosphorus entsprechend zu ändern. Auch Nux vomica kann die Wirkung von Phosphorus antidotieren.

Arsenicum album kam auch infrage wegen der anfänglichen Tumorschmerzen, die wie „warme" Nadeln beschrieben wurden. Im Verlauf zeigten sich aber immer wieder wichtige Hinweise auf Phosphorus, Arsenicum album stand also nicht im Vordergrund.

## China officinalis

China ist angezeigt bei Folgen von Flüssigkeitsverlust, z. B. Schwäche, Fieber, aber auch, wenn durch die Chemotherapie das Knochenmark und somit die Werte im Blutbild vermindert sind. Auch nach Gabe von vielen Transfusionen hilft China zuverlässig. China wird dann bevorzugt als Einzelgabe gegeben.

## Belladonna

Belladonna ist neben Bryonia ein wichtiges Arzneimittel bei Infekten, insbesondere, wenn ein Infekt Folge einer Verkühlung ist.

## Arnica montana

Arnica ist als Heil- und Unterstützungsmittel zur Begleitung bei Operationen unerlässlich. Als C200 nach der Operation wirkt es heilungsfördernd, schmerzlindernd und schützt den Körper gegen eine Infektion. Die Regeln der chirurgischen Versorgung, auch ggf. die Gabe von Antibiotika bei schweren oder komplikationsgefährdeten Eingriffen sollten jedoch eingehalten werden.

## Hamamelis virginiana

Die Hamamelis-Urtinktur sowie als C30 ist ein verlässliches Mittel bei Thrombosen. In der C30 kann es nach Beobachtungen der Pareeks venöse Blutungen in guter Weise stoppen. Als Urtinktur, meist 10–15 Tropfen/Tag bei Erwachsenen, hilft es bei oberflächlichen Thrombosen, aber als Begleitmedikation zu einer Blutverdünnung mit Heparin, Marcumar® o. Ä. ist es nicht sicher geprüft.

## Chelidonium majus

Chelidonium als Tiefpotenz in der D3/D4 kann zur Unterstützung der Leber gegeben werden. Carduus marianus als Urtinktur wirkt ebenfalls leberunterstützend. Die Symptome müssen für Chelidonium hinweisend sein, dann hilft es unterstützend für den Leber-/Gallen- und Darmbereich.

### Lycopodium

Lycopodium ist ein tief greifendes konstitutionelles und Tumormittel, im Fall des Jungen ist es differenzialdiagnostisch schon bei der Ausarbeitung der Erstanamnese in Erwägung gezogen worden. Bei der haploidenten Stammzelltransplantation mit Zellen des Vaters schien sich Lycopodium mit folgenden Symptomen deutlicher in den Vordergrund zu stellen: Olivenverlangen, unverdauter Stuhl, gelber Stuhl und schaumiges Erbrechen.

Lycopodium ist ein Komplementärmittel von Phosphorus, da die Pflanze hohe Anteile an Phosphorus enthält. Im Heilungsverlauf des Jungen lagen Lycopodium und Phosphorus in der Mittelauswahl oft eng beieinander, rückblickend gesehen ist Phosphorus das tragende Tumor- und konstitutionelle Mittel.

### Thuja occidentalis

Thuja ist als antisykotisches Mittel und Tumormittel häufig angezeigt. Durch die Folgen der MMR-Impfung gab es schon früh Hinweise auf das Arzneimittel, obwohl zunächst keine weiteren Symptome auf Thuja verwiesen. Leitend für die Verordnungen waren mehrere Aspekte: Spinedi berichtete in der Intervision von einem Neuroblastomfall, in dem Thuja M für den Verlauf sehr entscheidend war. Zudem zeigte sich als sykotisches Symptom die klebrige Substanz im Vorhaut-/Penisbereich, allerdings in einer Phase, in der die Beurteilung der T-Zellen und des Status der Stammzelltransplantation sehr komplex war. Thuja ist hier als Q-Potenz nicht immer verlässlich gewesen – in diesen Fällen ist Thuja als C-Potenz zu geben. Die C-Potenz konnte den Ausschlag lindern. Auffällig waren außerdem die schnell wachsenden Nägel, die ein zuverlässiges Thuja-Symptom sein können.

### Bryonia alba

Bryonia kam während der Immuntherapie zuverlässig zum Einsatz und erschloss sich schon vor der ersten Gabe anhand des Nebenwirkungsspektrums mit den Gelenkbeteiligungen und Schmerzarten anhand der Fachinformation des Arzneimittels (Nebenwirkung im Bereich der Gelenke). Neben Nux vomica konnte es die Fieberzustände und Nebenwirkungen der Immuntherapie abmildern, zu weiteren Komplikationen kam es nicht.

### Apis mellifica

Apis als D6 in der Tiefpotenz kann bei Ödemen oder Nierenbeteiligungen zur Ausschwemmung des Wassers unterstützend zur Anwendung kommen. Bei Einnahme von starken schulmedizinischen Medikamenten und bei Chemotherapien ist durch die Gabe von Apis die Einnahme von Diuretika allerdings nicht zu verhindern.

### Tuberculinum

Tuberculinum ist durch die Intervision von Spinedi stärker in den Blick geraten. Wahlanzeigend waren folgende Symptome: Verlangen nach Eiscreme, lange Augenwimpern und Träume von Räubern, spätere Fiebersymptome (um 15 Uhr) sowie das Verlangen nach kalten Getränken sprachen auch für Tuberculinum.

## 13.9 Anmerkung und Kritik

Der Patient kam mit einem metastasierten Neuroblastom in die homöopathische Behandlung, die Chemotherapie wurde bereits begonnen, nachdem die Dringlichkeit der schulmedizinischen Behandlung vorab schon deutlich gemacht wurde. Die Chemotherapie, Operation, Stammzelltransplantation sowie Immuntherapie wurden insgesamt gut vertragen, zu Komplikationen kam es bis auf eine Thrombose der rechten Armvene durch den Katheter, die schon vor der homöopathischen Behandlung bestand, nicht. Es sind immer wieder fieberhafte Infekte aufgetreten, die mit alleiniger Gabe des indizierten Akutmittels, meist Belladonna, Bryonia und Nux vomica, gut behandelt werden konnten, wobei die Entwicklung des Fiebers als prognostisch günstig zu sehen ist.

Mittlerweile besucht der Junge die Regelschule. Die Eltern möchten die empfohlenen Impfungen nach der Stammzelltransplantation grundsätzlich durchführen, die schulmedizinischen Empfehlungen sind diesbezüglich eindeutig, zudem im örtlichen Umfeld des Jungen mit möglichen Kinderkrankheiten bzw. Erkrankungen, gegen die geimpft werden kann, zu rechnen ist. Inwiefern dann Thuja in der Symptomatik mehr in den Vordergrund tritt, bleibt abzuwarten.

**!**

Impfungen werden aus verschiedenen Blickwinkeln kritisch gesehen. Die Frage, ob Impfungen sich bei schweren Pathologien auch negativ auswirken und das sorgsam gebildete Gleichgewicht labilisieren können, wird aus homöopathischer Sicht immer wieder diskutiert, wie die Untersuchungen meiner Promotionsarbeit zum Thema Impfungen in der Homöopathie zeigen. In Betracht zu ziehen ist immer auch die sykotische Belastung des Patienten (Lehrke 1998).

Aus Sicht der konventionellen Medizin sind die Impfempfehlungen auch nach einer Knochenmarks- oder Stammzelltransplantation eindeutig, das Wohl des Patienten ist hier im Auge zu behalten, da das neue Immunsystem durch eine schwerwiegende Erkrankung, gegen die geimpft werden kann, nicht belastet werden soll. Zudem darf die mit gutem Erfolg komplexe und risikoreiche onkologische Behandlung nicht gefährdet werden.

## LITERATUR


Arbeitsgemeinschaft der Wissenschaftlichen Medizinischen Fachgesellschaften (AWMF). S1-Leitlinie Neuroblastom der Gesellschaft für Pädiatrische Onkologie und Hämatologie (GPOH). In: AWMF online (Stand 2011). http://www.awmf.org/leitlinien/detail/11/025-008.html. Zugriff am 13.12.2017.

Lehrke P. Impfkonzepte in der Homöopathie. Eine Erhebung zum Impfverhalten homöopathischer Ärzte. Stuttgart: Hippokrates, 1998.

Lehrke P. Impfen in der homöopathischen Praxis. ZKH 2012; 56 (4): 172–9.

Weinstein JL, Katzenstein HM, Cohn SL. Advances in the diagnosis and treatment of neuroblastoma. Oncologist 2003; 8 (3): 278–292, PMID 12773750. (Review).

KAPITEL

# 14 Spinales Ewing-Sarkom (zweijähriger Junge)

Jens Wurster

## 14.1 Übersicht

**ÜBERSICHT**

Ein zweijähriger Junge klagte seit einigen Wochen über zunehmende Bauchschmerzen, plötzliche Beinschwäche und Gangunsicherheit. Nachfolgend kommt es zur Paraspastik beider Beine und zu Defäkationsstörungen. Nach der Klinikeinweisung zeigt das MRT einen intraspinalen Tumor auf Höhe Th6–Th11 mit Myelonkompression. Die Tumorbiopsie eines weiteren extraspinalen Weichteiltumors ergibt ein bösartiges Ewing-Sarkom. Dadurch, dass der Tumor extra- und intraspinal auftrat, war der Tumor inoperabel und als Prognose wurde eine 5-Jahres-Überlebensrate von 20–50 % angegeben.

Die homöopathische Behandlung erfolgte nach Abschluss der konventionellen Therapie, Behandlungsanlass waren rezidivierende Infekte, große Schwäche und ständige Müdigkeit. Homöopathisch wurde der Junge vor allem mit Phosphorus und Calcium carbonicum behandelt. Organbezogene bzw. kausalitätsverschriebene Mittel wie Calcium phosphoricum und Radium bromatum/X-Ray konnten die Folgen der Wirbelsäulenbestrahlung und -operation vermindern. Trotz sehr ungünstiger Prognose konnte mit der intensiven schulmedizinischen Behandlung mit Chemotherapie und Strahlentherapie und einer kontinuierlichen homöopathischen Begleittherapie bisher eine über zehnjährige Vollremission erzielt werden. (2006–2017, laufende Weiterbehandlung).

## 14.2 Schulmedizinische Aspekte – Ewing-Sarkom

Das Ewing-Sarkom ist der zweithäufigste, primäre maligne Knochentumor des Kindes-, Jugend- und jungen Erwachsenenalters. Er ist hochmaligne und geht von den Bindegewebezellen des Knochenmarks aus. Mit einer Häufigkeit von drei Erkrankungsfällen pro einer Million Menschen handelt es sich um eine seltene Krankheit. Das Ewing-Sarkom kann am gesamten Skelett auftreten. Besonders häufig sind jedoch Beine, Beckenknochen, Schulterblatt und Rippen betroffen. In der Regel erkranken Kinder in einem Alter zwischen zehn und 15 Jahren.

Als typische Krankheitszeichen treten schmerzhafte Schwellungen an den betroffenen Knochenregionen auf. Es kann auch zu einer Bewegungseinschränkung der betroffenen Gliedmaßen kommen. Der Tumor ist hochmaligne und breitet sich sehr schnell aus. Metastasen treten v. a. in der Lunge sowie in Lymphknoten, Leber und Gehirn auf.

- Klinik: Die Patienten weisen zu Beginn oft Beschwerden ähnlich einer Osteomyelitis mit Schmerzen in den Knochen auf. Im Vordergrund stehen Fieber, BSG-Erhöhung, erhöhte Werte von Leukozyten und CRP. Nicht selten lassen sich eine lokale Schwellung über dem betroffenen Knochen sowie eine Überwärmung beobachten.
- Diagnostik: Typischerweise sind auf dem Röntgenbild mottenfraßartige Knochendestruktionen und ein Periostsporn (Codman-Dreieck) zu erkennen. Eine zwiebelschalenartige Periostverkalkung ist nur in etwa 20 % der Fälle zu finden. Bei Verdacht auf ein Ewing-Sarkom sichert eine Probebiopsie die Diagnose.
- Therapie: Die Behandlung besteht aus einer Kombination aus Operation, intensiver Bestrahlungs- und Chemotherapie. Präoperativ wird eine Chemotherapie zur Tumorreduktion durchgeführt; zusätzlich wird dadurch das Risiko verringert, dass unter der OP eine Metastasierung begünstigt wird. Der Tumor muss operativ radikal reseziert werden, bestenfalls mit einem „Sicherheitsabstand" von fünf Zentimetern im gesunden Gewebe. Der dadurch entstehende Knochendefekt wird je nach Situation durch ein Osteosyntheseverfahren versorgt. Nach der Operation erfolgen erneute Zyklen von Chemotherapien und Bestrahlungen, jeweils den aktuellen Empfehlungen und Richtlinien entsprechend. Die Behandlung erfolgte üblicherweise gemäß dem

Protokoll der Studie Euro-E. W. I. N. G. 99 (European Ewing Tumour Working Initiative of National Groups – Ewing Tumor Studies 1999), inzwischen gibt es das Therapieprotokoll Ewing 2008.

- Prognose: Die Prognose ist maßgeblich abhängig von der Tumorausbreitung bei Diagnosestellung; die oft bereits vorhandenen Fernmetastasen verschlechtern die Prognose deutlich. Über alle Stadien hinweg haben die Patienten eine durchschnittliche 5-Jahres-Überlebensrate von etwa 50 %.
- Das Ewing-Sarkom metastasiert vornehmlich in die Lunge, was die Prognose deutlich verschlechtert. Bei Fernmetastasen liegt die 5-Jahres-Überlebenswahrscheinlichkeit unter 20 %.

In dem vorliegenden Fallbeispiel bestand eine weitaus ungünstigere Ausgangslage, da der Tumor nicht operiert werden konnte, weil er an der Wirbelsäule sowohl extra- als auch intraspinal vorhanden war. Es soll bevorzugt ein Arzneimittel verordnet werden, das die Totalität der Symptome abbildet. Lässt sich eine Causa für die Tumorerkrankung finden, hat diese Vorrang in der Bewertung des Falls vor der Totalität der Symptome. Dies setzt allerdings voraus, dass die Causa dem Tumorgeschehen klar zugeordnet werden kann.

**DIAGNOSTIK UND THERAPIE**

Bei dem Patienten lagen folgende schulmedizinischen Diagnosen vor und es wurden folgende Therapiemaßnahmen durchgeführt:

- Diagnose: Ewing Sarkom BWK 6–11 mit intraspinalem Tumoranteil (ED 24.11.2004) mit Myelonkompression und konsekutiver Paraspastik beider Beine und Miktions-/Defäkationsstörungen
- Tumorbiopsie eines weiteren extraspinalen Weichteiltumors: malignes Ewing-Sarkom. Wegen der Querschnittsymptomatik wurde notfallmäßig mit Dexamethason und Chemotherapie begonnen
- Protonentherapie BWK 5–11 mit kumulativ 44 CGE (Cobalt Gray Equivalent) sowie konventionelle Bestrahlung mit 10 Gy 5/2005
- Intensiv-Chemotherapie gemäß Euro-Ewing-99-Studie 11/2004–9/2005
- Nebendiagnose: atrialer Septumdefekt vom Secundum-Typ mit kleinem Links-rechts-Shunt ohne hämodynamische Relevanz ED 11/2004
- Spätfolge der Radiotherapie: ausgeprägte Kyphose mit Indikation zur Korsetttherapie 02/2013
- 10/2015 Aufrichtungsspondylodese T3–L1; multiple Osteotomien nach Ponte 10/2015

## 14.3 Homöopathische Anamnese

**VERLAUFSPARAMETER**

Bei dem Patienten konnten folgende Parameter ausgemacht und für die Verlaufskontrolle der homöopathischen Behandlung festgelegt werden.

- Schlaf
- Allgemeine Energie
- Husten morgens
- Nachtschweiß
- Schweiß im Nacken
- Leicht blaue Flecke
- Infektneigung
- Schwäche und Energielosigkeit
- Blässe
- Rote Lippen
- Dellwarzen am Körperstamm
- Salzverlangen

### 14.3.1 Spontanbericht

Zwei Wochen vor der Diagnosestellung wollte der Junge, so berichtet die Mutter, nicht mehr spielen und klagte über Bauchschmerzen. Er lief auch ganz wackelig. In der Nacht ist er plötzlich mit schrecklichen Schmerzen in den Beinen erwacht und am nächsten Morgen konnte er nicht mehr gehen. Im Krankenhaus zeigte das MRT einen Tumor im Rückenmark. Die Biopsie ergab, dass es sich um ein bösartiges Ewing-Sarkom handelte. Nach der initialen Kortisontherapie wurde sofort eine Chemotherapie begonnen. Der Tumor ging etwas zurück, auch die Spastik der Beine besserte sich leicht. Später folgte die Bestrahlung. Der Junge ist sehr geschwächt, die Angst vor einem Rezidiv ist groß. Da der Tumor sowohl inner- als auch außerhalb des Wirbelkanals lokalisiert war, habe der Junge nicht so gute Chancen, so sagen es die Ärzte, insbesondere, weil der Tumor inoperabel ist. Da jedoch keine Metastasen bestanden, wurde dem Jungen eine 50-prozentige Chance gegeben, 5 Jahre zu überleben.

Der Junge ist sehr ängstlich. Er hat Angst beim Knallen eines Feuerwerks und Angst vor Wind. Es ist ihm auch nicht wohl bei Regen. Die Mutter sagt: Sie hat das Gefühl, dass er auch Angst bei Gewitter hat. Auch vor Hunden hat er Angst und großen Respekt. Katzen mag er auch nicht so gerne. Wenn er Tauben sieht, dann will er sie immer wegtreten.

Beim Wickeln hat sich der Junge immer gewehrt. Sehr oft sieht man Unverdautes im Stuhl neben Maiskörnern.

Die Eltern nahmen anstelle von Mehrfachimpfungen bei ihrem Kind Einzelimpfungen vor, da im Umfeld des Freundeskreises ein Impfschaden auftrat.

Der Junge ist jetzt sehr blass und total schwach. Er ist sehr anhänglich und will kuscheln und sucht den Kontakt.

Morgens hustet er immer, der Husten tritt besonders häufig auf, wenn er von drinnen nach draußen geht. Tagsüber ist der Husten besser. Seit der Chemotherapie und der Bestrahlung treten immer wieder Infekte auf. Er bekommt sehr leicht blaue Flecken und schwitzt stark. Der Junge hat einen Café-au-lait-Fleck am linken Oberschenkel (wie die Mutter) und Warzen an den Fingerknöcheln (wie der Vater).

Die Zähne kamen mit 4,5 Monaten. Laufen konnte er schon im Alter von 10 Monaten. Er ist sehr offen zu anderen Leuten. Zu Beginn der Lähmung hat er sich ganz zurückgezogen, er war sehr ängstlich, weil er nicht mehr gehen konnte. Von einem Tag auf den anderen war er gelähmt, weil der Tumor in der Wirbelsäule die Nerven abgedrückt hatte. Er brauchte plötzlich wieder Windeln, weil er keine Kontrolle mehr hatte und der Stuhl unkontrolliert abging.

Der Junge reagiert sehr empfindlich auf laute Geräusche und kann Kälte am Kopf nicht ertragen. Während der Chemotherapie zeigte er eine extreme Geräusch- und Geruchsempfindlichkeit. Bei Vollmond ist der Junge immer aufgedreht.

Er hat ganz rote Lippen. Die Großmutter hatte rote Haare.

### 14.3.2 Tumoranamnese

Die Beschwerden des Jungen (Bauchschmerzen, plötzliche Beinschwäche und Gangunsicherheit, Paraspastik beider Beine und Defäkationsstörungen) waren Anlass für ein MRT. Der Befund zeigte einen intraspinalen Tumor auf Höhe Th6–Th11 mit Myelonkompression.

Die Tumorbiopsie eines weiteren extraspinalen Weichteiltumors ergab ein bösartiges Ewing-Sarkom. Wegen der Querschnittsymptomatik wurden zur Entzündungshemmung Glukokortikoide (Dexamethason) verabreicht und mit der Chemotherapie begonnen. Er hatte fast ein ganzes Jahr Chemotherapie bekommen, damals ist immer wieder Durchfall aufgetreten. Er hatte dann auch Durchfall mit Unverdautem im Stuhl. Nach der Bestrahlung hatte es lange gedauert, bis sich die Blutwerte wieder erholt hatten.

### 14.3.3 Vorgeschichte

Es bestanden keine Vorerkrankungen. Diskutiert werden von den Eltern die vielen Einzelimpfungen, die der Junge fast monatlich bis zu seinem zweiten Lebensjahr bekommen hat. Diese könnten nach Angaben der Eltern sein Immunsystem geschwächt haben.

Er hatte auch eine Lungenentzündung. Zur Zeit der Diagnose hatte der Junge mehrere Furunkel am Rücken.

### 14.3.4 Familienanamnese

Die Familienanamnese ergab folgende Auffälligkeiten:

- Tuberkulose in der Familie (Großvater)
- Mutter: Psoriasis
- Vater: Psoriasis, Morbus Perthes
- MdM: Psoriasis, Melanom
- VdM: Varikose, Psoriasis
- MdV: Blutkrebs
- VdV: Darmkrebs
- In der Elterngeneration der Großeltern: Hautkrebs, Prostatakrebs, Herzinfarkt, Herzprobleme, Varikose

### 14.3.5 Soziale Anamnese

Der Junge wächst in einem harmonischen familiären Umfeld auf und hat eine gesunde Schwester, die zwei Jahre jünger ist.

### 14.3.6 Vegetative Anamnese

Zum Zeitpunkt der Erstanamnese litt der Junge an morgendlichem Husten und an Nachtschweiß, der bevorzugt am Nacken auftritt. Er ist sehr blass und bekommt leicht blaue Flecke. Es bestehen eine ausgeprägte Schwäche und Energielosigkeit. Der Appetit ist reduziert, es besteht ein auffälliges Salzverlangen. Es isst gerne Nudeln und vor allem Chips, ebenso Salziges und Essiggurken. Süßes mag er nicht so gerne.

Er hat öfter im Schlaf geredet. Im Schlaf ist er oft nass am ganzen Kopf und am Rücken.

### 14.3.7 Gelenkte Befragung

- Morgens nach dem Aufstehen muss der Junge husten, ebenso, wenn er nach draußen geht, also vom Warmen ins Kalte.
- Es bestehen viele Ängste, der Junge hat Angst vor Gewitter und auch vor Knallgeräuschen seit den Chemotherapien.
- Es zeigen sich viele Dellwarzen am Körper.
- Der Junge kann sehr wütend werden und dann auch mit Gegenständen werfen.
- Er braucht Trost und verhält sich sehr fürsorglich gegenüber seiner kleineren Schwester.
- Die Rückennarbe von den Versuchen, den Tumor operativ zu entfernen, zeigt eine starke Keloidbildung.
- Es besteht eine große Kälteempfindlichkeit am Kopf, sodass er sich häufig eine Mütze aufziehen muss.
- Bei Vollmond ist er sehr lebhaft und aktiv.
- Er reagiert empfindlich auf laute Geräusche.

Es handelt sich hier um einen komplizierten Fall, weil nicht nur die ursprünglichen Symptome des Patienten berücksichtigt werden müssen, sondern auch die Symptome, die sich als Folgen der lang dauernden Chemotherapien und Bestrahlungen entwickelt haben. Zudem müssen die häufigen Impfungen beachtet werden.

#### Haut

- Die Haut ist blass und teigig.
- Der Junge bekommt sehr schnell blaue Flecke.
- Er hat Dellwarzen und Warzen an der Brust und unter den Achseln.

#### Psyche

Der Junge ist fröhlich und aufgeweckt. Er ist ängstlich bei Gewitter und lauten Geräuschen. Der Junge lässt sich gern trösten. Er ist sehr fürsorglich und achtet darauf, dass seiner Schwester nichts passiert. Allerdings kann er auch impulsiv sein und sehr wütend werden, er wirft dann mit Gegenständen um sich, das kommt im Moment wieder häufiger vor.

#### Körperliche Untersuchung

Die körperliche Untersuchung zeigt viele Dellwarzen – insbesondere am Stamm und an den Armen. An der Rückennarbe zeigt sich eine starke Keloidbildung. Der Junge hat ein sehr blasses Gesicht mit auffällig roten Lippen.

Es handelt sich um einen schwachen, blassen, kränklichen Jungen, dessen Immunsystem durch sehr viele Chemotherapien, die fast ein Jahr dauerten, und durch die vielen Bestrahlungen sehr geschwächt ist. Der anhaltende Husten, die Infektneigung und die ständigen Nachtschweiße spiegeln den geschwächten Zustand des Patienten wider.

## 14.4 Repertorisation

Bei der Symptomensammlung werden zunächst alle Symptome des Falls (Totalität der Symptome) aufgelistet (➤ Abb. 14.1). Dabei erfolgt noch keine Auswahl und Bewertung, ob z. B. manche Symptome als Folge der Chemotherapie aufgetreten und als mögliche Causa zu werten sind. Die Totalität der Symptome bietet eine Arbeitsgrundlage. Erst danach erfolgt die Zuordnung, so sie getroffen werden kann, zu den jeweiligen Krankheitsentitäten. Das heißt, es müssen die Symptome ausgewählt werden, die, wie in diesem Fall, einen Bezug zur Krebserkrankung haben oder die aktuelle Symptomenkonstellation repräsentieren und die dann auch zuerst mit dem angezeigten Mittel behandelt werden müssen.

Wichtige und **richtungsweisende Rubriken:**

- Husten; morgens (191) und Husten; morgens; Erwachen, und beim (34): Dies sind wichtige Rubriken und gleichzeitig wichtige Verlaufsparameter. Das aktuelle Symptom kann gut beobachtet werden.
- Kopf; Schweiß, Kopfhaut; nachts (27), Kopf; Schweiß, Kopfhaut; Schlaf; im (14): Der Schweiß ist ein wichtiges Symptom der latenten Psora, das infrage kommende Mittel sollte dieses Symptom repräsentieren und im Behandlungsverlauf bessern. Wenn sich Symptome der latenten Psora bessern, ist davon auszugehen, dass eine tief

14

| | Sil. | Sulph. | Calc. | Phos. | Ars. | Merc. | Sep. | Lach. | Nit-ac. | Tub. | Caust. | Nux-v. |
|---|---|---|---|---|---|---|---|---|---|---|---|---|
| **Total** | 41 | 38 | 39 | 37 | 30 | 24 | 28 | 25 | 25 | 24 | 22 | 26 |
| **Rubrics** | 21 | 21 | 20 | 20 | 18 | 17 | 16 | 15 | 15 | 15 | 15 | 14 |
| **Kingdoms** | | | | | | | | | | | | |
| **Traditional Miasms** | | | | | | | | | | | | |
| Husten; MORGENS (191) | 2 | 3 | 3 | 3 | 3 | 1 | 2 | 1 | 1 | 1 | 2 | 3 |
| Husten; MORGENS; Erwachen, und beim (34) | 3 | 1 | | 1 | | | | | | | 2 | 3 |
| Kopf; SCHWEIß, Kopfhaut; nachts (27) | 2 | 1 | 4 | | 1 | 2 | 1 | | 1 | 1 | | |
| Kopf; SCHWEIß, Kopfhaut; Schlaf; im (14) | 2 | | 3 | | | 2 | 2 | | | | | |
| Gemüt; REDEN, redet; Schlaf; im (101) | 2 | 2 | 2 | 1 | 1 | 1 | 2 | 3 | 1 | 1 | 1 | 2 |
| Husten; RAUM, warmer; gehen aus, in kalte Luft, oder umgekehrt, agg. (22) | 1 | | | 3 | | 1 | 1 | 1 | | | 1 | 1 |
| Haut; VERFÄRBUNG; bläulich; Flecke (67) | 1 | 2 | 1 | 3 | 2 | 1 | 2 | 3 | 1 | | | 2 |
| Allgemeines; IMPFUNG; nach (36) | 4 | 4 | | 1 | 2 | 2 | 1 | | | 3 | | |
| Haut; NARBEN; Keloid (32) | 2 | 1 | 1 | 1 | 1 | 1 | | 1 | 1 | 1 | 1 | 1 |
| Hören; ÜBEREMPFINDLICH, SCHARF; Geräusche, empfindlich gegen (77) | 2 | 2 | 2 | 1 | 2 | | 2 | 3 | 3 | 2 | 1 | 3 |
| Kopf; LUFT oder Wind; empfindlich gegen Zugluft (31) | 3 | 2 | 2 | 1 | 2 | 2 | | | | | | 2 |
| Allgemeines; MOND; agg.; Vollmond (53) | 2 | 2 | 2 | 3 | 3 | 2 | 1 | 2 | 1 | | 1 | 1 |
| Gemüt; FURCHT; Tieren, vor; Hunden, vor (22) | 1 | | 1 | | | | | | | 2 | 2 | |
| Stuhl; UNVERDAUT (104) | 2 | 2 | 3 | 3 | 3 | 2 | | 1 | 2 | 2 | | 1 |
| Allgemeines; SPEISEN und Getränke; Salz oder salzige Nahrung; Verlangen (59) | 1 | 1 | 2 | 3 | | 1 | | | 3 | 2 | 2 | |
| Rücken; SCHWEIß; Zervikalregion (34) | 2 | 3 | 3 | 1 | 1 | | 2 | 1 | 2 | 1 | | 1 |
| Gemüt; FURCHT; Gewitter, vor (33) | 1 | 1 | 2 | 4 | | 1 | 2 | 1 | 2 | 1 | 1 | |
| Extremitäten; WARZEN; Finger (37) | | 1 | 2 | | 1 | | 2 | 1 | 2 | | 2 | |
| Gemüt; WIRFT; Gegenstände; fort (21) | | | | | 1 | | | | | 1 | | |
| Gemüt; EMPFINDLICH, überempfindlich; Lärm oder Geräusche, gegen (180) | 3 | 1 | 2 | 2 | 2 | 2 | 3 | 2 | 3 | 3 | 2 | 3 |
| Gemüt; EMPFINDLICH, überempfindlich; Gerüche, gegen (66) | 2 | 2 | 1 | 1 | 1 | 1 | 3 | 1 | 1 | 1 | 2 | 2 |
| Rücken; HAUTAUSSCHLÄGE; Furunkel (52) | 1 | 1 | 1 | 1 | 1 | | | 2 | 1 | | 1 | |
| Haut; HAUTAUSSCHLÄGE; Molluscum; contagiosum, Dellwarze (12) | 2 | 2 | 1 | | | 1 | | | | | | |
| Haut; VERFÄRBUNG; Chloasma (21) | | 1 | | | 2 | | 1 | | | | | 1 |
| Allgemeines; VERBRENNUNGEN; Röntgenstrahlen, durch (4) | | | | 1 | | | | | | | | |
| Allgemeines; KARZINOMATÖSE Leiden; Knochen (6) | | | | 2 | | | | | | | | |
| Gesicht; VERFÄRBUNG; rot; Lippen (44) | | 3 | 1 | 1 | 1 | 1 | 1 | 2 | | 2 | 1 | |

**Abb. 14.1** Repertorisation der Erstanamnese des Jungen mit Ewing-Sarkom [P328]

greifende Besserung eintritt, weil auch das Miasma mitbehandelt wird.

- Gemüt; Reden, redet; Schlaf; im (101): Dies ist ein auffälliges und gut beobachtetes Symptom.
- Husten; Raum, warmer; gehen aus, in kalte Luft, oder umgekehrt, agg. (22): Es handelt sich um ein sehr hochwertiges auffallendes Symptom und zugleich um ein wahlanzeigendes Symptom für Phosphorus.
- Haut; Verfärbung; bläulich; Flecke (67): Die Rubrik ist wichtig bei allen Krankheiten, welche die Blutgerinnung und das blutbildende System betreffen. Es ist gleichzeitig ein wichtiger Verlaufsparameter, denn unter dem richtigen Mittel sollte die Disposition zu den blauen Flecken zurückgehen.
- Allgemeines; Impfung; nach (36): Diese Rubrik wird herangezogen für alle Impffolgen oder starken Reaktionen nach Impfungen. Sie ist auch angezeigt, wenn Impfungen nicht angehen, wenn z. B. nach einer Pockenimpfung keine Reaktion erfolgte und die Impfnarbe fehlt. Der Junge hatte jeden Monat eine Impfung erhalten, deswegen ist diese Rubrik in Betracht zu ziehen.
- Haut, Narben, Keloid (32): Eine Allgemeinrubrik, die auffällig ist, da nicht jeder zu Keloidbildung neigt.
- Hören; Überempfindlich, scharf; Geräusche, empfindlich gegen (77): Dieses Symptom spiegelt oft ein überreiztes Nervensystem wider, es tritt oft auf nach Chemotherapien.
- Kopf; Luft oder Wind; empfindlich gegen Zugluft (31): Die Rubrik kommt infrage, wenn die Empfindlichkeit am Kopf sehr ausgeprägt ist und der Patient, wie in diesem Fall, oft eine Mütze aufzieht.
- Allgemeines; Mond; agg.; Vollmond (53): Die Reaktionen auf die einzelnen Mondphasen sind sehr wichtig und ein gutes Allgemeinsymptom.
- Gemüt; Furcht; Tieren, vor; Hunden, vor (22): Diese Rubrik darf nur herangezogen werden, wenn sich die Furcht nicht erklären lässt. Wurde der Patient z. B. früher von einem Hund gebissen, gäbe es eine Ursache für die Angst, dann darf die Rubrik nicht verwendet werden.
- Stuhl; unverdaut (104): Mit dieser Rubrik lassen sich oft Arzneimittel differenzieren. Im Stuhl sollte allerdings deutlich Unverdautes zu erkennen sein, wie z. B. Salatstücke, Tomatenschalen, Maiskörner. Bei Leinsamen oder kleinen Körnern darf diese Rubrik nicht verwendet werden.
- Allgemeines; Speisen und Getränke; Salz oder salzige Nahrung; Verlangen (59): Dieses Symptom ist bei Kindern sehr auffällig und deshalb zur Repertorisation heranzuziehen.
- Rücken; Schweiß; Zervikalregion (34): Es ist wichtig, die genaue Lokalisation des Schwitzens in Erfahrung zu bringen, wodurch es zu einem hochwertigen Symptom wird.
- Gemüt; Furcht; Gewitter, vor (33): Die Rubrik kann herangezogen werden, wenn die Gewitterangst nicht in der Familie liegt. Es gilt auch zu erfragen, ob es tatsächlich das Gewitter ist, das Angst macht oder eher das laute Knallen die Ängste auslöst.
- Extremitäten; Warzen; Finger (37): Hierbei handelt es sich um ein wichtiges miasmatisches Symptom. Gleichzeitig muss unterschieden werden, ob Kondylome vorliegen, die von HPV-Viren ausgelöst sind, oder ob es sich um Dellwarzen handelt, die von DNA-Viren hervorgerufen werden.
- Gemüt; wirft; Gegenstände; fort (21): Das ist eine wichtige Gemütsrubrik, die zugleich Hinweise auf das tuberkulinische Miasma gibt.
- Gemüt; empfindlich, überempfindlich; Lärm oder Geräusche, gegen (180) – Gemüt; empfindlich, überempfindlich; Gerüche, gegen (66): Diese beiden Symptome treten, so ist unsere Erfahrung, oft nach Chemotherapien auf.
- Rücken; Hautausschläge; Furunkel (52): Das ist ein gutes Allgemeinsymptom. Noch auffälliger wird es, wenn die Furunkel an besonderen Stellen auftreten, wie z. B. im Nacken oder unter den Achseln.
- Haut; Hautausschläge; Molluscum; contagiosum, Dellwarze (12): Diese Rubrik kommt infrage bei Dellwarzen.
- Haut; Verfärbung; Chloasma (21): Bei braunen Flecken, die in der Schwangerschaft auf der Haut entstehen, aber auch bei Café-au-lait Flecken ist das die Rubrik der Wahl.
- Allgemeines; Verbrennungen; Röntgenstrahlen, durch (4): Wenn der Patient eine oder mehrere Bestrahlungen erhalten hat, sollte diese Rubrik herangezogen werden. Da die Rubrik nicht vollständig ist, müssen Arzneimittel betrachtet

werden, die sich bei Folgen von Bestrahlungen bewährt haben (➤ 6.4).

- Allgemeines; karzinomatöse Leiden; Knochen (6): In dieser Rubrik sind alle Mittel aufgeführt, die einen Bezug zum Knochen und zu krebsartigen Entartungen haben können.
- Gesicht; Verfärbung; rot; Lippen (44): Dieses Symptom ist ein gut zu beobachtendes Allgemeinsymptom, das auch als Verlaufsparameter dienen kann. Bei guter Mittelwahl werden die Lippen weniger rot.

**!**

Die erste Repertorisation berücksichtigt ausschließlich die Totalität der Symptome. Allerdings heißt das nicht, dass das Arzneimittel, das an erster Stelle steht, das Mittel ist, das infrage kommt und mit dem die Behandlung begonnen wird. Es gilt dann, das Arzneimittel auszuwählen, das der aktuellen Symptomkonstellation entspricht und die Nebenwirkung der vorausgegangenen Therapien berücksichtigt.
Die Symptomensammlung der Totalität der Symptome ist eine gute Grundlage, um bei Problemen im Fallverlauf eine differenzierte Grundlage für eine erneute Fallanalyse zu haben. Insbesondere bei der homöopathischen Tumorbehandlung ist es sehr wichtig, dass gewissenhaft vorgegangen wird und alle auftretenden Symptome immer wieder neu analysiert werden.

Viele Symptome (➤ Abb. 14.2) sind infolge der Chemotherapie und Bestrahlung aufgetreten, weshalb diese Ebene zuerst berücksichtigt werden muss. Es ist unabdingbar, dass eine erneute Repertorisation der **aktuellen Symptome** erfolgt.

Silicea, Calcium carbonicum und Phosphorus sind die Arzneimittel, die an den ersten Stellen der Repertorisation stehen. Phosphorus ist das Arzneimittel, das auch bei Beschwerden infolge von Bestrahlung angezeigt ist. Es ist jedoch nicht für alle Symptome des Falls geeignet, auch bei Dellwarzen ist es nicht aufgeführt. Es muss jedoch bedacht werden, dass der Junge bereits intensive Bestrahlungen erhalten hatte. Zudem zeigen die Schwäche, die Blässe, die Infektneigung und die ständigen blauen Flecken, dass das blutbildende System beeinträchtigt ist.

Bei der Betrachtung der **miasmatischen Symptome** – die Dellwarzen und die Reaktionen auf die vielen Impfungen (➤ Abb. 14.3) – stehen Sulfur und Thuja im Vordergrund. Beide Arzneimittel können als mögliche miasmatische Zwischenmittel angezeigt sein, welche die Folgen der Impfungen verbessern können. Zudem wirken beide auch auf die Dellwarzen, die auch dem sykotischen Miasma zuzuordnen sind.

| | Sil. | Phos. | Calc. | Sulph. | Merc. | Sep. | Bry. | Nux-v. | Ars. | Carb-v. | Lach. | Nat-m. |
|---|---|---|---|---|---|---|---|---|---|---|---|---|
| **Total** | 21 | 20 | 22 | 20 | 13 | 13 | 11 | 14 | 11 | 10 | 11 | 10 |
| **Rubrics** | 11 | 11 | 10 | 10 | 10 | 8 | 8 | 7 | 7 | 7 | 6 | 6 |
| **Kingdoms** | | | | | | | | | | | | |
| **Traditional Miasms** | | | | | | | | | | | | |
| Husten; MORGENS (191) | 2 | 3 | 3 | 3 | 1 | 2 | 1 | 3 | 3 | 1 | 1 | 2 |
| Husten; MORGENS; Erwachen, und beim (34) | 3 | 1 | | 1 | | | 2 | 3 | | 1 | | |
| Husten; RAUM, warmer; gehen aus, in kalte Luft, oder umgekehrt, agg. (22) | 1 | 3 | | | 1 | 1 | | 1 | | 1 | 1 | |
| Kopf; SCHWEIß, Kopfhaut; nachts (27) | 2 | | 4 | 1 | 2 | 1 | 1 | | 1 | | | 1 |
| Kopf; SCHWEIß, Kopfhaut; Schlaf; im (14) | 2 | | 3 | | 2 | 2 | 2 | | | | | |
| Gemüt; REDEN, redet; Schlaf; im (101) | 2 | 1 | 2 | 2 | 1 | 2 | 1 | 2 | 1 | 1 | 3 | 2 |
| Kopf; LUFT oder Wind; empfindlich gegen Zugluft (31) | 3 | 1 | 2 | 2 | 2 | | | 2 | 2 | | | |
| SPEISEN und Getränke; Salz oder salzige Nahrung; Verlangen (59) | 1 | 3 | 2 | 1 | 1 | | | | | 3 | | 3 |
| Rücken; SCHWEIß; Zervikalregion (34) | 2 | 1 | 3 | 3 | | 2 | | 1 | 1 | | 1 | |
| Haut; HAUTAUSSCHLÄGE; Molluscum; contagiosum, Dellwarze (12) | 2 | | 1 | 2 | 1 | | 1 | | | | | 1 |
| Allgemeines; KARZINOMATÖSE Leiden; Knochen (6) | | 2 | | | | | | | | | | |
| Gesicht; VERFÄRBUNG; rot; Lippen (44) | | 1 | 1 | 3 | 1 | 1 | 1 | | 1 | 1 | 2 | 1 |
| Allgemeines; VERBRENNUNGEN; Röntgenstrahlen, durch (4) | | 1 | | | | | | | | | | |
| Haut; VERFÄRBUNG; bläulich; Flecke (67) | 1 | 3 | 1 | 2 | 1 | 2 | 2 | 2 | 2 | 2 | 3 | |

**Abb. 14.2** Repertorisation der aktuellen Symptome [P328]

| | Sulph. | Thuj. | Ars. | Sep. | Lyc. | Sil. | Mez. | Calc. | Con. |
|---|---|---|---|---|---|---|---|---|---|
| **Total** | 8 | 8 | 5 | 4 | 3 | 6 | 4 | 3 | 3 |
| **Rubrics** | 4 | 3 | 3 | 3 | 3 | 2 | 2 | 2 | 2 |
| **Kingdoms** | | | | | | | | | |
| **Traditional Miasms** | | | | | | | | | |
| Haut; HAUTAUSSCHLÄGE; Molluscum; contagiosum, Dellwarze (12) | 2 | 2 | | | 1 | 2 | | 1 | |
| Extremitäten; WARZEN; Finger (37) | 1 | 2 | 1 | 2 | 1 | | | 2 | |
| Allgemeines; IMPFUNG; nach (36) | 4 | 4 | 2 | 1 | | 4 | 3 | | |
| Haut; VERFÄRBUNG; Chloasma (21) | 1 | | 2 | 1 | 1 | | 1 | | 2 |
| Allgemeines; KARZINOMATÖSE Leiden; Knochen (6) | | | | | | | | | 1 |

**Abb. 14.3** Repertorisation der miasmatischen Symptome [P328]

| | Phos. | Sulph. | Sil. | Calc. | Carb-v. | Lach. | Sep. | Caust. | Con. |
|---|---|---|---|---|---|---|---|---|---|
| **Total** | 19 | 11 | 9 | 9 | 8 | 8 | 8 | 7 | 7 |
| **Rubrics** | 9 | 6 | 6 | 5 | 5 | 5 | 5 | 5 | 5 |
| **Kingdoms** | | | | | | | | | |
| **Traditional Miasms** | | | | | | | | | |
| Allgemeines; VERBRENNUNGEN; Röntgenstrahlen, durch (4) | 1 | | | | | | | | |
| Husten; MORGENS; Erwachen, und beim (34) | 1 | 1 | 3 | | 1 | | | 2 | |
| RAUM, warmer; gehen aus, in kalte Luft, oder umgekehrt, agg. (22) | 3 | | 1 | | 1 | 1 | 1 | 1 | |
| Haut; VERFÄRBUNG; bläulich; Flecke (67) | 3 | 2 | 1 | 1 | 2 | 3 | 2 | | 2 |
| SPEISEN und Getränke; Salz oder salzige Nahrung; Verlangen (59) | 3 | 1 | 1 | 2 | 3 | | | 2 | 2 |
| Rücken; SCHWEIß; Zervikalregion (34) | 1 | 3 | 2 | 3 | | 1 | 2 | | 1 |
| Gemüt; FURCHT; Gewitter, vor (33) | 4 | 1 | 1 | 2 | | 1 | 2 | 1 | 1 |
| Gesicht; VERFÄRBUNG; rot; Lippen (44) | 1 | 3 | | 1 | 1 | 2 | 1 | 1 | |
| Allgemeines; KARZINOMATÖSE Leiden; Knochen (6) | 2 | | | | | | | | 1 |

**Abb. 14.4** Repertorisation der aktuellen Symptome und Bestrahlungsfolgen [P328]

Die Analyse der **aktuellen Symptome** und die Berücksichtigung der Folgen der **starken Bestrahlung** ergibt folgende Repertorisation (➤ Abb. 14.4).
*Verordnung* (23.1.2006): Phosphorus Q3.

## 14.5 Behandlungsverlauf

Bei einem komplexen Fall ist es unabdingbar, die Reaktionen auf die Q-Potenzen fachgerecht beurteilen zu können, um einzuschätzen, ob das Mittel und die Dosierung richtig gewählt wurden oder ob eventuell ein anderes homöopathisches Arzneimittel als Folgemittel angezeigt ist. In der folgenden Beschreibung wird deutlich werden, dass mehrere homöopathische Arzneimittel gebraucht werden, um tief greifende Veränderung hervorzurufen. Zudem müssen verschiedene Ebenen der Behandlung differenziert werden, da es viele Symptome gibt, die als Folgezustand der Chemotherapie und der Bestrahlung aufgetreten sind.

### 14.5.1 Erstes Behandlungsjahr (2006)

In den ersten Tagen nach der Gabe von Phosphorus Q3 im Januar 2006 ist das Gesicht des Kindes weniger blass, die Lippen waren auch weniger rot. Der Junge hat morgens mehr gehustet, der Kopfschweiß war unverändert. Nach der Mitteleinnahme hat er kalte Füße bekommen. Wenn der Junge verlegen ist, steckt er zwei Finger in den Mund – ein gut zu beobachtendes und objektives Symptom. Die Mutter meint, der Junge leide seit den Chemotherapien eher an Verstopfung.

**!**

Es ist ein sehr gutes Zeichen, wenn die Gesichtsblässe zurückgeht, d. h., es kommt zu einer tief greifenden Reaktion im gesamten Organismus. Wenn die Füße nach der Mitteleinnahme plötzlich kalt werden, kann dies eine Reaktion auf Phosphorus sein: Es muss unterschieden werden, ob es sich um ein neues Symptom handelt oder ob dieses Symptom bereits früher bestanden hat und wieder aufgetreten ist (➤ 2.2). Handelt es sich um ein neues Symptom, kann es sein, dass das Arzneimittel nicht richtig gewählt wurde, da es Prüfungssymptome hervorgebracht hat, oder das Symptom verweist auf ein mögliches Folgemittel. Es ist wichtig, alle Veränderungen, auch die psychischen, gut zu beobachten und zu dokumentieren, da diese Symptome bereits Hinweise auf das mögliche Folgemittel geben können.

Nach **fünf Tagen** unter Phosphorus Q3 berichtet die Mutter, dass ihr Sohn sehr gut aussehe und sie die rosige Gesichtsfarbe so nicht kennt. Der Junge hat nachts nicht am gesamten Kopf geschwitzt, aber es waren leichte Schweißränder zu beobachten. Nach wie vor isst er gerne Salziges. Insgesamt geht es dem Jungen sehr gut.

Nach **sechs Tagen** unter Phosphorus Q3 war eine leicht blutige Kruste in der Nase, das hatte er noch nie, der Stuhl war fast zu dünn. Es sind wieder blaue Flecken aufgetreten, am Po und unter dem Knie. Der Junge hat den ganzen Tag aber wenig gehustet.



Nach **sieben Tagen** ist der Stuhl nach wie vor weich, was ungewohnt ist. Der Junge sagt, dass er an den Schultern und am Oberarm friert. Das hatte er zu Hause noch nie erwähnt. Die Lippen sind nicht mehr so rot.

**!**

Es treten neue Symptome auf, wie z. B. die blutigen Krusten in der Nase oder der weiche Stuhl. Es kann sich hierbei um ein Prüfungssymptom von Phosphorus handeln, was bedeutet, dass Phosphorus im Moment nicht das richtige Mittel ist oder falsch dosiert wurde. Auch beim Frieren an den Schultern und am Oberarm handelt es sich um neue Symptome, die entweder Prüfungssymptome von Phosphorus sein können oder auf ein neues Mittel hinweisen.

Unter der Einnahme von Phosphor Q3 sind folgende Symptome neu aufgetreten (➤ Abb. 14.5):

| | Sil. | Phos. | Sulph. | Merc. | Thuj. | Calc. |
|---|---|---|---|---|---|---|
| **Total** | 10 | 11 | 9 | 6 | 8 | 7 |
| **Rubrics** | 6 | 5 | 5 | 5 | 4 | 4 |
| **Kingdoms** | | | | | | |
| **Traditional Miasms** | | | | | | |
| Mund; FINGER in den Mund, Kinder stecken die (19) | 1 | | 1 | 1 | | 2 |
| SPEISEN und Getränke; salz oder salzige Nahrung; Verlangen (59) | 1 | 3 | 1 | 1 | 2 | 2 |
| Haut; VERFÄRBUNG; bläulich; Flecke (67) | 1 | 3 | 2 | 1 | 1 | 1 |
| Extremitäten; KÄLTE; Obere Gliedmaßen (106) | 2 | 3 | 1 | 1 | 1 | 2 |
| Extremitäten; KÄLTE; Schulter (23) | 1 | 1 | | | | |
| Allgemeines; IMPFUNG; nach (36) | 4 | 1 | 4 | 2 | 4 | |

**Abb. 14.5** Repertorisation des Salzverlangens und anderer charakteristischer Symptome [P328]

- Der Junge steckt vermehrt die **Finger** in den **Mund.**
- Das **Salzverlangen** besteht immer noch, es scheint sogar zuzunehmen.
- Das vermehrte Auftreten der **blauen Flecken** ist kein gutes Zeichen. Wurde das Arzneimittel korrekt gewählt, dürfen sich nicht so leicht Hämatome bilden.
- Auffällig ist die **Kälte** am **Oberarm** und an der **Schulter.** Das könnten Prüfungssymptome von Phosphorus sein, das würde bedeuten, das Mittel ist falsch. In der Rubrik sind jedoch auch andere Mittel aufgeführt, wie z. B. Silicea.

Silicea war in der ersten Repertorisation bereits führend, es ist ebenfalls ein Arzneimittel für die Folgen von Bestrahlung, zudem hat es Bezug zu den Knochentumoren und es ist eines der wichtigsten Mittel bei Folgen von Impfungen. Da es dem Jungen nicht mehr gut geht unter Phosphorus, erfolgt ein Mittelwechsel auf Silicea Q3.

Silicea wurde eine Woche lang eingenommen: In den ersten Tagen war die Energie des Jungen besser, das Schwitzen ist zurückgegangen. Nach ungefähr drei, vier Tagen treten vermehrt **Dellwarzen** auf und der Junge wird wieder müder. Zudem zeigen sich **rote Flecken** in beiden **Kniekehlen** – hierbei handelt es sich um ein neues Symptom. Insgesamt geht es dem Jungen nach der einwöchigen Einnahme von Silicea Q3 nicht mehr so gut wie zu Beginn. Es ist nicht leicht, das richtige Arzneimittel zu finden, aber der Körper gibt immer neue Hinweise. Es sind mehr Dellwarzen (➤ Abb. 14.6) aufgetreten, also scheint Silicea nicht auf dieser Ebene zu wirken. Die vermehrten roten **Flecken** am Knie sind ein Silicea-Prüfungssymptom. Alle Vorkommnisse zeigen an, dass Silicea jetzt nicht mehr angezeigt ist.

*Verordnung:* Da anfangs eine deutliche Besserung auf Phosphorus eingetreten ist, verordne ich versuchsweise Phosphorus in der Q4. Nach einigen Tagen bessert sich die Energie des Jungen, es lässt sich auch beobachten, dass er im Gesicht nicht mehr so blass ist. Die Röte in den Kniekehlen (Prüfungssymptom von Silicea) verschwindet wieder. Phosphorus Q4 wird vierzehn Tage eingenommen, dann folgt die Einnahme von Phosphorus Q5.

Nachdem der Junge Phosphorus Q5 am 24.2.2006 begonnen und acht Tage eingenommen hatte, geht es ihm nicht gut. Er **schwitzt nachts** drei T-Shirts durch, er schwitzt auch vermehrt im Nacken. Es lässt sich auch beobachten, dass vermehrt **blaue Flecken** auftreten. Da zudem ein ständiger **Husten** besteht, wird ein Lungen-CT veranlasst. Es ist eine äußerst schwierige Situation, da das Kind sehr krank und geschwächt ist. Der starke Nachtschweiß, die Schwäche, Blässe und das Auftreten der vielen blauen Flecken und die sich vermehrenden Mollusken zeigen an, dass das Immunsystem des Jungen sehr geschwächt ist und das Mittel nicht tief greifend genug gewählt war.

## Rundherd in der Lunge

Das Lungen-CT zeigt einen Rundherd in der Lunge (25.2.2006), es besteht der Verdacht, dass es sich um eine **Metastase** handelt. Es könnte sich auch um eine **Strahlenfibrose** handeln nach den Radiotherapien (diese Information lag zum damaligen Zeitpunkt noch nicht vor, im Vordergrund stand die Verdachtsdiagnose einer Metastase). Nach einem Monat soll ein Kontroll-CT gemacht werden.

| | Sil. | Brom. | Calc-ar. | Sulph. | Thuj. |
|---|---|---|---|---|---|
| Total | 3 | 2 | 2 | 2 | 2 |
| Rubrics | 2 | 1 | 1 | 1 | 1 |
| Kingdoms | | | | | |
| Traditional Miasms | | | | | |
| Haut; HAUTAUSSCHLÄGE; Molluscum; contagiosum, Dellwarze (12) | 2 | 2 | 2 | 2 | 2 |
| Extremitäten; VERFÄRBUNG; rot, gerötet; Knie; Hinterseite (3) | 1 | | | | |

**Abb. 14.6** Repertorisation der Warzensymptome und der Verfärbung an der Knierückseite [P328]

| | Calc. | Sulph. | Sil. | Tub. | Phos. | Puls. | Merc. | Ars. |
|---|---|---|---|---|---|---|---|---|
| **Total** | 18 | 19 | 11 | 11 | 13 | 11 | 7 | 10 |
| **Rubrics** | 9 | 8 | 7 | 7 | 6 | 6 | 6 | 5 |
| **Kingdoms** | | | | | | | | |
| **Traditional Miasms** | | | | | | | | |
| Haut; HAUTAUSSCHLÄGE; Molluscum; contagiosum, Dellwarze (12) | 1 | 2 | 2 | | | | 1 | |
| Rücken; SCHWEIß; Zervikalregion (34) | 3 | 3 | 2 | 1 | 1 | 1 | | 1 |
| Rücken; SCHWEIß; Zervikalregion; nachts (4) | 2 | 2 | | 1 | | | | |
| Haut; VERFÄRBUNG; bläulich; Flecke (67) | 1 | 2 | 1 | | 3 | 2 | 1 | 2 |
| SPEISEN und Getränke; Salz oder salzige Nahrung; Verlangen (59) | 2 | 1 | 1 | 2 | 3 | | 1 | |
| Allgemeines; SPEISEN und Getränke; Eier; Verlangen (18) | 2 | | 1 | 1 | | 2 | | |
| Husten; MORGENS (191) | 3 | 3 | 2 | 1 | 3 | 3 | 1 | 3 |
| Gesicht; VERFÄRBUNG; blaß (293) | 3 | 3 | 2 | 3 | 2 | 2 | 2 | 3 |
| Gesicht; VERFÄRBUNG; rot; Lippen (44) | 1 | 3 | | 2 | 1 | 1 | 1 | 1 |

**Abb. 14.7** Repertorisation der Warzensymptome und anderer charakteristischer Symptome [P328]

**!**

Es ist wichtig, auch in verzweifelten Situationen nicht aufzugeben, sondern den Fall immer wieder neu zu analysieren. Zumal auch ein falsch gegebenes Arzneimittel neue Symptome zum Vorschein bringen kann, die auf das richtige Mittel hinweisen.

Der Junge ist wieder ganz **blass** und schwach, er schwitzt nachts extrem im Nacken. Er hat vermehrt blaue Flecken und die **Dellwarzen** vermehren sich. Urin und Stuhl kann er nicht mehr kontrollieren, weshalb er Windeln tragen muss. Er **verlangt** mehr nach **Salz,** auch **Eier** isst er vermehrt. Insbesondere am **Morgen hustet** er ständig, was den Eltern jetzt nach dem Befund im Lungen CT noch mehr Angst macht. Die Fallanalyse umfasst die Symptome, die sich verstärkt haben oder die hinzugekommen sind und nicht verschwinden wollen.

Verstärkt haben sich folgende Symptome (➤ Abb. 14.7):

- Dellwarzen
- Schweiß im Nacken in der Nacht
- Blaue Flecken
- Salzverlangen
- Eierverlangen
- Husten am Morgen
- Blässe im Gesicht
- Rote Lippen

## Wechsel auf Calcium carbonicum

Calcium carbonicum deckt die aktuellen Symptome gut ab. Es ist auch ein bewährtes Mittel bei Knochentumoren.

*Verordnung* (9.3.2006): Calcium carbonicum Q3 aus dem ersten Glas. Nach der Einnahme von Calcium carbonicum hat sich das **Schwitzen** in den ersten Tagen sogar noch mehr verstärkt. Der Junge hat extrem geschwitzt, eine Warze ist rot geworden und sieht aus wie ein Eiterpickel. Der Husten ist schlechter geworden. Trotz Verschlechterung des **Hustens** und des Schwitzens, haben zum ersten Mal die **Dellwarzen** reagiert, was als Reaktion sehr hoch zu bewerten ist, denn es bedeutet, dass das Immunsystem aktiviert wurde. Deswegen nimmt der Junge trotz schlechten Allgemeinbefindens weiterhin Calcium carbonicum Q3 ein.

Vier Wochen nach Beginn der Behandlung mit Calcium carbonicum (7.4.2006) lassen sich folgende Veränderungen feststellen: Der Junge **schwitzt** extrem in der Nacht (nasse Haare, Nacken und feuchter Rücken), die **Warzen** werden etwas größer und rot, um dann wie ein Eiterpickel auszusehen und abzuheilen. Das zeigt einen guten Verlauf an. Wenn **Dellwarzen**, die durch DNA-Viren hervorgerufen werden, vom Immunsystem wieder kontrolliert werden und sich zurückbilden, wurde das Immunsystem des Patienten tief angeregt. Die Mutter sagt, dass der Junge nach Knoblauch riecht, dies ist ein Zeichen, dass die

Ausscheidungs- und Entgiftungsprozesse angeregt werden (kann aber auch ein objektives Symptom mit Hinweis auf u. a. Phosphorus oder Thuja sein).

Die **Gesichtsfarbe** des Jungen ist gut. Er ist nicht mehr so blass. An den Beinen treten wieder vermehrt blaue Flecken auf.
*Verordnung:* Calcium carbonicum Q4 alle zwei Tage, da die tägliche Dosierung zu stark ist, worauf die vermehrte Bildung von blauen Flecken hinweist. Die Verordnung eines Arzneimittels nur alle zwei oder drei Tage ist hilfreich, um beurteilen zu können, wie sich die Beschwerden des Patienten verhalten, sobald die Mitteleinnahme unterbrochen wird.

Sechs Tage später (13.4.2006) schwitzt der Junge immer noch sehr stark, aber alle **Warzen** werden weniger. Die Gesichtsfarbe hat sich gebessert, auch der Husten ist deutlich besser geworden.
*Verordnung* nach weiteren 14 Tagen: Calcium carbonicum Q5 alle zwei Tage.

!

Gebessert haben sich die Dellwarzen, die Gesichtsfarbe und nun auch der Husten. Dies sind Zeichen dafür, dass das Mittel sehr tief greifend wirkt und die Immunitätslage des Jungen verbessert.

Nach weiteren drei Wochen (4.5.2006) ruft die Mutter an: „Am Montag haben wir wieder ein Lungen-CT im Kinderspital, wir sind alle ganz aufgeregt." Nach fünf Tagen (9.5.2006) berichtet sie von dem Befund und den Symptomen ihres Jungen: Der Lungenrundherd in der rechten Lunge ist kleiner geworden. Letzte Woche hat ihr Sohn noch etwas gehustet, aber der Husten ist jetzt ganz weg. „Er hat immense Fortschritte gemacht im Sprechen und es ist so unvorstellbar, dass da eine Metastase in der Lunge gewesen sein sollte. Wir sind so froh, dass das CT gezeigt hat, dass der **Lungenrundherd kleiner geworden** ist, aber wir haben noch große Angst."

- Der Junge hat viel Energie.
- Das Schwitzen ist etwas zurückgegangen.
- Alle Warzen gehen zurück.
- Das Eierverlangen ist noch stark.
- Das Salzverlangen ist weniger geworden.

!

Es lässt sich insgesamt eine sehr gute Entwicklung beobachten: Der Husten nimmt mit der Verkleinerung des Lungenrundherdes ab. Die Energie nimmt zu, das Schwitzen wird weniger, wie auch das Salzverlangen.

Drei Wochen nach der letzten Konsultation (29.5.2006) wird ein erneutes Lungen-CT gemacht: Der **Lungenrundherd** ist ganz **verschwunden.** Die Befragung ergibt, dass von 14 Warzen nur noch drei da sind. Der Junge schwitzt viel weniger. Er hat keinen Husten mehr. Nach zwei weiteren Wochen (14.6.2006) sagt die Mutter: „Wir sind alle so glücklich, es geht gut."
*Verordnung:* Calcium carbonicum Q6 alle zwei bis drei Tage.

Der Radiologe sagt, dass es keine Metastase gewesen sein konnte, denn diese wäre ja „von selbst" nicht wieder verschwunden, es muss sich um Residuen einer **Strahlenfibrose** oder um ein **Blutgefäß in der Lunge** gehandelt haben.

!

Retrospektiv wurden die Befunde noch einmal genau mit dem zuständigen Radiologen besprochen, der bei der erneuten Beurteilung der Befunde den Lungenrundherd eindeutig als Strahlenfibrose deutete. Anfangs wurde der Mutter die Verdachtsdiagnose einer Lungenmetastase mitgeteilt. Hier zeigt sich, wie wichtig nicht nur der interdisziplinäre Austausch ist, sondern wie wichtig es auch ist, die schriftlichen Befunde und die Bildgebung selbst zu überprüfen.

Nach weiteren drei Wochen (7.7.2006) ist das Lungenröntgen ohne Befund. „Das Verhalten unseres Jungen hat sich so verändert. Er ist nicht mehr ausgeglichen, er ist richtig aggressiv geworden. Er schlägt die Schwester, er haut den Mitschülern auf den Kopf. Er wirft mit Spielsachen nach den Kindern. Dieses **aggressive Verhalten** ist auch dem Spielgruppenleiter aufgefallen. Er ist wieder blasser geworden."

!

Die Repertorisation der Symptome (➤ Abb. 14.8) ergibt, dass das tuberkulinische Miasma zum Vorschein kommt und die Verhaltensauffälligkeit des Jungen somit homöopathisch behandelt werden kann: Durch die Behandlung des Miasmas kann die ererbte Disposition und die Grundlage der Pathologie behandelt werden. Wenn Kinder sehr aggressiv sind und schlagen und Dinge durch die Gegend werfen, sollte man immer an Tuberculinum denken.

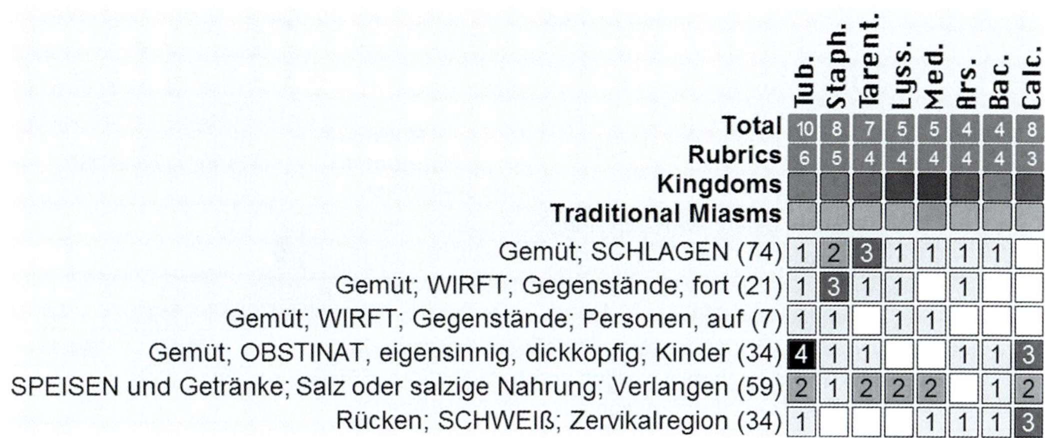


**Abb. 14.8** Repertorisation der Gemütssymptome [P328]

### Repertorisation und Analyse für Tuberculinum

*Verordnung* (7.7.2006): Tuberculinum C200. Einen Monat nach der Verabreichung von Tuberculinum (4.8.2006) berichtet die Mutter: „Ich wollte Ihnen noch kurz berichten, wie es unserem Jungen geht, bevor wir am Samstag in die Ferien fahren. Er kann sich wieder viel besser selbst beschäftigen und auch die Streitigkeiten mit seiner Schwester sind im normalen Rahmen. Er kann viel besser ausdrücken, was er will und was nicht. Er kommt auch mehr zu uns, will kuscheln und sagt bei jeder Gelegenheit, dass er uns liebhat. Er schlägt nicht mehr und er hat sich seit der Einnahme des Mittels sehr positiv verändert. Alle Warzen sind weg. Sonst gibt es nichts Auffälliges zu berichten."

Das CT am 17.8.2006 ergibt, dass alles in Ordnung ist.

*Verordnungen:* Es wird wieder auf Calcium carbonicum gewechselt, da Tuberculinum als Nosode nur als Zwischengabe gegeben wurde, um eine evtl. tuberkulöse Blockade aufzulösen und die Symptome des aktiven tuberkulösen Miasmas zu behandeln, damit die nachfolgenden Arzneimittel besser wirken können. Am 24.8.2006 wird Calcium carbonicum Q7 alle drei Tage verabreicht, weil sich das Arzneimittel bislang sehr gut bewährt hat und keine schwerwiegenden akuten Probleme vorhanden sind.

## 14.5.2 Zweites Behandlungsjahr – Wechsel auf C-Potenzen (2007–2008)

In den Folgemonaten nimmt der Junge Calcium carbonicum in aufsteigenden Q-Potenzen bis zur Q 13 ein (25.4.2007). Es zeigt sich eine **Warze** in Nagelnähe, **morgens hustet** er wieder etwas, er hat einen **unangenehmen Mundgeruch.** Er kommandiert jetzt gerne die anderen herum.

*Verordnung:* Lycopodium C200, weil sich der Junge wie ein „kleiner **Diktator**" verhalten hat, ein für Lycopodium wahlanzeigendes Symptom (➤ Abb. 14.9). Der Junge ist nach der Mitteleinnahme einige Tage etwas ruhiger, dann hat er aber wieder weniger Energie, er wird blasser und beginnt wieder zu schwitzen. Was bedeutet diese Entwicklung? Lycopodium ist leider eine Fehlverschreibung, denn die zunehmende Schwäche und Blässe sind kein gutes Behandlungsergebnis, sondern zeigen an, dass sich der Gesamtzustand des Jungen wieder verschlechtert.

*Verordnung* (6.6.2007): Calcium carbonicum als Einzelgabe in der C200. Es kann sein, dass der Junge schon genügend Q-Potenzen von Calcium carbonicum bekommen hat und ein Wechsel der Potenzen einen weiteren Erfolg bringt, zumal der Junge das Arzneimittel gut vertragen hat.

Die Reaktionen auf Calcium carbonicum C200 waren sehr gut, die Energie und Schwäche des Jungen haben sich wieder gebessert, die Blässe ver-

| | Lyc. | Caust. | Sulph. | Dulc. | Nux-v. | Chin. | Merc. | Nat-m. | Sil. | Arn. | Thuj. |
|---|---|---|---|---|---|---|---|---|---|---|---|
| **Total** | 9 | 11 | 10 | 7 | 9 | 7 | 7 | 7 | 7 | 6 | 5 |
| **Rubrics** | 6 | 5 | 5 | 5 | 4 | 4 | 4 | 4 | 4 | 4 | 4 |
| **Kingdoms** | | | | | | | | | | | |
| **Traditional Miasms** | | | | | | | | | | | |
| Extremitäten; WARZEN; Finger; Fingerspitzen (4) | | 3 | | 1 | | | | | | | 1 |
| Extremitäten; WARZEN; Finger; Nägel, nahe der (8) | 1 | 3 | | 1 | | | | 1 | | | |
| Husten; MORGENS (191) | 2 | 2 | 3 | 1 | 3 | 3 | 1 | 2 | 2 | 1 | 1 |
| Mund; MUNDGERUCH, Atem; übel, abstoßend (197) | 2 | 2 | 3 | 2 | 3 | 2 | 3 | 3 | 1 | 3 | 1 |
| Mund; MUNDGERUCH, Atem; übel, abstoßend; morgens (33) | 1 | | 1 | | 2 | 1 | | | 2 | 1 | |
| Gemüt; DIKTATORISCH, herrisch, dogmatisch, despotisch (30) | 2 | 1 | 1 | 2 | 1 | 1 | 2 | | | 1 | |
| Haut; HAUTAUSSCHLÄGE; Molluscum; contagiosum, Dellwarze (12) | 1 | | 2 | | | | 1 | 1 | 2 | | 2 |

**Abb. 14.9** Repertorisation der Warzensymptome und anderer charakteristischer Symptome [P328]

| | Caust. | Nat-m. | Phos. | Verat. | Calc. | Calc-p. | Carc. | Med. |
|---|---|---|---|---|---|---|---|---|
| **Total** | 6 | 5 | 4 | 4 | 3 | 3 | 3 | 3 |
| **Rubrics** | 3 | 3 | 2 | 2 | 2 | 2 | 2 | 2 |
| **Kingdoms** | | | | | | | | |
| **Traditional Miasms** | | | | | | | | |
| Gemüt; UNGERECHTIGKEIT ertragen, kann keine (22) | 1 | 1 | 1 | 1 | 1 | 1 | 1 | 1 |
| Extremitäten; WARZEN; Finger; Nägel, nahe der (8) | 3 | 1 | | | | | | |
| SPEISEN und Getränke; Salz oder salzige Nahrung; Verlangen (59) | 2 | 3 | 3 | 3 | 2 | 2 | 2 | 2 |

**Abb. 14.10** Repertorisation des Gemütssymptoms und anderer charakteristischer Symptome [P328]

schwand. Die Warzen an den Nägeln sind geblieben. *Verordnung:* Die Behandlung mit Calcium carbonicum in aufsteigenden C-Potenzen wird für ein weiteres Jahr, bis zum 20.5.2008, fortgeführt. Lungen-CT: alles in Ordnung.

Die Befragung (22.7.2008) ergibt folgende Auffälligkeiten: Der Junge kann es nicht ertragen, wenn andere **ungerecht** behandelt werden, und er setzt sich auch für Schwächere ein. Die **Warze** in Nagelnähe ist immer noch da und stört ihn. In letzter Zeit isst er wieder mehr **Salziges** (➤ Abb. 14.10).

Bei der Repertorisation der fraglichen Symptome stehen Causticum und Natrium muriaticum im Vordergrund. Ich entscheide mich für Natrium muriaticum, weil der Junge sehr sensibel ist und so viel kummervolle Situationen wegen seiner Krankheit erleiden musste.

*Verordnung* (22.7.2008): Natrium muriaticum C200. Fünf Wochen nach der Mittelgabe (1.9.2008) ist die Warze am Zeigefinger kleiner geworden, nach erneuter Gabe von Natrium muriaticum ist diese ganz verschwunden (27.10. 2008).

Es ist manchmal schwer, genau zu beurteilen, welche Symptome behandlungsbedürftig sind: Es sind die Symptome, unter denen der Patient am meisten leidet.

### 14.5.3 Drittes bis viertes Behandlungsjahr (2009–2011)

Der Junge erhält in den nächsten zwei Jahren (bis zum 27.10.2010) weiterhin Natrium muriaticum in aufsteigenden C-Potenzen. Zu diesem Zeitpunkt bestehen leichte Druckschmerzen im Bereich der **bestrahlten Wirbelkörper.** Es lässt sich beobachten, dass der Junge in der Wirbelsäule unbeweglicher ist. Er kann sich nicht mehr so gut aufrichten und drehen. Wärme und Bewegung bessern die Beschwerden.

**!**

Bestehen Modalitäten von Rhus toxicodendron (Besserung durch Wärme und Bewegung, Knochenschmerzen) und sind die Symptome Folgen von Bestrahlung, sollte Radium bromatum als Arzneimittel in Betracht gezogen werden.

*Verordnung* (27.9.2010): Radium bromatum C30. Zwei Monate nach der Verordnung (19.11.2010) bestehen keine Druckschmerzen in der Wirbelsäule mehr. Allerdings ist der Junge wieder sehr blass, er hat außerdem wenig Energie und ist immer müde. Der Junge ist auch gewachsen.
*Verordnung* (19.11.2010): Phosphorus C200, um die Folgen der Bestrahlung zu behandeln und stark auf die Knochen einzuwirken. Die Blässe kann auch durch die gestörte Blutbildung hervorgerufen worden sein, die oft bei Kindern vorliegt, die massiv bestrahlt worden sind.

Die Mutter berichtet: „Ihm hat die letzte Gabe gutgetan, er war nicht mehr ganz so bleich und er war fit und klagte nicht mehr, er sei müde." Nach vier Monaten (16.2.2011) meldet sich die Mutter wegen einer leichten akuten Episode. „Wir haben eine sehr schlechte Nacht hinter uns! Er flüstert nur, er kann nicht sprechen. Ich habe ihm gestern am Nachmittag und vor dem Schlafen Belladonna in Wasser gegeben, aber es hatte nichts verändert." Der Junge bekommt nochmals Phosphor C200. Nach dieser Phosphorus-Gabe ist die Heiserkeit verschwunden und der Junge ist weiter stabil.

Nach weiteren drei Monaten (19.5.2011) berichtet die Mutter: „Ich glaube, er sollte schon lange wieder einmal ein Mittel bekommen. Es geht ihm so super gut, ich kann gar nichts sagen. Er kommt langsam in eine vorpubertäre Phase, es gibt viel Widerstand und er will immer alles ausdiskutieren. Im Moment hat er einen leichten Schnupfen, der allerdings schon mehrere Wochen besteht. Letzte Woche hat er mit dem Hockeytraining begonnen und freut sich sehr, dass er morgen wieder gehen darf. Am Samstag findet ein Sponsorenlauf für krebskranke Kinder statt, er möchte dort mitlaufen und auf einer 400-m-Bahn möglichst viele Runden drehen. Er ist voll motiviert. Für jede Runde, die er schafft, gehen 500 Euro an die Krebsliga. Er hat gesagt er möchte jetzt auch etwas für krebskranke Kinder tun. Ihm wurde ja auch so geholfen." Im Nachhinein erfahre ich, dass der Junge 20 Runden, also 8 000 Meter, für die Krebsliga, gelaufen ist.
*Verordnung:* Phosphorus C200.

### 14.5.4 Behandlungsaufnahme nach zwei Jahren mit C-Potenzen (2012–2017)

Nach etwa zwei Jahren (02/2013) bekommt der Junge ein Korsett wegen der Verkrümmung der Wirbelsäule infolge der Bestrahlungen. Ein Jahr später will man die Wirbelsäule mit zwei Titanstäben versteifen. Er kann mit Sport etwas entgegenwirken.

#### Bestrahlungsfolgen an der Wirbelsäule

Bis März 2015 wird er weiterbehandelt mit Phosphorus, dann nehmen die Schmerzen in der Wirbelsäule zu. Die Verkrümmung hat sich deutlich verstärkt (➤ Abb. 14.11) und der Junge kann sich gar nicht mehr richtig aufrichten. Die Operation ist nun unumgänglich.
*Verordnung:* Der Junge bekommt ab März 2015 täglich Calcium phosphoricum D6, um das Knochenskelett zu stabilisieren.

Nach drei Monaten (8.6.2015) zeigen weiterführende Untersuchungen, dass die Wirbelkörper nicht mehr wachsen seit den Bestrahlungen vor zehn Jahren. Sie entsprechen aufgrund des Wachstumsstopps denen eines Zweijährigen. Wenn die bestrahlten Wirbel nicht mehr wachsen, die nicht bestrahlten aber schon, kommt es zu einer völligen Destabilisierung und Verformung der Wirbelsäule, die sich in einer ausgeprägten Kyphose zeigt (➤ Abb. 14.11).
*Verordnung:* Phosphorus C200 und Radium bromatum C30.

Die Verkrümmung der Wirbelsäule schreitet fort und behindert den Jungen schon mit der Atmung. Planungen zur Operation der WS werden eingeleitet.
*Verordnungen* (19.8.2015): Der Junge bekommt Phosphorus C200 zur weiteren Stabilisierung und als Mittel für die Folgeschäden der Bestrahlungen.

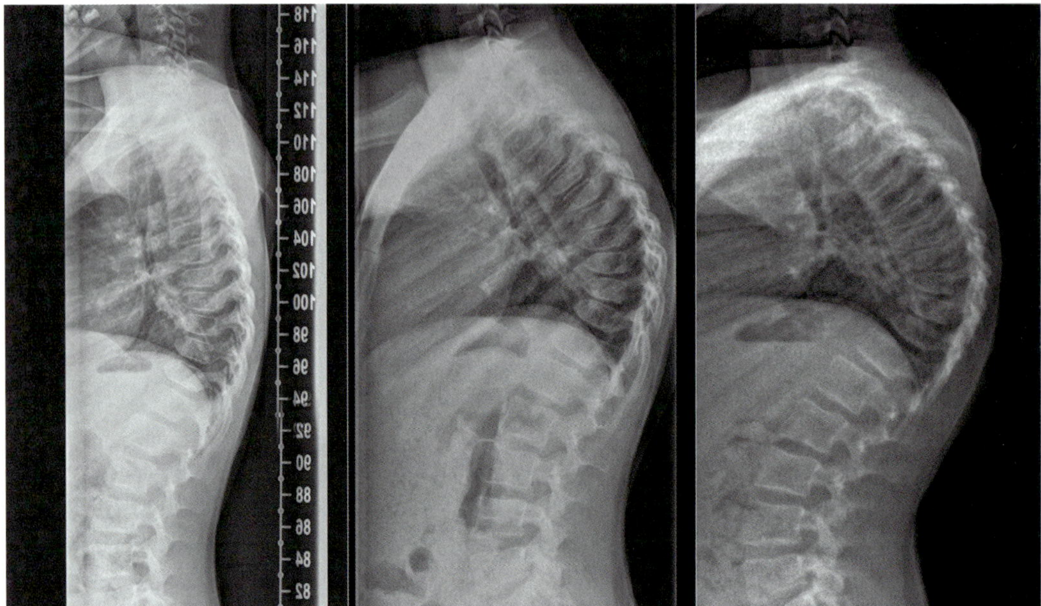

**Abb. 14.11** Zunahme der Verkrümmung der Wirbelsäule [P328]

Vor und nach der Operation soll er Arnica C200 einnehmen.

Er bekommt Titanstangen in die Wirbelsäule. Die Mutter fasst die bisherige Entwicklung in folgenden Worten zusammen: „Wir haben so viel erreicht bei unserem Sohn, der gerade 13 Jahre alt geworden ist und damals als Vierjähriger zu Ihnen gekommen ist. Wir haben mit der Homöopathie alle Krisen gemeistert und unserem Sohn geht es eigentlich auch blendend, wenn man von der Wirbelsäulenverkrümmung absieht. Er will auch nach der Operation weiter Karate machen."

## Wirbelsäulen-OP

Die Verkrümmung der Wirbelsäule nimmt bis Oktober 2015 weiter zu, sodass eine Aufrichtungs-Spondylodese T3–L1 im Oktober 2015 erfolgt. Der Junge trägt nun ein Gipskorsett, damit die Titanstangen gut einwachsen können. Fünf Tage nach der OP tritt eine fieberhafte Infektion mit 39 °C auf. Zudem bestehen extreme Schmerzen, wogegen er Morphin-Infusionen erhält. Schmerzen und Fieber werden begleitet von großem Durst.

*Verordnung:* Bryonia C200, wegen des Fiebers mit großem Durst und der starken Schmerzen.

Die Mutter berichtet am nächsten Tag: „Das Fieber ist runtergegangen nach Bryonia. Er erleidet zurzeit massive Schmerzen auf der rechten Seite, dort, wo die Ärzte den Zugang zur Lunge legen mussten, damit die Wirbelsäule bearbeitet werden konnte. Wahrscheinlich handelt es sich um eine Rippenprellung. Gibt es etwas gegen die Schmerzen? Er klagt auch darüber, dass er nicht atmen kann, Appetit hat er auch nicht wirklich … weil er immer fürchtet, dass er husten muss und die Schmerzen dann wiederum noch schlimmer werden. … und ja, unter Verstopfung leidet er auch, was wohl auf die Medikamente zurückzuführen ist."

*Verordnung:* Staphisagria C200, wegen der Operation. Die Verstopfungen infolge der Medikamente lässt auch an Nux vomica denken.

Nach drei Tagen (16.10.2015) berichtet die Mutter, dass es ihrem Sohn besser geht, beim Verbandswechsel sieht man, dass alles so weit gut verheilt, die Wunden an den Bestrahlungsstellen heilen allerdings nicht zu.

*Verordnung:* Radium bromatum C30 und Calcium phosphoricum D6.

Nach zwei Wochen (4.11.2015) befindet sich der Junge in einem Tief, weil alles so langsam vorangeht. An der vor zehn Jahren bestrahlten Stelle besteht immer noch eine Kruste. Sie kommt immer wieder und verheilt seit zehn Jahren nicht.
*Verordnung:* X-Ray C30, um erneut auf die Folgen der Bestrahlungen und die Krustenbildung einzuwirken.

Sechs Wochen nach der Einnahme von X-ray (22.12.2015) ist diese Kruste völlig abgeheilt. Dem Jungen geht es sonst gut. Er hat trockenen Husten bekommen.
*Verordnung:* Phosphorus C200.

Nach zwei Monaten (26.2.2015) wird berichtet: Der Junge hat wieder mit Karate angefangen, es geht alles sehr gut. Die Kruste am Rücken ist nicht mehr aufgetreten. Die Röntgenaufnahmen, die drei Monate später gemacht werden (10.5.2016), zeigen, dass alles in Ordnung und die Ärzte sehr zufrieden sind.
*Verordnung:* Der Junge leidet an Wachstumsschmerzen und hat wieder Verlangen nach Salzigem. Deswegen wird Phosphorus verordnet. Sechs Wochen später (29.6.2015) teilt mir die Mutter mit, dass nach Phosphorus die Wachstumsschmerzen nicht mehr bestehen und ihr Sohn an der Karatemeisterschaft teilnahm, er gewann die Bronzemedaille.

Nach vier Monaten: Er mag wieder gern Salziges, er ist etwas unbeweglich in den Hüften und er klagt etwas über den steifen Rücken.
*Verordnungen:* Calcium phosphoricum C1000. Der Arztbericht am 8.3.2017 führt erfreulicherweise eine weiter anhaltende Remission auf. Am 5.6.2017 wird Calcium phosphoricum C1000 wiederholt. Bis zum Oktober 2017 geht alles sehr gut und der Junge ist beschwerdefrei.

## 14.6 Beurteilung

Unter der komplementären homöopathischen Therapie konnte der Junge über die Jahre gesund gehalten werden und sein Immunsystem wurde gestärkt. Es ist kein Rezidiv des Ewing-Sarkoms aufgetreten. Trotz sehr ungünstiger Prognose konnte mit der Chemo- und Strahlentherapie und einer kontinuierlichen homöopathischen Begleittherapie bisher eine über zehnjährige Vollremission erzielt werden.

Die Arzneimittelfindung wurde sehr erschwert, weil viele Symptome nicht mit der ursächlichen Krankheit in Zusammenhang standen, sondern Symptome der Grundkrankheit sowie Symptome als Folge der Bestrahlung und Chemotherapie aufgetreten sind. Deswegen war immer wieder Phosphorus als wichtigstes Mittel bei Bestrahlungsfolgen und wichtiges Mittel bei Folgen der Chemotherapie angezeigt. Silicea kam ebenfalls in Betracht als wichtiges Bestrahlungsmittel sowie für die Folgen von Impfungen. Rückblickend kritisch zu sehen sind die häufig erfolgten Einzelimpfungen, weil dadurch die Menge der Zusatzstoffe vermutlich erhöht ist. Ob dies durch die regulären Mehrfachimpfungen hätte verhindert werden können und die von den Eltern postulierten Auswirkungen auf den Organismus des Jungen anders verlaufen wären, lässt sich nicht sicher sagen.

Für die konstitutionelle Ebene war jedoch Calcium carbonicum ein zentrales Mittel, das sich erst nach diesen Verordnungen herauskristallisierte, weil die starken Schweißausbrüche in der Nacht, besonders am Kopf und im Nacken, und die Dellwarzen nicht vergehen wollten. Erst durch Calcium carbonicum wurde das Immunsystem des Jungen so weit reguliert, dass die starken Schweiße und Warzen verschwanden. Im Verlauf der Behandlung wurde der Junge immer stabiler, bis sich dann deutliche Symptome des tuberkulinischen Miasmas zeigten. Diese Zwischengaben von Tuberculinum C200 lösten die miasmatische Blockade, woraufhin sich auch die Verhaltensweisen des Jungen positiv veränderten. Als Folge der Bestrahlung sind die Wirbelkörper nicht mehr weitergewachsen und die Wirbelsäule hat sich immer mehr verkrümmt, bis schließlich eine Aufrichtungs-Spondylodese notwendig wurde. Es wurden Mittel wie Calcium phosphoricum in D-Potenzen zur Stabilisierung des Knochens gegeben und mit Radium bromatum und schließlich X-Ray konnten Nebenwirkungen der Bestrahlung wie eine über die Jahre nicht verheilende Hautstelle am Rücken abheilen.

## 14.7 Materia medica und Arzneimitteldifferenzierung

**ÜBERSICHT**

Primäre ZNS-Tumoren sind solide Tumoren, die im Gehirn oder Rückenmark entstehen. Sie sind, nach den Leukämien, mit etwa 25 % die zweithäufigsten Krebserkrankungen im Kindes- und Jugendalter (etwa 450 Neuerkrankungen pro Jahr). Es gibt viele Arten von primären ZNS-Tumoren: niedrigmaligne Gliome (wie Astrozytome, Gangliogliome und Oligodendrogliome), hochmaligne Gliome (anaplastisches Astrozytom und Glioblastom), Medulloblastome (primitive neuroektodermale Tumoren; PNET), Ependymome und Kraniopharyngeome.
Die grundsätzliche Behandlungsstrategie berücksichtigt folgende Aspekte:

- Arnica C200 vor und nach der Operation.
- Bei Bestrahlungen möglichst begleitend je nach Symptomatologie an Phosphorus, Radium bromatum oder Silicea denken.
- Bei Epilepsien Aura-Symptome beachten, da diese direkte Hinweise auf das Heilmittel geben können.
- Auswahl des konstitutionellen Mittels aufgrund der Totalität der Symptome begleitend geben. Die folgenden homöopathischen Arzneimittel haben sich bei Hirntumoren bei Kindern bewährt: Dabei kann es sich um eine symptomatische, konstitutionelle oder Causa-Verordnung handeln.
  - Phosphorus (➤ 14.7.1): Folgen von Strahlenexposition, elektromagnetischen Feldern, Mobilfunkanlagen. Wichtig ist, ob der betroffene Patient eine Beeinflussung bemerkt bzw. schildert.
  - Natrium sulfuricum, Arnica, Hypericum: Folgen von Kopfverletzungen (vor und nach der OP), Folgen von Verletzungen jeglicher Art.
  - Thuja: Wenn es starke Reaktionen auf Impfungen gab. Besonders bei Medulloblastomen häufig indiziert.
  - Silicea (➤ 14.7.2): Impfschäden; konstitutionell gewählt.
  - Sulfur: Unterdrückungen von Hautausschlägen in der Vorgeschichte. Oft Gabe als Konstitutionsmittel.
  - Calcium carbonicum (➤ 14.7.3): konstitutionell gewählt, eisige Kälte des Kopfes.
  - Barium carbonicum: Gefühl von Lockerheit des Gehirns, das bei Bewegung hin und her zu fallen scheint.
  - Plumbum iodatum: bei Rückenmarksdegeneration.

### 14.7.1 Phosphorus

Phosphor hat sich als sehr wichtiges Tumormittel erwiesen. Phosphorus hat auch eine besondere Affinität zu den Knochen – bei Ewing-Sarkomen und Osteosarkomen ist sehr häufig Phosphorus angezeigt. Nach Chemotherapien und insbesondere nach Strahlentherapien ist der Phosphormetabolismus stark angeregt und es treten folgende Symptom auf: Heiserkeit und Husten, Schwäche, Durchfälle, blaue Flecken und Blutungsneigung. Angst vor dem Alleinsein. Phosphorus ist auch angezeigt bei Folgen von elektromagnetischen Feldern und einer speziellen Empfindlichkeit auf Mobilfunk.

### 14.7.2 Silicea

Silicea hat auch sehr starken Bezug zu den Knochen und zum Bindegewebe. Es ist ein sehr wichtiges Mittel bei Impffolgen. Es handelt sich um schwächliche, kränkliche Kinder, die schüchtern und nachgiebig sind.

### 14.7.3 Calcium carbonicum

Calcium carbonicum ist ein stark antipsorisches Arzneimittel, es hat auch Bezug zum Knochen und zum gesamtem Kalziumstoffwechsel. In diesem Fall trat Calcium carbonicum erst dann in den Vordergrund, als die Symptome der Bestrahlung und der Chemotherapie nicht mehr vorherrschend waren, die zunächst mit Phosphorus erfolgreich behandelt wurden. Erst die nicht vergehenden Symptome gaben den Ausschlag für Calcium carbonicum: die typischen Schweiße im Nacken im Schlaf, das starke Verlangen nach Salz und Eiern und die Mollusken am Stamm. Calcium carbonicum kann, wie der Fall eindrücklich aufzeigt, eine Regulation auf einer sehr tiefen Ebene bewirken. Typisch für Calcium carbonicum ist auch die eisige Kälte des Kopfes.

## 14.7.4 Tuberculinum

Tuberculinum ist ein wichtiges Mittel für Verhaltensauffälligkeiten bei Kindern, z. B. aggressives Verhalten, Ruhelosigkeit, den Impuls, ständig zu rennen und zu schlagen (vornehmlich auf den Kopf). Auch das Bedürfnis, Tiere zu quälen, kann auf das Mittel verweisen.

## 14.7.5 X-Ray

X-Ray ist auch ein wichtiges Mittel als Folge von Bestrahlungen, wobei im Gegensatz zu Radium bromatum Bewegung verschlimmert. Der Patient möchte seine Ruhe haben und ist eher depressiv und zurückgezogen. Es hat viele rissige und schorfige Hautausschläge, die sich auch durch Wärme bessern. Bei dem Jungen brachte X-Ray eine lange bestehende, nicht verheilende Hautstelle an der Bestrahlungsstelle an der Wirbelsäule zum Abheilen.

## 14.7.6 Radium bromatum

Radium bromatum ist ein Mittel, das bei Folgen von Bestrahlungen eingesetzt wird. Es zeigt die Modalitäten von Rhus toxicodendron (Besserung durch Bewegung und Wärme) und ähnelt hinsichtlich der psychischen Seite Phosphorus. Es bestehen oft Knochen- und Gelenkprobleme, die durch fortgesetzte Bewegung und Wärme besser werden (Rhus toxicodendron) bei Patienten, die eine gewisse Ängstlichkeit zeigen und eine große Angst vor dem Alleinsein haben.

## 14.7.7 Calcium phosphoricum

Calcium phosphoricum ist ein wichtiges Mittel für die Knochen und den Knochenstoffwechsel. Es ist angezeigt bei Wachstumsschmerzen und bei Störungen der Kalziumaufnahme. Wenn Knochenbrüche nicht verheilen wollen, ist neben Symphytum auch Calcium phosphoricum in Betracht zu ziehen. Als tuberkulinisches Mittel zeigt es hinsichtlich der Gemütssymptome Ähnlichkeiten mit Tuberculinum: Es bestehen eine große Reiselust und ein Verlangen nach Abwechslung. In der Tiefpotenz D6 regt es die Knochenheilung und Stabilisierung an.

## 14.7.8 Natrium muriaticum

Natrium muriaticum ist ein tief wirkendes Mittel, das bevorzugt bei großem und lang anhaltendem Kummer oder seelischen Verletzungen angezeigt ist. Charakteristisch ist, dass Natrium-muriaticum-Patienten keine persönlichen Gefühle zeigen, sich nicht entschuldigen, nicht weinen und – ganz anders als Pulsatilla – auch nicht vergessen und vergeben können. Es besteht ein Verlangen nach Salz und die Beschwerden bessern sich am Meer und verschlechtern sich durch Sonne. Beim Jungen verschwand darunter auch eine Warze, was als sehr gutes Zeichen zu werten ist.

## 14.7.9 Arnica montana

Arnica ist ein wichtiges Mittel nach Operationen oder Verletzungen mit Blutverlust. Es wird bevorzugt in der C200 vor und nach der Operation gegeben.

## 14.7.10 Lycopodium

Lycopodium mangelt es an Selbstvertrauen, er hat das Gefühl, für kleiner gehalten zu werden, als er sich in Wirklichkeit fühlt. Nunmehr versucht er dieses Minderwertigkeitsgefühl zu kompensieren, indem er sich nach außen stärker darstellt. Aus Angst vor Versagen zeigt Lycopodium nach außen eine „Bluff-Mentalität". Er macht Wind, plustert sich auf und übertreibt gerne.

Bei Kindern wird Lycopodium oft als der „kleine Diktator" bezeichnet. Er kommandiert die ganze Familie, erwacht schon reizbar und kritisiert in der Familie an allem herum. Draußen oder bei Fremden ist Lycopodium dagegen sehr höflich und angepasst. Es bestehen starke Erwartungsspannung bei Prüfungen und häufige Verdauungsbeschwerden. Beim Jungen verschlechterte sich der Gesamtzustand unter Lycopodium.

14

### 14.7.11 Belladonna

Belladonna ist ein bewährtes Mittel bei Erkältungskrankheiten mit plötzlichem Beginn, hohem Fieber, heißem Kopf und kalten Füßen und kommt zur Anwendung bei Infekten der oberen Atemwege, Husten, Ohrenentzündungen und Augenentzündungen. Belladonna hat im Gegensatz zu Bryonia bei akuten Erkrankungen meist nur wenig Durst und ist unruhig.

Im Fall des Jungen gab die Mutter dem Jungen bei einem Infekt Bryonia, es wäre jedoch Phosphorus angezeigt gewesen.

### 14.7.12 Bryonia alba

Bryonia ist wie auch Belladonna ein großes Erkältungs- und Entzündungsmittel. Weitere typische Symptome und Modalitäten sind: trockene Schleimhäute, großer Durst, Verschlechterung durch Bewegung. Bryonia ist äußerst reizbar und möchte in Ruhe gelassen werden. Oft bestehen stechende Schmerzen und Druck. Liegen auf der schmerzhaften Seite bessert die Beschwerden.

Beim Jungen half Bryonia bei Fieber, nachfolgend war für die Schmerzen im Brustkorbbereich Staphisagria angezeigt.

### 14.7.13 Staphisagria

Staphisagria wird auch als Arnica der Psyche bezeichnet und kommt oft zur Anwendung bei psychischen Verletzungen und Kränkungen. Oft wird die Kränkung oder Demütigung lange „geschluckt", bis sich sogar Magenprobleme oder starke Agitiertheit einstellen können. Außerdem ist es angezeigt bei Stichverletzungen oder bei Problemen nach Bauchspiegelungen oder anderen operativen Eingriffen, in dem Fall half es beim Jungen in der C200 zuverlässig.

## 14.8 Anmerkung und Kritik

Bei dem Jungen zeigte sich trotz anfänglich schlechter Prognose eine Besserung des Gesamtbefindens und der Immunitätslage, es kam zu keinem Rezidiv seiner Krebserkrankung. Die zunächst fragliche Lungenmetastase zeigte sich rückblickend als Strahlenfibrose, macht aber deutlich, wie sehr die diagnostischen Kontrollen und Einschätzungen den Jungen und seine gesamte Familie verunsichern können. Die Wirbelsäulenoperation konnte homöopathisch gut begleitet werden.

**LITERATUR**

European Ewing Tumor Working Initiative of National Groups – Ewing Tumour Studies (EURO-E. W. I. N. G. 99) https://www.kinderkrebsinfo.de/fachinformationen/studienportal/abgeschlossene_studien_register/euro_ewing_99/index_ger.html. Letzter Zugriff am 30.10.2017.

EWING 2008. Internationale, randomisierte Phase-3-Studie für Patienten mit lokalisiertem oder metastasiertem Ewing-Sarkom. https://www.kinderkrebsinfo.de/fachinformationen/studienportal/pohkinderkrebsinfotherapiestudien/ewing_2008/index_ger.html. Letzter Zugriff am 30.10.2017.

KAPITEL 15

Jens Wurster

# Akute lymphatische Leukämie (ALL) im Kindesalter (siebenjähriger Junge)

**ÜBERSICHT**

Im vorliegenden Fall wird eine komplementäre homöopathische Behandlung (2009–2015, laufende Weiterbehandlung) bei einem siebenjährigen Jungen dargestellt, der an einer akuten lymphatischen Leukämie erkrankte. Der Junge wurde nach den schulmedizinischen Leitlinien zur Behandlung der ALL behandelt und bekam das ALL-BFM 2000 Chemotherapieschema. Homöopathisch erhielt der Junge vor allem über lange Zeit Phosphorus, eines der Hauptmittel bei einer Leukämie, sowie im späteren Verlauf konstitutionell Sulfur. Während der achtjährigen homöopathischen Behandlung kam es zu keinem Rezidiv und das Gesamtbefinden des Jungen konnte gestärkt werden.

## 15.1 Schulmedizinische Aspekte – Leukämie

Die **akute lymphatische Leukämie** (ALL) ist eine Erkrankung, die von bösartig entarteten Vorläuferzellen der Lymphozyten ausgeht. Sie ist die häufigste maligne Erkrankung im Kindesalter. Dabei kommt es in der Regel zu einer Verminderung der Knochenmarksfunktion, d. h., es können nur noch vermindert Erythrozyten und Thrombozyten gebildet werden. In der Folge bestehen eine zunehmende Blutungsneigung und allgemeine Schwäche. Es kommt zu einem relativen Mangel an gesunden funktionsfähigen Leukozyten, sodass ein schwerer Immundefekt vorliegt, der oft mit schweren, u. U. lebensbedrohlichen Infektionen einhergeht.

Die Behandlung erfolgt mittels Chemotherapie und z. T. auch Strahlentherapie. Führte die ALL noch vor 30 bis 40 Jahren bei der überwiegenden Zahl der Patienten innerhalb von wenigen Wochen zum Tode, so ist sie heute bei über 50 % der Erwachsenen und bei etwa 80 % aller Kinder mit einer Chemotherapie heilbar. Die Heilungsaussichten hängen stark vom Vorliegen bestimmter Risikofaktoren ab und davon, wie Patienten die immunsuppressiven Therapien vertragen haben. Das Auftreten von nachfolgenden Zweittumoren im Erwachsenenalter ist nach der Chemotherapie erhöht.

Angesichts der guten Prognose der ALL bei Kindern mit der Polychemotherapie sollte diese unbedingt durchgeführt werden (Escherich et al. 2016).

**DIAGNOSTIK UND THERAPIE**

Bei dem Patienten lagen folgende schulmedizinischen Diagnosen vor und es waren folgende Therapiemaßnahmen durchgeführt worden.

- Akute lymphatische Leukämie ED10/2005
- Therapiebeginn 11/2005 mit Chemotherapie nach der ALL-BFM-Studie 2000
- Vorerkrankungen: rezidivierende Hüftentzündung rechts (siebenmal) mit Kortisongabe
- Medikation vor der homöopathischen Therapie: mehrfache Kortisongaben, mehrfach Antibiotika für Entzündungen und Infekte

## 15.2 Homöopathische Anamnese

**VERLAUFSPARAMETER**

Bei dem Patienten konnten folgende Parameter ausgemacht und für die Verlaufskontrolle der homöopathischen Behandlung festgelegt werden.

- Objektive körperliche Zeichen: rote Lippen; linkes Ohr röter als rechts; weiße Flecken auf den Fingernägeln; blasse Gesichtsfarbe
- Verlaufsparameter:
  - Schlaf
  - Allgemeine Energie
  - Infektneigung
  - Sprödes, struppiges Haar
  - Hüftschmerzen

### 15.2.1 Spontanbericht

Der zum Zeitpunkt der Erstanamnese siebenjährige Patient kommt im Oktober 2009 zur unterstützenden homöopathischen Behandlung bei einer vorbehandelten akuten lymphatischen Leukämie. Behandlungsanlass sind die seit der Chemotherapie immer wieder auftretenden Infekte der Atemwege, Ohrenentzündungen, ferner bestehen eine Gürtelrose und wiederkehrende Hüftentzündungen. Die Haut ist blass und teigig, das Haar ist struppig und glanzlos. Der Junge litt immer unter starken Wachstumsschmerzen in den Beinen, es ist bereits sieben Mal eine Hüftgelenksentzündung an der rechten Hüfte aufgetreten, die bereits vor dem ersten Auftreten der Leukämie immer wieder mit Kortison behandelt wurde.

Im Oktober 2005 war der Junge so müde und schwach, dass er kaum noch gehen konnte, zudem bestanden starke Schmerzen in der rechten Hüfte und leichtes Fieber. Die Kernspinuntersuchung zeigte in der rechten Hüfte einen Erguss und eine Entzündung. Diese war mit Kortison behandelt worden. Unter der laufenden Kortison-Behandlung erfolgte im Oktober 2005 die Diagnose einer AML. Als mögliche Ätiologie dieser Hüftgelenksentzündung, die im Volksmund auch gerne als „Hüftschnupfen" bezeichnet wird, werden Infektionen der oberen Atemwege, Mandel- oder Ohrenentzündungen angegeben.

Der Junge ist offen, redselig und beeindruckt durch hohe Sozialkompetenz. In der Zeit der Chemotherapie galt er in der Onkologieabteilung als „Stationsclown". Die Mutter beschreibt ihren Sohn als fröhlich und optimistisch. Die Schwangerschaft verlief bei der Mutter ohne nennenswerte Probleme. Sie hatte nur vermehrte Lust auf Essiggurken.

Die Entwicklung als Kind war gut, der Junge wog bei der Geburt 4,5 kg, er hatte als Säugling viele Blähungen. Mit elf Monaten ist er gelaufen, die motorische Entwicklung ist als gut zu bezeichnen. Die Mutter berichtet, dass ihr Kind alle vorgeschriebenen Impfungen erhalten hatte, aber als im Anschluss an die Sechsfachimpfung die FSME-Impfung erfolgte, ist ihr Sohn sehr schwach und energielos geworden. Danach hat sich die erhöhte Infektanfälligkeit entwickelt. Er hatte daraufhin öfter Scharlach, der mit Antibiotika behandelt wurde.

Vom Wesen und Charakter ist ihr Sohn offen und herzlich, er berichtet auch in der Anamnese mit großem Redefluss. Er liebt es, eine „Show" zu machen, und freut sich, wenn alle lachen und zufrieden sind. Er ist aber auch sehr ängstlich. Wenn er im Fernsehen etwas Schlimmes gesehen hat, verfolgt ihn das bis in die Nacht. Er bekommt schnell Herzklopfen, wenn er Nachrichten hört, die ihn berühren. Der Junge hatte einen Traum, dass ihn Kobolde verfolgen und ihn töten wollen: Ein Kobold schießt mit einer Pistole auf ihn und er wird von mehreren Kugeln getroffen, u. a. ins Auge und in den Bauch. Er erwacht mit großer Angst. Er braucht auch immer etwas Licht zum Einschlafen, weil er sich im Dunkeln fürchtet. Er hat auch große Angst vor Papageien, speziell davor, dass sie ihn beißen könnten.

Unter den Achseln und an der Brust gibt es Dellwarzen. An ebendieser Stelle ist im Jahr 2008 auch eine Gürtelrose aufgetreten (s. u.). In der Sonne bekommt er kleine Ausschläge und kleine rote Pünktchen auf der Haut.

Der Junge schwitzt sehr leicht, nachts im Nacken im Schlaf. Er ist warmblütig und hat immer warme Hände. Als kleines Kind hatte er ab und zu die Knie-Ellenbogen-Lage im Schlaf eingenommen, bei der der Po in die Höhe gestreckt ist. Zum Frühstück trinkt er sehr gerne kalte Milch. Der Appetit hatte sich verändert, er wollte auf einmal nur noch salzige Sachen und Käse essen und hat dann auch richtig zugenommen. Objektiv zu beobachten sind nun eine Röte der Lippen, weiße Flecken der Fingernägel, außerdem ist das linke Ohr röter als das rechte.

### 15.2.2 Tumoranamnese

Der Junge war bereits vor Auftreten der ALL immer sehr schwach, müde, energielos und infektanfällig. Nach der Leukämiebehandlung nahm die Infektanfälligkeit deutlich zu. Im September 2008 entwickelte sich eine schmerzhafte Gürtelrose, die mit einer Gabe Rhus toxicodendron C200, das ihm von seiner Mutter verabreicht wurde, zum Abheilen gebracht werden konnte. Danach sind immer wieder Ohren- und Augenentzündungen aufgetreten.

Es zeigten sich keine weiteren spezifischen Symptome, die für die ALL typisch gewesen wären. Nach einer Hüftgelenksentzündung, die mit hohen Dosen von Kortikoiden behandelt wurden, zeigten die Blutwerte einen auffälligen Befund, der zur Diagnose ALL führte.

## 15.2.3 Vorgeschichte

Der Junge war immer recht gesund und hatte eine normale Entwicklung. Er hat nach den STIKO-Empfehlungen alle vorgegebenen Impfungen erhalten. Als nach einer Sechsfachimpfung zusätzlich die FSME-Impfung erfolgte, reagierte der Junge mit Schwäche, Energiemangel und erhöhter Infektneigung. Ein direkter Zusammenhang mit den Impfungen konnte jedoch nicht nachgewiesen werden.

Der Patient litt häufig an Ohren-, Mandel-, Augenentzündungen und mehrfach an Scharlach. Es folgten Schmerzen in den Gelenken, im Knie und in der Hüfte. Es traten immer wieder Hüftgelenksentzündungen auf, die mit Kortison behandelt wurden.

## 15.2.4 Familienanamnese

Die Eltern des Jungen sind gesund. In der Familie gab es eventuell eine Tuberkulose bei den Großeltern. Ansonsten bestehen keine Auffälligkeiten oder Krebserkrankungen in der Familie.

## 15.2.5 Soziale Anamnese

Der Junge lebt mit seinen Eltern in einem harmonischen Umfeld.

## 15.2.6 Vegetative Anamnese

- Verdauung und Stuhlgang sind in Ordnung.
- Der Junge schwitzt sehr leicht in der Nacht im Nacken im Schlaf.
- Er ist warmblütig und hat immer warme Hände.
- Der Appetit hatte sich seit der Chemotherapie verändert, er wollte nur noch salzige Nahrungsmittel und Käse essen und hat deshalb auch an Gewicht zugenommen.
- Seit der Chemotherapie besteht ein Verlangen nach kalter Milch.

## 15.2.7 Gelenkte Befragung

Der Patient ist warmblütig und bekommt Ausschläge auf der Haut nach Sonnenbestrahlung.

### Haut

Die Haut reagiert äußerst empfindlich auf Sonnenbestrahlung und es bilden sich oft kleine Pickel im Gesicht. Der Junge hat Dellwarzen an der Brust und unter den Achseln.

### Psyche

- Der Junge ist aufgeweckt und fröhlich und war auch zur Zeit der Chemotherapie immer freundlich zu allen.
- Er hat Ängste im Dunkeln und vor Papageien, die ihn beißen könnten.
- Er hat viel Fantasie und redet zeitweise wie ein Erwachsener.

### Körperliche Untersuchung

In der körperlichen Untersuchung zeigen sich nur die Residualnarben von den Dellwarzen. Ansonsten bestehen keine internistischen und neurologischen Auffälligkeiten.

**!**

Es handelt sich um einen blassen Jungen mit roten Lippen und einem schwachen Energieniveau. Der Gesamteindruck des Patienten ist sehr wichtig und gibt Auskunft zu folgenden Fragen: Was haben wir für einen Patienten vor uns? Was nehmen wir wahr und wie ist das Energieniveau des Patienten?

## 15.3 Repertorisation

Die Repertorisation (➤ Abb. 15.1) erfolgt mit dem Complete Repertorium in der Version 4.5. Als Grundmittel erschließt sich aufgrund der Totalität der Symptome deutlich Phosphorus, was das Grundmittel sein könnte, an zweiter Stelle steht Sulfur, das als Differenzialdiagnose abgegrenzt werden muss. Auch wegen der vielen Chemotherapien kann Phosphorus unterstützen und ist somit in Betracht zu ziehen.

Wichtige und **richtungsweisende Rubriken:**

- Allgemeines; Leukämie (45): Dies ist die führende Leukämierubrik im CR 4.5.
- Gemüt; Furcht; Dunkelheit (61): Angst im Dunkeln ist ein wichtiges Geistes- und Gemütssymptom.
- Gemüt; Träume; ermordet werden (20): Die Angst, im Traum getötet zu werden, kann oft ein verlässlicher Hinweis auf Phosphorus sein.
- Gemüt; Reden, redet; Schlaf; im (101): Reden im Schlaf ist ein objektives Symptom, das sich beobachten lässt, es handelt sich um ein Gemütssymptom.
- Gliederschmerzen; allgemein; untere Gliedmaßen; Unterschenkel; Wachstumsschmerzen (22): Die Rubrik Wachstumsschmerzen ist wertvoll und lässt sich differenzialdiagnostisch einsetzen, um infrage kommende Mittel auszuschließen bzw. zu bestätigen.
- Extremitäten; Entzündung; Hüftgelenk (6): Eine klinische Rubrik für die Hüftentzündung, in der u. a. Phosphorus als klinisch verifiziertes Mittel aufgeführt ist.
- Haut; Hautausschläge; herpetisch; zoster, Gürtelrose (73): Diese Hauptrubrik für Herpes zoster sollte herangezogen werden, unabhängig von der Lokalisation, damit keine Arzneimittel ausgeschlossen werden. Die Rubriken für die Lokalisation können zusätzlich zur Bestätigung verwendet werden, sie sind jedoch keine Ausschlussrubriken.
- Rücken; Schweiß; Zervikalregion; Schlaf, im; agg. (7): Schweiß im Nacken während des Schlafs ist ein wichtiges Symptom der latenten Psora, in dieser Rubrik sollte das infrage kommende Mittel aufgeführt sein.
- Haut; Hautausschläge; Molluscum; contagiosum, Dellwarze (12): Diese Rubrik ist wichtig, wenn Dellwarzen vorliegen. Phosphorus entspricht zwar der Totalität der Symptome, ist allerdings

| | Phos. | Sulph. | Calc. | Sil. | Thuj. | Nat-m. | Tub. | Merc. | Bell. | Sep. | Ars. | Ph-ac. | Calc-p. | Carb-v. | Lyc. | Rhus-t. |
|---|---|---|---|---|---|---|---|---|---|---|---|---|---|---|---|---|
| **Total** | 22 | 21 | 22 | 22 | 20 | 16 | 13 | 13 | 12 | 12 | 10 | 10 | 11 | 10 | 10 | 10 |
| **Rubrics** | 14 | 12 | 11 | 10 | 10 | 10 | 9 | 8 | 8 | 8 | 7 | 7 | 6 | 6 | 6 | 6 |
| **Kingdoms** | | | | | | | | | | | | | | | | |
| **Traditional Miasms** | | | | | | | | | | | | | | | | |
| Allgemeines; LEUKÄMIE (45) | 1 | 1 | 2 | | 1 | 2 | 1 | 1 | | | 1 | | 2 | 1 | | |
| Gemüt; FURCHT; Dunkelheit (61) | 2 | 1 | 2 | 1 | | 1 | 1 | | 1 | 1 | 1 | | 1 | 2 | 2 | 1 |
| Gemüt; TRÄUME; ermordet werden (20) | 1 | | | 1 | | | | 1 | | | | | | | 1 | |
| Gemüt; REDEN, redet; Schlaf; im (101) | 1 | 2 | 2 | 2 | 1 | 2 | 1 | 1 | 3 | 2 | 1 | 1 | | 1 | 1 | 2 |
| ALLGEMEIN; Untere Gliedmaßen; Unterschenkel; Wachstumsschmerzen (22) | 3 | | | | | | | | 1 | | | 3 | 2 | | | |
| Extremitäten; ENTZÜNDUNG; Hüftgelenk (6) | 1 | | | | | | | | | | | | | | | |
| Haut; HAUTAUSSCHLÄGE; herpetisch; zoster, Gürtelrose (73) | 1 | 2 | | 2 | 2 | 2 | 1 | 3 | 1 | 2 | 2 | | | | | 3 |
| Rücken; SCHWEIß; Zervikalregion; Schlaf, im; agg. (7) | 2 | | 3 | | | | | | | | | 1 | | | | |
| Haut; HAUTAUSSCHLÄGE; Molluscum; contagiosum, Dellwarze (12) | | 2 | 1 | 2 | 2 | 1 | | 1 | | | | | | | 1 | |
| Ohr; VERFÄRBUNG; gerötet; einseitig (16) | | | | | | 1 | | | | 1 | | | | 1 | | |
| SPEISEN und Getränke; Salz oder salzige Nahrung; Verlangen (59) | 3 | 1 | 2 | 1 | 2 | 3 | 2 | 1 | | | | | 2 | 3 | | |
| Magen; ÜBELKEIT; Fahren im Wagen, beim (40) | 1 | 1 | 2 | | 1 | 1 | | | | 3 | | | 2 | | 2 | |
| Extremitäten; NÄGEL; Beschwerden der; gepunktet (11) | | 1 | 1 | 3 | 1 | | 1 | | | 1 | 1 | 1 | | | | |
| Ohr; ENTZÜNDUNG, OTITIS; Otitis media, Mittelohrentzündung (74) | 1 | 3 | 3 | 3 | 2 | 2 | 1 | 3 | 2 | 1 | 2 | 2 | | 2 | 3 | 1 |
| Allgemeines; SPEISEN und Getränke; unverdauliche Dinge; Verlangen (21) | | 1 | 2 | 3 | | 1 | | | 1 | | | | 2 | | | |
| Allgemeines; SPEISEN und Getränke; Milch; Verlangen; kalte (14) | 2 | | | | | | 2 | | | | | 1 | | | | 2 |
| Kopf; HAAR; Beschwerden; Trockenheit (25) | 2 | 2 | 2 | | 4 | | | | 1 | | | 1 | | | | |
| Allgemeines; IMPFUNG; nach (36) | 1 | 4 | | 4 | 4 | | 3 | 2 | 2 | 1 | 2 | | | | | 1 |

**Abb. 15.1** Repertorisation der Erstanamnese des Jungen mit Zustand nach ALL [P328]

nicht in dieser Rubrik aufgeführt. Das kann ein Hinweis sein, dass später ein anderes Mittel als Zwischenmittel gebraucht wird oder der Fall kompliziert ist. Oft hat sich bei der Behandlung der Dellwarzen Sulfur, das hier an zweiter Stelle steht, bewährt, ebenso Calcium carbonicum, Silicea und Thuja.

- Ohr; Verfärbung; gerötet; einseitig (16): Eine einseitige Röte des Ohrs liegt oft vor, wenn die Patienten gestresst oder aufgeregt sind. Oft ist dieses Symptom ein Hinweis auf Sepia oder Natrium muriaticum.
- Allgemeines; Speisen und Getränke; Salz oder salzige Nahrung; Verlangen (59): Wenn im Laufe der Krankheit plötzlich ein Verlangen nach bestimmten Speisen auftritt, hat dieses Symptom eine hohe Wertigkeit. Ein Salzverlangen bei Kindern ist auffällig.
- Magen; Übelkeit; Fahren im Wagen, beim (40): Übelkeit beim Fahren im Wagen ist ein häufig vorkommendes Symptom, es kann als Allgemeinsymptom mit aufgenommen werden.
- Extremitäten; Nägel; Beschwerden der; gepunktet (11): Gefleckte Nägel können auf einen unausgeglichenen Mineralstoffhaushalt im Körper hinweisen. Ein weiterer Hinweis für einen Nährstoffmangel sind die strohigen Haare. Als objektives Symptom wird es mit aufgenommen.
- Ohr; Entzündung, Otitis; Otitis media, Mittelohrentzündung (74): Das ist eine hilfreiche Rubrik, wenn Mittelohrenzündungen auftreten.
- Allgemeines; Speisen und Getränke; unverdauliche Dinge; Verlangen (21): Verlangen nach Unverdaulichem ist oft bei Kindern zu sehen. Ein typisches Verhalten kann sein, dass die Kinder oft Sand oder Erde essen.
- Allgemeines; Speisen und Getränke; Milch; Verlangen; kalte (14): Verlangen nach kalter Milch ist ein verlässliches Symptom und verweist mit auf Phosphorus und Tuberculinum.
- Kopf; Haar; Beschwerden; Trockenheit (25): Die trockenen Haare sind ein wichtiger Verlaufsparameter für die homöopathische Therapie und werden hier abgebildet.
- Allgemeines, Impfung; nach (36): Diese Rubrik wird verwendet, wenn nach Impfungen Reaktionen aufgetreten sind, wie z. B. Schwellungen am Arm, Eiterungen, aber auch wenn ein veränderter Gemütszustand zu beobachten ist. Bei dem Jungen traten körperliche Veränderungen mit Schwäche und Energielosigkeit nach der FSME-Impfung auf.

*Verordnung* (20.10.2009): Phosphorus C200.

**!**

Phosphorus hat sich als wichtiges Mittel zur Behandlung von Leukämien erwiesen und ist ein wichtiges Mittel zur Behandlung von Folgen der Chemotherapie. Das Grundmittel könnte auch Sulfur sein, die Reaktionen auf die Impfungen und die Empfänglichkeit für die Dellwarzen sprechen eher für Sulfur als für Phosphorus.



## 15.4 Behandlungsverlauf während der homöopathischen Behandlung

Es ist wichtig zu erfragen, was sich genau nach der Arzneigabe verändert hat. Zu achten ist auf folgende Merkmale und Symptome:

- Verlaufsparameter
- Wiederauftreten alter Symptome, was durchaus erwünscht sein kann
- Auftreten von neuen Symptomen, die Hinweise auf eine neue Folgearznei geben können

### 15.4.1 Erstes Behandlungsjahr (2009–2010)

**Sieben Wochen** nach Behandlungsbeginn (8.12.2009) meldet sich die Mutter und berichtet Folgendes: Zum Erstaunen aller hat sich seine „ständige Blässe in rosige Gesichtsfarbe verwandelt. Er sieht viel vitaler aus. Die Haare sind nicht mehr so struppig, sondern glänzen jetzt, das war lange Zeit nicht mehr der Fall. Morgens ist er immer noch sehr müde, aber die Energie ist ein wenig besser. Die Verdauung ist gut."

Eine Woche nach Einnahme des Mittels sind in der rechten Hüfte Schmerzen aufgetreten, der Junge musste humpeln, aber schon nach kurzer Zeit hörte der Schmerz auf und er kann jetzt wieder normal gehen. Kurz nach der Mitteleinnahme hatte er noch seine schlimmen Träume, die jetzt aber nicht mehr bestehen. Alleinsein tut ihm nach wie vor nicht gut.

**!**

Die anfängliche Erstverschlimmerung der Hüftbeschwerden mit nachfolgender Besserung bestätigt Phosphorus, ebenso wie die bessere Gesichtsfarbe.



Obwohl bereits 35 Tage verstrichen sind – dies entspricht der Wirkzeit einer C200-Potenz –, wirkt das Mittel immer noch. In den nächsten **vier Monaten** bekommt der Junge noch zwei Gaben Phosphorus C200, sobald der leichte bellende Husten auftritt und sich der Zustand der Haare ändert. Da der Junge immer so gut auf C200-Potenzen reagiert hat, bleibt diese Potenzstufe, bis er nicht mehr darauf anspricht. Der Junge isst täglich ein Eis, ein typisches Symptom, das für Phosphorus spricht.

**!**

Normalerweise werden bei C-Potenzen die Potenzstufen bei Wiederholungsgaben schrittweise erhöht (z. B. 2 × C200, dann 2 × C1000, dann 2 × XM). Hilft eine Potenzstufe jedoch besonders gut, anhaltend und immer wieder, kann diese Potenzstufe so lange gegeben werden, bis keine Wirkung mehr eintritt.

Einen Monat nach der letzten Phosphorus-Gabe tritt eine **akute Augenentzündung** (22.6.2010) auf, mit gelblich verklebten Augen morgens (➤ Abb. 15.2). Die Augen sind stark gerötet und schmerzhaft. Der Junge ist weinerlich, jammert und lässt sich trösten, was ihm gutzutun scheint. Augenentzündungen dieser Art gab es in der Vergangenheit häufig.
*Verordnung* (akut): Pulsatilla C200.

Am nächsten Tag sind die Augen entzündungsfrei. Im Vergleich zu früheren Augenentzündungen, die über eine Woche andauerten, bessern sich die Beschwerden auffallend rasch.

**!**

Es ist wichtig, Patienten in akuten Phasen mit dem angezeigten Akutmittel zu unterstützen.

Fast **zwei Monate später** am 12.8.2010 ruft die Mutter an und sagt, dass ihr Sohn jetzt zum ersten Mal seit Langem wieder **Hüftschmerzen** hat und der **nächtliche Husten** wieder aufgetreten sei. Er hat auch wieder leichte Wachstumsschmerzen im Knie.
*Verordnung*: Phosphorus C200.

Die Beschwerden sistieren einige Tage nach der Einnahme und es entwickeln sich wieder banale **Infekte,** die der Junge ohne weitere homöopathische Mittelgaben oder Antibiotika gut bewältigt.

## 15.4.2 Zweites bis viertes Behandlungsjahr (2011–2015)

**Sechs Wochen** nach der letzten Phosphorus-Gabe (29.9.2010): Es ging alles ganz gut, allerdings tritt jetzt morgens, gleich nach dem Aufstehen, Husten auf. Zudem wird das Haar wieder etwas trockener.
*Verordnung*: Phosphorus C200.

| | Puls. | Merc. | Ars. | Euphr. | Sulph. | Lyc. | Sep. | Nux-v. |
|---|---|---|---|---|---|---|---|---|
| **Total** | 14 | 6 | 5 | 7 | 7 | 5 | 5 | 4 |
| **Rubrics** | 5 | 4 | 4 | 3 | 3 | 3 | 3 | 3 |
| **Kingdoms** | | | | | | | | |
| **Traditional Miasms** | | | | | | | | |
| Auge; ENTZÜNDUNG; akute (29) | 3 | 2 | 2 | 2 | 3 | | 2 | 2 |
| Auge; ABSONDERUNG von Schleim oder Eiter; gelb (47) | 3 | 2 | 1 | 2 | 2 | 2 | 2 | |
| Auge; SCHMERZEN; Allgemein; Conjunctivae (17) | 3 | 1 | 1 | 3 | 2 | 1 | | 1 |
| Allgemeines; WEINEN; amel. (27) | 2 | 1 | | | | 2 | 1 | 1 |
| Gemüt; TROST, ZUSPRUCH; amel. (12) | 3 | | 1 | | | | | |

**Abb. 15.2** Repertorisation der Augensymptome und anderer charakteristischer Symptome [P328]

Daraufhin hört der Husten nach einigen Tagen auf und das Haar wird wieder kräftig und glänzt. Der Zustand der Haare ist nach wie vor ein guter Verlaufsparameter. Der Körper scheint in diesem Fall anzuzeigen, wann er wieder Phosphorus braucht. Das Immunsystem scheint inzwischen in einem guten Zustand zu sein, die rezidivierenden Infekte und die Energielosigkeit und Blässe sind seit Beginn der homöopathischen Therapie nicht mehr aufgetreten.

## Phosphorus und weitere Akutmittel

Die Untersuchung fünf Jahre nach der Erstdiagnose der Leukämie in der Uniklinik ergibt laut Auskunft der Mutter: „Alles ist gut: EKG, Sonografie, Organuntersuchung und vor allem das Blutbild sind in Ordnung und bewegen sich im Normbereich. Die Ärzte sind rundum zufrieden und wir sind sehr dankbar und glücklich!"

Plötzlich (15.12.2010) hat sich ein bellender **Husten** entwickelt, der auf das verordnete Akutmittel Belladonna sehr schnell vergeht. Nach zwei Monaten (25.2.2011) werden die Haare strohiger und der Junge hat wieder eine **blasse Gesichtsfarbe** und ängstliche Träume.

*Verordnung* (25.2.2011): Phosphorus C200. Nach einigen Tagen bessert sich die Gesichtsfarbe rasch und die Haare werden wieder voller, drei Monate (23.5.2011) später wird Phosphorus C 200 wiederholt.

Die Befragung am 13.6.2011 ergibt: Sobald der Junge Angst hat, verspürt er diese im Bauch (das ist oft ein wichtiges Phosphorus-Symptom): Der Junge entwickelt sich sehr gut, er diskutiert gerne mit den Erwachsenen, inzwischen liest er viele Bücher, z. B. auch vier Bücher gleichzeitig. Er ist warmblütig geworden, zieht gerne die Socken aus. Er ist wie ein „kleiner Erwachsener". Er bekommt ganz schnell rote Ohren. Nach dem Essen hat er oft Stuhlgang. Ab und zu bestehen Wachstumsschmerzen.

*Verordnung:* Wegen der Angst im Magen und der Wachstumsschmerzen wird bei Phosphorus verblieben (18.7.2011).

!

Die Entwicklung und aktuelle Situation des Jungen – die Warmblütigkeit, die roten Ohren und die Faszination für Bücher sowie das Neunmalkluge – lassen erahnen, dass möglicherweise ein Mittelwechsel in Richtung Sulfur bevorsteht.

Die FSME-Impfung wird aufgefrischt, obwohl die letzte FSME-Impfung dem Jungen nicht guttat: Nach der **Impfung** treten die **Hüftschmerzen** wieder auf.

*Verordnungen:* Thuja C30, um die Folgen dieser Impfung abzumildern. Die Hüftschmerzen vergehen auch nach ein paar Tagen nicht und der Junge kann nicht mehr richtig laufen, will sich aber bewegen: Da fortgesetzte Bewegung bessert, ist Rhus toxicodendron C200 das Mittel der Wahl. Danach verbessern sich die Hüftschmerzen wieder. In den nächsten zweieinhalb Jahren bekommt der Junge mehrfach Phosphorus C 200, um den **Zustand zu stabilisieren.** Die zwischenzeitlichen Jahreskontrollen in der Klinik zeigen, dass alle Blutwerte in Ordnung sind.

## Mittelwechsel: Sulfur

Nachdem der Husten mit der letzten Phosphorus-Gabe (2.7.2013) nicht besser geworden ist, wird aufgrund folgender Symptome (➤ Abb. 15.3) Sulfur verordnet (30.7.2013): Der **Husten** tritt nur tagsüber auf. Der Junge hat auffallend rote Lippen und ihm ist immer warm. Er muss seine Socken ständig ausziehen. Früher wollte er nur Salziges essen, in letzter Zeit hat er ein ausgeprägtes Verlangen nach Süßem. Er redet im Schlaf, ab und zu lacht er auch im Schlaf. Der Kopf ist warm und die Ohren sind ganz rot. Seit Neuestem reagiert er auf Mückenstiche, die Haut schwillt sehr stark an, das war früher nicht so.

*Verordnung:* Sulfur C200

!

Phosphorus scheint nicht mehr zu wirken und es treten Symptome auf, die Hinweise auf Sulfur geben. Es kann sein, dass der Patient Phosphorus lange Zeit gebraucht hat, solange die Folgen der Chemotherapie zu behandeln waren. Möglicherweise kommt somit sein Konstitutionsmittel zum Vorschein.

**Zwei Monate** nach Sulfur (8.10.2013) berichtet die Mutter, dass sich ihr Sohn total positiv verändert hat, er ist förmlich aufgeblüht, hat auch seine Ängste

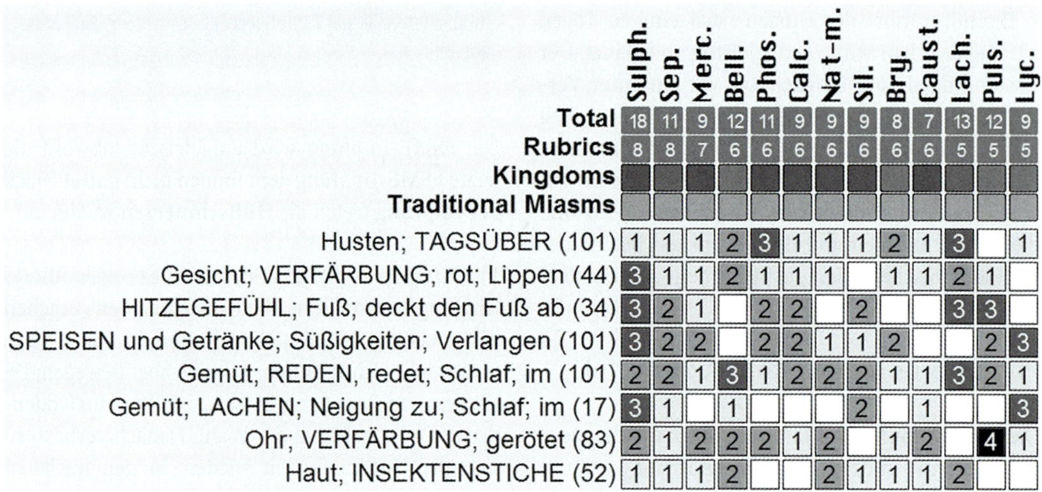

| | Sulph. | Sep. | Merc. | Bell. | Phos. | Calc. | Nat-m. | Sil. | Bry. | Caust. | Lach. | Puls. | Lyc. |
|---|---|---|---|---|---|---|---|---|---|---|---|---|---|
| Total | 18 | 11 | 9 | 12 | 11 | 9 | 9 | 9 | 8 | 7 | 13 | 12 | 9 |
| Rubrics | 8 | 8 | 7 | 6 | 6 | 6 | 6 | 6 | 6 | 6 | 5 | 5 | 5 |
| Kingdoms | | | | | | | | | | | | | |
| Traditional Miasms | | | | | | | | | | | | | |
| Husten; TAGSÜBER (101) | 1 | 1 | 1 | 2 | 3 | 1 | 1 | 1 | 2 | 1 | 3 | | 1 |
| Gesicht; VERFÄRBUNG; rot; Lippen (44) | 3 | 1 | 1 | 2 | 1 | 1 | 1 | | 1 | 1 | 2 | 1 | |
| HITZEGEFÜHL; Fuß; deckt den Fuß ab (34) | 3 | 2 | 1 | | 2 | 2 | | 2 | | | 3 | 3 | |
| SPEISEN und Getränke; Süßigkeiten; Verlangen (101) | 3 | 2 | 2 | | 2 | 2 | 1 | 1 | 2 | | | 2 | 3 |
| Gemüt; REDEN, redet; Schlaf; im (101) | 2 | 2 | 1 | 3 | 1 | 2 | 2 | 2 | 1 | 1 | 3 | 2 | 1 |
| Gemüt; LACHEN; Neigung zu; Schlaf; im (17) | 3 | 1 | | 1 | | | | 2 | | 1 | | | 3 |
| Ohr; VERFÄRBUNG; gerötet (83) | 2 | 1 | 2 | 2 | 2 | 1 | 2 | | 1 | 2 | | 4 | 1 |
| Haut; INSEKTENSTICHE (52) | 1 | 1 | 1 | 2 | | | 2 | 1 | 1 | 1 | 2 | | |

**Abb. 15.3** Repertorisation der Hustensymptome und anderer charakteristischer Symptome [P328]

und seine leichte Schüchternheit in der neuen Schule abgelegt. Er ist selbstsicherer geworden. Der Husten bestand kurz nach der Mittelgabe nicht mehr und ist seitdem nicht mehr aufgetreten. Der Junge ist auch viel klarer im Kopf und vergisst nichts mehr. Das Haar ist weich und schön. Es geht alles gut.

Die Eltern wollen erneut eine **Sechsfach-Auffrischimpfung** vornehmen lassen und fragen nach einem Mittel gegen mögliche Impfreaktionen. Der Junge nimmt nach den Impfungen Thuja C200 ein. Es sind dieses Mal keine negativen Beschwerden aufgetreten.

Die Klinikuntersuchung acht Jahre nach der Erstdiagnose der Leukämie ergibt eine komplette und anhaltende Remission.

**Neun Monate** nach der Sulfur-Gabe (30.7.2014) hat der Junge nachts wieder angefangen zu **husten.** Er ist total heiser. Er hat auch viel gesprochen und wird davon jetzt immer heiser. Er verlangt nach kalten Getränken. In letzter Zeit hatte er hin und wieder ängstliche Träume. Es treten wieder Phosphorus-Symptome auf – Heiserkeit beim Reden, Verlangen nach kalten Getränke, ängstliche Träume. Nach der Einnahme von Phosphorus verschwinden Husten und Heiserkeit sehr schnell.

Nach **viereinhalb Monaten** meldet sich die Mutter, weil ihr Sohn die **Hand-Fuß-Mund-Krankheit** hat (➤ Abb. 15.4). Der gesamte Mund ist entzündet und die Handflächen und Füße sind mit juckenden Blasen bedeckt. Wegen der schmerzhaften Bläschen und Aphthen im Mund kann der Junge nicht mehr richtig schlucken. Die Handflächen und die Fußsohlen jucken sehr. Da das HFM-Syndrom viraler Genese ist, helfen keine Antibiotika.

*Verordnung:* Die Repertorisation der Symptome ergibt Sulfur.

Nach der Sulfur-Gabe bildet sich zunächst der Juckreiz an den Händen und Füßen zurück, danach die Schmerzen im Mund, sodass der Junge wieder essen und trinken kann. Innerhalb von zwei Tagen heilen die Bläschen und die offenen Stellen im Mund vollständig ab. Normalerweise ist der Krankheitsverlauf deutlich länger und beschwerlicher.

In den folgenden Monaten ist alles gut gegangen, bis der Junge am 9.3.2015 eine alte Kiste mit Büchern auf dem Speicher entdeckt hat: Er verschlang die Bücher förmlich, hat sich dabei allerdings auch eine Infektion mit Milben geholt und danach viele kleine Pickelchen und juckende Stellen im Gesicht und am Körper bekommen.

*Verordnung:* Sulfur C200, das wichtigste Mittel bei Milben.

**Sieben Monate** später tritt erneut Husten auf, der Junge ist auch wieder ängstlicher geworden.

*Verordnung:* Er bekommt abermals Phosphorus.

Die 10-jährige Abschlussuntersuchung ist hinsichtlich der Leukämie ohne Befund. Zehn Jahre nach Diagnose der ALL befindet er sich weiterhin in Vollremission. Die laborchemische und bildgebende Diagnostik waren unauffällig – ohne Hinweise auf Spätfolgen durch die Therapie.

| | Sulph. | Ars. | Nat-m. | Kali-i. | Merc. | Mag-c. | Kali-c. | Sal-ac. | Calc. | Sil. |
|---|---|---|---|---|---|---|---|---|---|---|
| Total | 11 | 10 | 10 | 8 | 8 | 7 | 7 | 7 | 7 | 7 |
| Rubrics | 6 | 6 | 6 | 4 | 5 | 5 | 5 | 4 | 5 | 5 |
| Kingdoms | | | | | | | | | | |
| Traditional Miasms | | | | | | | | | | |
| Mund; STOMATITIS ulzerosa, Mundfäule (66) | 3 | 2 | 2 | 3 | 2 | 1 | | 2 | 2 | 2 |
| Extremitäten; HAUTAUSSCHLÄGE; Bläschen; Hand (83) | 2 | 1 | 2 | 1 | 2 | 1 | 1 | | 1 | 2 |
| Extremitäten; HAUTAUSSCHLÄGE; Bläschen; Fuß (38) | 1 | 2 | 1 | | 1 | | 1 | | 1 | 1 |
| Mund; HAUTAUSSCHLÄGE; Bläschen (130) | 1 | 3 | 2 | 1 | 2 | 2 | 1 | 1 | 2 | 1 |
| Mund; HAUTAUSSCHLÄGE; Bläschen; brennend (33) | 1 | 1 | 2 | 3 | | 2 | 2 | 3 | | |
| Extremitäten; JUCKREIZ; Hand; Handfläche (87) | 3 | 1 | 1 | | 1 | 1 | 2 | 1 | 1 | 1 |

**Abb. 15.4** Repertorisation der akuten Symptome der Hand-Fuß-Krankheit und anderer charakteristischer Symptome [P328]

15

## 15.5 Beurteilung

Bei dem inzwischen 14-jährigen Jungen ist eine 10-jährige Vollremission einer akuten lymphatischen Leukämie erreicht. Die Häufigkeit der Infekte konnte deutlich reduziert werden. Innerhalb von acht Behandlungsjahren kam es zu keinem schwerwiegenden Infekten, alle akuten Erkrankungen wurden homöopathisch behandelt. Antibiotikagaben waren nicht erforderlich. Es kam zu keinem Rezidiv der Hüftentzündung. Das Allgemeinbefinden und die körperliche Entwicklung des Jungen sind gut. Ebenso die geistige Entwicklung. Mithilfe von hauptsächlich Phosphorus und einigen Gaben Sulfur und wenigen Zwischengaben von Thuja und Rhus toxicodendron konnte der Junge über die Jahre gesund gehalten werden.

## 15.6 Materia medica und Arzneimitteldifferenzierung

### 15.6.1 Phosphorus

Phosphorus ist eines der wichtigsten Mittel zur Behandlung von Leukämien bei Kindern. Nach Chemotherapien und insbesondere nach Strahlentherapien ist der Phosphormetabolismus besonders aktiviert. Wachstumsschmerzen sind ein häufiger und verlässlicher Hinweis auf Phosphorus oder Phosphorverbindungen wie Calcium phosphoricum oder Acidum phosphoricum. Bei Verminderung der Thrombozyten und bei leicht blauen Flecken sollte immer auch an Phosphorus gedacht werden.

### 15.6.2 Rhus toxicodendron

Rezidivierende Hüftgelenksentzündungen sprechen oft gut auf Rhus toxicodendron an, fallen aber auch in den Wirkungsbereich von Phosphorus. Rhus toxicodendron ist auch ein wichtiges Mittel bei Gürtelrose, insbesondere bei Gürtelrose nach Überanstrengung oder großem Stress.

### 15.6.3 Pulsatilla

Pulsatilla ist ein bewährtes Mittel bei akuten Augenentzündungen und konnte in diesem Fall auch dem Jungen gut helfen. Oftmals hat sich bei akuten Augenentzündungen auch Belladonna bewährt.

### 15.6.4 Belladonna

Belladonna ist ein sehr bewährtes Mittel bei Erkältungskrankheiten bei Kindern, mit plötzlichem Beginn, hohem Fieber, heißem Kopf und kalten Füßen. Es hat sich bei akuten Infekten der oberen Atemwege, Husten, Ohrenentzündungen und Augenentzündungen sehr bewährt.

### 15.6.5 Sulfur

Sulfur war in diesem Fall ein sehr wichtiges Mittel, weil es im Laufe der Therapie immer deutlicher zum Vorschein kam. Es ist das wichtigste Mittel bei Stomatitis und hat sich beim Hand-Fuß-Syndrom und bei Entzündungen im Mundraum sehr bewährt. Sulfur ist ein tief wirkendes Mittel, das auch die vielen konstitutionellen und psorischen Symptome des Jungen abdeckte.

### 15.6.6 Thuja occidentalis

Thuja wird neben Silicea und Sulfur häufig eingesetzt, um unerwünschte Reaktionen auf Impfungen abzumildern. Thuja wirkt auch sehr gut auf verschiedene Warzenformen.

## 15.7 Anmerkung und Kritik

Bei der Behandlung von Kindern mit verschiedenen Leukämieformen ist es wichtig, das konstitutionelle Mittel herauszuarbeiten und dieses auch begleitend zu einer Chemotherapie zu geben. Die Erfahrung zeigt, dass sich durch eine homöopathische Behandlung das Ansprechen auf die Chemotherapie verbessert und sich die Nebenwirkungen deutlich verringern.

**LITERATUR**

Eggert A. Redaktion kinderkrebsinfo – www.kinderkrebsinfo.de/fachinformationen/leitlinien/index_ger.html.

Escherich G, Schrappe M, Creutzig U. Akute lymphoblastische Leukämie (ALL) im Kindesalter. AWMF online 2016. http://www.awmf.org/uploads/ tx_szleitlinien/ 025–014l_S1_Akute_lymphoblastische_Leukaemie_ALL_2016–04.pdf.

Takács M. Hämatologische/onkologische Erkrankungen. In: Geißler J, Quak T. Leitfaden Homöopathie. 3. A. München: Elsevier, 2016.

# Arzneimittelregister

# Register